がん看護
コアカリキュラム
日本版

手術療法・薬物療法・放射線療法・緩和ケア

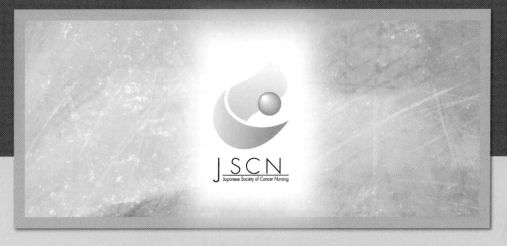

一般社団法人日本がん看護学会教育・研究活動委員会
コアカリキュラムワーキンググループ 編

医学書院

がん看護コアカリキュラム日本版
―手術療法・薬物療法・放射線療法・緩和ケア

発　行	2017年2月1日　第1版第1刷Ⓒ
	2023年7月1日　第1版第3刷
編　集	一般社団法人日本がん看護学会教育・研究活動委員会
	コアカリキュラム ワーキンググループ
発行者	株式会社　医学書院
	代表取締役　金原　俊
	〒113-8719　東京都文京区本郷1-28-23
	電話　03-3817-5600(社内案内)
印刷・製本	山口北州印刷

本書の複製権・翻訳権・上映権・譲渡権・貸与権・公衆送信権(送信可能化権を含む)は株式会社医学書院が保有します．

ISBN978-4-260-02850-9

本書を無断で複製する行為(複写，スキャン，デジタルデータ化など)は，「私的使用のための複製」など著作権法上の限られた例外を除き禁じられています．大学，病院，診療所，企業などにおいて，業務上使用する目的(診療，研究活動を含む)で上記の行為を行うことは，その使用範囲が内部的であっても，私的使用には該当せず，違法です．また私的使用に該当する場合であっても，代行業者等の第三者に依頼して上記の行為を行うことは違法となります．

[JCOPY]〈出版者著作権管理機構　委託出版物〉
本書の無断複製は著作権法上での例外を除き禁じられています．複製される場合は，そのつど事前に，出版者著作権管理機構（電話 03-5244-5088，FAX 03-5244-5089，info@jcopy.or.jp）の許諾を得てください．

執筆者一覧

●編者一覧

一般社団法人日本がん看護学会
教育・研究活動委員会コアカリキュラムワーキンググループ

藤田佐和
高知県立大学看護学部　教授

荒尾晴惠
大阪大学大学院医学系研究科保健学専攻　教授

雄西智恵美
大阪歯科大学　教授

小澤桂子
NTT東日本関東病院　がん看護専門看護師

後藤志保
がん研究会有明病院　がん看護専門看護師

佐藤まゆみ
順天堂大学大学院医療看護学研究科　教授

千﨑美登子
北里大学病院　がん看護専門看護師

田中京子
大阪公立大学大学院看護学研究科　教授

●執筆者一覧（執筆順）

秋元典子
甲南女子大学看護リハビリテーション学部　教授

眞嶋朋子
千葉大学大学院看護学研究科　教授

山内洋子
兵庫医科大学看護学部　講師　がん看護専門看護師

森　恵子
岡山大学大学院保健学研究科　教授

田中京子
大阪公立大学大学院看護学研究科　教授

雄西智恵美
大阪歯科大学　教授

久保五月
北里大学看護学部　教授

小原　泉
自治医科大学看護学部　教授

小西美ゆき
東千葉メディカルセンター　副看護部長

作田裕美
大阪公立大学大学院看護学研究科　教授

徳岡良恵
大阪公立大学大学院看護学研究科　講師　がん看護専門看護師

御園和美
神戸市立西神戸医療センター　がん総合診療部　副部長　がん看護専門看護師

野村美香
神奈川県立保健福祉大学保健福祉学部看護学科　教授

細田志衣
聖路加国際病院　がん看護専門看護師

高見陽子
市立岸和田市民病院　がん看護専門看護師

松原康美
北里大学看護学部　准教授

増島麻里子
千葉大学大学院看護学研究院　教授

阿部恭子
東京医療保健大学千葉看護学部　教授

宮下美香
京都大学大学院医学研究科人間健康科学系専攻　教授

奥出有香子
順天堂大学医学部附属順天堂医院　がん看護専門看護師

大川宣容
高知県立大学看護学部　教授

鎌倉やよい
日本赤十字豊田看護大学　学長

部川玲子
北見赤十字病院　看護師長　がん看護専門看護師

大江理英
兵庫県立大学看護学部　准教授　急性・重症患者看護専門看護師

北村愛子
大阪公立大学大学院看護学研究科　教授

渡邉眞理
湘南医療大学看護学部　教授

神田清子
新潟県立看護大学看護学部　教授

菅野かおり
日本看護協会神戸研修センター教育研修部　課長　がん薬物療法看護認定看護師

米田治子
千葉ろうさい病院　がん化学療法看護認定看護師

宮武美智代
名古屋掖済会病院　がん看護専門看護師

高山京子
順天堂大学医療看護学部　准教授

天野真由美
日本赤十字社愛知医療センター名古屋第一病院　がん化学療法看護認定看護師

濱嶋なぎさ
日本赤十字社愛知医療センター名古屋第一病院　がん化学療法看護認定看護師

花出正美
がん研究会有明病院　がん看護専門看護師

渡邉　朋
千葉大学医学部附属病院　小児看護専門看護師

iii

執筆者一覧

矢ヶ崎 香
慶應義塾大学看護医療学部　教授

中島和子
静岡県立静岡がんセンター　がん化学療法看護認定看護師

中村啓子
独立行政法人地域医療機能推進機構中京病院　がん看護専門看護師

遠藤久美
静岡県立静岡がんセンター　がん看護専門看護師

堀口美穂
三重大学医学部附属病院　がん看護専門看護師

田墨惠子
大阪大学医学部附属病院　がん看護専門看護師

長谷川久巳
元　虎の門病院看護部　次長　がん看護専門看護師

市川智里
国立がん研究センター東病院　看護師長　がん看護専門看護師

上杉英生
千葉科学大学看護学部　准教授

石岡明子
北海道大学病院　がん看護専門看護師

森　文子
国立がん研究センター中央病院　副看護部長　がん看護専門看護師

早川満利子
東京医科歯科大学病院　がん看護専門看護師

小澤桂子
NTT東日本関東病院　がん看護専門看護師

成松　恵
兵庫県立加古川医療センター　がん看護専門看護師

平井和恵
東京医科大学医学部看護学科　教授

狩野太郎
群馬県立県民健康科学大学看護学部　教授

飯野京子
国立看護大学校看護学部　教授

祖父江由紀子
東邦大学医療センター大森病院　がん看護専門看護師

藤本美生
兵庫県立がんセンター　がん看護専門看護師

入澤裕子
東京大学医学部附属病院　がん看護専門看護師

森本悦子
甲南女子大学看護リハビリテーション学部　教授

北田陽子
群馬大学医学部附属病院　がん看護専門看護師

長尾充子
ユニバーサルケア(株)あるふぁ訪問看護ステーション　がん看護専門看護師

遠藤貴子
静岡県立静岡がんセンター　がん看護専門看護師

木村　香
群馬県立がんセンター　がん看護専門看護師

久米恵江
北里大学北里研究所病院　がん看護専門看護師

後藤志保
がん研究会有明病院　がん看護専門看護師

梅岡京子
奈良県立医科大学附属病院　がん看護専門看護師

日浅友裕
中京学院大学看護学部　准教授　がん看護専門看護師

片岡　純
愛知県立大学看護学部　教授

橋口周子
兵庫県立がんセンター　がん看護専門看護師

藤田佐和
高知県立大学看護学部　教授

荒尾晴惠
大阪大学大学院医学系研究科保健学専攻　教授

濱口恵子
がん研究会有明病院緩和ケアセンター　副看護部長　がん看護専門看護師

小山富美子
神戸市看護大学看護学部　准教授

川名典子
杏林大学大学院精神看護学　客員教授

千﨑美登子
北里大学病院　がん看護専門看護師

田村恵子
大阪歯科大学医療イノベーション研究推進機構　事業化研究推進センター教授　がん看護専門看護師

二見典子
一般社団法人いいケア研究所　代表理事

川村三希子
札幌市立大学看護学部　教授

寺町芳子
国際医療福祉大学福岡保健医療学部看護学科　教授

細矢美紀
国立病院機構仙台医療センター　看護師長　がん看護専門看護師

根岸　恵
聖隷横浜病院　がん看護専門看護師

村木明美
済生会松阪総合病院　がん看護専門看護師

井沢知子
京都大学医学部附属病院　がん看護専門看護師

梅澤志乃
東邦大学医療センター大森病院　精神看護専門看護師

關本翌子
国立がん研究センター東病院　副看護部長　がん性疼痛看護認定看護師

三宅　智
東京医科歯科大学大学院医歯学総合研究科　教授

清水わか子
君津中央病院　医務局次長・放射線治療科部長

神里みどり
沖縄県立看護大学大学院保健看護学研究科　教授

序

 がん看護コアカリキュラムは，一般社団法人日本がん看護学会が学会事業の1つとして位置づけ，教育・研究活動委員会のもと取り組んできたものです。

 2010年，本学会は，がん看護の基本的な知識・技術に基づき，がん患者と家族に対して系統的なケアを適切に実践できる標準的ながん看護実践者の育成に寄与することを目的として，『がん看護コアカリキュラム日本版2010年度』を作成しました。これは，看護職の現任教育，認定教育，および看護基礎教育においても活用できる，がん看護を深めるための土台となる非常に汎用性の高いものとして提示しています。

 がん看護コアカリキュラムは，がん看護実践の基盤となるもの，スタンダードながん看護を実践するうえで理解しておく必要のある21のコア項目で構成されています。それらは，A.がんの理解に必要な基礎知識，B.がん看護の基盤となる考え方，C.がん看護実践の基本［1.がん患者と家族の理解，2.がん看護実践の基本概念と方法，3.がん治療・療養過程に焦点を当てた看護実践］の3領域に分類されています。

 本書『がん看護コアカリキュラム日本版（手術療法・薬物療法・放射線療法・緩和ケア）』は，3.がん治療・療養過程に焦点を当てた看護実践の「がん手術療法看護」「がん薬物療法看護」「がん放射線療法看護」および「がん患者と緩和ケア」について，理事を中心とするメンバーとがん看護専門看護師が協働して書籍化をはかりました。執筆段階では，多くのがん看護に携わる実践者と教育研究者のご協力をいただきました。

 本書の構成は，2013年に本学会が出した『がん看護コアカリキュラムPartⅡ（実践編）』に基づき，目次の作成，章立てをし，本文はそれぞれの到達目標に特化した教育内容，到達目標達成に必要な具体的内容を簡潔に箇条書きにしています。また，より深く学びたい方のために，それぞれの記述の根拠となる参考文献を掲載するように努めました。

 がん医療が高度化，複雑化するなかでも，がん看護実践の中核となる基本的な知識・技術を習得するために必要なコアとなる内容を本書では提示しています。最新のがん医療の動向に関心をもち，質の高いがん看護実践力をもつ看護職の育成に携わる実践者・教育研究者・管理者の皆様にご活用いただき，活用後，忌憚のない意見をお聞かせいただけることを願っています。

 最後に，本書が医学書院のご協力のもとに発刊できますことを心より感謝申し上げます。本学会では，医学書院のご協力を得て，がん看護に関する書籍を多数発刊しております。がん看護に対する重要性をご理解賜り，がん医療の発展にともに寄与いただいておりますことに重ねて感謝申し上げます。

2017年1月

一般社団法人日本がん看護学会
理事長　小松浩子
教育・研究活動委員会委員長　藤田佐和

目次

I がん手術療法看護

第1章 がん手術療法と患者 3

1. がん手術療法の特性 …… 3
   - A. がん治療における手術療法の位置づけ 3
   - B. がん手術療法の目的 4
   - C. がん手術の特徴 5
2. がん患者とQOL …… 6
   - A. 拡大手術と縮小手術 6
   - B. 温存手術 7
   - C. 低侵襲手術 7
   - D. 再建手術 8
3. がん手術療法と看護倫理 …… 10
   - A. がん手術療法を受ける患者の権利擁護 10

第2章 手術療法ががん患者の心身に及ぼす影響 14

1. 手術に対する身体予備力(手術リスクアセスメント) …… 14
   - A. 術前治療による手術への影響 14
   - B. 呼吸・循環状態,代謝,栄養状態など(既往歴との関連) 14
   - C. 年齢 16
2. 手術侵襲による身体面への影響 …… 16
   - A. 呼吸器系 16
   - B. 循環器系 17
   - C. 脳神経系 17
   - D. 免疫系 18
   - E. 凝固系 18
   - F. 代謝系 18
   - G. 消化器系 19
3. 手術による形態・機能の変化 …… 19
   - A. 中枢神経系腫瘍 19
   - B. 頭頸部がん 20
   - C. 呼吸器系がん 21
   - D. 消化器系がん 22
   - E. 泌尿器系がん 22
   - F. 婦人科系がん 23
   - G. 乳がん 24
4. 手術による心理面への影響 …… 24
   - A. 病気(がん)の受けとめ 24
   - B. 手術の理解と受けとめ 25
   - C. 手術選択の意思決定 25
   - D. ボディイメージの変化による悲嘆 26
5. 手術による社会面への影響 …… 26
   - A. 患者の日常生活に及ぼす影響 26
   - B. 患者の役割に及ぼす影響(社会的役割,家庭内役割) 27
   - C. 経済的影響 28
   - D. 家族への影響 28

第3章 手術療法に伴う合併症の予防と術後回復を促進する援助 32

1. 手術療法に伴う主な合併症の予防とケア …… 32
   - A. 術中合併症 32
   - B. 術後合併症 37
2. 手術に伴う主な二次障害とケア …… 52
   - A. 神経障害 52
   - B. リンパ浮腫(乳がん,子宮がん,前立腺がん) 56
   - C. 可動域制限(乳がんの上肢,頸部郭清後の可動域制限) 58
3. 心理社会的側面へのケア …… 60
   - A. 心理社会的側面のアセスメント 60
   - B. 心身の安定に向けた支援 61
   - C. リハビリテーションの実施 62
   - D. サポート資源の調整 62
4. 急変時のケア …… 63
   - A. 手術療法に伴う急変時の対応 63
   - B. がん救急体制の整備 63
5. 治療を安全に適正に遂行するための管理 …… 64
   - A. 転倒予防 64
   - B. ドレーン管理 65
   - C. 与薬管理 66

6. 患者・家族が治療を理解し，回復過程に参加できるための支援 ……… 67
   A. 合併症や治療についての患者の受けとめや思いの理解 67
   B. ボディイメージの変化に対する悲嘆への援助 67
   C. エンパワーメント 68
   D. 効果的な対処のための支援 68
   E. 患者・家族教育 69
7. 術後回復を促すケア ……… 69
   A. 安楽を促すケア 70
   B. 創部の治癒を促すケア 70
   C. 全身の循環，筋力回復を促すケア（離床促進） 71
   D. 睡眠・休息を促すケア 72
   E. 機能回復を促すケア 72

第4章 術後の状態にそった生活援助　77

1. 術後の生活援助のためのアセスメント ……… 77
   A. 術後の身体についての理解・受けとめ 77
   B. セルフケア能力（患者・家族）とその効果 77
   C. 術後の身体機能 78
   D. サポート資源 78
   E. 患者・家族のニーズと充足度 78
2. 必要なセルフケア内容とスキル習得を促すケア ……… 79
   A. 症状のセルフモニタリング方法 79
   B. 症状（予防も含む）へのセルフケア実践 79
   C. 術後の身体機能の変化・症状に合わせたケア 80
   D. 家族による一部代償的なセルフケア 81
3. 患者・家族のニーズ充足に向けたケア ……… 82
   A. ニーズの明確化 82
   B. 効果的な対処を促すケア 82
   C. 活用できる社会資源・制度につなげるケア 83
4. 日常生活復帰への支援 ……… 83
   A. ADLの維持向上 83
   B. 生活再構築への支援 83
5. 経済問題に関する社会資源の紹介 ……… 84
   A. 公的医療保険 84
   B. 医療費の負担を軽くするための制度 84
   C. 生活費用などの助成や給付など 85

II がん薬物療法看護

第1章 がん薬物療法とその特性　89

1. がん薬物療法の位置づけとその歴史的変遷 ……… 89
   A. がん治療における薬物療法の位置づけ 89
   B. がん薬物療法の歴史的変遷 89
2. 細胞増殖メカニズム（細胞周期）……… 90
   A. 細胞増殖のプロセス 90
   B. がん細胞の増殖 91
3. 抗がん薬の薬物動態 ……… 92
   A. 薬物動態 92
   B. 薬物相互作用 92
4. 抗がん薬の分類と作用メカニズム ……… 93
   A. 抗がん薬の分類と特徴 93
   B. 細胞傷害性抗がん薬の作用メカニズム 93
   C. 分子標的薬の作用メカニズム 97
   D. ホルモン薬の作用メカニズム 101
   E. 免疫チェックポイント阻害薬の作用メカニズム 102
5. 多剤併用療法・集学的治療 ……… 104
   A. 単剤療法 104
   B. 多剤併用療法 104
   C. 集学的治療 104
6. 遺伝子情報による個別化医療 ……… 104
7. がん薬物療法の目的 ……… 105
   A. 治癒，延命，症状緩和 105
   B. がん種ごとの薬物療法の有効性 105
   C. 術前補助薬物療法，術後補助薬物療法，化学放射線療法 105
8. 標準治療 ……… 106

9. 造血幹細胞移植 ……… 106
   A．造血幹細胞移植の分類　107
   B．移植前処置　107
   C．移植の合併症　108
10. 臨床試験 ……… 108
    A．臨床試験とは　108
    B．臨床試験の相　108
11. がん薬物療法の適応基準 ……… 110
12. 治療効果判定 ……… 110
    A．固形がんの治療効果判定　110
    B．血液腫瘍の治療効果判定　111
    C．治療効果の指標　111
13. 治療計画 ……… 112
14. 使用される抗がん薬の注意点 ……… 113
    A．薬物有害反応の特徴　113
    B．相互作用に関する特徴　113
    C．薬の安定性に関する特徴　113
    D．器材選択に関する特徴　114
15. 主要な疾患のがん薬物療法の標準治療と看護
    ……… 114
    A．大腸がん　114
    B．食道がん　115
    C．胃がん　115
    D．膵がん　116
    E．胆道がん　116
    F．肺がん　117
    G．悪性胸膜中皮腫　118
    H．乳がん　119
    I．子宮がん　120
    J．卵巣がん　121
    K．前立腺がん　121
    L．精巣腫瘍　122
    M．腎細胞がん　122
    N．膀胱がん　123
    O．白血病　123
    P．悪性リンパ腫　125
    Q．多発性骨髄腫　127
    R．頭頸部がん　127
    S．脳腫瘍　128
    T．悪性骨・軟部腫瘍　129

U．皮膚がん　129
V．小児がん　130

第2章 がん薬物療法に伴う主な有害事象と支持療法・看護支援　135

1. 一般薬と抗がん薬の違い ……… 135
2. 有害事象とは ……… 135
3. 有害事象評価規準：CTCAE ……… 136
4. がん薬物療法に伴う有害事象 ……… 136
   A．オンコロジーエマージェンシー　136
   B．過敏反応・アナフィラキシー　143
   C．インフュージョンリアクション　144
   D．血管外漏出　145
   E．便秘　148
   F．下痢　150
   G．悪心・嘔吐　151
   H．食欲不振・味覚障害　156
   I．骨髄抑制　158
   J．口腔粘膜傷害(口内炎)　163
   K．倦怠感　166
   L．末梢神経障害　168
   M．腎臓障害　170
   N．肝臓障害　170
   O．肺障害　171
   P．心毒性　172
   Q．性機能障害　173
   R．皮膚障害　174
   S．脱毛　176
   T．精神症状　177
   U．成長への影響　178
   V．二次発がん　182

第3章 がん薬物療法に伴う主な有害事象の予防と出現時の援助　188

1. アセスメントの視点 ……… 188
   A．治療目的と内容　188
   B．使用されるレジメン　188
   C．これまで受けたがん治療とその反応　188

D. 身体所見　188
E. 個人の既往歴　190
F. これまで受けたがん治療に対する患者の反応　190
G. 今回の治療により出現している有害事象と患者が行っているセルフケア　191

2. ケアの視点　191
A. 患者・家族が治療法を理解し，治療に参加できるための支援　191
B. 有害事象を予防し，身体状態をよりよく保つケア　193
C. 治療を安全・安楽・適正に遂行するための管理　195
D. 在宅での抗がん薬治療のための支援　196
E. 有害事象を軽減する個別的ケア　197
F. 治療継続のための支援　199
G. 適切な治療遂行や有害事象予防・軽減のための継続看護/多職種連携　200
H. 有害事象に対する救急体制の整備　200

第4章 がん薬物療法を受ける患者の生活支援　202

1. アセスメントの視点　202
A. がんや治療についての説明内容と理解・受けとめ　202
B. 今までの生活状況　202
C. がん薬物療法の影響による体力・ADLの低下　202
D. セルフケア能力　202
E. 有害事象に対する対処の仕方とその効果　203
F. サポート資源　203
G. がん薬物療法が心理・社会面・生活面に及ぼす影響　203
H. 意思決定に影響を与える要因　204

2. ケアの視点　204
A. 必要なセルフケア内容とスキル習得を促すケア　204
B. 効果的な患者・家族支援　205

C. 有害事象の出現時期を予測し，生活への影響を考慮した患者教育　210
D. 治療を受けながら日常生活を営む意欲を維持するための支援　210
E. 治療を受けながら日常生活を営むための心理的ケア　211
F. 治療を受けながら社会生活を営むためのケア　212
G. 活用できる社会資源・制度へつなげるケア　214
H. 経済問題に関する社会資源の紹介　214
I. 挙児希望者への支援　214
J. 将来起こりうる支障と対応への情報提供　215

第5章 がん薬物療法の実践における患者・医療者の安全　217

1. 知識・理論　217
A. Hazardous drugs（HD）の定義　217
B. Hazardous drugsを扱う医療者の健康へのリスク　217
C. 抗がん薬曝露の経路　218
D. 必要な個人防護具　219
E. 抗がん薬調製時の安全な取り扱い方法　221
F. 抗がん薬投与時の安全な取り扱い方法　222
G. 抗がん薬がこぼれた（スピル）時の対応方法　223
H. 曝露時の対応方法　223

2. アセスメントの視点　224
A. 曝露対策の現状把握　224
B. 緊急時の対応システム　225
C. 抗がん薬投与方法や使用器具　225
D. 必要な個人防護具　226
E. 患者・家族に対する曝露対策支援状況の把握　226

3. ケアの視点　226
A. 投与経路別（経静脈・経口）の管理　226
B. 適切な血管確保やデバイスの取り扱い　227
C. 適切な曝露予防行動　228

D. 患者・家族教育　228
E. 医療者などへの教育　229
F. 他職種との協働　229
G. がん薬物療法を安全に行うための院内システムづくり　229

III がん放射線療法看護

第1章 がん放射線治療と使用される放射線の特性　233

1. 放射線療法の歴史的変遷 ……… 233
2. 治療に用いられる放射線の種類と特徴 ……… 233
   A. 放射線の単位　233
   B. 深部線量曲線とビルドアップ　234
   C. 放射線の種類と特徴　234
   D. 半減期　235
3. がん治療における放射線療法の位置づけ ……… 235
   A. 集学的治療　235
   B. がん放射線治療の動向　235
4. 放射線療法の目的と適応 ……… 236
   A. 放射線療法の原理　236
   B. 放射線療法の目的　236
   C. 放射線治療の適応　236
5. 放射線を使った治療と特徴 ……… 237
   A. 外部照射　237
   B. 密封小線源治療　238
   C. RI（放射性核種）治療　239
   D. IVR　239
6. 放射線治療計画（外部照射）の理解 ……… 240
   A. シミュレーション　240
   B. 再現性とマーキング　240
   C. 放射線治療計画：標的体積と線量分布図　241
   D. 照合　241
   E. 照射　241

7. 主要な疾患のがん放射線療法の動向と標準治療 ……… 243
   A. 頭頸部がん　243
   B. 肺がん　244
   C. 乳がん　244
   D. 消化器系がん　245
   E. 泌尿器がん　246
   F. 子宮がん　247
   G. 悪性リンパ腫　247
   H. 骨転移，脳転移，オンコロジーエマージェンシー　248
8. 治療効果判定 ……… 249
   A. 治療目的ごとの効果判定　249
   B. 効果判定の時期と方法　249

第2章 放射線が人体に与える影響　252

1. 細胞に対する放射線照射の効果と作用機序 ……… 252
   A. 細胞内標的：放射線によるDNAへの直接作用と間接作用　252
   B. 細胞周期と放射線への影響　252
2. 放射線感受性 ……… 253
   A. 分割照射：「4つのR」　253
   B. がん細胞と各組織の相対的放射線感受性　254
3. 放射線の人体への影響 ……… 255
   A. 身体的影響（確定的影響）　255
   B. 遺伝的影響（確率的影響）　255
4. 各組織，臓器における放射線障害 ……… 255

第3章 放射線療法に伴う急性有害事象と晩期有害事象　258

1. 有害事象評価規準 ……… 258
2. 急性有害事象 ……… 259
   A. 放射線宿酔・倦怠感　259
   B. 放射線皮膚炎　259
   C. 放射線粘膜炎　261
   D. 放射線肺臓炎　262

E．消化器症状　262
F．膀胱炎　263
G．脱毛　263
H．頭蓋内圧亢進症状　264
I．骨髄抑制と感染　264

3．晩期有害事象 ……… 265
A．皮膚症状　265
B．粘膜症状　266
C．口腔機能　267
D．呼吸器症状；肺臓炎, 肺線維症　270
E．膀胱・直腸への影響　271
F．性機能障害　271
G．脳壊死　272
H．二次発がん　273

第4章 放射線療法に伴う有害事象出現時の援助　275

1．アセスメントの視点 ……… 275
A．これまでに受けていたがん治療とその反応　275
B．放射線治療に対する認識　275
C．放射線治療の目的と患者の理解　275
D．放射線治療に影響を与える身体所見　276
E．併用する治療法　277
F．セルフケア能力　278
G．放射線治療に伴う有害事象に影響を与える要因（放射線治療内容）　278

2．放射線有害事象に対するケア ……… 279
A．患者・家族が治療や有害事象を理解し, 治療参加できるための支援　279
B．患者の有害事象や治療の受けとめへの支援　280
C．治療を安全・安楽・適正に遂行するための管理　280
D．有害事象を予防し, 身体状態をよりよく保つケア　281
E．急性有害事象を軽減する標準ケアと個別ケア, 晩期有害事象への対応　282

第5章 放射線療法を受ける患者の生活支援　292

1．アセスメントの視点 ……… 292
A．がんや治療への理解・受けとめ　292
B．生活状況　293
C．セルフケア能力　294
D．有害事象への対処の仕方　294
E．有害事象に対して行ったセルフケアの効果　295
F．サポート資源　295
G．放射線療法が心理・社会・生活面に及ぼす影響　295

2．生活支援に向けたケア ……… 296
A．必要なセルフケア内容とスキル習得を促すケア　296
B．患者・家族指導　297
C．効果的なコーピングのための支援　298
D．治療完遂への支援　299
E．治療に伴う不安・恐怖への支援　300
F．日常生活復帰への支援　300
G．治療と生活の両立への支援　301
H．活用できる社会資源・制度へつなげる支援　302
I．将来起こりうる支障と対応への情報提供　302

第6章 放射線療法の実践における患者・医療者の安全　305

1．放射線防護 ……… 305
A．放射線防護の目的　305
B．放射線防護の3原則　306

2．放射線防護関連法令 ……… 306
A．放射線業務従事者の線量限度, 被曝管理, 放射線健康管理　306
B．教育訓練　307

IV 緩和ケア

第1章 がん患者のQOLに配慮した早期からの緩和ケア　311

1. 緩和ケアの歴史と発展 ……… 311
   - A．緩和ケアの理念・定義　311
   - B．がん医療における緩和ケアの位置づけ　311
   - C．日本における緩和ケア　311
   - D．がん対策推進基本計画　312
2. 緩和ケアの提供場所による特徴 ……… 312
   - A．施設緩和ケア　312
   - B．緩和ケアチーム　312
   - C．在宅緩和ケア　312
3. がん患者とQOL ……… 312
   - A．がん進行に伴うQOL　312
   - B．トータルペインとQOL　313
4. がん医療と看護倫理 ……… 313
   - A．緩和ケアに関する倫理的問題　313
   - B．インフォームドコンセント（IC）　314
   - C．自己決定，代理決定　315
   - D．事前指示，アドバンス・ケア・プランニング，リビング・ウィル　316
   - E．治療の差し控えと治療中止　316
   - F．鎮静　317

第2章 緩和ケアにおけるトータルペインのアセスメント　319

1. 4つの視点でみるトータルペイン ……… 319
   - A．基本情報(病状)とその認識　319
   - B．身体的苦痛のアセスメント　321
   - C．精神的苦痛のアセスメント　323
   - D．社会的苦痛のアセスメント　326
   - E．スピリチュアルペインのアセスメント　328
   - F．アセスメントに必要なケア技術　330

第3章 がん患者のトータルペインを緩和する日常生活の支援　333

1. 日常生活支援のための患者と家族の認識と対処能力 ……… 333
   - A．障害されている日常生活が，治療やケアによって回復する見通し　333
   - B．身体的苦痛の緩和的治療についての理解や受けとめ　333
   - C．症状緩和に対する希望　333
   - D．セルフケア能力　334
   - E．対処行動　334
   - F．精神的苦痛の緩和的治療についての理解や受けとめ　334
   - G．患者と家族の回復の希望　335
2. トータルペインを緩和するケア ……… 335
   - A．身体的苦痛を緩和し，日常生活の質の向上を図るケア　335
   - B．精神的苦痛を緩和し，日常生活の質の向上を図るケア　337
   - C．社会的苦痛に対処するための支援　338
   - D．スピリチュアルペインのケア　340
3. トータルペインをもつ患者の家族への支援 ……… 341
   - A．家族のアセスメント　341
   - B．家族へのケア　343
4. 院内外の資源の活用 ……… 344
   - A．緩和ケアに関する専門職者への相談・活用　344

第4章 身体的・精神的症状と看護　346

1. 身体的症状と看護 ……… 346
   - A．疼痛　346
   - B．倦怠感　349
   - C．食欲不振を伴う悪液質　350
   - D．悪心・嘔吐，口腔粘膜傷害，口腔カンジダ症　351
   - E．下痢，便秘　353
   - F．腹部膨満感，腹水，消化管閉塞　354

G. 呼吸器症状　355
H. 泌尿器症状　358
I. 神経症状　359
J. 内分泌異常（高カルシウム血症による症状）　361
K. がん終末期のリンパ浮腫　362
L. 皮膚障害　364

2. 精神症状と看護 ……… 366
A. 不安　366
B. いらだち（怒り）　367
C. 孤独感　368
D. おそれ（恐怖，パニック）　368
E. 抑うつ　369
F. 不眠　370
G. 自殺念慮　371
H. せん妄　373

第5章 緩和的治療　377

1. 緩和的治療の概要 ……… 377
2. 治療目的，適応，リスク ……… 377
A. 緩和的手術療法　377
B. 緩和的薬物療法　379
C. 緩和的放射線治療　381

第6章 緩和ケアにおける補完代替療法　384

1. 補完代替療法とQOL ……… 384
A. 補完代替療法と倫理的課題　384
2. 補完代替療法の基礎知識 ……… 385
A. CAMとは　385
B. がん補完代替療法のガイドライン　385
C. さまざまな療法　386
D. 健康食品やサプリメントの有効性と安全性，判定方法　387

索引　389

がん手術療法看護

第 1 章 ● がん手術療法と患者

第 2 章 ● 手術療法ががん患者の心身に及ぼす影響

第 3 章 ● 手術療法に伴う合併症の予防と術後回復を
　　　　　促進する援助

第 4 章 ● 術後の状態にそった生活援助

第1章 がん手術療法と患者

1. がん手術療法の特性

A. がん治療における手術療法の位置づけ

- 手術療法は，がんに対する3大治療の1つである。
- がんに対する3大治療とは，手術療法，放射線療法，薬物療法であり，このうち手術療法の適応率は，最新のデータで71.5%と報告[1])されている。この数値は，薬物療法の適応率80.5%[1])を下回る数値(放射線療法適応率：32.3%)であり，「手術ができないから放射線療法あるいは薬物療法を行う」という従来の考え方に変化が生じていることを示している。この変化の背景には，放射線療法・薬物療法が発達してきたこと，および身体侵襲を伴う手術療法において患者のQOL(quality of life)を重視する傾向になってきたこと，これらの要因があると考えられる。
- 患者のQOLを重視する立場から，根治性と低侵襲性を両立させるセンチネルリンパ節理論に基づいた個別化治療の実現が課題となっている。すなわち，がん治療における手術療法は，現在，手術療法の強みである根治性を損なわず，同時に生活者である患者にやさしい手術であることをめざしている治療法であるといえる。

1) がんの特徴(増殖・転移)と手術

- がん(cancer)とは，身体を構成する正常細胞が何らかの要因で，コントロールが効かなくなり，勝手に(無秩序・無制限に)増殖し，やがてまわりの臓器に浸潤・転移していく病態をいう。
- 何らかの要因(タバコ，過剰な飲酒，ウイルスなど)によって正常細胞の遺伝子に異常が生じると，がん遺伝子の活性化とがん抑制遺伝子の不活化が生じ，正常細胞はがん細胞へと変化していく。がん遺伝子とがん抑制遺伝子は車のアクセルとブレーキに例えられる。がん遺伝子の活性化とは，アクセル全開，すなわちがんに導かれていく状態になっていることを示し，がん抑制遺伝子の不活化とは，ブレーキの故障，すなわちがんに導かれないためのブレーキが故障している状態をいう。
- 転移には，血行性転移，リンパ行性転移および播種性転移がある。
- 血行性転移は，発生→細胞の勝手な増殖→浸潤→血管内侵入→血液によって運ばれる→血管外に出る→別の臓器で増殖(転移)，という流れで発生する。
- リンパ行性転移は，発生→細胞の勝手な増殖→浸潤→リンパ管内侵入→リンパ流に乗って近傍のリンパ節に転移→遠隔リンパ節へ転移，という流れで発生する。
- 播種性転移とは，種を播くようにがんが散らばって広がっていく現象をいう。これは，発生→細胞の勝手な増殖→腫瘍細胞が体腔内(胸腔や腹腔)に遊離→ほかの漿膜面に種を播くように散らばって広がっていく→転移，という流れで発生する。
- このような特徴をもつ手術療法の基本は「原発

I がん手術療法看護

巣(がんの病巣)摘出＋リンパ節郭清」である。ただし、肝がんの場合、リンパ節郭清は重視されない。
- 手術療法選択の原則は、切除可能であること、残された臓器での生体機能維持が可能であること、の2点である。

2) 集学的治療と手術療法

- 集学的治療とは、がんの3大療法である手術療法、放射線療法、薬物療法をそれぞれ単独で行うのではなく、2つ以上の治療法を組み合わせて行う治療をいう。
- 集学的治療の目的は、治療法を組み合わせて行うことで、より高い治療効果(抗腫瘍効果)を得ることである。
- 治療法の組み合わせは、がんの種類や進行度に応じて行われ、組み合わせによって、予想される有害事象や治療期間も異なる。
- 手術療法が組み込まれる集学的治療は、固形がんに対する治療として行われ、術前治療および術後治療の2通りがある。
- 術前治療としては、乳がん治療において病巣の縮小化をめざす術前薬物療法あるいは再発防止の術後薬物療法、直腸がん治療において肛門括約筋温存と切除範囲縮小をめざして行われる術前放射線療法あるいは術前化学放射線療法、食道がん治療において病巣の縮小化や術後生存率向上をめざして行われる術前化学放射線療法などが挙げられる。
- 術前治療には、手術適応の拡大化、あるいは手術範囲の縮小化というメリットがある。反面、術前放射線療法や術前薬物療法による免疫機能低下や悪心・嘔吐などによる栄養状態の低下から術後合併症発症のリスクが高まる可能性もある。
- 術後治療には、子宮頸がんに対する広汎子宮全摘出後の術後放射線療法や卵巣がん手術後の薬物療法がある。

B. がん手術療法の目的

- がん手術療法の本来の目的は、がんの完全治癒にある。また、手術によって切除した臓器や器官の適切な再建により患者のQOLを維持することも必要である。場合によっては、治癒はめざせないものの症状緩和を目的とした手術もあり得る。また、がんの確定診断を兼ねた手術療法もある。

1) 根治手術

- がんの完全治癒を目的として行われる手術のことである。
- 根治手術では、再発や転移予防のため、原発巣をその周囲の正常組織をつけて広範に切除し(一塊として体外に取り出し)、併せて領域リンパ節を郭清する術式[2]である。原発巣隣接臓器を含めた広範な切除や遠位リンパ節郭清を行う場合は拡大根治手術という。

2) 機能再建術

- がんの手術によって切除した臓器や器官を新たにつくり直すことを再建術といい、生きていく上で必要な機能を維持するための器官を再建する手術を機能再建術という。食道がんに対して食道をほぼ全部切除した後に、胃を用いて食道を再建する手術、膀胱がんで膀胱全摘出した場合の回腸導管造設術などがその代表例である。

3) 緩和目的の手術(姑息的手術)

- 緩和目的の手術(姑息的手術)とは、がん病巣の進展状況から根治手術が困難な場合、あるいは患者の全身状態が不良で根治手術が困難な場合、根治ではなく、通過障害の改善、出血の防止、腫瘍の減量などを目的として行われる手術療法をいう[2]。

- 周囲臓器組織の切除やリンパ節郭清を行わず，がん病巣のみを摘出する手術と，がん病巣はそのままにして主要症状緩和目的で行う手術とがある[3]。後者の例としては，幽門狭窄に対する胃空腸吻合術，直腸狭窄に対する人工肛門造設術などがある。

4）検査目的の手術

- がんであることの疑いは限りなく強いが，術前検査では確定できない場合，確定診断目的で手術が行われる場合があり，これを検査目的の手術という。
- 検査目的の手術としては，肺がんに対する胸腔鏡補助下手術（VATS；video-assisted thoracic surgery）が代表的手術である。この手術は，術中に病巣部の迅速病理診断を行い，治療方針を決め，直ちに治療を行う。検査であり同時に治療である。
- がんのステージを決める目的で行われる手術もある。

C. がん手術の特徴

- がん手術の特徴は，がんの取り残しがないよう，原発巣をその周囲の正常組織をつけて（一塊として）広範囲に切除し，リンパ節郭清は，リンパの流れにそって系統的に切除することである。
- がんの病期進行度によって術式が異なる。

1）術前診断と術後診断

- がん治療として手術療法が選択されることは，原則として術前に医学的診断が行われていることを意味している。この医学的診断を術前診断という。
- 術前診断では，診察，諸検査（生理学的検査，検体検査，画像検査，内視鏡的検査）による生体の客観的情報収集が行われる。
- 正確な術前診断は，根治性と低侵襲性を両立させる個別化治療を実現させるために，不可欠である。
- 術前診断のための検査には，身体侵襲を伴う検査もあり，患者は不安，疲労感，羞恥心，緊張感を抱きやすい。
- 術後診断とは，術中に切除した組織の固定標本による病理診断を行い，医学的診断名を確定し，病期を確定することである。
- 術中に切除した組織は，術中に迅速病理診断が行われ，その結果によって切除範囲が変更になることもある。また，術後診断名が術前診断名と異なる場合もある。この場合，術後の治療方針が術前の見通しとは大きく異なってくることもある。さらには，手術を試みたが，病巣の広がりが予想以上に大きく，手術不能（inoperable）と判断される場合もある。
- がんであることの疑いは限りなく強いが，術前検査では確定できず，確定診断目的で手術が行われる場合があり，この場合，患者と家族は術後にがんであると伝えられることになる。

2）がんの病期と術式

- 「病期」とは，がんの進行程度を示す客観的指標であり，TNM分類や各がんの取り扱い規約に基づく臨床進行度で示される。
- 病期分類の1つに国際対がん連合（UICC；Union for International Cancer Control）の「TNM分類」がある。
- TNM分類は以下の3つの要素を組み合わせて決められる。
  ◆がんの大きさ（T：tumor因子）
  ◆周辺のリンパ節転移の程度（N：lymph nodes因子）
  ◆他臓器への（遠隔）転移（M：metastasis因子）
- 進展度（臨床進行度）分類は，以下の通り0期〜Ⅳ期に区分される。TNM分類はこの区分のいずれかに属している。
  ◆0 上皮内（in situ）：上皮内にとどまって浸潤

していない。
- ◆ I 限局(localized)：がんが原発臓器に限局している（例：T1N0M0）。
- ◆ II 所属リンパ節転移(regional lymph nodes)：所属リンパ節への転移を伴うが，隣接組織・臓器への浸潤がない（例：T3N1M0）。
- ◆ III 隣接臓器浸潤(regional extension)：隣接組織・臓器に直接浸潤しているが，遠隔転移がない（例：T2N1M0）。
- ◆ IV 遠隔転移(distant)：遠隔転移がある（例：T4N1M1）。
- 治療方針は，病期だけでなく患者の状態などをもとに検討されるが，一般的には，0～II期が根治的手術適応，III期では，手術の根治性を高めるため手術を組み込んだ集学的治療が選択され，IV期は，原則として手術療法は適応されない。

3) 再発防止(リンパ節郭清，患部を含んだ拡大切除)

- 再発防止目的でリンパ節郭清が行われるのは，「手術可能ながんは局所的疾患であり，全身への転移の関門となっているリンパ節を郭清すれば，がんは根治できる」という考え方に基づいている。
- リンパ節郭清については2つの異なった理論がある。1つは「がんはリンパ節を介して全身に広がる」というHalstedの理論[4]，もう1つは「がんはリンパ節転移より血行性転移が重要であり，リンパ節を経なくても全身に転移していくため，リンパ節を郭清しても大した意味はない。がんは全身病であり，術式による生存率への影響はない」というFisherの理論[5]である。
- Fisherの理論に基づき，特に乳がん手術は縮小化の一途をたどっている。
- 術中にセンチネルリンパ節（見張りリンパ節ともいい，がん病巣からがん細胞が最初に流れ込むと思われるリンパ節のこと）生検を行い，転移がなければリンパ節郭清しないというのが，Halstedの理論とFisherの理論の中間的な考え方である。
- 患部を含んだ拡大切除を行うのは，がんの取り残しがないようにするためである。がん細胞が正常組織の中に浸潤しているため，がんの広がりの境界を見極めることは困難である。そのため，一般的には，がんの取り残しがないように患部を含んだ拡大切除（原発巣を含めて広範囲に切除する）が行われる。

2. がん患者とQOL

- 以前は，がんは手術療法によってのみ根治がめざされるものとされ，がんの再発転移を防ぎ予後を改善するために，腫瘍摘出のみならず，広範囲の臓器，リンパ節が切除され，患者に与える侵襲は大きくなる傾向にあったが，その弊害もあり，患者のQOLを考慮し，機能を温存した縮小手術も発展してきている。

A. 拡大手術と縮小手術

- 拡大手術とは，多臓器合併切除あるいは拡大リンパ郭清などいわゆる定型手術を超える手術のことであり，局所の進行により周辺臓器や血管への浸潤をきたしたがんや，広範なリンパ節転移を呈した進行がんに対して行われてきた[6]。
- 予防的な拡大手術が積極的に行われてきたが，拡大手術が有用とされるには，ある程度の合併症や後遺症が起こることを差し引いても，定型

- 的な手術よりも優れた成績を証明する必要があり，予防的拡大手術の「安全性」「根治性」の根拠となる臨床試験が行われるようになってきている[6]。
- 縮小手術は，従来の画一的な定型的根治的手術ではなく，臓器・機能の温存を目的とし，患者の個性に合わせて採用される手術である[7]。
- 縮小手術は，過去の蓄積されたデータをもとに，病理学的診断や遠隔成績を再検討し，切除範囲を縮小することを意味し，根治性の高い非進行性のがんに対する手術として実施されてきた経緯がある[7]。
- 縮小手術の代表例として，乳房温存手術，胃がんに対する幽門保存胃切除術，肛門括約筋温存手術などがある[7]。

B. 温存手術

- 温存手術とは，神経温存や消化管吻合の再建方法の工夫などを含めた機能温存を主眼においた術式である[6]。
- 代表例として，直腸がんに対する自律神経温存(側方郭清)手術[6]や乳がんの機能温存手術[8]などがある。肝切除に関しても機能温存手術が行われるようになってきている[6]。
- 現在の下部直腸がんにおける肛門温存手術の多くは，低位前方切除術で，患者のボディイメージの変容を最小限にできるが，頻回の排便，便の漏れ(soiling)，便意促迫(便意を我慢できない)，残便感や下剤に依存する排便，短時間に繰り返す排便などQOLに問題を生じる原因となっている。これらは前方切除後症候群(anterior resection syndrome)と呼ばれ，症状のいずれかが単一に生じることはなく，いくつかの症状が複合的に発生するという特徴がある[9]。前方切除による肛門温存術後は，排便障害によるQOL低下や，社会活動制限があり，統計的なQOL評価では，直腸切除と前方切除では差がないとされている[10]。

- 乳がんにおいては，1970年代前半から乳房温存療法と乳房切除術とのランダム化比較試験が行われ，いずれの試験でも両群の生存率に差がないことが明らかになり[8]，乳房温存術はQOLの向上につながっている。

C. 低侵襲手術

- 低侵襲手術とは，従来の標準手術と比べて患者の身体への負担が少ない手術のことであり，主なものに内視鏡手術や血管内手術がある[11]。
- がんに対する内視鏡手術は，肺，胃，大腸，肝臓などに実施されており，手術術式の安全性，低侵襲手術としての有用性，腫瘍学的立場からの適合性などの評価が進められている。

1) 胸腔/腹腔鏡下手術

- 胸腔/腹腔鏡下手術は，胸腔，腹腔，腹膜外，後腹膜腔，関節腔などに体腔鏡を挿入し，病変や病変部位をモニターで観察しながら，挿入した長い手術器具を用いて行う手術操作をいう[12]。
- 臨床的な特徴としては，開胸，開腹手術と比較して，手術時間が長い，出血量が少ない，術後の創痛が軽減される，術後早期離床が可能となる，腹部外科では術後腸管蠕動が早期に回復する，在院日数が短縮されるほか，体壁創が小さく整容上の利点があり[12]，QOLの観点から，胸腔鏡下/腹腔鏡下手術が行われてきている。しかしながら，以下に示すように低侵襲手術においては安全性やその成果が検討されている。
- 胃がんにおいては，腹腔鏡下手術は同手術に対して十分な経験をもたない施設における安全性の問題が示されている[13]。
- 大腸切除術においては，腹腔鏡による合併症として縫合不全が懸念されているが，大腸がん，クローン病，大腸憩室炎などを対象にした米国の臨床研究では，腹腔鏡下手術と開腹手術の縫

I がん手術療法看護

合不全の頻度に差はなく，年齢，性別，疾患，部位，肥満度を調整して比べても縫合不全の頻度は差がないとされている[14]。

2）内視鏡的粘膜下層剝離術

- 消化管の粘膜病変に対するEMR（endoscopic mucosal resection；内視鏡的切除術）は，病変の周辺粘膜を切除し，粘膜下層を剝離して病変を切除する手技や，処置具が開発され，現在ではESD（endoscopic submucosal dissection；内視鏡的粘膜下層剝離術）が行われている。
- 内視鏡的切除術の適用として，リンパ節転移を生じないがんの特徴が検討されている[15]。
- ガイドラインでは，絶対適応病変の場合，ESDおよびEMRが日常診療として推奨されている。絶対適応病変とは，2cm以下の肉眼的粘膜内癌（cT1a）と診断される分化型がん，肉眼型は問わないが，潰瘍がない場合である[13]。
- 「適応拡大病変」の場合には，ESDは臨床研究として行われている[13]。
- 適応拡大病変は，①2cmを超える潰瘍のない分化型cT1a，②3cm以下の潰瘍のある分化型cT1a，③2cm以下の潰瘍のない未分化型cT1aで脈管侵襲〔リンパ管侵襲（ly），静脈侵襲（v）〕がない場合と定められている[13]。
- その他内視鏡的粘膜剝離術には，高齢者の手術適応の問題[16]，鎮静の方法[17]，抗血栓療法中断の問題[18]などがあり，術後の合併症を予防するために，術前のアセスメントが重要である。

D. 再建手術

- がんの手術の場合は，病巣と周辺組織を合併切除することで，機能や外見が大きく損なわれるため，再建手術が患者のQOLを保つ上で重要となる。

1）乳房再建術

- 乳房再建術には，自家組織による再建と人工物による再建，一次・二次再建と一期・二期再建がある。
- 自家組織による再建は，欠損や患者の体型，手術既往，妊娠希望の有無などに応じて，組織が選択される。出産の希望がある患者では腹直筋を温存する必要性があるため，広背筋皮弁が用いられ，腹直筋皮弁は健側が比較的大きな乳房の再建に用いられることが多い。
- 人工物による再建は，エキスパンダーとシリコンインプラントや生食バッグを利用した再建であり，新たな傷をつくることなく乳房再建を行うことができること，手術時間が短いなどが利点として挙げられているが，複数回の手術が必要な場合があり，バッグの破損，露出，被膜拘縮による変形，位置のずれ，感染など異物としての合併症のほか，放射線照射症例には使用しにくいことなどが欠点とされている[19]。
- 乳房再建は，①再建を行う時期と，②再建術の回数により名称が異なり，乳がんの手術と同時に再建手術を行う場合を「一次再建」，乳がんの手術後に改めて再建する場合を「二次再建」といい，さらに「一期再建」と「二期再建」に分かれる。一期再建は，エキスパンダーで皮膚を伸ばさず，自家組織または人工乳房により1回で乳房を再建する方法であり，「二期再建」とは，まずエキスパンダーを挿入して皮膚を伸ばした後，2回目に人工乳房に入れ替える再建方法で，乳房切除と再建の時期，皮膚伸展の有無によって一次二期再建や，二次一期再建など4通りの組み合わせがある[19, 20]。
- 一次再建は切除組織の病理診断を確認した上での再建であり，手術回数が少なく，乳房皮膚がやわらかく，組織を充填するだけで良好な形態が再現でき，乳房喪失による苦痛が少ない。このため，一次再建後のQOLは良好に保持され本人が希望する場合には一次再建は積極的に勧められる。短所として患者の意思決定の時間が

限られており，手術時間の延長，実施できる施設数の制限などの問題点が挙げられている[19]。
- 二次再建は長所として乳腺外科の手術時間が圧迫されず，形成外科医と乳腺外科医が同じ施設にいなくても施行が可能である。患者の意思決定の時間が十分にある，乳がんの術後療法が必要ないなどが長所として挙げられる。短所としては，乳がん術後の瘢痕拘縮によって皮膚が不足していることが多い，手術回数が増えるなどがある[19]。
- また，乳房の形，欠損の大小，乳房拡大手術後の植皮術など，患者の状態に適した再建方法があるため，患者の意向を確認するために，患者の状態に適した術式の選択肢を準備することが必要である[19]（図Ⅰ-1-1）。
- 放射線療法において，インプラントは人工物であるため，放射線照射で合併症の割合が有意に高くなることが知られている。乳がんが乳管外に伸展する場合の局所根治性は良好なものではなく，術後の補助療法が必要となる[21]。
- 『科学的根拠に基づく乳がん診療ガイドライン』[22]では，エキスパンダー挿入中の放射線療法においては，インプラントへの置換後と比較して有害事象が増えるとの報告があり，エキスパンダー挿入中の再建乳房に対する放射線療法は勧められないとしている。
- 一方，自家組織による再建乳房に対する放射線療法は細心の注意のもと行うことを考慮してもよい，とされており，術後放射線療法による脂肪壊死の増加，整容性の低下などが指摘されているが，皮弁の喪失などの大きな有害事象が増えるとの報告はなく，術後放射線療法による生存率改善が優先されると判断されている[22]。

2）食道再建術など

- 『食道癌診断・治療ガイドライン』[23]によると，食道再建術は，食道がんの進行程度，手術の安全性，術後の嚥下機能，整容上の外観，再建臓器における術後遠隔時の異時性がん発生のリスクなどを考慮して個々に判断されることが多い。
- 胸腔内吻合は縫合不全により縦隔炎を経て重篤

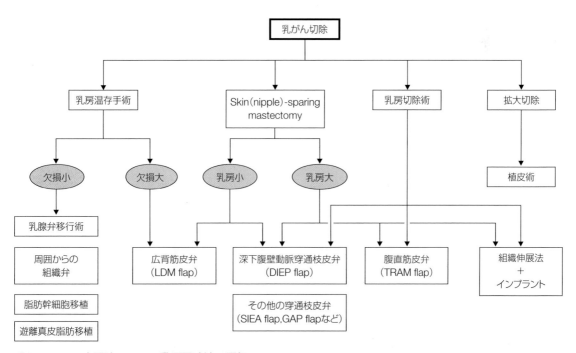

図Ⅰ-1-1　一次再建における乳房再建法の選択
〔日本乳癌学会（編）：乳腺腫瘍学（第2版）．p.188，図2，金原出版，2016を転載〕

- な病態となり致命的となるリスクがある[23]。
- 進行がんでは，術後の再発を考慮し，後縦隔経路以外の非解剖学的経路が選択されることも多い[23]。
- 胸壁前経路は整容上の観点からは劣るものの術後遠隔時に再建臓器にがんが発生した場合，治療が比較的行いやすいことが多い[23]。
- 後縦隔で再建されている場合は再開胸して再建臓器まで到達することが困難である場合が多い[23]。
- 食道がんの食道再建には胃管を用いることが第一選択であるが，小腸を用いた再建方法もあり，術後合併症に対する対処から胸壁前での再建方法が進められている[24,25]。

3. がん手術療法と看護倫理

- がん医療の発展とともに患者の権利意識の高まりや価値観の多様化により，がん患者・家族は治療の選択肢が増え，意思決定支援を必要とする機会が増えている。
- がん手術療法は，集学的治療として化学療法や放射線療法と組み合わせて行われるようになっており，患者・家族はより多くの情報の中で手術の意思決定を求められるようになっている。
- 手術療法により臓器の喪失や機能低下，外観の変化や機能障害を残すことがあり，看護師はがんに向き合う患者・家族の思いや価値観，心理状態を理解し，自律したその人らしい治療を納得して選択できるよう意思決定支援を行うことが重要である。

A. がん手術療法を受ける患者の権利擁護

- がんで手術療法を受ける患者の多くは，外来診療の場でがんと診断された衝撃の中で手術に関する説明を受け，手術による機能喪失，ボディイメージの変容に対する不安を感じながら治療を決定しなければならない。ストレスが高い状況下での意思決定では患者の本来備わっている力が弱まり，周囲の影響を受けやすく，偏った情報や誤った情報に振りまわされやすい場合がある[26]。
- 患者が納得した意思決定ができるように，限られた時間の中でタイミングを逃さず十分なコミュニケーションを図り理解を深めることや，患者との信頼関係を構築し安心できる環境を提供することが必要である。
- がん手術療法を受ける患者の守るべき権利には「自己決定の権利」「情報に対する権利」[27]があり，手術療法は身体に侵襲を伴う治療であるため，説明義務を尽くした上での共同意思決定に基づくパートナーシップが必要不可欠といわれている[28]。
- 患者は治療を受ける機関の「選択の自由の権利」[27]がある。患者が医師の説明に対して治療選択を迷う場合には，セカンドオピニオンを受ける権利があり，セカンドオピニオンを行うことで患者・家族の納得した治療選択につながることも多い。
- 患者・家族が手術療法によって生活がどのように変化するかを理解し，十分に吟味できるようにプライバシーが保持でき，落ち着いて話ができる環境を整える。
- 手術中の患者は全身麻酔下にあることが多く，術後も一時的ではあるが安静などのためにADLが低下する。看護師は，患者の安全・利益を保証する義務がある。
- 看護におけるアドボカシーの概念として"保護する""支える""伝える""エンパワーメントする""仲裁する""調整する"という6つの属性[29]があり，患者自身が，問題に立ち向かっていく力，選択していく力，他人にサポートを求める力などを強化していく支援が必要となる[30]。

1）インフォームドコンセント

- インフォームドコンセントとは，医療方針の決定に際して，患者が自分の病状や必要な検査や治療，予後などについて十分な説明を受け，理解した上で自発的な意思決定を行う過程全体を示す言葉であり，患者の自律と自己決定権を保証するものである[30]。
- がんで手術療法を受ける患者のインフォームドコンセントにおいて提供される情報は，術前検査，術式や手術によって得られる効果，手術の危険性，輸血の可能性，術後合併症とその対応などである。
- 説明の場への同席者の選択は，患者の意向を尊重する。特に，生殖器がん患者の場合，手術に伴い，妊娠やセクシュアリティに関わる種々の問題が起こる可能性があるため本人の意思が十分に表出でき，それに基づいて意思決定できる環境を整える。
- 標準的な手術経過をまとめたクリティカルパスを用いたり，術式によっては図や写真を見せながら説明を行い，患者・家族にとって理解を得やすいようにていねいに情報を提供し，同意を得る。
- 患者は手術に同意しない権利があり，治療を拒否することもできる。医療者は治療を行わない場合，発生しうる事象について十分説明を行う必要がある。
- 看護師は説明の場に同席し，医師が行った手術に関する説明に対して，患者・家族の反応を確認し，理解が不十分な様子があれば質問を促したり，必要時患者に代わって医師への質問を行う。
- 高齢患者は身体機能の低下による手術耐性の問題や術後のADL，QOLの低下などにより標準的手術のリスクが高いと判断され，手術の安全性を重視して縮小手術や姑息的手術が行われることもある。患者・家族がQOLを大切にした意思決定ができるように十分な話し合いを重ねながら最善の治療方法について合意をめざすことが必要となる。

2）意思決定支援

- がんで手術療法を受ける患者は，①「手術が必要」という医師の診断に納得するか，②手術療法を受けるか否か，③どの医療機関で手術を受けるか，④どの医師に手術を任せるかという決断[31]にとどまらず，⑤どのような術式を選ぶか，⑥リンパ節郭清をどうするのか，⑦術前化学療法を行ってから手術に臨むのかという集学的治療における順番をどうするかなど，いつ，どこで，誰に，どのような手術を受けるのか，どのような組み合わせで，どこまで切除（除去）するのかといった決定を迫られる[30]。
- 手術を受けた後も，①どこまで補助療法を行うのか，②機能障害が生じた状況で，どのようにセルフケア行動をとっていくのか，③仕事復帰はどのようにしていくのかなど，患者が決定する場面は一度とは限らず術前・術後を通して幾度となく意思決定場面は繰り返されていく[30]。
- 納得した意思決定には，患者が自分の治療について理解しておくことが必要である。医師から説明を受ける前に不安なことや聞きたいことをメモにまとめておくよう提案し，意思決定するために必要な情報が獲得できるよう支援する。情報を整理するツールとして『重要な面談にのぞまれる患者さんとご家族へ—聞きたいことをきちんと聞くために』（国立がん研究センター東病院精神腫瘍学開発部）がある。
- 患者が手術療法について不安を訴えたり，医師から受けた説明の理解が不十分である場合は医師に再度説明を依頼し，タイムリーに説明が受けられるように調整する。
- わかりやすい言葉で，術後の機能障害や外観の変化をきたしても生活できることがイメージできる情報（体験者からの情報，図，写真など）を提示する。
- 術後の機能障害やボディイメージへのおそれから手術を拒否する場合や，術後の生活をイメージできていない場合は，患者が十分に理解した上で判断できる状況であるのかを確認する。

I がん手術療法看護

- 手術を決心した患者であっても実際に手術を受けるまで，気持ちは揺らぎ続けているといわれている[32]。
  - 患者の意思決定のための心理的援助として，患者の迷いや葛藤につきあい，共感を示す。
  - 患者が悩んだ末に決断したことを肯定し，励ましたり，術前の学習を支援し，支持的な関わりを続ける。
- 手術を決定したがゆえに患者が引き受けた喪失への苦悩に共感し，気持ちに寄り添う姿勢を保つ。

文献

●引用文献

1) 厚生労働省：平成22年度がん対策評価・分析事業報告書. http://www.mhlw.go.jp/stf/shingi/2r9852000001sp25-att/2r9852000001spdf.pdf［2016年8月2日］
2) 北島政樹（監），加藤治文，畠山勝義，他（編）：標準外科学（第12版）．p.163, 医学書院, 2010
3) 前掲2), pp.163-164
4) 多田敬一郎：Halsted手術の原典. 外科 74(7)：752-756, 2012
5) Fisher B: The revolution in breast cancer surgery: science or anecdotarism? World J Surg 9(5): 655-666, 1985
6) 橋本拓哉，幕内雅敏：腫瘍外科治療の最前線―癌の手術療法. 外科治療 96(増刊)：353-358, 2007
7) 今野弘之：第14章腫瘍⑧治療. 畠山勝義（監），北野正剛，田邉稔，他（編），標準外科学（第14版），pp.155-156, 医学書院, 2016
8) 日本乳癌学会（編）：科学的根拠に基づく乳がん診療ガイドライン1 治療編（2015年版）．pp.208, 213-214, 金原出版, 2015
9) 大矢雅敏：直腸肛門の機能性疾患―直腸癌術後の排便機能障害. 日本大腸肛門病学会雑誌 60(10)：917-922, 2007
10) 安達洋祐：直腸がん手術―ストーマはQOLが悪いか. 外科医のためのエビデンス, pp.109-113, 医学書院, 2015
11) 小松浩子，中根実，他：系統看護学講座別巻 がん看護学, p.104, 医学書院, 2013
12) 白石憲男：第8章内視鏡外科. 前掲7), p.89
13) 日本胃癌学会胃癌治療ガイドライン検討委員会（編）：胃癌治療ガイドライン（第4版）．2014 http://jsco-cpg.jp/guideline/01_siryo.html#a-2［2016年8月2日］
14) 安達洋祐：消化器外科のエビデンス（第2版）―気になる30誌から. pp.75-78, 医学書院, 2011
15) 菅智明：消化管上皮性腫瘍に対する内視鏡的治療―内視鏡的粘膜下層剥離術（ESD）．信州医学雑誌 60(5)：343-344, 2012
16) 後藤田卓志：80歳以上の消化管悪性腫瘍―早期発見と低侵襲治療 高齢者の早期胃癌を効果的に内視鏡治療するための適応. 日本老年医学会雑誌 47(4)：281-284, 2010
17) 伊藤高章：鎮静方法. 上西紀夫（監），松橋信行，藤城光弘（編），イラストで見る食道・大腸EMRと胃ESD, pp.20-21, メジカルビュー社, 2012
18) 小野敏嗣：抗血栓薬や身体合併症への留意. 前掲17), pp.22-23
19) 日本乳癌学会（編）：乳腺腫瘍学（第2版）．pp.177-179, 金原出版, 2016
20) 日本乳癌学会（編）：患者さんのための乳がん診療ガイドライン（2016年版）．pp.94-95, 金原出版, 2016
21) 澤泉雅之，岩瀬拓士：インプラントを用いた乳房一次再建術. 外科 76(9)：993-999, 2014
22) 日本乳癌学会（編）：科学的根拠に基づく乳がん診療ガイドライン1 治療編（2015年版）．pp.342-343, 金原出版, 2015
23) 日本食道学会（編）：食道癌診断・治療ガイドライン2012年4月版（第3版）．金原出版, 2012 http://jsco-cpg.jp/item/09/index.html［2016年8月3日］
24) 小澤壯治，木下芳一（編）：食道再建術―胃. 臨床食道学, pp.187-191, 南江堂, 2015
25) 食道再建術―小腸. 前掲24), pp.192-196
26) 国府浩子：手術療法にまつわる患者の意思決定支援過程への支援. がん看護 18(2)：155-158, 2013
27) 患者の権利に関するWMAリスボン宣言. 日本医師会ホームページ http://www.med.or.jp/wma/lisbon.html［2016年8月22日］
28) 船戸正久：小児医療における終末期の倫理的課題. 小児看護 38(6)：680-687, 2015
29) 戸田由美子：看護における「アドボカシー」の概念分析. 高知大学看護学会誌 3(1)：23-36, 2009
30) 国府浩子：患者の権利と擁護. がん看護 18(2)：159-162, 2013
31) 井上智子：手術患者の意思決定. 数間恵子，井上智子，他（編），（看護QOL BOOKS）手術患者のQOLと看護. pp.14-17, 医学書院, 1999
32) 川崎優子：がん患者の意思決定の実際. 日本看護協会がん医療に携わる看護研修事業特別委員会（編），看護師に対する緩和ケア教育テキスト（改訂版），pp.30-38, 日本看護協会, 2015

●参考文献

I-1-2-A

- 齋藤典男，伊藤雅昭，他：直腸癌治療の最近の動向―直腸癌に対する肛門温存手術. 日本外科学会雑誌 112(5)：318-324, 2011
- 佐藤正美：直腸がん前方切除術後の排便障害を評価する「排便障害評価尺度ver.2」の開発. 日本ストーマ・排泄リハビリテーション学会誌 26(3)：37-48, 2010
- 佐藤正美：低位前方切除術後排便障害の軽減へ向けた看護プログラムによる自己評価の経時変化. 日本ストーマ・排泄リハビリテーション学会誌 28(1)：104, 2012
- 佐藤正美：直腸がんで前方切除術を受けた患者の看護. がん看護 18(2)：251-254, 2013
- 佐藤正美，日高紀久江：排便障害を生じる直腸がん前方切除

術後患者への看護ケアに関する文献的研究．日本看護科学会誌 32(2)：64-71，2012

I-1-3-A
- 国立がん研究センター東病院精神腫瘍学開発部：重要な面談にのぞまれる患者さんとご家族へ—聞きたいことをきちんと聞くために．国立がん研究センターがん対策情報センターがん情報サービス
http://ganjoho.jp/public/support/communication/question_prompt_sheet.html［2016年8月29日］

I がん手術療法看護

第2章 手術療法ががん患者の心身に及ぼす影響

1. 手術に対する身体予備力（手術リスクアセスメント）

- がんに対する手術療法の基本は，原発巣の摘出とリンパ節郭清であり[1]，また，周術期は，術前，術中，術後という3つの時期を内包している。
- 手術療法を受ける患者が，安全，安楽に手術を受け，術後の回復過程を遂げていくには，手術に対する予備力の評価が重要となってくる。
- 一般に，患者の全体的な健康状態が不良であるほど，手術のリスクは高くなり，手術のリスクを高める健康上の問題には，狭心症，心不全などの循環器系の合併症の有無，低栄養状態，肺や肝臓の重度の疾患，慢性腎臓病，慢性肺疾患，免疫力の低下，糖尿病などがある。多くの場合，リスクは高齢になるほど高くなる。
- 予備能を評価し，適切な術後管理計画を立案することが重要であり，周術期看護では，術前に行われる検査をアセスメントし，アセスメント結果をケアに活かす力が求められる。術中や術後に起こりうる合併症のリスクを予測し，患者が手術や麻酔に耐えられるよう，身体的・精神的状態を整え，よりよい状態で手術に臨めるようにケアすることが看護師の重要な役割である。

A. 術前治療による手術への影響

- 術前に行われるがん薬物療法や放射線療法の主な目的は，進行がんのダウンステージングである[2]。術前治療では，薬物療法や放射線療法を単独で行う場合と，放射線療法に薬物療法を併用する化学放射線療法があり，食道がんや乳がんでは積極的に行われている。
- 術前薬物療法を行った場合，全生存期間が有意に良好であったという報告[3,4]がある。しかし，術前治療が栄養状態や免疫機能に影響を及ぼし，術後合併症発症のリスクを高める可能性もある。たとえば，術前放射線治療を行った食道がん患者の場合，術後の縫合不全のリスクが高くなることが報告されている[5]。
- 術前薬物療法の場合，治療に伴う有害事象の回復の程度を確認した上で手術が行われるが，概ね術前治療の休薬期間に1〜2週間を加えた期間が望ましいとされる[6]。
- 術前に術後合併症発症のリスクを評価し，発症のリスクを最低限に留める対策が重要となる。予定された治療の完遂をめざしつつ，出現する有害事象をコントロールしながら，治療継続への意欲を保持するための心身へのケアが重要となる。

B. 呼吸・循環状態，代謝，栄養状態など（既往歴との関連）

1）呼吸状態

- 手術では，筋弛緩薬や吸入麻酔薬の投与による呼吸筋の麻痺，気道分泌物の増加，気管支けいれんによる気道閉塞，気道分泌物による末梢気管支閉塞による無気肺などの肺合併症を起こし

やすい。
- 気道分泌物の貯留は低換気，長期間の臥床，喀痰排出困難，喫煙などによって引き起こされるため，術後はこれらの要因により，無気肺や術後肺炎などの肺合併症の発症リスクが高まる。特に喫煙によって，気道粘膜の線毛運動が減弱し，気道の自浄作用が障害され，粘液産生量が増加するため，喫煙量が多い場合，術後呼吸器合併症が高率に発生する。術前8週間以上前禁煙が，術後呼吸器合併症の発生率を減少させるという報告[7]から，禁煙に向けた援助が重要となる。
- 肥満も呼吸器合併症発症のリスクを高めることから，適正体重の保持に向けた支援が必要である。食道切除再建術施行患者に対する術前からの積極的な呼吸リハビリ介入の有効性[8]が明らかになっていることから，術前の換気障害，呼吸機能障害のある患者，侵襲度の高い手術の場合には，術前より呼吸リハビリ介入および，呼吸機能訓練の指導が必要となる。

2) 循環状態

- 麻酔薬による心抑制や末梢血管拡張作用，迷走神経反射，低酸素，低体温などによって，術中に血圧が低下する。一方で，麻酔深度や疼痛によって血圧が上昇することもあり，術中・術後は循環動態の変動に注意が必要となる。また，循環動態の変動に伴い，心筋に供給する酸素の需給バランスが崩れ，心筋虚血や不整脈が生じることもある。
- 術後は循環血液量の変動や不安・疼痛などにより頻脈や血圧の低下・上昇をきたすため，体液バランスの管理とともに疼痛コントロール，不安を緩和するためのケアが必要となる。
- 術前に動脈硬化，虚血性心疾患，高血圧，不整脈などの合併症を保持している場合には，術中・術後の合併症発症のハイリスクとなるため，血圧のコントロールのほか，循環状態を整えるケアが重要となる。

3) 代謝

- 術中・術後の代謝は，その回復過程によって異なる。
- サイトカインや神経内分泌反応によって，ホルモンの分泌が変化する。Moore[9]は4相(障害期，転換期，筋力回復期，脂肪蓄積期)の回復過程で説明している。

◆**障害期**：神経内分泌反応が著しく亢進し，窒素バランスは負に傾く。また，血管透過性亢進により血管内の細胞外液がサードスペースにシフトし，循環血液量の不足，尿量低下などがもたらされる。術中管理では，これらのアセスメントが重要となる。

◆**転換期**：神経内分泌反応が徐々に消退し，徐々に回復してくる。また，サードスペースの非機能的細胞外液が血管内へ戻り，尿量の増加がもたらされる。

◆**筋力回復期**：窒素バランスは正となり筋肉量も回復する。

◆**脂肪蓄積期**：体力もほぼ回復し，エネルギー消費量も戻ってくる。

4) 栄養状態

- 術前に栄養不良があると手術後の合併症，特に，感染症発症，縫合不全などの発生率や，回復の遅延，死亡率が高くなることが知られている。なかでも，消化器外科手術患者は食欲不振や通過障害などにより，術前から栄養障害に陥っている場合も多い。術後も絶食を余儀なくされることが多く，食道切除術や膵頭十二指腸切除術は，消化器外科手術の中でも侵襲度が高く，術後経口摂取が不十分となる期間が長くなるため，周術期の栄養管理が非常に重要となる。
- 栄養管理の目的は，合併症発生率や死亡率を減少させることにある。栄養摂取は，経口摂取が基本であるが，食道がんなどでは通過障害のため十分な経口摂取ができない場合には，通過障害の程度により経口栄養，経腸栄養，経静脈栄

養の順に選択し，それぞれの併用を行う。術前化学放射線療法の併用など，比較的長期間の術前栄養管理が必要となる場合や通過障害が高度な食道がん患者の場合などでは，特に術前の栄養管理が重要となる。

- 術後経口摂取が不十分となる期間が長くなることが予測される場合，また術前から栄養不良を認める患者では，術後早期からの積極的な栄養管理が必要であり，術中に腸瘻チューブを留置し術後早期から経腸栄養を始めることがある。また，高齢者などでは，術式によって術後長期間にわたり経口摂取が不十分となることも多く，そのときは在宅にて経管栄養を継続する場合もある。経管栄養の導入が不可能な場合には，中心静脈栄養（TPN）が行われる。

C. 年齢

- 加齢に伴うがん罹患リスクの上昇，平均寿命の伸びなどにより，今後さらに高齢がん患者の手術の増加が予想される。高齢者では，術前から運動機能の低下，複数の並存症に伴い，手術リスク因子を多く抱えている。高齢がん患者の手術においては，高齢者の特性を十分理解した上で，より安全性を重視した手術と周術期管理が求められる。

- 高齢者は，若年者と比較して縫合不全，術後感染症発症などの術後合併症の発症リスクが高く[7]，合併発症に伴い，術後臥床期間が長くなると容易にADL低下をきたし，退院後のQOLの低下につながる[8,9]。そのため，高齢者では，がんの根治性のみでなく，安全性に配慮した適切な手術をめざすことが重要である。

2. 手術侵襲による身体面への影響

- がん手術療法は，がん病巣やその周囲組織の摘出と周囲リンパ節の郭清を行う治療法である。手術操作により，がん患者は生体内部に人為的に損傷（手術侵襲）を受ける。この手術侵襲に対して生体は，内部環境を変化させることにより恒常性（ホメオスタシス）を維持しようとする。

- がん患者の手術侵襲に関する情報として，手術術式，手術時間，出血量，切開創の大きさ，麻酔方法などが挙げられる[10]。手術術式は，原発腫瘍の大きさ，隣接臓器への浸潤の有無，リンパ節転移の有無などにより決定される。

- 手術や麻酔によって生じる内部環境の変化を推測する手がかりとして，年齢，呼吸器系，循環器系，脳神経系，免疫系，凝固系，代謝系，消化器系についての情報を収集し，手術療法が身体面に及ぼす影響について把握する。

- 手術侵襲による身体面への影響を理解することで，術前・術後患者の観察ポイントが明らかとなり，患者の身体内部で起こっている変化を推測して，安全・安楽に向けた看護を提供することができる。

A. 呼吸器系

- 呼吸器系は麻酔による影響を大きく受ける。全身麻酔を受ける場合では，麻酔薬，気管内挿管，筋弛緩薬，陽圧換気，手術体位などが患者の呼吸器系に影響を及ぼす。

- 麻酔ガスは気道の線毛運動を低下させ，炎症反応を引き起こすことで気管支末梢の狭小化，気道内分泌物の増加を引き起こす。また乾燥した麻酔ガスにより，気道内分泌物の粘稠度は高くなる。

- 麻酔時の気管内挿管は気道に機械的刺激を与え，気道内分泌物を増加させるとともに，声門

浮腫や気管支けいれんによる気道狭窄のリスクを高める。
- 筋弛緩薬は肺胞を虚脱させて換気障害を引き起こすとともに，術後の舌根沈下など気道閉塞のリスクを高める。
- 麻酔時の陽圧換気や手術体位は，換気-血流比不均衡を引き起こし，酸素化を阻害する。
- 気道内分泌物の貯留や気道閉塞は術後の無気肺や肺炎の原因となる。
- 手術侵襲による呼吸器系への影響には，麻酔以外に加齢，呼吸機能，喫煙歴，肥満などの身体的要因や，がんの部位，手術体位などが関与する。疼痛があると呼吸抑制の原因になる。
  - ◆加齢：肺活量の減少と残気量の増加や咳嗽反射の低下を引き起こす。
  - ◆換気機能の低下：拘束性障害や閉塞性障害を引き起こす。
  - ◆喫煙：気道の自浄作用を障害すると同時に，気道内分泌物を増加させる。
  - ◆肥満：仰臥位時の横隔膜挙上を引き起こし，時として拘束性障害をもたらす。
  - ◆がんの部位，手術部位：四肢，下腹部，上腹部，胸部の順に呼吸器合併症の発生率が高くなる。
  - ◆手術体位：仰臥位は腹腔内臓器による横隔膜挙上の影響で換気量が通常の90％に減少する。側臥位で80～90％，砕石位では82％まで換気量が減少するといわれている[11]。

量が減少し，血圧が低下する。
- 手術侵襲による循環血液量の減少に対して生体は，抗利尿ホルモンの分泌を亢進させる。抗利尿ホルモンは，腎臓の集合管細胞の水の透過性を亢進し再吸収を促進することで尿の排泄を抑制して循環血液量を維持する。
- 手術侵襲による炎症反応が回復すると，細胞外液がサードスペースから血管内へ戻ることにより，循環血液量が維持される。
- 手術侵襲により循環血液量が減少すると，右心房や頸動脈の圧受容体を介して視床下部に刺激が伝達され，交感神経系の反応としてカテコールアミン（アドレナリン，ノルアドレナリン）が分泌され，血管収縮により重要臓器への血流が維持される。また心収縮力や心拍数を増加させて心拍出量を維持する。
- 加齢，心機能，腎機能，止血機能や手術侵襲の大きさが循環器系に影響する。
  - ◆加齢：心拍出量を低下させるとともに，動脈硬化による末梢血管抵抗を増大させて左心室の肥大や心拍出量低下を助長させる。
  - ◆腎機能：加齢とともに腎機能は低下し，糸球体ろ過能，腎血流量，尿濃縮・希釈能が低下することで，循環血液量に影響を与える。
  - ◆止血機能：止血機能が障害されると，術中出血による循環血液量減少のリスクが高くなる。
  - ◆慢性の貧血：急性出血に対する循環動態の予備能を低下させる。

B. 循環器系

- 術後は循環動態が不安定となり，循環不全や麻酔薬の影響による不整脈，虚血性心疾患などが誘発される場合がある。血圧は術後疼痛などにより上昇し，出血による循環血液量減少により低下する。
- 手術侵襲はサイトカインによる炎症反応を引き起こす。これにより細胞外液はサードスペースへ移動し，出血や不感蒸泄も加わって循環血流

C. 脳神経系

- 麻酔からの覚醒状況として，未覚醒・半覚醒・全覚醒がある。麻酔からの覚醒遅延は，麻酔薬が残存しているためであることが多いが，吸入麻酔の拮抗薬はないので時間の経過を待つことになる。筋弛緩薬が残存している場合も覚醒遅延が生じる。
- 麻酔からの覚醒に伴って，対光反射・瞳孔反射がみられ，睫毛反射，嚥下反射が確認できるよ

うになる。指示に応じて舌を出すことはできるが開眼できない状態から，徐々に開眼できるようになる。指示に応じて握手ができるようになり，その後頭部挙上が可能となる。半覚醒は，呼びかけに応じて返事をしても，すぐに眠ってしまう状態を指す。

- 日本臨床腫瘍研究グループ（JCOG；Japan Clinical Oncology Group）の術後合併症規準には，脳卒中，反回神経麻痺，上腕知覚異常，phantom pain などが挙げられており[12]，なかでも脳卒中（脳梗塞，脳出血，くも膜下出血）は，大きな問題となる。
- 脳卒中のリスク因子として，70歳以上，糖尿病，腎不全・血液透析，慢性閉塞性肺疾患，心房細動，弁疾患，虚血性心疾患などが挙げられる。特に脳梗塞や一過性脳虚血発作の既往は，術後の悪化に気づく上で重要である[13]。

D. 免疫系

- 手術による炎症刺激を受けると炎症部位の細動脈が一時的に収縮し，その後細動脈，細静脈ともに拡張する。その結果局所の血流は増加し，うっ血状態となる。そして血管透過性が亢進し，血漿成分が血管外へ滲出する。白血球は炎症部位に動員され，炎症の波及を防ぐ。
- 手術侵襲はサイトカインによる生体防御反応を引き起こす。手術による炎症部位では，サイトカインによって活性化されたマクロファージにより TNF（tumor necrosis factor）やインターロイキン1（IL-1）やインターロイキン6（IL-6）が分泌される。IL-1 や IL-6 は肝臓に作用して CRP（C-reactive protein；C反応性タンパク）などの合成を促進させる。また下垂体や副腎に作用して神経内分泌系の反応を促進させる[14]。
- 手術侵襲により局所から大量のサイトカインが誘導され，全身を循環する。誘導されるサイトカインの量は侵襲の大きさによって調整されるため，侵襲が大きいほど術後の免疫能の変動は大きくなる。

E. 凝固系

- 手術による凝固系への影響として，止血障害と血栓症がある。
- 止血障害は，凝固因子活性の低下や血小板数減少による凝固障害と，線溶亢進による止血困難に分類される。
- 血栓症は凝固因子の異常活性を主因とした静脈血栓症と，血小板凝集を主因とした動脈血栓症に分類される。手術中の長時間の安静により，静脈血栓が形成され，深部静脈血栓症が引き起こされることがある。
- 播種性血管内凝固症候群（DIC；disseminated intravascular coagulation）のように止血障害と血栓症が混在するものもある。

F. 代謝系

- 手術侵襲によって抗利尿ホルモンが分泌され，腎臓の遠位尿細管における水・ナトリウムの再吸収が促進される。また副腎皮質刺激ホルモンが分泌され，アルドステロンがナトリウムの蓄積とカリウムの尿中排出を増加させることで，手術により失われる水分不足を補い，カリウム量の調整が行われる。
- 手術侵襲による内分泌反応として，アドレナリン，ノルアドレナリン，グルカゴン，糖質コルチコイド，成長ホルモンなどの分泌が増加する。これらのホルモンにより，糖代謝，タンパク代謝，脂質代謝が異化に傾く。
- 術後の糖代謝は，肝臓・筋肉におけるグリコーゲンの分解，肝臓における糖新生，遊離脂肪酸の放出，膵臓からのインスリン抑制に作用する。その結果として，血糖値は上昇する。
- 術後のタンパク代謝は異化に傾き，創傷治癒に必要なアミノ酸を確保する。窒素平衡は負とな

る。脂質代謝では，脂肪組織の分解が促進し，遊離脂肪酸とグリセロールが放出される。遊離脂肪酸はエネルギー源として利用され，グリセロールは肝臓での糖新生に利用される。

G. 消化器系

- 全身麻酔により腸管運動は一過性に停止する（生理的イレウス）。消化管に直接的に剥離や吻合などの操作が加えられる術式では，生理的イレウスは24〜48時間ほど持続する。
- 生理的イレウスが遷延すると麻痺性イレウスとなる。72時間を過ぎても排ガスがなく，腸管の運動麻痺が続く場合に麻痺性イレウスと判断される[15]。
- 麻痺性イレウスの誘因として低タンパク，低カリウム血症などがある。低タンパク血症は膠質浸透圧を低下させ，腸管浮腫を引き起こす。低カリウム血症は，細胞の興奮，伝達，収縮が低下するため，腸管運動の低下をきたすといわれている[16]。
- イレウスを発症すると，腸管からの水分吸収は障害され，消化液を含む体液が腸管内に貯留する。このため患者は腹痛（圧痛），腹部膨満，緊満を訴える。排ガス・排便は停止し，悪心・嘔吐が生じる。嘔吐により代謝性アルカローシスを引き起こす。

3. 手術による形態・機能の変化

- 標準手術としてのがん手術療法は，がん病巣とその周辺の正常組織を一塊として切除し，併せて領域リンパ節郭清が行われる。このことで術後に，切除された臓器や組織がもっていた機能の喪失や機能低下が起きる。また，体表の手術創が治癒してできる瘢痕により，皮膚伸展が減弱化して関節可動域に影響をもたらすことがある。
- 近年は，がん薬物療法や放射線療法の併用やセンチネルリンパ節生検を行うことで術後の形態・機能変化を最小限にする手術が開発され，患者のQOLに貢献している。

A. 中枢神経系腫瘍

- 中枢神経系腫瘍には脳腫瘍と脊髄腫瘍があり，さらには原発性と転移性に分かれる。転移性脳腫瘍は原発性脳腫瘍の10倍程度発生するといわれている[17]。原発性脳腫瘍には，神経膠腫や髄膜腫，神経鞘腫，下垂体腺腫などがあり，脊髄腫瘍には，脊髄内と脊髄外に発生するものがあるが，髄外硬膜外に発生する腫瘍が多い[18]。

術式

- 可能な限り神経機能を温存して機能障害を回避し，可能な限り腫瘍を摘出するために，画像誘導下手術（術前画像をもとに腫瘍と正常脳解剖部位を確認しながら手術を進める方法）や，化学蛍光物質誘導下手術（腫瘍内に取り込まれた化学蛍光物質を指標に手術を進める方法），術中脳表生理機能監視装置の使用，覚醒下手術（手術患者の反応から脳機能を確認しながら手術を進める方法）が用いられる[19]。

もたらされる形態・機能の変化

- 腫瘍が正常な脳組織や脊髄を圧迫することで，術前から感覚障害や運動障害，言語障害などの症状がみられることがある。
- 腫瘍のある場所によっては，脳の機能を維持するために腫瘍の一部を残さざるを得ないことがあり，残存腫瘍が増大することにより機能障害

I がん手術療法看護

が起きることもある。

●麻痺・運動障害
- 腫瘍の場所や大きさ，周辺の組織などによって運動障害の部位や程度は異なる。
- 一般的に左半球の腫瘍に対する手術により上位運動ニューロンが損傷されると右片麻痺による運動障害が生じ，右半球では左片麻痺による運動障害が起きる。
- 脊髄腫瘍では，一般的には対麻痺による運動障害が起きる。
- 麻痺・運動障害による身体活動の低下は廃用症候群への移行を早めることになるので，術後早期からの可動が重要である。

●高次脳機能障害
- 中枢神経系は，言語や記憶，思考，感情などの高次な精神機能を司っている。中枢神経系の術後には，ADL は問題ないが，以下のような高次脳機能障害により日常生活にさまざまな支障をきたす。
  - ◆**失語**：言語中枢が傷害されることにより起こる言語障害であり，運動性失語，感覚性失語，全失語，および伝導性失語の4つのタイプがある。
  - ◆**失認**：ひとつの感覚を通して提示された対象物を認識できないが，ほかの感覚を介すれば認識できる障害であり，視覚失認，触覚失認などがある。
  - ◆**失行**：ある目的の行為を理解し実行する気はあるが，うまく遂行できない障害である。

●摂食・嚥下障害
- 脳腫瘍の術後，舌咽神経や舌下神経，迷走神経などの脳神経が損傷されると，摂食・嚥下障害が起きる。

B. 頭頸部がん

- 頭頸部のがんには，口腔がん，咽頭がん，喉頭がん，上顎洞がんを含む鼻・副鼻腔がん，唾液腺がん，甲状腺がん，副甲状腺がんなどがある。
- 頭頸部には，上気道による呼吸機能，発声機能，摂食・嚥下機能，嗅覚や視覚，味覚，聴覚の感覚機能があるが，手術によりこれらの機能が影響を受ける。また，頸部のリンパ節郭清により頸部や上肢，肩関節の可動が制限されることがあり，患者の QOL が著しく損なわれる。

術式とそれに伴う形態・機能の変化

●呼吸機能
- 喉頭がんや下咽頭がんが進行すると，喉頭全摘出術が必要になることが多い。全摘出術が行われると気道は食道と独立した経路となり，前頸部に永久気管孔が造設される。空気の通過経路が変わることで，外気より取り込んだ空気を加湿・加温し，粉塵や細菌をろ過し体内への侵入を防いでいた上気道の機能が失われる。
- 呼吸経路が永久気管孔になると，冷たく乾燥した外気が直接気管と肺に入ることで，気道を刺激して痰が増加する。また，気道が乾燥することで痰の喀出が困難になる。さらに，細菌や異物の吸い込みにより，感染の原因となる。
- 永久気管孔が体表に露出しているため，入浴などにより水が気管孔に流入すると溺死にいたることがある。
- 声門括約筋を切除し永久気管孔になることで，息こらえや怒責が困難となり，握力や荷物を持ち上げる力が低下する。
- においのもとになる化学物質が鼻腔にある嗅覚受容器に届くことで，においは知覚される。永久気管孔になると吸気が鼻腔を通過しないため，嗅覚が低下する。

● 発声・構音機能
- 喉頭がんや下咽頭がんにより喉頭全摘出術がされると，喉頭粘膜の一部である声帯も切除され，声帯を振動させた発声ができなくなる。
- 舌は，口腔内でその形を変形させることや口蓋に接触させることによりさまざまな音声を構成している。舌がんにより舌の切除が行われると構音機能が低下し，音声の明瞭度が低下する。舌の部分切除から可動部舌半側切除までは，深刻な構音障害を残さない[20]が，切除範囲が大きくなるほど構音機能は低下する。
- 口唇や軟口蓋，口腔底も，舌と相互に関連して構音機能を司る。口腔がんや中咽頭がんにより口腔底や軟口蓋が切除されると，咽腔閉鎖不全により音の共鳴や構音機能が低下し，音声の明瞭度に影響を与える。

● 嚥下機能
- 食・嚥下は，先行期(飲食物の認識)-準備期(飲食物を咀嚼)-口腔期(飲食物の口腔から咽頭への送り込み)-咽頭期(咽頭から食道への送り込み)-食道期(食道から胃への送り込み)の一連の動きで成り立っている。
- 舌がんや口腔がんにより舌や口腔組織が切除されると，咀嚼困難や舌の運動障害による食塊形成や口腔から咽頭への送り込みが困難になる。
- 喉頭がんや下咽頭がんにより喉頭全摘出術が行われると，気道と食道が完全に分離されるために，吸気が口腔を通らない。このために，スープ類をすすれなくなり，熱い食事を吹いて冷ませなくなる。また，喉頭全摘出術後に，咽頭前部の偽咽頭蓋形成や咽頭部の狭窄などにより，嚥下障害が起きることがある[20]。

● 可動域制限
- 頭頸部がんの頸部リンパ節転移に対して，頸部リンパ節郭清が標準的に実施されるが，術後に副神経の損傷による僧帽筋麻痺を生じることがある。これにより，肩関節の可動域制限や肩周囲の痛みが発生し，洗髪や高い戸棚からの出し入れなどがやりにくくなる。
- また，頸部周辺の疼痛やしびれ，郭清部の瘢痕化による首の締めつけられ感が生じる。

C. 呼吸器系がん

- 肺がんで手術適応となるのは，一般的に非小細胞がんではⅠ～ⅢA期とされ，小細胞がんではⅠ～Ⅱ期については手術適応があるが，術前ないし術後にがん薬物療法が追加されることが多い[21]。悪性胸膜中皮腫は，浸潤が比較的限局している場合には手術が実施される[22]。
- 呼吸器の主要な働きには，生命活動に必要な酸素を取り込み，エネルギー代謝により発生した二酸化炭素を放出する換気と，肺胞マクロファージを中心とした防衛体制により，空気と一緒に取り込まれた異物や微生物を排除する防御機能があるが，手術によりこれらの働きが影響を受ける。

術式とそれに伴う形態・機能の変化

● 呼吸機能
- 肺がんの病期や組織型，全身状態評価から肺の切除範囲が決定され，一側肺全摘出術，肺葉切除術(一葉あるいは二葉)，肺区域切除術，あるいは肺部分切除術(肺楔状切除術)が行われる。
- 肺実質が切除されることで肺容量の減少により呼吸機能が低下する。肺の切除範囲が大きいほど呼吸機能の低下は大きい。
- 肺切除術後の呼吸機能低下は，切除範囲に加えて，術後の創部痛や胸郭の拡張制限も加わり，一側肺全摘出術では術前の半分程度，肺葉切除では部位による差は少なく70～80%程度になる[23]。特に，術後早期の呼吸困難感は，術後疼痛による影響が大きい[24]。
- 術後2年経過しても呼吸機能の低下はみられ，切除範囲が大きいほど，呼吸機能低下が大きいことが明らかにされている[25]。

I がん手術療法看護

●運動耐容能
- 肺容量の減少により酸素摂取量が低下することで、運動耐容能が低下する。
- 運動負荷肺機能検査では、術後3か月では最大酸素摂取量は有意に低下するが、術後6か月には回復傾向を示したとの報告がある[26]。

●肩関節可動域
- 後側方切開による開胸が行われた場合は、広背筋や前鋸筋、僧帽筋、菱形筋に切開が入るため、患側の肩関節可動域に影響をもたらす。
- 近年では開胸による侵襲を軽減できる胸腔鏡下補助下手術（VATS）が普及し、患者の負担軽減に貢献している。

●発声機能
- 上縦隔リンパ節郭清術が行われた場合、反回神経麻痺が起きると、術後の嗄声や嚥下障害が生じることがある。

D. 消化器系がん

- 消化器系は、口から肛門までの器官であり、エネルギーを生み出したり、身体の構成成分に置き換えるために、摂取した食物を消化・吸収し、残渣物を体外に排泄する働きをしている。

術式とそれに伴う形態・機能の変化

●嚥下・通過機能
- 食道がんの切除後には遊離空腸や胃による食道再建が行われるが、残存食道と再建臓器の吻合部に瘢痕狭窄が起きると食物がうまく送り込めず、嚥下障害をきたす。また、リンパ節郭清により反回神経麻痺をきたすと、声門閉鎖が不完全となり誤嚥を起こす原因となる[27]。

●食物貯留機能
- 胃がんに対する胃全摘出術や、食道がんに対する胃を使った食道再建後は、胃の食物貯留機能を喪失し、分割摂取が必要になる。
- 胃全摘出術や幽門側切除術により、浸透圧の高い食物が急激に消化管に流れ込むことで、ダンピング症候群の発生原因となる。
- 胃がんに対する噴門側切除では、噴門側の括約筋を喪失することで、食物の逆流を起こしやすくなる。

●栄養素吸収機能
- 胃全摘出術により胃酸の分泌が減少することで、鉄分の吸収能の低下をきたす。
- 胃全摘出術により胃粘膜の壁細胞が減少することで、ビタミンB_{12}吸収に必要な内因物質が減少し、ビタミンB_{12}吸収能の低下が起きる。

●排便調整機能
- 直腸がんに対して、腹会陰合併切除術（マイルズ法）が行われると自然肛門を喪失し、便の貯留機能と排便調整機能がなくなるため、人工肛門からの排便となり常時腹壁にパウチ装着が必要となる。
- 直腸がんに対する低位前方切除術や超低位前方切除術では、肛門括約筋の損傷や内肛門括約筋の切除によって肛門のしまりが悪くなる。これにより、便失禁やソイリング、頻便などが起こり、排便調整が思うようにできなくなる。

●性機能・排尿機能
- 直腸がんに対するリンパ節郭清により、骨盤神経叢や下腹神経を損傷すると性機能障害や排尿障害が起きる。

E. 泌尿器系がん

- 泌尿器系は、血液から体内の老廃物や水分、不要な電解質をろ過・選別して生成された尿を意識的に体外に排出する働きをしている。これにより、体内環境を一定に維持するホメオスタシ

スの役割をもっている。
- 泌尿器系がんの主なものには，膀胱がん，尿管がん，腎がんなどがある。

術式

- 泌尿器系がんに対する手術方法には，膀胱全摘出術や前立腺全摘出術，根治的腎摘出術などがあり，膀胱全摘出術には，回腸導管造設術や尿管皮膚瘻造設術などによって尿路の再建が行われる。

もたらされる形態・機能の変化

●排尿調整機能
- 膀胱全摘出術では，男性は膀胱と前立腺，女性は膀胱・尿道・子宮・膣の一部を切除するため，尿の貯留機能と排尿を調整する括約筋が失われるため，排尿の時間や状況を調整することができなくなる。
- 前立腺全摘出術では，外尿道括約筋が損傷されると，尿道抵抗が低下して腹圧時に尿失禁が起きる。

●性機能障害
- 前立腺全摘出術では，前立腺と精嚢を摘出することで，射精障害が起きる。また，勃起神経が温存されない場合，勃起障害が起きる。

F. 婦人科系がん

- 婦人科系がんには，子宮頸がん，子宮体がん，卵巣がんなどがある。

術式とそれに伴う形態・機能の変化

- 婦人科系がんでは，病期により子宮頸部円錐切除術，単純子宮全摘出術，広汎子宮全摘出術，あるいは付属器(卵巣・卵管)切除術が行われる。

●生殖機能変化
- 女性生殖器である子宮や卵巣を切除することで，妊娠が不可能となる。

●性機能変化
- 膣上部切除や付属器切除による女性ホルモン分泌低下は性機能の低下をもたらす。
- 術後に性交渉が減少したものが広汎子宮全摘群では41.1%，単純子宮全摘群で37.5%であり，精神的な理由よりも，性交時の痛みなどの身体的理由が多かったとの報告がある[28]。

●排尿機能低下
- 広汎子宮全摘出術では，子宮周辺組織の広範囲切除に伴う骨盤神経叢の損傷が原因となり，神経因性膀胱を引き起こすことがある。これにより，膀胱収縮障害が生じ排尿機能の低下をもたらす。さらに，尿意を伝達する神経も損傷されることから尿意消失を引き起こす。

●排便障害
- 手術操作で骨盤神経叢や骨盤神経が損傷されることによる腸蠕動運動の低下や，直腸と隣接する子宮に手術操作が加わることによる腸の癒着などが排便障害の要因になっていると考えられている。
- 術後に便秘傾向になったものは広汎子宮全摘出群で63.4%，単純子宮全摘出群で23.2%であり，下痢や頻便になったものは広汎子宮全摘出群で2.0%，単純子宮全摘出群で5.4%であり，高頻度に排便パターンの変化が生じているとの報告がある[28]。

●リンパ浮腫
- リンパ節郭清術でリンパ管・リンパ節が損傷，あるいは切除され，リンパ液の流れが滞り，組織間液がリンパ管に移動できず皮下組織内に過剰に貯留する。このことによってリンパ浮腫が生じる[29,30]。
- 婦人科系がんの手術では，病期によって骨盤リ

I がん手術療法看護

ンパ節郭清術や傍大動脈リンパ節郭清術，鼠径リンパ節郭清術が行われる。このことで，下肢のリンパ液のうっ滞がリンパ浮腫を発生させる[29,30]。

- リンパ節郭清に加えて，長時間の立位や下着などによる締めつけなどもリンパ浮腫の発生を助長する要因となる。

G. 乳がん

術式

- 乳がんに対する主な術式には，乳房温存手術，胸筋温存乳房切除術（非定型的乳房切除術）がある。日本では，現在約60%に乳房温存手術が行われている[31]。
- TNM分類のN0症例に対しては，センチネルリンパ節生検により，転移が陰性であれば腋窩リンパ節生検を省略する方法が標準術式になっている[31]。

もたらされる形態・機能の変化

●患側肩関節可動域制限

- 乳房切除による広範囲な皮下脂肪切除に伴い，創部の創傷治癒が進むことで軟部組織に瘢痕形成がされ，組織の伸展が悪くなる。その結果，肩関節可動域に制限が生じる。
- 術後の創部痛や突っ張り感，上肢を動かすことの不安から患側上肢の運動減少も肩関節可動域制限の要因となる。

●リンパ浮腫

- 乳がんの術後に発生するリンパ浮腫の国内における発症率は，約10~50%と報告されている[32-34]。
- 腋窩リンパ節郭清術がハイリスク因子ではあるが，センチネルリンパ節生検の症例でもリンパ浮腫が報告[35]されており，その原因の詳細は明確になっていない。

●知覚鈍麻

- 腋窩リンパ節を脂肪組織ごと切除することによる上・中・下胸筋神経や胸脊髄神経が損傷されることにより，乳房切除部位の知覚麻痺が残ることがある。

●ボディ・イメージの変化

- 乳房の切除，あるいは乳房の一部の切除は，身体の一部の喪失とともに，女性性のシンボルの喪失によるボディイメージの変化をもたらす。

4. 手術による心理面への影響

A. 病気（がん）の受けとめ

- 医療が進歩した現代においても，がんは死のイメージがつきまとう疾患であり，がんに罹患することは大きなストレスをもたらす。
- がんに対する通常の心の反応は，3相の変化をたどる[36]。第1相は衝撃の時期であり，数日~1週間程度続く。患者は頭の中が真っ白になり，何も考えられなくなる。否認，怒り，取引などの防衛機制を働かせ心のバランスを保とうとする。それに続く第2相では，不安，抑うつ，不眠，食欲低下などの心身の不調や集中力の低下が出現し，一時的に日常生活に支障が生じることもある。1~2週間でこのような状態は軽減することが多い。第3相の適応の時期では，患者は心理的な苦痛を抱えながらも問題に向き合うようになり，がんという現実に対処可能となる（図I-2-1）。
- 患者の中にはうまく適応できない人もいる。米

第2章 手術療法ががん患者の心身に及ぼす影響

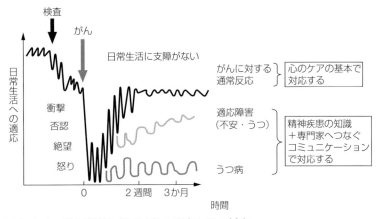

図Ⅰ-2-1 がん患者における心の反応とその対応
〔清水研：B実践編3精神医学をめぐる問題 A がんによって生じた問題Ⅱうつ病，適応障害 図2．内富庸介，小川朝生（編），精神腫瘍学，p.98, 医学書院，2011を転載，一部改変〕

国の調査[37]では47％ものがん患者が何らかの精神医学的診断基準を満たしており，頻度が高いものとして，適応障害，うつ，せん妄が報告されている。わが国も同様の傾向である[38]。

- がんに対して悲観的な見方をする人は多いが，早期がんで治癒の可能性が見込める場合，早く発見できたことを肯定的にとらえることもある。がんに対する受けとめは，がんの種類やステージ，治癒の可能性によっても異なり，その後の治療過程に影響を与える。

B. 手術の理解と受けとめ

- がん患者にとって手術できることは，治癒への希望と受けとめられる。たとえ治癒は望めないまでも，がんの摘出によって，不快症状の消失や生存期間の延長に期待する人は多い。
- 治癒や回復が期待できる反面，手術は患者の生命を脅かす危険性を伴うため，さまざまな不安をもたらす。
- 不安の原因は，手術による身体侵襲や手術の成否のほか，痛みや合併症，コントロール感覚を失うこと，身体の一部や機能の喪失，外見上の変化，治療の長期化による経済的負担，家庭内あるいは社会的役割が果たせなくなることな

ど，多岐にわたる。

- 不安を感じることは正常な反応である。軽度あるいは中程度の不安は，必要な情報を積極的に探索する行動への動機づけとなり，患者の主体性や問題解決能力を高める側面もある。
- 不安が個人の適応能力を超えるレベルになると，混乱して状況把握が困難になったり，抑うつ状態に陥って治療への意欲が低下することもある。手術に対する理解と受けとめを知り，不安の程度に応じたアプローチが必要である。

C. 手術選択の意思決定

- よりよい意思決定は，インフォームドコンセントが適切に行われることが前提となる。患者は医師が提示した手術について十分な説明を受け，内容を理解した上で選択する。患者自身によって適切に意思決定されることが重要であり，そのことが治療への主体的な取り組みを促す。
- 手術選択に必要な情報は，治療のベネフィットとリスク（手術の成功率，術後の後遺症や再発の可能性など），日常生活への影響，医師がその方法を提示した理由，ほかの選択肢の有無など多岐にわたる。
- 患者への情報提供は，以下のことに注意して実

I がん手術療法看護

施する。
- 患者はあふれる情報に圧倒され，一度の説明ですべての内容を理解することはできない。情報提供は適切な時期とタイミングで段階的に行う。
- 患者は自分にとってよい情報を求める傾向がある。ネガティブな内容は記憶されにくいので，情報の伝え方や理解の仕方を確認する。

- 主治医以外の医師に意見を聞きたい時は，セカンドオピニオンを活用する方法もある。患者にとって最もよい選択を多角的に検討することができる。
- 手術選択において何を優先するかは，人それぞれである。治癒の可能性が高い方法を選ぶ人もいれば，身体への侵襲が少ないことや後遺症による生活への影響を重視する人もいる。意思決定の過程では，患者の価値観に基づいた選択を尊重する姿勢が求められる。

D. ボディイメージの変化による悲嘆

- ボディイメージは，自分の身体に関する知覚，思考，感情に関わる多面的な概念である。極めて主観的な価値体験であり，些細な外見上の変化に大きな苦痛を感じることもあれば，広範な障害を受け入れている人もいる。
- ボディイメージの変化に対する反応は個人差が大きいが，がんの部位，ステージ，治療法に関わらず，すべての患者が変化の過程を体験する。

- 予定手術の場合，ボディイメージに対する悲嘆反応は術前から始まる。頭頸部がんの患者は顔貌の変化を心配し，乳がん患者は女性性の喪失や術後の体型変化をおそれる。前立腺手術後に性的機能を失うことに苦悩する男性患者もいる。他人に依存せざるを得なくなることや痛みがコントロールできなくなることへのおそれもある。人工肛門造術のように職業やライフスタイルの変更を余儀なくされることもある。患者は，女性としてあるいは男性として，人としての価値が失われることをおそれ，思い悩む。
- 泣く，怒るなどの感情表現や不眠などの身体症状は，ボディイメージの変化に対する正常な悲嘆反応である。しかし，身体の一部や機能の喪失体験を認めることができず，十分に感情表出できないと病的な悲嘆に陥ることもある。ボディイメージの混乱が生じている時は，治療的な介入が必要となる。
- 悲嘆反応の程度に影響を及ぼす要因は，身体変化の程度，年齢，性別，パーソナリティなどを含む個人特性，個人の対処行動，病気や障害に対する考え方，変化した身体に対する価値づけや意味，家族や重要他者の反応など，多岐にわたる。
- がん患者が身体の好ましくない変化を受け入れていくには，つらくやりきれない気持ちを切り替え，新たなボディイメージを構築していく必要がある。そのための手段として，新しい知識や技術を身につけたり，習慣や行動を変更したり，生活環境を再調整したりすることが求められる。

5. 手術による社会面への影響

A. 患者の日常生活に及ぼす影響

- 手術は，移動，食事，排泄，清潔，更衣，整容などの基本的な日常生活動作や関連する生活行動に影響を及ぼす。

1）移動動作と関連する生活行動への影響

- 肺切除術後の呼吸機能障害は，酸素の取り込み不足から身体の活動能の低下をもたらす[39]。移動動作の持続性は低下し，活動の範囲や程度は狭小化する。

- 下肢の切断や骨盤リンパ節郭清術後のリンパ浮腫に伴う機能障害は，移動の自立や自由に支障をきたし，行動が制約される。
- 気管孔造設，頸部創の瘢痕，乳房の欠損，上肢あるいは下肢のリンパ浮腫，前胸部の膨隆，ストーマ造設，術後の体重減少によるやせ[39]といった外見の変化は，他者との関わりが心理的負担となり行動の狭小化をもたらしやすい。

2) 清潔や更衣・整容動作と関連する生活行動への影響

- 頸部リンパ節郭清術や乳がん手術，開胸術は上肢の運動障害の原因となり得る。洗髪や整髪動作への支障や，肩の高さより上にある物に手が届かないといった支障をきたす。
- 腋窩リンパ節郭清術後の上肢リンパ浮腫は，上肢の運動の巧緻性に影響を与える[40]。
- 上肢切断術は，上肢の運動機能低下をもたらし，生活上の作業動作全般に影響を与える。
- 永久気管孔造設は，気管孔への湯の誤入回避の必要性から，肩まで浴槽の湯につかれない，頸部を洗い流しにくい，湯が気管孔に流れ込まない洗髪時の体位などの影響がある。
- ストーマ造設術は，入浴中の排泄への懸念から入浴の順番を最後にする，家庭外での入浴回避などの影響がある。
- 永久気管孔造設では，頸部を覆える衣服，乳房切除では胸部の膨らみを補正できる衣服，上肢や下肢のリンパ浮腫では，患肢をゆったり覆える衣服，ストーマ造設では腹部を締めつけない衣服というような制約を余儀なくされる。

3) 言語障害と関連する生活行動への影響

- 頭頸部の手術による発声機能の喪失や構音障害は，人との円滑な会話に支障をきたし行動が狭小化する。
- 肺がんや食道がん手術による反回神経損傷に伴う嗄声[39]は，声量不足から遠くの人との会話困難，歌が歌えないなどの支障をきたす。

4) 食事（飲食）に関する障害と生活行動への影響

- 嚥下障害，反回神経麻痺による誤飲，永久気管孔造設により熱いものをさます，麺類をすすることが困難となり，食事の内容，場および時間の選択に影響を与える。
- 食道や胃の再建術による食欲低下や摂取量の減少も食事の内容，場および時間の選択に影響を与える。
- 直腸がんや膀胱がん，前立腺がん術後の排泄機能障害（失禁など）は，飲食の差し控え行動をもたらしやすい。
- 永久気管孔造設や子宮摘出術は便秘傾向となることから，便秘予防を意識した飲食行動を求められる。

5) 排泄機能障害と生活行動への影響

- 前方切除後症候群による頻繁な排便・残便感あるいは便意切迫，尿意喪失や残尿による自己導尿の必要性，尿失禁，ストーマ造設は，人の羞恥心に影響し，行動の狭小化につながりやすい。

6) 性機能障害と生活行動への影響低下

- 骨盤内自律神経切断，精管切断，勃起神経損傷による性機能障害は性生活への満足度を低下させ，家族の機能にも影響する。
- 子宮全摘出術では，膣断端部の損傷や性交による再発をおそれて性交を回避する傾向がある[41]。広汎子宮全摘出術では膣が短くなることでの不都合，性交痛や性欲の低下が起こる[41]。

B. 患者の役割に及ぼす影響（社会的役割，家庭内役割）

- 術後の機能障害や外見の変化は，家事・職業行

I がん手術療法看護

為,余暇や地域活動といった生活行動,ひいては社会的役割や家庭内役割に影響を与える。

1) 社会的役割に及ぼす影響

- 就労は,収入源だけではなく,生きがいや生活の満足度,あるいは自分のアイデンティティにつながることから[42],人の社会的役割の中心である。
- がんの治療やリハビリテーションのために離職する人は少なくない[43]。術後の機能障害は,職業によっては継続が困難となり,退職や廃業にいたる。機能障害の重さは,退職や廃業などにいたる1つの要因と考えられる[44]。
- 退職や廃業にいたらないまでも,職場側の理解不足やコミュニケーションの問題,異動に伴う就労意欲の低下,肩身の狭さ,同僚から取り残される焦燥感などに直面し[42],社会的役割は大きな影響を受ける。言語や排泄に関する機能障害あるいは外見の変化は,他者との関係構築や羞恥心,自尊感情に影響し,就労上の問題となりやすい。

2) 家庭内役割に及ぼす影響

- 人の家庭内役割は,家事,所得の確保,介護や育児,情緒的な支え,渉外的役割などがある[45]。
- 家事や育児,介護で必要な動作は,上肢や下肢の運動機能を必要とする。上肢や下肢の運動機能障害により,これらの家庭内役割を果たすことが困難となる。
- 所得の確保や渉外的役割には,就労や他者との交渉などの社会性が求められる。術後の機能障害や外見の変化は,就労困難や社会活動の回避や縮小をきたしやすいことから,これらの家庭内役割にも影響を与える。
- 家族内の情緒的な支え合いには,言語機能や性生活が特に関連深い。これらの機能に障害をきたした場合は,術前と同じ方法で情緒的な支え合いを維持することは困難となる。

C. 経済的影響

- 手術による経済的影響は,手術そのものによる直接的な影響(支出増)と,術後の就労問題に起因する影響(収入減少)に大別できる。

1) 手術そのものによる経済的影響

- 手術目的での入院治療に要する費用は,①手術そのものの費用,②麻酔管理に伴う費用,③その他検査費や薬剤費,食事代,などに分けられる。例えば大腸がんの手術で10日間入院した場合(2011年),医療費は約95万円で,内訳は手術費が約50万円,麻酔費が約10万円,その他が約35万円である[46]。公的医療保険で3割負担の場合は28.5万円となり,高額療養費制度の事後負担限度額は多くの場合8万円+α(所得による調整部分)となる[46]。
- その他,医療機関までの交通費,入院中の日用品に関する費用が生じる。
- これらの経費の実質的な負担の度合は,個々の患者の経済力により異なる。

2) 術後の就労問題に起因する経済的影響

- 術後の機能障害は離職や廃業,仕事内容の変更をもたらし,収入が減少する場合が少なくない[44]。がん罹患後の収入の変化は70%近い人に生じており,平均年収減少率は36%という報告がある[47]。

D. 家族への影響

- がん手術は,1)情緒機能,2)子どもの社会化と社会的配置機能,3)ヘルスケア機能,4)生殖機能,5)経済的機能,などの家族機能[48]に影響を与える。

1）情緒機能

- 術後の外見の変化や機能障害は，家族に深い悲しみと衝撃を与え，機能障害をもちながらの生活への不安や負担など，さまざまな思いの中で揺れ動く[49]。
- 患者の子どもは，手術による機能障害や外見の変化を十分に説明されないことや，今までの生活との違いによる戸惑い，自分だけ"かやの外"といった疎外感を感じる[49]。
- 老親にとっても，情報量と患者との関わりの中で"かやの外"におかれやすく，疎外感や無力感を感じる[49]。

2）子どもの社会化と社会的配置機能

- 家族は子どもに対して，しつけや一連の人生の時期に必要な規範や価値を習得させること，社会集団から期待されている役割を引き受けることができるよう教育を行う。
- 家族ががんの手術を受けると，養育時間や方法の変化や，手術に伴う経済的影響から養育費・学費，進路への影響を及ぼすことがある。

3）ヘルスケア機能

- 家族は，衣食住を整え，家族員の健康の増進・維持をめざして生活を営む存在である。術後の機能障害や外見の変化の状況によっては，ヘルスケア機能をほかの家族が代行することを求められる。特定の家族員に役割代行が集中すると，その人の身体的・精神的負担となる。
- 家事や育児，介護は女性の役割である傾向は依然として強い。がん術後の機能障害が女性に生じた場合，家族のヘルスケア機能に対する影響は大きい。

4）生殖機能

- 家族は，子どもを生み育て家族の連続性を次の世代につなぐ機能を有する。手術による性機能障害や性生活への影響は，生殖機能の維持そのものに直結する。
- 性機能障害や性生活への影響といった直接的要因だけではなく，上肢や下肢の機能障害や外見の変化に伴う育児への不安や，所得減少による養育費への不安も子どもをもつことを難しくする。

5）経済的機能

- 家族は，衣食住に必要な財源や物質の確保や配分，将来の財源の確保といった経済的機能を有する。患者本人の就労困難に由来する収入減少は，家族の経済的機能に大きく影響する。
- 家庭内役割の変化はほかの家族の就労にも大きな影響を及ぼすことがあり[42]，家計収入の減少をきたしやすい。
- 住宅ローンや教育費など出費が増える世代の場合は，手術に起因する家計収入減少は家族の経済的機能の保持に重い負担となる。

文献

●引用文献
1) 齋藤信也：がん治療における手術療法の意義. がん看護18(2)1-2月増刊：101-105, 2013
2) 三木幸代：術前治療（化学療法・放射線療法）後に手術となるがん患者の支援. がん看護18(2)1-2月増刊：185-189, 2013
3) Ando N, Kato H, et al：A randomized trial comparing postoperative adjuvant chemotherapy with cisplatin and 5-fluorouracil versus preoperative chemotherapy for localized advanced squamous cell carcinoma of the thoracic esophagus (JCOG9907). Ann Surg Oncol 19(1)：68-74, 2012
4) 日本乳癌学会（編）：科学的根拠に基づく乳がん診療ガイドライン1 治療編（2011年版）. pp.12-14, 金原出版, 2011
5) van Rossum PS, Haverkamp L, et al：Calcification of arteries supplying the gastric tube：a new risk factor for

I がん手術療法看護

anastomotic leakage after esophageal surgery. Radiology 274(1)：124-132, 2015
6) 角田茂, 岡部寛, 他：術前がん治療を行った患者管理. 外科治療 104(増刊)：736-741, 2011
7) Warner MA, Divertie MB, et al：Preoperative cessation of smoking and pulmonary complications in colonary arrey bypass patients. Anesthesiology 60(4)：380-383, 1984
8) 井上順一郎, 小野玲, 他：食道癌患者における積極的な術前呼吸リハビリテーションと術後呼吸器合併症との関係. 理学療法学 38(3)：201-206, 2011
9) Moore FD：Metabolic care of the surgical patient. WB Saunders, Philadelphia, 1959
10) 鎌倉やよい, 深田順子：手術侵襲と生体反応. 周術期の臨床判断を磨く―手術侵襲と生体反応から導く看護. pp.1-6, 医学書院, 2008
11) 前掲 10), p.45
12) 祖父江和哉：中枢神経系の合併症. 稲垣喜三(編), 術前評価と予測因子からみた周術期合併症対策. p.13, 克誠堂出版, 2016
13) Macellari F, Paciaroni M, et al：Perioperative stroke risk in nonvascular surgery. Cerebrovasc Dis 34(3)：175-181, 2012
14) 小川道雄, 齋藤英照(編)：臨床侵襲学. pp.295-306, へるす出版, 1998
15) 前掲 10), p.55
16) 前掲 10), p.61
17) 渋井壮一郎：脳腫瘍の診断. がん看護 12(4)：396-400, 2007
18) 佐藤隆美, 藤原康弘, 他(編)：What's New in Oncology がん治療エッセンシャルガイド(改訂3版). pp.236-265, 南山堂, 2015
19) 宮北康二：脳腫瘍の外科治療. がん看護 12(4)：405-408, 2007
20) 都丸哲也：頭頸部癌, リハビリテーションの要点(構音・嚥下障害, 発声障害). 辻哲也, 里宇明元, 他(編), 癌のリハビリテーション. pp.103-126, 金原出版, 2006
21) 谷田達男, 中村治彦：第4章 気管, 気管支および肺. 加藤治文(監), 標準外科学(第13版), pp.332-366, 医学書院, 2013
22) 池田徳彦：第3章 胸壁および胸膜. 前掲 21), p.327
23) 辻哲也：周術期リハビリテーション. 近藤晴彦(監/編), 多職種チームのための周術期マニュアル1 肺癌. pp.60-82, メヂカルフレンド社, 2004
24) 秋保光利, 池田晋悟, 他：開胸肺切除術後呼吸困難に影響する要因. 日本呼吸ケア・リハビリテーション学会誌 23(1)：90-95, 2013
25) 坪田紀明, 他：肺癌の縮小手術―拡大区域切除. 日本外科学会雑誌 101：482-485, 2000
26) 藤澤武彦, 芳賀由紀子, 他：肺切除術後遠隔期における運動耐容能の評価. 臨床呼吸生理 32(1)：27-29, 2000
27) 前掲 20), pp.216-229
28) 宇津木久仁子, 松浦正明, 他：婦人科癌手術術式別にみた排尿・排便・性交に関する後遺症. 産婦人科治療 94(3)：309-316, 2007
29) 矢ヶ崎香(編)：サバイバーを支える看護師が行うがんリハビリテーション. pp.67-88, 医学書院, 2016
30) 増島麻里子(編著)：病棟・外来から始めるリンパ浮腫予防指導. pp.38-79, 医学書院, 2012

31) 德田裕：第2章 乳腺. 前掲 21), pp.314-316
32) 五十嵐千秋, 嶋田誠一郎, 他：当院における乳癌術後患者のリンパ浮腫発症率と危険因子の検討. 国立大学リハビリテーション療法士学術大会誌 34：101-104, 2013
33) 香川直樹, 福田康彦, 他：乳癌術後上肢リンパ浮腫の予測因子. 日臨外会誌 68(5)：1082-1087, 2007
34) 北村薫, 赤澤宏平：乳癌術後のリンパ浮腫に関する多施設実態調査と今後の課題. 脈管学 50(6)：715-720, 2010
35) McLaughlin SA, Wright MJ, et al：Prevalence of lymph-edema in woman with breast cancer 5 years after sentinel lymph node biopsy or axillary dissection：objective measurements. J Clin Oncol 26(32)：5213-5219, 2008
36) 内富庸介, 福士真由美, 他：がんに対する反応. 山脇成人(監), 内富庸介(編), サイコオンコロジー―がん医療における心の医学. pp.8-19, 診療新社, 1997
37) Derogates LR, Morrow GR, et al：The prevalence of psychiatric disorders among cancer patients. JAMA 249(6)：751-757, 1983
38) Akechi T, Nakano T, et al：Psychiatric disorders in cancer patients：descriptive analysis of 1721 psychiatric referrals at two Japanese cancer center hospitals. JPN J Clin Oncol 31(5)：188-194, 2001
39) 秋元典子, 坂井淳恵, 他：手術療法による身体の形態・機能変化に応じた支援. がん看護 18(2)：167-171, 2013
40) 森恵子：リハビリテーション看護の特徴. がん看護 18(2)：235-239, 2013
41) 秋元典子, 渡辺陽子, 他：婦人科がんで子宮全摘出術を受けた患者の看護. がん看護 18(2)：267-270, 2013
42) 高橋都：乳がん患者の就労支援. 阿部恭子, 矢形寛(編), 乳がん患者ケア. pp.280-285, 学研メディカル秀潤社, 2013
43) Stergiou-Kita M, Grigorovich A, et al：Qualitative meta-synthesis of survivors' work experiences and the development of strategies to facilitate return to work. J Cancer Surviv 8(4)：657-670, 2014
44) 山本憲幸, 光藤健司, 他：口腔癌患者における手術後の社会生活変化に関する検討―術後機能障害及び社会的, 経済的変化. 頭頸部腫瘍 26(1)：57-62, 2000
45) 望月嵩：家族の役割構造. 森岡清美, 望月嵩(著), 新しい家族社会学. pp.89-100, 培風館, 1993
46) 猪俣雅史, 草野徹, 他：手術療法の医療経済学. 大腸癌Frontier 4(4)：342-346, 2011
47) CSRプロジェクト(Cancer Recruiting Project)：がん患者の就労と家計に関する実態調査2010. 2011
http://workingsurvivors.org/img/110215re-20120416.pdf
[2016年12月20日]
48) 鈴木和子：家族の形態と機能. 鈴木和子, 渡辺裕子(著), 家族看護学―理論と実践(第4版), pp.34-42, 日本看護協会出版会, 2012
49) 大川宣容：女性のライフサイクルと家族へのサポート. 前掲 42), pp.256-263

● 参考文献
I-2-1
- 前原孝光, 石和直樹, 他：75歳以上高齢者肺癌切除例の検討. 日本呼吸器外科学会雑誌 13(6)：718-724, 1999
- 円城寺昭人, 兼松隆之：超高齢者の手術におけるADL(日常生活動作)評価の意義. 医学のあゆみ 187(7)：633-638, 1998

I -2-2
- 五十嵐達,香取信之,他:血液凝固異常.稲垣喜三(編),術前評価と予測因子からみた周術期合併症対策,p.119-133,克誠堂出版,2016
- 小川龍,弓削孟文,他(編):麻酔と手術侵襲—免疫・内分泌・自律神経系から見た21世紀への提言,pp.17-65,真興交易医書出版部,1994
- 鎌倉やよい,深田順子:手術侵襲と生体反応.周術期の臨床判断を磨く—手術侵襲と生体反応から導く看護,pp.1-94,医学書院,2008

- 関洲二:術後患者の管理(改訂新版),pp.233-248,金原出版,2000
- 森秀美:呼吸状態のアセスメントと看護.林直子,佐藤まゆみ(編),成人看護学 急性期看護Ⅰ—概論・周手術期看護,pp.93-97,南江堂,2010

I -2-5
- 佐藤正美:直腸がんで前方切除術を受けた患者の看護.がん看護18(2):251-254,2013
- 辻あさみ,鈴木幸子:直腸がんでマイルズ法を受けた男性患者の看護.がん看護18(2):247-250,2013

第3章 手術療法に伴う合併症の予防と術後回復を促進する援助

1. 手術療法に伴う主な合併症の予防とケア

A. 術中合併症

1）低体温・高体温

- 術中の低体温は，全身からの熱量の喪失，熱産生の低下，体温調節機構の反応低下[1]によって起こる。高体温は，悪性高熱の発症のほか，術前からの発熱原因として，感染症，原疾患の炎症，脱水，予防接種の影響，頭蓋内疾患，アトロピン投与などがある。
- 低体温の起こる機序は，開胸・開腹術による中枢臓器の大気曝露からくる熱放散の増加，全身麻酔薬による視床下部体温調節中枢の抑制，自律神経体温調節反応（末梢血管収縮，ふるえ熱産生など）の抑制による。
- 悪性高熱は，常染色体優位の遺伝的疾患であり，特定の麻酔関連薬物の投与により筋細胞内カルシウム濃度が異常高値となり，骨格筋の持続的収縮と代謝亢進が生じることで過剰な熱産生によって高熱となる[1]。
- 高体温は，術前からの体温上昇を起こす身体状況，薬物の影響などが原因となって起こる。薬物に対するアレルギー反応などは術中に起こりうる。術前の発熱は，緊急性と発熱の重症度から手術適応が検討される[1]。がん患者の手術では，腫瘍熱のある状態で手術が実施されることがある。
- 手術中の体温変化に影響を与える因子には，手術時間や出血量，開創による大気曝露の大きさ，患者の体型などがある。
- 低体温の予防には，室温設定のほか，各種加温装置を用いる。加温装置には，温風式加温装置（ベアハガー™など），循環式温冷水マット（メディサーム®など），放射熱加温装置（インファウォーミi®など，新生児・小児手術に使用）などがある[2]。また，保温目的に患者被覆材（アルミシート，ビニールカバー，バスタオル）を用いて熱放散を防ぐ。
- 体温変化のモニタリングには，手術部位や体位，術式により，測定部位を選択して体温測定を行う。食道温，直腸温，膀胱温，（肺動脈）血液温，前額深部温，鼓膜温などがある。必要に応じて直接身体に触れて，皮膚温のほか末梢循環や発汗の状態も確認する。
- 悪性高熱は，術前の問診で麻酔による既往歴や家族歴を確認し，麻酔方法や薬物が検討される。初期症状（開口障害，呼気二酸化炭素濃度の上昇，低酸素血症，頻脈）とそれに続く体温上昇，アシドーシス，不整脈，チアノーゼ，発汗，筋硬直などが起こり，発症が疑われた場合は，速やかな対処が必要とされる。吸入麻酔薬に曝露した可能性のある麻酔回路などの交換や呼吸器調節，対症療法が行われる[1]。
- 手術による炎症性サイトカイン産生や手術部位の炎症により体温セットポイントが上昇するが，術中は麻酔薬の作用が体温調節中枢に強く影響し，低体温となることが多い[3]。麻酔覚醒に伴い，体温セットポイントと術中に低下した体温との間に大きな差が生じると，シバリング

が起こる。シバリングは疼痛の増強や酸素消費量の急激な増加による心負荷の増大を引き起こすため，術中から手術終了後の十分な保温・加温を行うことで予防する。シバリングが発症した場合は，体温モニタリングと患者の苦痛をアセスメントし，必要に応じてさらなる加温・保温を行う。

2) 体位固定に伴う皮膚障害

- 体位固定に伴う皮膚障害は，同一体位の保持や固定器具による圧迫から生じる皮膚や皮下軟部組織の血行障害と，身体支持面や固定器具との摩擦・ずれが原因となって起こる。
- 皮膚障害が起こる機序は，麻酔薬の投与や出血などによる血圧低下に伴い末梢組織の虚血が起こりやすい状態になっていることに加え，皮膚・皮下組織への外力により，血管が引き伸ばされ細くなり，細胞が虚血状態となって組織耐久性が低下することによる。さらに，手術台や固定用具との皮膚接触面で摩擦・ずれが生じると，血行障害を引き起こすとともに，直接的な皮膚損傷を起こしうる。
- リスク要因は，長時間に及ぶ手術，血圧低下などがある。患者の皮膚の因子として，骨の突出，湿潤環境による皮膚の浸軟，乾燥などが挙げられる。がん患者は術前に疾患に由来する栄養状態(血清アルブミン，ヘモグロビン，脂質など)の低下や浮腫などにより皮膚が脆弱になっていることがあり，それらもリスク要因となる。
- 皮膚障害の予防は，リスク要因のアセスメントに基づき，①適切な固定具の使用，②緩衝材の使用，③スキンケアを組み合わせて行う[4]。基本的な支持器・固定器具を適切に身体面に接触させるとともに，ウレタンフォーム，ゲル素材などの補助まくらや緩衝材の使用により，接触面積を広げ，ずれを予防して安定した固定とする。スキンケアには，ドライスキンに対するクリームなどによる保湿，ドレッシング材貼付による皮膚保護などがある。

表Ⅰ-3-1 手術体位による受圧部位

手術体位	受圧部位
仰臥位	後頭部，肩甲部，肘関節部，仙骨部，踵骨部
側臥位	耳介部，肩峰部，胸部側面，大転子部，膝内側顆，膝外側顆，外顆部
腹臥位	頬骨部，耳介部，肩峰部，胸部，陰部(男性)，膝正面，足趾
砕石位	(仰臥位に準じる)

〔山内正憲，山蔭道明：Ⅻ代謝の生理学．Ⅷ体温測定．日本麻酔科学会・周術期管理チームプロジェクト(編)，周術期管理チームテキスト(第2版)，pp.301-306，日本麻酔科学会，2011をもとに作成〕

- 早期発見のモニタリングのために，体位変換時や手術終了時に，体位固定による受圧部位(表Ⅰ-3-1)と固定具の身体接触面の発赤や皮膚損傷(びらん，潰瘍)の有無を必ず確認する。
- 術中に体位固定に伴う皮膚障害が起こった場合は，術後の看護を担当する看護師に皮膚障害の部位と皮膚の状態の情報提供を行う。皮膚障害部位の除圧を徹底し，さらなる摩擦やずれを生じないように留意する。また，創傷の深さや滲出液の有無などをアセスメントし，必要に応じてドレッシング材を選択して貼付する。摩擦防止のためのフィルムドレッシング材，真皮にいたる創傷にはハイドロコロイドやポリウレタンフォーム素材のドレッシング材，皮下組織にいたる創傷にはポリウレタンフォーム素材のドレッシング材などを用い，創傷を保護するとともに湿潤環境を整える。

3) 体位固定に伴う神経障害

- 体位固定に伴う神経障害の原因には，①皮下あるいは浅層に走行している神経が物理的に圧迫されて生じる，②上下肢が牽引されて，関節近傍の神経が過度に伸展されることによって生じる，③両者を合併する，がある[5]。
- 神経障害が起こる機序は，神経栄養血管の血流障害に伴う神経の機能的障害と考えられている[6]。神経が引き伸ばされることで虚血が生じ，持続的な圧迫が加わることで血流不足が増悪する。

- リスク要因は，やせた体型，関節可動域障害，神経障害に関わる既往歴（糖尿病，動脈硬化），喫煙歴，術中の低体温・低血圧，長時間手術，長時間駆血操作などがある。がん患者では，栄養障害に伴うるい痩など術前からリスク要素をもつ場合，また，リンパ節郭清や複雑な再建などのために手術時間が長期化したり，術式により術中に体位変換を必要とする場合など，リスク要因が重複することがある。
- 予防法として，アメリカ麻酔学会（American Society of Anesthesiologists）の周術期末梢神経障害予防のタスクフォース[7]は，①術前の既往歴把握と身体評価，②上肢のポジショニング方略，③下肢のポジショニング方略，④防護パッドの使用，⑤器具・器材，⑥術後の身体アセスメント，⑦記録の各ポイント（表Ⅰ-3-2）を推奨している。
- 手術体位による末梢神経障害の早期発見には，各体位により起こりうる圧迫や，過伸展・過屈曲と，障害が生じた場合の症状[8]を知り，術中から術後にかけて注意深く観察することが必要である（表Ⅰ-3-3）。患者は手術中・直後は症状の自覚も訴えもできないため，慎重な体位固定と観察が求められる。
- 体位固定に伴う神経障害は，多くが髄鞘のみが傷害される一過性局在性伝導障害であり[5]，保存的に経過観察を行う。長時間または強い圧迫などにより，髄鞘の傷害に加え軸索の断裂をき

表Ⅰ-3-2　周術期の末梢神経障害予防のための勧告

Ⅰ．術前の既往歴と身体アセスメント
・重要な要素：体型，先行する神経症状，糖尿病，末梢血管障害，アルコール依存，関節炎，性別（例：尺骨神経麻痺は男性に多いなど）
・必要時には，術前に手術の予定体位を無理なくとれることを確認する。
Ⅱ．上肢に対する特定のポジショニング方略
・腕神経叢障害：仰臥位では上肢の外転を90°までとする。腹臥位では肩や上腕神経叢の可動性が異なるため，外転の耐性は90°より大きい。
・尺骨神経障害：上腕骨の尺骨神経溝後部を圧迫しない。上肢を体側に付けるときは，前腕を中間位にする。肘関節の屈曲は尺骨神経障害のリスクを高めるが，屈曲角度についてのコンセンサスはない。
・橈骨神経障害：上腕骨の橈骨神経溝内の橈骨神経への長時間の圧迫を避ける。
・正中神経障害：肘関節の過伸展をしない。
・周術期の定期的なアセスメントにより，適切な体位の修正を行う。
Ⅲ．下肢に対する特定のポジショニング方略
・坐骨神経障害：ハムストリング筋群の過伸展，股関節の過屈曲を避ける。
・大腿神経障害：股関節の伸展・屈曲は，大腿神経障害のリスクを増加させない。
・腓骨神経障害：腓骨頭への長時間の圧迫を避ける。
Ⅳ．防護パッドの使用
・手台のパッド，側臥位時の胸部パッド，肘保護パッドは上肢の神経障害を減少させる。
・腓骨頭の圧迫除去のためのパッド使用は，腓骨神経障害を減少させうる。
・きつすぎるパッド保護などの不適切な使用は，神経障害リスクを増加させる可能性がある。
Ⅴ．器具・器材
・適切に機能する自動血圧計のカフは，上肢神経障害のリスクを増加させない。
・高度頭低位での肩固定具（一般に肩鎖関節上に位置する）は，腕神経叢障害のリスクを高める可能性がある。
Ⅵ．術後の身体アセスメント
・術後の四肢の神経機能のアセスメントは，末梢神経障害の早期発見につながる。
Ⅶ．記録
・周術期の体位固定の記録は，継続的な改善プロセスのために有用であり，①医療者が患者の体位に関連する側面に注意を払うのに役立つ，②改良につながる体位固定方法についての情報を提供することにより，改善につながる。

〔American Society of Anesthesiologists：Practice advisory for the prevention of perioperative peripheral neuropathies：an updated report by the American Society of Anesthesiologists Task Force on prevention of perioperative peripheral neuropathies. Anesthesiology 114(4)：741-754, 2011をもとに作成〕

表Ⅰ-3-3　主な術中体位と神経障害，その症状

体位				起こりうる神経障害	障害されたときの症状
仰臥位	側臥位		砕石位	腕神経叢	上肢の回内・回外運動障害
仰臥位	側臥位	腹臥位	砕石位	橈骨神経	下垂手
仰臥位	側臥位	腹臥位	砕石位	尺骨神経	わし手
仰臥位	側臥位	腹臥位	砕石位	腓骨神経	尖足または下垂足（背屈不能）
	側臥位	腹臥位		顔面神経	表情筋麻痺，口角下垂
	側臥位	腹臥位		上腕神経	手指感覚異常，運動障害，握力・筋力低下，猿手
		腹臥位		迷走神経刺激（眼周囲）	徐脈
		腹臥位	砕石位	大腿神経	下肢伸展不可，臀部屈曲不可
			砕石位	坐骨神経	大腿の外転運動，下腿の屈曲障害による下肢の運動機能低下

〔山下さおり：Q47 仰臥位のポイントを教えてください，Q48 側臥位のポイントを教えてください，Q49 腹臥位のポイントを教えてください，Q50 截石位のポイントを教えてください．菊地京子，石橋まゆみ，他（編），時系列で学ぶ手術看護，pp.101-109，総合医学社，2015 をもとに作成〕

たすと，回復に長期間を要したり，回復が認められない場合もある．患者は神経障害を受け入れがたいことも多く，状況の理解，心理面に対する支援も含め，慎重かつていねいに対応することが必要である．

- 神経症状（疼痛やしびれなど）に対し，鎮痛薬やビタミン B_{12} などの投薬が行われたり，長期化する場合には筋・関節の拘縮などを防ぐために理学療法・作業療法が行われることがある．患者の状態に応じた支援・指導を行う．

4）感染

- 術中に起こりうる感染には，手術部位感染（SSI；surgical site infection）と術野外感染（RI；remote infection，呼吸器感染，尿路感染，カテーテル感染など）とがあり，いずれも起因菌（多くは常在菌），環境，患者の防御反応の低下の3つの要因により起こる[9]．
- 周術期には，皮膚切開，各種カテーテルやチューブ類の挿入などの操作・処置により，体外の起因菌の侵入が容易となる．また，全身麻酔による反射の抑制など，感染防御反応の低下も起こる．これらにより細菌が体内に侵入し，体内の条件により増殖すると感染が起こる．
- リスク要因は，術前からの患者側の因子として，低栄養，高血糖，ステロイド薬・免疫抑制薬の使用などがある．また，身体への挿入物が多いこと，手術時間が長いことなど，細菌の侵入機会が多い手術も感染リスクが高まるほか，周術期の低体温も一因とされる．
- 手術部位感染の予防は，日本手術医学会がガイドライン[10]を提唱している（表Ⅰ-3-4）．術野外感染の予防は，感染部位への感染源となりうる細菌の侵入経路を断つ，あるいは減少させることが必要となる．カテーテルやチューブ類挿入時の清潔操作を適切に行い，逆行性感染を防止する取り扱い方法を遵守する．
- 術中に起こった感染源の曝露が手術終了時までに症状の出現や検査データ変化などを起こすことはほとんどないので，感染兆候を発見するのは術後の看護に委ねられる．術後ケアを行う看護師に，術中の感染に結びつきうる情報（患者の防御反応の低下を示す兆候や術中の汚染の可能性など）を引き継ぎ，アセスメントを継続させる．
- 特にがん患者の手術では，術後に補助療法を行うことがあり，術中の感染が術後に発症すると，回復過程の遅延となり，治療計画にも影響を与えうる．徹底した術中の感染予防が必要とされる．

I がん手術療法看護

表Ⅰ-3-4 手術部位感染防止のための勧告

Ⅰ. 術前準備
1. 手術部位や周辺の体毛について，手術の支障にならない限り，除毛は行わないのが原則である。除毛は必要な場合のみ電気クリッパーや除毛クリームを使用して，手術の直前に行うのがよい。
2. 手術前夜および当日朝のシャワー浴や入浴が勧められる。
3. その他の術前処置に関する推奨事項
   1) 定時手術の前に遠隔部位感染を検索し，あればそれを治療する。遠隔部位感染の治療が終わるまで定時手術は延期する。
   2) 術前より糖尿病(血糖値)をコントロールし，特に周術期は血糖値を適切な範囲内に保つ。
   3) 少なくとも定時手術前30日間の禁煙を指導する。
   4) SSI予防を理由として，必要な血液製剤の使用を制限する必要はない。
   5) 術前の入院期間を必要最小限とする。

Ⅱ. 歩行入室および靴の履き替え
感染対策からみる限り，手術患者の歩行入室には問題はない。汚れていない靴ならば，スタッフは手術室への出入りにあたって，感染対策のために靴を履き替える必要はない。

Ⅲ. 手術時手洗い
1. 手術時手洗いの目的は，たとえ術中に手袋が破損したとしても，術野が汚染される細菌数を最小限とすることである。
2. 持続殺菌効果のある擦式消毒用アルコール製剤もしくは抗菌性石鹸(生体消毒のスクラブ剤)を用いる。
3. 手術時手洗いには，滅菌水を用いる必要はなく，水道水を用いても同様の効果が得られる。
4. 手術時手洗い法として，従来のブラシを用いるスクラブ法に対して，ブラシを使わずに擦式消毒用アルコール製剤を手指から前腕に十分に擦り込むラビング法が推奨されている。
5. 手術時手洗いに関するその他の推奨事項：
   1) 爪は短く切り，人工爪は付けない。
   2) 手洗いを行う場合には，指輪やブレスレットなどの装飾品は着用しない。
   3) マニキュアは塗って4日ほど経過すると，感染源となりうるので，手洗い前に除去する。

Ⅳ. 手術野皮膚消毒
1. 皮膚に付着あるいは常在する細菌数を可及的に減少させ，SSIを防止するために手術野皮膚消毒を行う。
2. 手術野皮膚消毒に使用できる薬剤(生体消毒薬)として各種アルコール製剤，ポビドンヨード製剤，クロルヘキシジン製剤などを用いる。
3. 手術や消毒薬の塗布方法として，消毒薬を含ませた綿球を，皮膚切開部を中心にして，同心円状または渦巻き状に，中心部から外側に向けて順次塗布していく。

Ⅴ. 手術野汚染の防止
SSI防止には，消化器系手術では特に，腸内細菌による手術野，創縁の汚染を防ぐことが重要である。創縁保護ドレープの使用，腹腔内洗浄，創部皮下洗浄，閉腹時の手術器械の交換，定期的および不潔操作後の手袋交換などの効果が期待される。ドレーンについては必要な場合のみ閉鎖吸引式ドレーンを挿入し，早期に抜去することが推奨される。
その他の推奨事項：
(手術手技)
1) 手術操作は愛護的に行い，止血を十分に行い，壊死組織や異物(縫合糸，電気メスの凝固物質など)の遺残を最小限とする。手術操作部位に死腔を残さない。
2) 手術部位がひどく汚染されていると判断した場合には，創部をオープンとして二次的に治癒させる。
3) もしドレーンが必要な場合には，閉鎖吸引式ドレーンを使用する。ドレーンは手術創から離れた部位から挿入する。そのドレーンは可及的早期に抜去する。

(手術時の服装，覆布の条件，適切な手術室内での行動など)
1) 手術が行われているか，または滅菌器具が並べられている場合には，手術室に入室するに当たって，鼻と口を完全にカバーするマスクを着用しなければいけない。
2) 手術室に入室する場合には，髪の毛を完全にカバーする帽子をかぶる必要がある。
3) SSI予防のために靴カバーをつける必要はない。
4) 手洗いをして手術に参加する場合には，必ず手袋を装着する。手袋はガウンを着た後に装着する。術野の汚染防止および職業感染防止の面から二重手袋の着用が推奨される。
5) 耐水性に優れて手術野の清潔の保てる素材のガウンや覆布を使用する。単回使用または複数回使用のガウンや覆布をそれぞれの施設の事情に合わせて選択する。
6) 手術着が明らかに汚れたり，血液や感染性の物質で汚染された場合には着替える必要がある。
7) 手術部外に出るときに，手術着の上にカバーガウンを着ることの有用性については未決着の問題であるが，コストと時間の削減を図ることができる。手術着の着用や着換えの基準に関しては各施設の事情に合わせてマニュアルを作成し，運用するのが好ましい。
8) 手術室内で人の動きがあると，浮遊塵埃数が増加するので，なるべく少人数とし，出入りも必要最小限とする。ドアは必要時のみ開閉する。

(つづく)

(表Ⅰ-3-4 つづき)

Ⅵ. 周術期低体温予防
周術期に正常体温を保つことはSSI防止に有用なので、周術期には積極的に体温管理を行う。
Ⅶ. インサイズドレープ
清潔手術では、皮膚の常在菌が術後感染の原因となる危険が高いので、皮膚と密着して剥がれないならば抗菌性インサイズドレープの効果が期待できる。
Ⅷ. 予防的抗菌薬投与
1. 適切な種類の予防的抗菌薬とその投与量を決め、初回投与は手術開始前60分以内に行う。 2. 予防的抗菌薬の術中追加投与は3～4時間ごとに行うのが望ましい。 3. 予防的抗菌薬の投与期間は、手術の種類によるが、手術日を含めて原則24時間以内とする。
Ⅸ. 創管理
手術で縫合閉鎖した創部は術後24～48時間滅菌材料で被覆して保護する。それ以降は被覆の必要はない。また基本的に創部を消毒する必要はない。
Ⅹ. 周術期の血糖コントロール
周術期の血糖値は180～200 mg/dL以下にコントロールすることがSSI防止のために好ましい。

〔針原康:手術部位感染(SSI)防止. 日本手術医学会, 手術医療の実践ガイドライン(改訂版), 手術医学 35(suppl): S59-S68, 2013より転載〕

B. 術後合併症

1) 創部離開

- 手術で縫合した組織間が融合せず縫合した部位が開離する現象を創部離開という。

●原因

- 術前の全身状態:低タンパク血症、貧血、ビタミン欠乏症、糖尿病、肝機能障害、慢性腎不全、免疫抑制薬・副腎皮質ステロイド薬の長期服用、高齢など。
- 術中・術後の直接的原因:縫合技術の不備、不適当な縫合材による縫合部の血流障害と感染、血腫、および創にかかる外力など。

●機序

- 全身的機序として、①術後の呼吸機能・循環機能の低下による酸素取り込み能・運搬能の低下による吻合部への酸素供給の低下、②低栄養状態による低タンパク血症は吻合部の修復を遅延させるとともに、低栄養による貧血は吻合部への酸素供給の低下につながる、③肝機能障害や糖尿病のインスリン分泌低下は、タンパク質合成能の低下に働き低タンパク血症を加速させる。さらに糖尿病の場合は、血液循環不良により吻合部への酸素供給の低下や免疫細胞の活動低下から感染防衛機能を低下させ感染をきたす。ステロイド薬の長期投与は感染防衛機能の低下から感染を惹起するとともに、組織を脆弱化させるので、創部離開につながる。
- 局所的機序としては、外傷や緊急手術のために不十分・不適切な術前処置の結果、①吻合部汚染から感染をきたし創部離開にいたる場合と、予定手術であっても、不適切な吻合手技による②吻合部局所の血行不全と③不要な組織損傷や創縁の過緊張が関与して創部離開にいたる。

●リスク要因

- 高齢
- 酸素化能(呼吸・循環)低下
- 低栄養
- 代謝・内分泌機能低下
- 感染
- 死腔

●予防・早期発見のモニタリング

- 高リスク患者には手術が決定したらなるべく早い段階より、リスク状態の改善に取り組む支援

I がん手術療法看護

を行う．呼吸器合併症予防，低栄養の改善，糖尿病を合併している場合は，医師と協力して血糖コントロールを図ることが重要である．

- 早期発見には，手術創の炎症所見（発赤，疼痛，熱感，腫脹），術後3〜4日目の発熱と頻脈の有無，ドレーン排液の性状を常時観察し，変化に注意する．また，手術創からの滲出液は性状（色，粘度，臭い）を観察することが重要である．

●対応

- ◆**適切な手術創の管理**：遅延した一次治癒や二次治癒では，医師による膿瘍腔，壊死組織のデブリードマン，創洗浄，ドレナージなどが実施されるので適切に管理する．
- ◆**びらん皮膚のケア**：ドレーン挿入部周辺や手術創からの滲出液が多い場合は，適切な創傷被覆材を選択し，患者の手術創に応じた皮膚の保護法を検討する．
- ◆**心理社会的苦痛と不安へのケア**：創部離開は，身体的苦痛はもとより，入院期間の延長により経済的負担の増大や予定していた社会復帰の時期の変更を余儀なくされる．患者の意向を確認し，医療ソーシャルワーカーの支援を受けられるように調整することや，患者に応じたストレスマネジメントを指導することも効果的である．

●回復ケア

- 患者の年齢，同居家族の有無，経済状況を考慮した上で，術前にアセスメントした創部離開リスク要因に応じて，患者個別に生活習慣の改善指導を行うことが望ましい．合併する疾患の管理や栄養状態の改善は重要である．

2）呼吸器合併症

無気肺・肺炎

- 換気障害により換気が途絶し肺胞が虚脱した状態が無気肺である．広範囲な無気肺は低酸素血症，高二酸化炭素血症を起こし，細菌増殖の培地となりうっ滞性肺炎の発症母地となる．

●原因

- 気管内チューブの異常：気管内に入るチューブ先端が片肺挿管されたことにより，反対側肺の換気障害が生じる．
- 術式・術中体位による横隔膜挙上：肺胞が圧迫される．
- 麻酔薬による呼吸抑制：麻酔薬が呼吸中枢に作用し，呼吸運動を抑制する．
- 筋弛緩薬の残存：呼吸筋を抑制する．
- 気道内分泌物の貯留：気道狭窄をきたし，換気量が減少する．
- 横隔膜の機能低下：横隔膜付近の手術により，横隔膜の神経麻痺や機能低下をきたす場合がある．
- 疼痛による呼吸抑制：疼痛のために，体動や深呼吸を控え，呼吸が抑制される．
- 酸素消費量増加：麻酔時は酸素消費量が低下するが，麻酔後には代謝が亢進し，酸素消費量が増加する．
- 術後の誤嚥．

●機序

- 手術後の患者は麻酔薬の作用の残存と創部痛，および臥床による横隔膜運動の抑制の影響により浅い呼吸となり，細気管支が閉塞されやすくなる．加えて，気管チューブ挿入の機械的刺激と挿管により咽頭から気管までがバイパスされるために，生理的な気道の加湿が機能せず気道の浄化作用が働かない．さらに，喫煙習慣や上気道感染・慢性閉塞性換気障害を有する患者の場合，気道分泌物が多いため，気道閉塞から無気肺を起こしやすい．
- 無気肺を起こした部位で細菌が増殖し，肺炎になることが多い．麻酔・呼吸管理のために行う気管内挿管による気道浄化作用の低下と口腔内の清潔保持不足および挿管による気道粘膜の損傷から細菌が増殖し肺炎をきたす．術後，人工

呼吸管理下で48時間以後に発症する肺炎を人工呼吸器関連肺炎(VAP；ventilator associated pneumonia)という。VAPは，口腔内や上部消化管に定着した細菌が，気管チューブ周囲に伝わって気管内に侵入することによって起こる。

● リスク要因
- 高齢
- 喫煙歴
- 慢性肺疾患の既往
- 肥満
- 上気道感染の存在
- 低栄養状態
- 糖尿病の合併・副腎皮質ステロイド薬の長期服用
- 長時間手術(3時間以上)
- 気管内挿管

● 予防・早期発見のモニタリング
- 術前のモニタリング項目は，術前訓練の理解度と実施状況，バイタルサイン，喀痰の観察(喀痰の有無，喀痰の性状，肺副雑音の有無)，呼吸状態の観察(呼吸音，呼吸回数，呼吸パターン，SpO_2，Hb，低酸素血症の有無)などであり，術後の観察項目は喀痰，呼吸，疼痛の程度の把握，炎症を示す検査データなどである。
- 術前の予防ケアは，呼吸訓練と口腔内の清潔維持の指導，禁煙指導による肺の清浄化である。術後は，呼吸状態の観察，除痛，肺理学療法が効果的とされる。

● 対応
- 軽度の無気肺は体位変換や離床が進むと改善するが，広範囲な無気肺の場合は肺炎，低酸素血症から重篤な症状を引き起こすので，予防に努め軽度な段階で食い止める対応が重要である。
- 広範囲な無気肺や改善しない場合は，医師により気管支鏡を用いた直視下気管支分泌物吸引を行う。

● 回復ケア
- 術後の全身状態が順調に回復に向かうよう早期離床を促し，適度な全身運動を勧める。また栄養摂取状況の確認と十分な口腔ケアの継続を推奨する。

肺水腫

- 肺水腫とは，血液の液性成分が肺の間質・肺腔内へ過剰に蓄積し，ガス交換が障害された結果，急性呼吸不全を呈する病態である。

● 原因・リスク要因
- 急性心不全・腎不全
- 過剰輸液・輸血
- 低栄養状態-低タンパク血症
- 無気肺(拡張後)
- 人工心肺下の手術
- 大量出血

● 機序
- 肺水腫は，発生機序から静水圧性肺水腫と急性呼吸促迫症候群(ARDS；acute respiratory distress syndrome)に大別される。静水圧性肺水腫は，急性左心不全や腎不全，過剰輸液，輸血などにより体液過剰状態が原因となり，肺毛細血管静水圧が上昇し，血液中の水分が漏出することによって発症する。ARDSは，透過性亢進型肺水腫ともいわれ原因はさまざまである。人工心肺下の手術により肺血流が一時的に遮断される場合や，開頭術後の頭蓋内圧亢進，播種性血管内凝固症候群(DIC；disseminated intravascular coagulation)，重症感染症，また出血多量によるショックでも肺毛細血管壁の透過性が亢進する結果，タンパク質などの高分子物質も含む血液の液性成分が血管外に滲出して発症する。低タンパク血症や人工心肺使用時の血液の希釈は，血漿膠質浸透圧の低下から肺水腫を惹起する。

I がん手術療法看護

●予防・早期発見のモニタリング
- 高リスク患者には術前から，栄養状態の改善や水分・塩分の適正摂取を指導する。早期発見および悪化徴候のモニタリングは，患者の訴えを聞き流さないことと，正確なバイタルサインの測定をはじめとする循環動態の経時的モニタリングを緻密に実施することである。

●対応
- 静水圧性肺水腫の場合は，明らかな体液過剰が認められれば除水が行われる。腎機能が正常であれば利尿薬投与，腎機能障害が認められる場合は緊急透析が実施される。同時に，急性期には十分な酸素投与を行う。
- 十分な酸素化が得られない場合は，非侵襲的陽圧換気（NPPV）が速やかに導入される。NPPVの適応禁忌があるか治療不応性の場合は，侵襲的陽圧換気（IPPV）が開始されるので，看護師は，患者が治療を受け入れられるように不安の除去に努める。
- ARDSの場合も十分な酸素投与を行う。基本的人工呼吸法はIPPVとされる。
- 両者とも，使用される薬が多くなるため，看護師は確実な静脈路の管理を行う必要がある。

●回復ケア
- 無気肺に準ずる。

深部静脈血栓・肺塞栓症

- 深部静脈血栓は，静脈還流が障害されることで生じた血液のうっ滞や，手術・外傷によって発症する。
- 肺塞栓症は，血栓や脂肪・空気・異物などにより，肺動脈が狭窄や閉塞した状態で，術後の肺塞栓症の原因の80〜90％は下肢深部静脈血栓症であるとされる。

●原因・リスク要因
- 血流の停滞（長期臥床，肥満，妊娠，心肺疾患，全身麻酔，下肢麻痺，下肢ギプス固定，下肢静脈瘤など）
- 静脈内皮の障害（手術，外傷，骨折，中心静脈カテーテル留置，カテーテル検査・治療，血管炎など）
- 血液凝固能の亢進（悪性腫瘍，妊娠，手術，外傷，骨折，熱傷，薬物，感染症，ネフローゼ症候群など）

●機序
- 術中・術後の安静，不動，同一体位による血液の停滞，および血管内皮障害や血液凝固能が亢進している場合に形成された血栓が血流にのって肺動脈へ流入することによって，肺動脈が狭窄・閉塞する。

●予防・早期発見のモニタリング
- 術前にリスク要因の適切な評価を行っておくことが重要である。
- 術後は下肢静脈のうっ滞予防を図る。弾性ストッキングによる圧迫や機器を用いた間欠的空気圧迫法を術直後より導入する。
- 予防的抗凝固療法が行われる患者には出血傾向の発現に注意を要する。
- 深部静脈血栓の発症時期で最も多いのは，安静状態から離床歩行を開始した直後である。早期発見のために離床歩行の開始は看護師の観察下で行う。
- 肺塞栓症の場合の特徴は，突然の発症である。突然の胸痛，呼吸困難，咳嗽，動悸，頻脈，血痰などがみられる。頻呼吸，ショック，チアノーゼ，腓腹筋の圧痛，下肢の背屈時痛を確認する。

●対応
- 急性肺血栓塞栓症の主な病態は，急速に生じる肺血管抵抗の上昇と低酸素血症である。重篤な場合は呼吸不全，心不全，ショックを起こすため，呼吸循環の維持が優先される。人工呼吸管理，補助循環装置の使用，救急蘇生術が必要とされる場合もある。カテーテル血栓溶解法や手

術療法が選択される場合もあり，急変時の処置への対応や治療方針の的確な把握が求められる。

●回復ケア
- 長期的には，リスク要因を改善すべく指導が求められる。

3）消化器合併症

- 術後の消化器合併症には腸閉塞・イレウス，術後悪心・嘔吐（PONV；postoperative nausea and vomiting），消化管潰瘍，消化管吻合部の縫合不全などがあるが，本項では主に腸閉塞・イレウスを取り上げる。
- 腸閉塞・イレウスは，消化器系，婦人科・泌尿器科系疾患による腹部手術後に起こる最も多い合併症で，腸管内容物の運搬が障害され腸管拡張を生じ，腹部膨満，腹痛，嘔吐などを主症状とする。

●原因・機序
- 術後の癒着による器質的病変によって腸管の狭窄や閉塞により生じるものを機械的腸閉塞（interstinal obstruction），腸管運動が機能的に障害を受けて生じるものをイレウス（ileus, 機能的腸閉塞）という。
- 機械的腸閉塞は，術後早期・晩期に発生する。腸管の血流障害を伴わない単純性（閉塞性）腸閉塞と，血流障害を生じる複雑性（絞扼性）腸閉塞に分類される。
- ◆**単純性（閉塞性）腸閉塞**：口側の腸管が拡張し蠕動運動が活発になるため，周期的な腹痛を生じ，金属音が聴取される。排ガス・排便が停止し悪心・嘔吐が生じる。腸管内の液体貯留が多く腹部X線で鏡面（ニボー）像が見られる。
- ◆**複雑性（絞扼性）腸閉塞**：腹痛は強く持続的である。腸管の壊死による生命の危機につながる深刻な病態にいたることがある。
- イレウスは，麻痺性イレウスとけいれん性イレウスに分類される。

- 術後早期に生じるイレウスは，postoperative ileus（POI）と呼ばれ，持続的な腹痛，腸蠕動音の減弱もしくは消失が生じる。腹部X線では，鏡面（ニボー）像の形成は比較的少なく，ガス像が特徴である。
- 全身麻酔による手術では，術後腸蠕動が一過性に停止する生理的イレウスが起こりうるが，腹部手術では，それに加え開腹に伴う腹膜刺激による交感神経刺激，外科的操作による腸管の炎症や組織障害などにより腸管の運動性が低下しイレウスを生じる。

●リスク要因
- 術前の対象の全身状態・背景に関連したもの：高齢，低栄養，電解質異常，開腹術の既往，術前の便秘
- 手術操作や麻酔に関連したもの：手術時間，術中出血量，腸管の大気への曝露，消化管の把持・牽引・擦過，麻酔薬・筋弛緩薬・オピオイド鎮痛薬
- 術後の合併症や患者の状態に関連したもの：術後膵炎，術後胆嚢炎，腹腔内感染，疼痛管理不良，離床の遅れ

●早期発見のモニタリング
- イレウスの早期発見のために定期的に腸蠕動の回復状況のアセスメントを行う。
- アセスメント項目
  ◆**問診**：腹部の不快感，腹部膨満感，腹痛および急激な腹痛，排ガス・排便，悪心・嘔吐の有無，食欲の回復状況や空腹感の有無
  ◆**視診**：腹部膨満，蠕動不穏（蠕動運動が腹壁を通して見える）の有無
  ◆**聴診**：腸蠕動音の亢進・減弱・消失がないか，金属音の有無
  ◆**触診**：腹部の緊満，圧痛の有無
  ◆**打診**：鼓音，濁音の有無
  ◆**その他**：バイタルサイン，経鼻胃管が留置されている場合は排液の量と性状，検査データ（腹部X線写真，電解質，炎症反応）

I がん手術療法看護

- 腹部手術後の腸蠕動の回復状況のアセスメントにおいて，腸蠕動音の聴診のみでは術後の腸蠕動の再開を評価することはできず，排ガス・排便，腹部膨満感の消失，悪心・嘔吐の有無が腸蠕動再開の指標となることが報告されている[11,12]。

●予防を図る援助

- 術後疼痛の緩和：術後疼痛は交感神経を興奮させ，腸蠕動を抑制する。また，疼痛は早期離床の妨げとなるため，活動前に予防的に鎮痛薬を投与するなど積極的に疼痛の緩和を図る。創部を保護し，創部痛を増強させない動き方の指導も行う。
- 腸蠕動の促進：術後3～6時間で腸管癒着が完成するので，癒着予防のためにも循環動態安定後は2時間ごとに体位変換を行う[13]。術後1日目以降は，指示された安静度に対応しながら早期離床を進める。術後の体位変換・早期離床を促進するためには，術前から必要性を理解してもらうことが重要である。術後72時間以降に炎症所見がなく，腸蠕動が低下している場合は腰部の温罨法を行うとよい[13,14]。腸管切除後の無糖チューイングガム咀嚼の効果を示す報告もある[15,16]。
- 腸蠕動の回復が遅延しイレウスへの移行が予測される場合は，腸管蠕動亢進薬（パントテン酸カルシウム，ジノプロストなど）の投与が行われる。近年は，腹部手術を受けた患者への大建中湯投与が消化管運動回復やイレウス防止に有用という報告がある[17-19]。

●対応

- 薬の投与に加え絶飲食にしてもイレウスが改善しない場合は，イレウス管の留置が行われる。
- イレウス管留置中は，確実に減圧が図れるように管理を行うとともに，イレウス管留置による不快感（特に鼻や顔に貼付されたテープによる）を緩和するようにチューブの固定を工夫する。また，患者に対してもチューブをひっぱらない動き方を指導する。
- イレウス管からの消化管内容物の排液により脱水や電解質異常をきたす可能性があるため，水分出納チェックや脱水による症状の有無の観察を行い，予防に努める。
- 絶飲食による口腔内の汚染にも留意し清潔保持に努める。
- イレウス管留置に伴う拘束感，回復の遅れに対する不安などの精神的苦痛の緩和に努める。

4）循環器合併症

- がん患者にとって手術は，不安や恐怖から緊張状態であることに加え，手術侵襲や疼痛などにより血管収縮や心拍数の増加などが生じやすい。特に，高齢者や既往症のある患者，侵襲の大きな手術を受ける患者は，不整脈，虚血性心疾患，ショック，深部静脈血栓症などの術後循環器合併症を引き起こしやすいため，予防と術後回復を促進する援助が重要となる。

不整脈

- 正常洞調律以外の調律が生じる状態であり，交感神経系の活動亢進，低酸素血症，電解質異常などにより引き起こされることが多い。不整脈の治療が必要かどうかの判断が必要となり，循環動態が維持できているかが大きな鑑別点となる。

●原因

- 疼痛，低酸素血症，脱水，電解質バランスの異常，循環血液量の減少などが原因となる。

●リスク要因

- 心不全の既往，疼痛，発熱，低酸素血症，電解質バランスの異常，精神的ストレスなどがリスク要因であり，気管内吸引や体位変換などの機械的刺激が誘因となる場合がある。

● 予防・早期発見のモニタリング・対応
- 術前から全身状態の把握を行い，リスク要因の除去・改善に努める。術後は心電図モニターで早期に対応が必要な不整脈である上室性期外収縮（多発型，ショートラン，多源性，R on T），心室細動などの有無を観察する。また，動悸，胸部不快，冷汗，血圧低下などの症状にも注意して観察する。不整脈が生じた場合は，12誘導心電図で記録し，危険な不整脈の出現時は迅速に医師に報告し，必要に応じ抗不整脈薬や除細動の準備を行う。

虚血性心疾患

- 冠動脈の狭窄や閉塞によって，心筋が虚血あるいは壊死を起こす状態である。

● 原因
- 術後のショック，低酸素血症，カテコールアミン投与に伴う血液凝固異常などが原因となる。

● リスク要因
- 虚血性心疾患の既往，長時間の手術などがリスク要因となる。さらに，疼痛，不安などによる交感神経の興奮は，心筋の酸素需要を増やし，冠血流の減少により心筋虚血をきたしやすくさせる。

● 予防・早期発見のモニタリング・対応
- 術前にリスク要因の有無と心機能状態について把握し，虚血性心疾患の既往により薬物治療を受けている場合は，医師に報告，指示を確認する。術後は，心電図モニターでの観察を行い，ST波の異常出現時には12誘導心電図で記録し，胸痛，胸内苦悶，不整脈，血圧低下などの症状の有無を確認する。冠動脈の狭窄や閉塞が疑われた場合，絶対安静および苦痛緩和に努め，指示を確認し，持続性亜硝酸薬，カルシウム拮抗薬，β遮断薬などの薬物投与の介助や酸素投与を行う。

ショック

- 急激な全身性の循環障害によって，重要臓器や細胞機能を維持するのに必要な血液循環が得られないために生じる症候群であり，基本病態は血圧低下である。

● 原因
- 原因により心原性（急性心筋梗塞など），循環血液量減少性（術後出血，脱水など），血管閉塞性（肺塞栓など），血流量分布不均衡性（敗血症，アナフィラキシーなど）に分類できる。

● リスク要因
- 出血因子・凝固因子の亢進，脱水などがリスク要因である。

● 予防・早期発見のモニタリング・対応
- 蒼白，虚脱，冷汗，脈拍触知困難，呼吸不全（ショックの5徴）などの症状の有無を観察する。ショックが疑われた場合，直ちに応援を呼び，医師に報告する。主要臓器への血流維持のためにショック体位にし，循環動態のモニタリングや静脈路の確保，薬物投与など治療介助を行う。ただし，心原性ショックで起坐呼吸の場合はセミファーラー位にする。

深部静脈血栓症

- 種々の要因により静脈環流が障害，うっ滞することで深部の静脈内に血栓が生じた状態である。好発部位は腸骨静脈や下腿静脈などであるが，血栓が血管内を移動して肺動脈にいたると肺塞栓症となり重篤な状態に陥ることがある。

● 原因
- 長時間の安静臥床，循環血液量の減少による静脈血流うっ滞，手術操作による血管壁（静脈内皮）損傷，血液凝固機能亢進などが原因となる。

I　がん手術療法看護

●リスク要因
- 静脈血栓塞栓症の既往，下肢麻痺や骨折，高齢，糖尿病，肥満，長期臥床，下肢静脈瘤，脱水などがリスク要因となる。

●予防・早期発見のモニタリング・対応
- 早期離床，脱水予防，弾性ストッキングや間欠的空気圧迫法などを用いて，予防対策を行う。術後，初めて立位や歩行をする際に発症することが多いため，離床時には必ず付き添い，徴候の有無を観察する。徴候がみられた時には，医師に報告し，指示された検査や処置の介助を行う。抗凝固療法を施行する場合，出血傾向に注意する。

循環器合併症の回復を促すためのケア

- さまざまなリスク要因をアセスメントし，術前から除去，改善を図ることが必要である。
- 患者の主体的な取り組みを促進するため，術前オリエンテーションに取り入れるなどして，安静や早期離床などの必要性について十分な説明と指導を行うことは，術後合併症の予防・回復の支援を行う上で非常に重要である。
- 術後は，脈拍，血圧，心電図や体液バランスなどの細やかな循環のモニタリングを行うことによって，異常の早期発見，発症時の迅速な対応に努める。そのためには，術後合併症とその対応について理解を深めておくことが必要である。また，術後は循環動態が変化しやすいため，適切かつ確実な輸液管理が求められる。
- 循環動態は，不安や苦痛症状などの影響も非常に受けやすいため，心身の苦痛緩和とともに，安静・休息を保つための室温や物音などの環境整備を行うことも重要である。

5）術後感染（手術部位・術野外）

- 手術創および手術操作を加えた部位に発生する手術部位感染（SSI）と，手術部位と離れた部位の術野外感染（RI）に分けられる。

●原因・リスク要因
- 手術後に，手術部位（術後30日以内，人工物の埋没の場合は1年以内に生じたもの）[20]あるいは手術部位と離れた部位（呼吸器，尿路，カテーテルなど）に，細菌が付着し，増殖することによる。その管理はCDCのガイドラインによる[21,22]。
- 一般の感染症は，病原体や細菌の毒性と患者の状態のバランスによって発症するが，SSIの原因は，「細菌」「創部」「患者」の3つの要素[23]による（表Ⅰ-3-5）。
- RIの場合，「患者」の要因は概ね一致するが，感染部位によって異なる要因があり，呼吸器感染症では分泌物の貯留や口腔の清潔，尿路感染や血流感染では，カテーテル類の長期留置や挿入部の汚染などが挙げられる。

表Ⅰ-3-5　主要なSSIの原因・リスク因子と予防策

	細菌	創部	患者
原因・リスク要因	手術までの入院歴・期間 術前の抗菌薬による治療 創分類（清潔創，準清潔創，汚染創，感染創） 手術前の除毛 術野外感染症の存在	手術手技 ドレーンの挿入 人工物の埋没 血腫・壊死の存在	高齢，肥満，喫煙 糖尿病（血糖コントロール不良） 低栄養 ステロイド治療 低酸素，低体温
予防策	術前入院期間の短縮 術野外感染症の治療 予防的抗菌薬の使用 手術室での消毒や無菌操作 電気クリッパーでの除毛 手術前日の入浴，術後のシャワー浴	適切な手術手技と手術時間の短縮 術後48時間の創部の被覆 適切なドレーン管理	酸素投与，体温管理 血糖コントロール リスク改善のための患者教育 術前の30日間の禁煙

●予防
- 術前にリスクをアセスメントし，栄養状態の改善，血糖コントロール，術前30日間の禁煙など，改善可能なものは改善する。
- 手術部位の除毛は，皮膚に生じた微細な切創が細菌増殖巣となるため手術の支障にならない場合は行わない。行わざるを得ない場合は，電動クリッパーで行う。
- 術中は36.5℃以上に体温を保ち，徹底した減菌措置を行う。48時間以降の創傷は必ずしも消毒・被覆を要しない。
- 必要に応じて術中・術後に，抗菌薬を投与し，創周囲の湿潤・汚染を避けるよう創処置や清潔ケアを行う。
- 術後，十分な気道浄化と喚起で無気肺を予防し，絶飲食であっても，肺炎予防のために口腔の清潔を保つ。
- 血流感染，尿路感染は，CDCガイドラインに則って管理するが，留置中は清潔に管理し，カテーテル類は早期に抜去する。

●早期発見・モニタリング
- 発熱，疼痛，局所の発赤，滲出液や排液の増量と混濁，排膿に注意する。

●対応
- 感染部位の原因菌を除去し，清潔を保つ（創傷処置や抗菌薬の投与。ただし，抗菌薬で腸内細菌叢が乱れ下痢が起こることがある）。
- 患者の免疫機能を高める。
- 交差感染を防ぐ。

6）縫合不全

- 手術療法において縫い合わされた組織間が癒合せず，縫合部の一部または全体が開離してしまうことをいう。体表面の切開創における創離開も含まれるが，管腔臓器の吻合部が開離している状況を指すことが多く，患者の入院期間の長期化を招くだけでなく，対応の遅れが生命の危機にいたる可能性もある。

●原因・リスク要因
- 縫合による局所の密着が不十分である場合，縫合組織自体が脆弱化している場合，組織再生に必要なタンパク質と酸素供給が十分に得られないことなどで組織再生が阻害されることによる。
- 栄養状態や慢性疾患のような全身性のものと，縫合部・吻合部の血行障害や感染などの局所性のリスク要因がある（表Ⅰ-3-6）。

●予防
- リスク要因をアセスメントし，術前にできる限り改善する。酸素供給に関わるリスクには，禁煙の徹底と呼吸訓練を行う。
- 術後もリスク要因をモニターし，術前に指導した呼吸訓練などを促す。体位などで縫合部の過緊張や圧迫を避けることもある。
- 縫合部減圧目的のドレーンを管理する（固定，閉塞・屈曲の有無，機器の設定を確認し，必要に応じミルキングを行う）。

●早期発見のモニタリング
- 縫合後2～3日後に線維芽細胞の活性化が起こり，7日前後で癒合が完成するのが正常なので，術後4～7日以降に注意する。
- 手術後に一度下がった体温が再上昇し，血液検査上は白血球数やCRP（C反応性タンパク）の上昇を認める。
- 減圧目的のドレーンからの排液は減少し，体腔

表Ⅰ-3-6　主要な縫合不全のリスク要因

全身	栄養障害（血清総タンパク5.5 g/L以下，ヘモグロビン9.4 g/dL以下） 慢性疾患（糖尿病，心疾患，慢性腎不全，慢性閉塞性肺疾患，肝疾患などの併存） 術前の薬物療法（抗がん薬，ステロイド薬） 肥満，高齢
局所	縫合部・吻合部の血流障害，浮腫 縫合部・吻合部の緊張（管腔臓器の吻合の場合は管腔内圧上昇） 手術前処置不良（縫合部・吻合部の術中汚染を招く） 術前の放射線療法

内に消化液などが漏出すると，疼痛が生じる。観察可能な創部では，発赤，腫脹，排膿を認めることもある。

● 対応
- 保存的に治癒が見込める場合は縫合部の保護・減圧に努め，ドレーン管理，抗菌薬の与薬，創傷処置を行う。経口摂取や体位，活動に制限が必要な時は，指導・援助を行う。
- 回復の遅延を余儀なくされるため患者の落胆と不安は大きい。回復意欲を損なわないように，心理的支援を行う。
- 改善しない場合は再縫合となる。また，敗血症などに移行する危険もあるため，バイタルサインの変化を医師に情報提供し，迅速に対応する。

7) MOF, DIC

MOF（多臓器不全）

● 原因
- 手術自体の侵襲が大きい場合や術後に感染症を併発した場合には生体が過剰に反応し，大量のサイトカインが放出され発熱・頻脈・頻呼吸・白血球増加といった全身性炎症反応症候群（SIRS；systemic inflammatory response syndrome）（表I-3-7）[24]が生じる。SIRSを惹起するサイトカインは，白血球系細胞に限らず，肺や心房筋，腎盂尿管，消化管，血管内皮細胞などにも受容体を発現するという特徴をもつ。血管内皮細胞は炎症性警笛細胞（alert cell）として作用するため，肺や消化管など毛細血管の発達した臓器では，血管透過性亢進を含めた炎症が進行しやすい[25]。SIRSが進行すると個々の臓器が関連性をもって正常に機能しなくなり全体として致命的な状態であるMOF（multiple organ failure；多臓器不全）の病態を呈する。

● 機序
- MOFは生体が侵襲を受けて，心・肺・腎・脳などの重要臓器や凝固系・免疫系などの生命維持に必要な臓器機能が，同時にあるいは連鎖的に侵され，急性で重篤な臓器不全になる病態である。
- 臓器不全発症の機序として提唱されている二段侵襲説（second attack theory）とは生体に何らかの侵襲（first attack）が加わると生体防御のために大量の炎症性サイトカインが放出され，重要臓器に好中球が集積し，次の侵襲（second attack）によって重要臓器が障害され，臓器不全が発症すると考えられている[26]（図I-3-1）。

● リスク要因
- 術前栄養状態が不良症例に対し，術前栄養療法を行わずに手術を施行した場合，術後重要臓器障害や手術部位感染などの合併症を容易にきたすことがある[27]。
- 手術時間・出血量・輸血量などの手術手技に関連する因子とインターロイキン6の血中濃度推移を測定することで生体への手術侵襲の程度や

表I-3-7　SIRS（全身性炎症反応症候群）の診断基準

原因によらず，以下の項目を2つ以上満たすもの
・体温＞38℃ または＜36℃
・脈拍数＞90回/分
・呼吸数＞20回/分 または $PaCO_2$＜32 mmHg
・白血球数＞12,000/mm^3 または＜4000/mm^3 または桿状核球などの幼若な白血球＞10%

上記項目のうち，1日のうちでいずれかの時点（同時でなくてよい）で2項目以上を満たす場合にSIRSと診断する。
〔小山知秀：SIRS．清水敬樹（編），ICU実践ハンドブック，pp.521-523，羊土社，2009をもとに作成〕

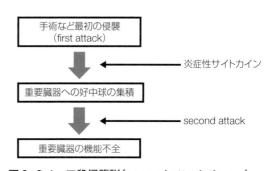

図I-3-1　二段侵襲説（second attack theory）

侵襲からの回復の経過を観察し，手術侵襲の評価ができる．侵襲を受けている生体にさらなる侵襲が加わると重篤化するおそれがあるため，徹底した感染予防が重要である．

● 予防
- すべてのがん患者への術前5～7日前の免疫増強栄養剤（アルギニン，n-3系多価不飽和脂肪酸，ヌクレオチドを含む）投与が推奨されている．
- MOFまでに進行してしまうと救命は困難となるので，近年ではより早期から臓器障害に注目するようになっている．2つ以上の重要臓器や系の機能障害が生じた状態を多臓器機能障害症候群（MODS；multiple organ dysfunction syndrome）と呼ぶこともある[28]．MODSは全身性の高サイトカイン血症で好中球が活性化され，さらに進行して重要臓器が障害される段階であり，多臓器不全とは異なる可逆的な病態である．したがってSIRSやMODSの病態に早期対応することがMOFを予防する上で重要となる．

● 早期発見のモニタリング
- SOFA（Sequential Organ Failure Assessment）は呼吸・凝固・肝臓・循環・中枢神経・腎臓の6項目について臓器障害を数値化し，各項目の重症度を表したもので，MODSやDICのモニタリングに有効なスコアである．各臓器項目でスコア3点以上が各臓器不全と定義され，2臓器以上が多臓器不全となる．SOFAスコア11点以上は各項目2点以上の臓器不全を複数含むため予後不良の重症と考えられている．
- SOFAを用いると日常の検査項目から算定が可能となるため定期的にスコアリングし，病態変化や治療効果の評価，予後評価を行うことができる（表Ⅰ-3-8）[29]．

● 対応
- MODS，MOFへの進展を防ぐ看護ケアが重要となる．
- 侵襲への対策，徹底した感染予防策を実施する．
- 手術侵襲に伴う疼痛や興奮などに対して適切な鎮痛や鎮静を行う．
- 腸管が感染巣となり腸内病原菌が血中に移行し

表Ⅰ-3-8 SOFAスコア算出基準

SOFAスコア	0	1	2	3	4
呼吸 PaO_2/FiO_2(mmHg)	>400	≦400	≦300	≦200	≦100
凝固 血小板数（×10^3/mm³）	>150	≦150	≦100	≦50	≦20
肝臓 血清ビリルビン値（mg/dL）	<1.2	1.2～1.9	2.0～5.9	6.0～11.9	≧12.0
循環 低血圧	平均動脈圧 ≧70 mmHg	平均動脈圧 <70 mmHg	ドパミン または ドブタミン≦5γ	ドパミン>5γまたは アドレナリン≦0.1γ またはノルアドレナリン ≦0.1γ	ドパミン>15γまたは アドレナリン>0.1γ またはノルアドレナリン >0.1γ
中枢神経 Glasgow Coma Scale	15	13～14	10～12	6～9	<6
腎臓 クレアチニン値（mg/dL） または 1日尿量	<1.2	1.2～1.9	2.0～3.4	3.5～4.9 または <500 mL/日	≧5.0 または <200 mL/日

γ：μg/kg/分（投与速度）

〔Vincent JL, Moreno R, et al：The SOFA (sepsis-related organ failure assessment) score to describe organ dysfunction/failure. On behalf of the working group on sepsis-related problems of the european society of intensive care medicine. Intensive Care Med 22 (7)：707-710, 1996 をもとに作成〕

I がん手術療法看護

たり腸管内でサイトカインを産生することで生じるバクテリアルトランスロケーションを予防する（例：早期からの経腸栄養やグルタミンの投与など）。

- 患者は重篤な状態にあるため，全人的苦痛の緩和に努める。家族の不安にも対応し，代理意思決定を支援する。

DIC（播種性血管内凝固症候群）

●原因

- DICは基礎疾患の存在下に全身性持続性の著しい凝固活性化をきたし，細小血管内に微小血栓が多発する重篤な病態である。急性白血病や固形がんなどの悪性腫瘍においては，腫瘍細胞中の組織因子により外因系凝固が活性化されることが，DIC発症の原因と考えられている[30]。

●機序

- DICは持続的，反復的に凝固系を活性化する引き金が引かれ，血管内でトロンビンが形成され血液中を流れている病態である。そのため大きな血管ではトロンビンも希釈され，十分血管を閉塞しうるだけの血栓を形成しないが，微小循環系では血流も緩やかで，トロンビンも濃縮されるために血栓形成にいたる。微小循環系が閉塞するとその当該部位に薬剤を運搬できないため薬剤不応状態となる[31]。

●リスク要因

- DICを発症する場合，必ず何かしらの基礎疾患が存在する。DICの3大基礎疾患に固形がんや造血器腫瘍も含まれている。
- 悪性腫瘍の治療の場合は常にDICの合併を念頭におく必要がある。
- 外科領域のDICで絶対数が多いのは敗血症に続いて，結腸がん，胃がん，胆管がんである。SIRSの遷延もDICを導きやすくなる。

●予防

- DICは基礎疾患に合併する症候群のため，各悪性腫瘍の疾患を理解し，治療と症状に応じたケアが重要となる。術前からDIC発症リスクをチームで共有し，SIRSに対する早期対応が重要である。

●早期発見のモニタリング

- 2005年に確定した急性期DIC診断基準（表I-3-9）[32]は，病的生体反応であるSIRSを伴い発症し，予後に大きな影響を与える二次性臓器不全発症前段階の凝固系異常をDICとして早期診断を可能とした。本診断基準に基づいたDICの早期発見と早期治療によりDIC症例の予後を改善する可能性が示唆されている。
- 急性期DIC診断基準の特徴
  - 一般的凝固検査を使用して24時間を通じて診断可能
  - 特異度を維持しつつ高い感度で早期診断が可能
  - 診断と治療が一致
  - 管理・治療指針として使用でき DICの重症度と予後評価が可能
  - スコアリングにより重症度の定量化が可能
- なお，2018年9月時点において「DIC診断基準2017年版」（日本血栓止血学会）が発表されている。基準については適宜，最新の内容を確認されたい。

●対応

- DICの治療で最も優先されるのは基礎疾患の治療であるが，並行してDICの本態である凝固活性化を阻止することが重要である。敗血症などの線溶抑制型DICでは微小血栓による臓器症状を認め，線溶亢進型DICでは出血症状がみられやすい[33]。基礎疾患の種類や各種凝血学的検査所見から病型を判断し，治療と症状に応じた看護ケアが必要となる。

表 I-3-9 急性期 DIC 診断基準

1. 基礎疾患(すべての生体侵襲は DIC を引き起こすことを念頭におく)
   1. 感染症(すべての微生物による)
   2. 組織損傷
      - 外傷
      - 熱傷
      - 手術
   3. 血管性病変
      - 大動脈瘤
      - 巨大血管腫
      - 血管炎
   4. トキシン/免疫学的反応
      - 蛇毒
      - 薬物
      - 輸血反応(溶血性輸血反応,大量輸血)
      - 移植拒絶反応
   5. 悪性腫瘍(骨髄抑制症例を除く)
   6. 産科疾患
   7. 上記以外に SIRS を引き起こす病態
      - 急性膵炎
      - 劇症肝炎(急性肝不全,劇症肝不全)
      - ショック/低酸素
      - 熱中症/悪性症候群
      - 脂肪塞栓
      - 横紋筋融解
      - 他
   8. その他

2. 鑑別すべき疾患および病態
   診断に際して DIC に似た検査所見・症状を呈する以下の疾患および病態を注意深く鑑別する
   1. 血小板減少
      - イ)希釈・分布異常
        1)大量出血,大量輸血・輸液,他
      - ロ)血小板破壊の亢進
        1)ITP,2)TTP/HUS,3)薬剤性(ヘパリン,バルプロ酸など),4)感染(CMV,EBV,HIV など),5)自己免疫による破壊(輸血後,移植後など),6)抗リン脂質抗体症候群,7)HELLP症候群,8)SLE,9)体外循環,他
      - ハ)骨髄抑制,トロンボポイエチン産生低下による血小板産生低下
        1)ウイルス感染症,2)薬物など(アルコール,薬物療法,放射線療法など),3)低栄養(ビタミンB_{12},葉酸),4)先天性/後天性造血障害,5)肝疾患,6)血球貪食症候群(HPS),他
      - ニ)偽性血小板減少
        1)EDTA によるもの,2)検体中抗凝固薬不足,他
      - ホ)その他
        1)血管内人工物,2)低体温,他
   2. PT 延長
      1)抗凝固療法,抗凝固薬混入,2)ビタミンK欠乏,3)肝不全,肝硬変,4)大量出血,大量輸血,他
   3. FDP 上昇
      1)各種血栓症,2)創傷治癒過程,3)胸水,腹水,血腫,4)抗凝固薬混入,5)線溶療法,他
   4. その他
      1)異常フィブリノゲン血症,他

3. SIRS の診断基準

体温	>38℃ あるいは<36℃
心拍数	>90/分
呼吸数	>20 回/分あるいは $PaCO_2$ <32 mmHg
白血球数	>12,000/mm^3 あるいは<4,000/mm^3 あるいは幼若球数>10%

4. 診断基準

	SIRS	血小板(/mm^3)	PT 比	FDP(μg/mL)
0	0~2	≧12万	<1.2 <秒 ≧ %	<10
1	≧3	≧8万,<12万 あるいは 24 時間以内に 30% 以上の減少	≧1.2 ≧秒 < %	≧10,<25
2	-	-		-
3	-	<8万 あるいは 24 時間以内に 50% 以上の減少		≧25

DIC 4 点以上

注意
1)血小板数減少はスコア算定の前後いずれの 24 時間以内でも可能。
2)PT 比(検体 PT 秒/正常対照値) ISI=1.0 の場合は INR に等しい。各施設において PT 比 1.2 に相当する秒数の延長または活性値の低下を使用してもよい。
3)FDP の代替として D ダイマーを使用してよい。各施設の測定キットにより表 I-3-9-5 の換算表を使用する。

(つづく)

(表Ⅰ-3-9 つづき)

5. Dダイマー/FDP換算表

測定キット名	FDP 10 μg/mL	FDP 25 μg/mL
	Dダイマー(μg/mL)	Dダイマー(μg/mL)
シスメックス	5.4	13.2
日水	10.4	27.0
バイオビュー	6.5	8.82
ヤトロン	6.63	16.31
ロッシュ	4.1	10.1
第一化学	6.18	13.26

〔丸藤哲, 池田寿昭, 他:急性期DIC診断基準―第二次多施設共同前向き試験結果報告. 日本救急医学会雑誌18(6):237-239, 2007〕

●回復ケア

◆線溶抑制型DICの場合
- 疼痛は交感神経の興奮と緊張を引き起こし血管を収縮させ血液循環に悪影響となるため早期に緩和する。
- 体動が多く安静が保てない場合は酸素消費量の増加を招き回復が遅延するため鎮静も検討する。
- MODSに移行しやすいため, SOFAスコアやMODSスコアを用いて経時的に評価する。

◆線溶亢進型DICの場合:皮膚・粘膜への刺激を低減する。
- 肌への負担が少なくなるよう, 粘着力の強いものを避ける。
- シーツや衣類のしわやオムツによる圧迫を避ける。
- 吸引チューブを使用する際は, 200 mmHg以下で必要最小限の実施とする。
- 口腔内の乾燥は出血につながるため, 保湿ジェルなどを用いる。
- 体位変換や移動の際には打撲に注意する。
- ベッド柵による手足の打撲を避けるために布団やクッションなどで保護をする[34]。

8) 術後せん妄

●原因
- 表Ⅰ-3-10に, せん妄の原因を示す。

表Ⅰ-3-10 せん妄の原因

準備因子	・年齢(特に70歳以上) ・認知症の既往 ・脳血管障害の既往 ・脳転移・脳腫瘍 ・せん妄の既往 ・視覚・聴覚の障害 ・アルコール多飲 ・慢性の腎障害・肝障害
誘発因子	・睡眠・覚醒リズムの障害 ・感覚遮断(メガネなし, 補聴器なし, 時計なしなど) ・環境(部屋の明るさ, 騒音, 入院や転室など) ・不動化(持続点滴, モニター装着, ドレーンや尿道カテーテル, 安静, 身体拘束などによる) ・不快な身体症状(疼痛, 呼吸困難, 便秘・下痢, 排尿障害など) ・ICUへの入室 ・不安・抑うつなどの精神的ストレス
直接因子	・脳の機能障害(脳腫瘍・脳転移, がん性髄膜炎, 脳血管障害, 脳外傷など) ・手術侵襲 ・呼吸・循環障害(低酸素, 呼吸不全, 貧血, 血圧低下, 心不全など) ・代謝障害(血糖異常など) ・電解質異常(脱水, 高Ca血症, 低Na血症など) ・感染・炎症 ・薬剤(オピオイド, ベンゾジアゼピン系の睡眠薬・鎮静薬・抗不安薬, ステロイド, 抗ヒスタミン薬, 抗うつ薬, H_2受容体拮抗薬など)

●機序
- 脳の脆弱性(準備因子・誘発因子)の上に, 治療に伴う侵襲・脱水や感染・薬物などの身体負荷(直接因子)が加わったために脳活動が破綻し, 意識障害を生じている状態である。治療期から終末期までのあらゆる時期に出現する。

●リスク要因
- 準備因子・誘発因子(表Ⅰ-3-10)は,術後せん妄発症のリスク要因となり,かつ,準備因子を複数もつ場合は,さらにハイリスクである。

●予防・早期発見のモニタリング,対応
- 術前に,ハイリスク患者であると認識しておくことで,術後せん妄の予防・早期発見につながる。
- 家族に対する事前の情報提供により術後せん妄発症時の落ち着いた対処を促すことができる。
- 術後は,直接因子に対応し,促進因子を取り除くなど,術後の全身状態を整えるよう努める。薬物療法と非薬物的介入とを同時に行っていくことが予防ケア,また回復ケアとしても大切である。
- 術後は,早期離床を促すことも予防ケアとして有意義である。
- せん妄のアセスメントツールを活用し,早期発見に努める。
- 低活動型せん妄を見落とさないためには,見落としやすいことを認識しつつ,これまでに述べた一般的なせん妄症状に加えて,活動量・活動速度の低下,周囲への認識の低下,覚醒水準の低下などのていねいな観察・アセスメントを行うことが大切である。
- 患者はせん妄体験を記憶している場合が多いとされる。見当識や集中力・注意力など,せん妄の評価の問診,医療者の関わりの際の言動によって,患者の自尊心を傷つけたり,苦悩を増大させてしまう場合があるため,十分な配慮に努める。
- 過活動型せん妄の場合は,まず安全確保に努める。
- やむを得ず身体拘束について検討する場合は,各施設の基準,看護倫理学会の『身体拘束予防ガイドライン』[35]などをふまえつつ,多職種で検討を行う。

●回復ケア
[薬物療法]
- 抗精神病薬(ハロペリドール,リスペリドン,クエチアピンなど),抗うつ薬(ミアンセリン,トラゾドンなど),漢方薬(抑肝散),睡眠リズム調整薬(ラメルテオン)などを使用する。ただし,アルコール離脱せん妄の場合はこれらの薬は使用しない。
- ベンゾジアゼピン系睡眠薬の単独での使用はせん妄悪化をきたすため,基本的には使用を控えるほうがよい。やむを得ず使用する際には,上記のせん妄対応に用いる薬剤との併用が推奨されている。
- 薬物療法のコツは,興奮が増強する時間帯の"前"に,抗精神病薬などの投薬をしっかり行うことである。
- 薬物療法にあたっては,特に「アルコール離脱せん妄との鑑別」と「糖尿病の既往の有無の確認」が重要である。
- アルコール離脱せん妄の場合は,それ以外のせん妄とは対応が異なる。
- せん妄に対して用いる薬剤には,糖尿病患者に禁忌のものがいくつかあり,せん妄発症時に使用できる薬剤の選択肢が限られる。そこで,さらに予防ケアに積極的に取り組むことが重要となる。

[非薬物的介入]
- 非薬物的介入を複数組み合わせることや,せん妄に対する薬物療法と非薬物的介入を組み合わせることで,せん妄発症や転倒頻度の減少に有効であったなど,ケアの重要性は最近の種々の研究でも明らかとなっている。
- 具体的なケアとしては,「見当識障害の予防と改善」「術後の早期離床」「ICUでの早期リハビリテーション」「感覚遮断の改善」「夜間の睡眠確保のため日中の覚醒を促す,夜間の騒音・明るさなどの環境調整」「脱水の補正」などがある。

[家族への支援]
- 術後せん妄についての説明,家族へのねぎらい,患者との関わり方についての助言,の3つがポ

イントになる。
- 術後せん妄についての説明：せん妄の原因・治療・治療目標について説明し，精神障害や認知症になったのではないことを伝え，家族の不安に対応する。
- 家族によっては，患者が術後せん妄のハイリスク患者と考えられる場合には，術前から，患者と家族に術後せん妄に関する情報提供をしておくことが助けになる場合がある。
- 家族へのねぎらい，患者との関わり方についての助言：患者とのコミュニケーションの取り方や，家族がそばに居るだけで安心することなどを伝え，家族が安心して患者と関われるようにサポートする。

[医療者間のコミュニケーション]
- せん妄患者に対するケアにおいては，医療者も無力感・患者への陰性感情・自責の念などで，心身ともに疲弊してしまうことが多い。1人で抱え込みすぎないよう，医療者間でお互いを支えあえるような関係を築くことは，医療者として患者・家族に対して最善のケアを提供し続けられる心身のコンディション維持に大切である。

2. 手術に伴う主な二次障害とケア

A. 神経障害

- がんの根治を目的とした手術では，局所の切除とともに周囲の所属リンパ節郭清を行うことにより神経障害が生じることがある。特に排尿障害，性機能障害，反回神経麻痺は，患者のQOL低下の原因になりうる。
- 神経障害の改善には個人差があり，二次的な合併症が発症する可能性もあることから，発生リスクを予測し，早期から介入する必要がある。

1）直腸がん―排尿障害，性機能障害

排尿障害

●原因・機序
- 腹会陰式直腸切断術，低位前方切除術，超低位前方切除術では，リンパ節郭清により交感神経（下腹神経），副交感神経（骨盤内臓神経），体性神経（陰部神経）などの骨盤神経叢が障害されることがある。これらの神経は，蓄尿や排尿に関係しているため，副交感神経が障害され排尿筋収縮が困難になると排尿困難，尿閉が生じる。また交感神経，陰部神経が障害され尿道括約筋機能が低下すると尿失禁が生じる（表Ⅰ-3-11）。
- 膀胱排出能は，術後次第に回復し，腹圧を加えると排出するが残尿は存在する。
- 直腸がん術後の排尿障害は，神経障害に限らず，直腸切除による膀胱の変形，後屈，膀胱壁の損傷や癒着，尿道留置カテーテルによる尿路への直接障害，精神的なダメージとも関連している。

●早期発見・対処のためのケア
- 術前から加齢，出産，前立腺肥大症，脳神経系疾患などによる下部尿路症状を伴っている場合があるので，術前のアセスメントが重要である。
- 残尿に対する適切な処置が行われないと，尿路感染が生じ，繰り返すうちに膀胱壁の線維化が起こり，膀胱容量が低下して不可逆的な変化をきたす。長期経過の中では腎機能障害，水腎症が発生する可能性もある。
- 排尿障害は術後，尿道留置カテーテルを抜去した時に，尿閉あるいは残尿量が多いことで判断

表Ⅰ-3-11　術後排尿障害の症状

- 尿意の低下
- 尿意の消失
- 尿閉
- 尿勢低下
- 残尿
- 尿失禁

される。まったく自排尿が不可能で溢流性尿失禁を起こしている場合もある。

- 有害事象共通用語規準 v4.0 日本語訳 JCOG 版（以下，CTCAE v4.0-JCOG）[36]による尿閉，尿失禁の Grade 分類を表 I -3-12 に示す。
- 術後，尿道留置カテーテルを抜去した時に，自排尿がない場合，携帯型の超音波残尿測定専用機器（図 I -3-2）で残尿を確認し，残尿が 50 mL 以上なら導尿を行う。
- 一定時間ごとに排尿誘導と清潔間欠導尿（CIC；clean intermittent catheterization）を行うことを説明する。
- CIC により定期的に膀胱内を空虚にすることは，膀胱機能の早期回復につながる可能性があ

表 I -3-12　手術に伴う主な神経障害の Grade 分類

CTCAE v4.0 MedDRA v12.0 Code	CTCAE v4.0 SOC 日本語	CTCAE v4.0 Term	CTCAE v4.0 Term 日本語	Grade 1	Grade 2	Grade 3	Grade 4	Grade 5	CTCAE v4.0 AE Term Definition 日本語【注釈】
10046555	腎および尿路障害	Urinary retention	尿閉	尿路カテーテル/恥骨上カテーテル/間欠的カテーテルの留置を要しない；多少の残尿があるが排尿できる	尿路カテーテル/恥骨上カテーテル/間欠的カテーテルの留置を要する；薬物治療を要する	待機的な外科的処置/IVR による処置を要する；罹患腎の腎機能または腎体積の大幅な低下	生命を脅かす；臓器不全；緊急の外科的処置を要する	死亡	排尿不能に伴う膀胱への尿の貯留
10046543	腎および尿路障害	Urinary incontinence	尿失禁	偶発的（例：咳，くしゃみなどに伴う），パッドを要さない	自然尿失禁；パッドを要す；身の回り以外の日常生活動作の制限	治療を要する（例：クランプ，コラーゲン注入）；外科的処置を要する；身の回りの日常生活動作の制限	-	-	膀胱からの尿の流れがコントロールできない状態
10014326	生殖系および乳房障害	Ejaculation disorder	射精障害	射精機能の減弱	無射精または逆行性射精	-	-	-	射精に関係する問題。早漏，遅漏，逆行性射精，射精時疼痛が含まれる
10061461	生殖系および乳房障害	Erectile dysfunction	勃起不全	勃起機能の低下（頻度/硬度）。ただし治療を要さない（例：薬物治療/機器，陰茎ポンプの使用）	勃起機能の低下（頻度/硬度）。勃起補助治療を要する（例：薬物治療/陰茎ポンプなどの機器）	勃起機能の低下（頻度/硬度）。ただし勃起補助治療が有効でない（例：薬物治療/陰茎ポンプなどの機器）；陰茎プロステーシスの永久留置を要する（以前は不要）	-	-	性行為の際の持続的または反復性の勃起不能/勃起維持不能状態
10038130	神経系障害	Recurrent laryngeal nerve palsy	反回神経麻痺	症状がない；臨床所見または検査所見のみ；治療を要さない	中等度の症状がある	高度の症状がある；内科的治療を要する（例：甲状軟骨形成術，声帯注射）	生命を脅かす；緊急処置を要する	死亡	反回神経の麻痺による障害

〔有害事象共通用語規準 v4.0 日本語訳 JCOG（略称：CTCAE v4.0-JCOG）[CTCAE v4.03/MedDRA v12.0（日本語表記：MedDRA/J v19.0）対応-2016 年 3 月 10 日] http://www.jcog.jp/doctor/tool/CTCAEv4J_20160310.pdf ［2016 年 12 月 13 日］〕

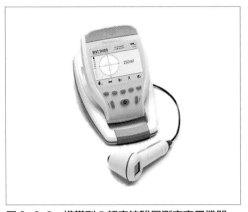 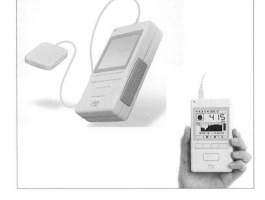

図Ⅰ-3-2 携帯型の超音波残尿測定専用機器
左：ブラッダースキャン®BVI 9400(ベラソンメディカル株式会社)
右：リリアム®α-200(株式会社大塚製薬工場)

ること，尿路感染，水腎症などの合併症の予防につながることを説明し，CICのセルフケア指導を行う。
- CICを継続し排尿状態を把握するために，排尿日誌をつけセルフモニタリングを行う。
- 尿が出にくいときは腹圧排尿を促し，排尿後にCICを行う。
- 術後の排尿障害は，時間経過とともに改善することが多い。
- 尿失禁がある場合は，骨盤底筋体操(肛門を引き締めたり緩めたりする運動)，バイオフィードバック療法(目に見えない生体の反応をセンサーなどにより検出し，光や音などに変換して自覚させるフィードバック)，体重コントロール，便秘の改善などの生活指導により改善する可能性がある。また尿漏れの量に応じた尿とりパッドを紹介し，局所の清潔を保ちスキントラブルを予防する。
- 薬物療法としては，α遮断薬，抗コリン薬がある。
- 検査としては，残尿測定，パッドテスト，尿流動態検査，超音波検査などがある。

性機能障害

●原因・機序
- 男性の性器は，交感神経(下腹神経)，副交感神経(骨盤内臓神経，仙骨内臓神経)，体性神経(陰部神経)の支配を受けている。直腸がん手術時のリンパ節郭清により，これらの神経が損傷されると，射精障害と勃起不全が生じる。
- 射精障害は，射精に関する問題をいう。直腸がん手術時のリンパ節郭清が原因で生じる射精障害は，精液が体外に射出できずに膀胱内に逆に射出される逆向性射精である。
- 勃起不全とは，性行為の際の持続的または反復性の勃起不能あるいは勃起維持不能状態をいう。
- 勃起不全は，糖尿病，腎不全，泌尿器科疾患などの疾患，降圧薬，抗うつ薬などの副作用，心因性により生じることもある。
- CTCAE v4.0-JCOGによる射精障害，勃起不全のGrade分類を表Ⅰ-3-12に示す(p.53)。

●早期発見・対処のためのケア
- 男性は性機能障害があることで，男性としての性的な魅力や自信を失い，落ち込んでいることがある。性に対する問題はデリケートでプライベートなため，他人には相談しにくいこともあるが，1人で悩まずに医療者に相談すること，泌尿器科を受診し適正な評価・治療を受けることを術前から説明する。
- 性機能障害が予測される場合は，術前の説明時にパートナーにも同席してもらい，理解が得られるように支援する。

- 射精障害では，事前に精子を採取したり，逆向性射精の場合は膀胱内に射出された精子を回収し，人工受精をする方法もある。
- 性機能障害は，個人差はあるが時間経過とともに回復することもあるので，長い経過でみていくこと，心理的なサポートが必要である。
- 勃起不全の薬物療法としては，シルデナフィル，バルデナフィル，タダラフィルなどの薬物療法が検討される場合もある。ただしこれらの効果には個人差があり服用上の注意が必要である。
- 検査としては，問診，夜間の勃起状態を調べる検査法（リジスキャン®など），超音波ドップラーなどがある。

2）子宮がん―排尿障害

●原因・機序

- 広汎子宮全摘出術では，直腸がんにおけるリンパ節郭清(p.52)と同様に，交感神経（下腹神経），副交感神経（骨盤内臓神経），体性神経（陰部神経）などの骨盤神経叢が障害され，表Ⅰ-3-11(p.52)に示す症状があらわれる。
- 広汎子宮全摘出術後の排尿障害は，神経障害に限らず，膀胱や尿道の直接損傷，膀胱の位置変化，血流障害，尿道留置カテーテルによる尿路への直接障害，精神的なダメージ，がん薬物療法や放射線治療による影響も原因となりうる。

●早期発見・対処のためのケア

- 術前から加齢，出産などにより下部尿路症状を伴っている場合があるので術前のアセスメントを行う。
- 術後のアセスメント，ケアについては直腸がんでの対応に準ずる。

3）食道がん，頭頸部がん―反回神経麻痺

●原因・機序

- 食道がんや甲状腺がんなどの手術では，反回神経周囲のリンパ節郭清により反回神経が損傷されることがある。また手術時に太い挿管チューブを使用することも反回神経麻痺の発生要因となる。
- 反回神経は，声帯の動きを調整する神経のため，反回神経麻痺が起こると，声門の閉鎖不全により，嗄声，嚥下障害，咳嗽反射の減弱が生じる。

●早期発見・対処のためのケア

- 嚥下障害と咳嗽反射の減弱により誤嚥性肺炎をきたす場合もあるので術後，抜管時は特に注意深く観察する必要がある。
- 反回神経麻痺の多くは左側（片側）だが，両側に麻痺が生じた場合は声門が開大できないため，術後の抜管直後から吸気性呼吸困難が生じ，気管切開の適応となる。
- 確定診断は，喉頭ファイバーまたは内視鏡により声帯の動きを直接観察することである。
- 反回神経麻痺の発生リスクが高い患者（リンパ節郭清が必要な患者など）については，術前より呼吸訓練，口腔ケア，嚥下評価を行うことが望ましい。
- CTCAE v4.0-JCOGによる反回神経麻痺のGrade分類を表Ⅰ-3-12に示す(p.53)。
- 嗄声がみられなくても反回神経麻痺を発症している場合があるため，術後の経口摂取前には嚥下評価を行う。反回神経麻痺が認められた場合は嚥下訓練を行い，段階的に経口摂取を進め，誤嚥性肺炎の発症を防ぐことが重要である。
- 気管内挿管によって一時的に声帯の動きが悪いこともあるため，抜管後は注意深く観察を行い麻痺の有無を確認する。
- 反回神経麻痺に吻合部狭窄を合併症した症例は，特に誤嚥のリスクが高まるので，経口摂取に際しては注意を要する。
- 反回神経麻痺は，自然に治ることも多いので誤嚥がなければ経過を観察する。
- 耳鼻咽喉科医師，言語聴覚士とともに，声の出し方，むせにくい食事の仕方，嚥下機能評価を行い，嚥下リハビリテーションを進める。

I がん手術療法看護

B. リンパ浮腫（乳がん，子宮がん，前立腺がん）

●原因

- リンパ浮腫とは，リンパ管の途絶や圧排のため，リンパの流れが停滞し，タンパク成分に富んだ組織間液が貯留した状態である。
- リンパ節郭清術においては，腋窩リンパ節群や骨盤および傍大動脈リンパ節群などの主要なリンパ節が切除されることによってリンパ管が途絶し，リンパ灌流が停滞してリンパ浮腫が生じる。前立腺がんは，手術そのものによるリンパ浮腫発症報告は少ない。
- がんに関連するリンパ浮腫の原因には，手術のほか放射線療法，タキサン系の薬物療法，腫瘍自体の増大によるリンパ管の圧排，腫瘍浸潤によるリンパ管閉塞が挙げられる。

●機序

- リンパ浮腫は，リンパ管におけるリンパ液の輸送障害に起因する。リンパ液の流れが停滞すると，組織間隙の水分やタンパク成分などの高分子物質がリンパ管に移動することができず，組織間隙にリンパ液が慢性的に停滞しやすい状態となる。その状態でリンパ液が急激に増加したり，リンパ管の流れがさらに阻害されると，リンパ液輸送の限界を超え，リンパ浮腫を発症する。

●早期発見・対処のためのケア

- リンパ浮腫の病期は，4段階に分けられる（表I-3-13）[37]。リンパ浮腫は早期段階で発見し，速やかに治療開始することが重要である。
- 主要リンパ節の郭清後は，既にリンパ浮腫0期に該当する。そのため，リンパ浮腫の兆候がないリンパ浮腫0期の段階から，患者と医療者が協働して，初期兆候を継続的にモニタリングする。リンパ浮腫I期以降は速やかにリンパ浮腫治療を導入し，リンパ浮腫を重症化させないケアを提供するとともに，患者がリンパ浮腫とともに日々を快適に過ごせるような心理社会的ケアも展開する。

[リンパ浮腫早期発見のためのケア：リンパ浮腫0期]

- 主に，乳がんおよび子宮がんの手術前後には，リンパ浮腫に関する理解の促進と早期発見を目的としたリンパ浮腫予防指導を行う。
- リンパ浮腫の病因と病態：リンパ浮腫とは何か，一般的なリンパ系の仕組みとリンパ灌流，患者が受けた手術に伴うリンパ節郭清の部位，リンパ節郭清によってリンパ灌流が滞りやすくなる理由，リンパ浮腫初期兆候の特徴などについて説明する。
- リンパ浮腫の発症部位：乳がん術後は患側腋窩部を中心とした上肢と胸背部，婦人科がん術後は両下肢だけではなく下腹部や臀部など，体液区分線内の領域はリンパ浮腫を生じる可能性が

表I-3-13 リンパ浮腫の臨床分類

病期	臨床所見の特徴
0期	・リンパ液の輸送障害はあるが，浮腫は明らかではない（潜在的または無症状の状態） ・I〜III期にいたる前の数か月から数年間はこの状態と思われる
I期	・四肢の挙上により浮腫が軽減する ・圧迫痕が残る ・静脈性浮腫に比べ，タンパク質を多く含む液体が貯留する初期の浮腫である
II期	・浮腫は明らかである ・四肢の挙上で浮腫は軽減しない ・晩期には線維化の進行に伴い，圧迫痕が残らなくなる
III期	・皮膚の象皮化が認められ，圧迫痕は残らない ・皮膚が肥厚して線維化が進行し，乳頭腫を生じることもある

[International Society of Lymphology : The diagnosis and treatment of peripheral lymphedema : 2013 consensus document of the International Society of Lymphology. Lymphology 46(1) : 1-11, 2013 をもとに作成]

- あることを図示しながら，伝える（図Ⅰ-3-3）[38]。
- リンパ浮腫の発症頻度と発症時期：リンパ浮腫0期の患者は永続的に発症の可能性があるため，リンパ浮腫の発症有無をモニタリングする必要がある。患者が過大な不安を抱きながら生涯を過ごすことにならないよう，患者個々の身体や治療状況に合わせ，発症頻度の目安を説明する。上肢リンパ浮腫は，腋窩リンパ節郭清や放射線療法後の乳がん患者の15～28%[39]，下肢リンパ浮腫は，骨盤リンパ節郭清を伴う婦人科がん術後患者の45%に発症する可能性がある[40]。
- リンパ浮腫の治療方法：現在のリンパ浮腫治療には，リンパ浮腫複合的治療（弾性着衣または弾性包帯による圧迫，圧迫下の運動，用手的リンパドレナージ，患肢のスキンケア，体重管理といったセルフケア指導などを適切に組み合わせる保存的治療）やリンパ管細静脈吻合術などがあることを伝える。
- セルフケアの重要性と局所へのリンパ液の停滞を予防および改善するための具体的実施方法
- リンパドレナージに関すること（リンパ浮腫発症後に専門家が行う用手的リンパドレナージと患者や家族が行うセルフリンパドレナージの違い，セルフリンパドレナージとリンパ浮腫発症予防の関連は未解明であることなど）
- 弾性着衣または弾性包帯による圧迫に関すること（弾性着衣の簡単な紹介など）
- 弾性着衣または弾性包帯を着用した状態での運動に関すること（患側四肢は安静にして動かさないより適度に動かすほうがリンパ灌流は促進されること，患側四肢を圧迫するとさらにリンパ灌流が促進されること，圧迫とリンパ浮腫発症予防の関連は未解明であることなど）
- 保湿および清潔の維持などのスキンケアに関すること（皮膚のバリア機能を高める保湿はリンパ浮腫0期から行えること，保湿剤は患者が使い慣れたものでよいこと，スキンケアの一環として日頃からリンパ浮腫発症の可能性のある部位を触り観察することは初期徴候

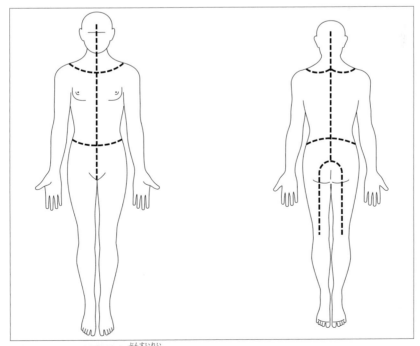

図Ⅰ-3-3　体液区分線（分水嶺）
点線は，体液区分線を示す。

の早期発見につながることなど）
- 生活上の具体的注意事項：患側部位には蜂窩織炎の起因となる傷をできるだけつくらず，傷つけた場合は流水や消毒で清潔に保ち感染兆候に注意すること，また，BMI（body mass index）25以上の肥満はリンパ浮腫発症リスクとなるため体重管理の必要性があることを伝える。
- 感染症の発症など増悪時の対処方法：感染症の発症などによる増悪時における診察および薬物治療の必要性を伝える。

[リンパ浮腫が生じた際のケア：リンパ浮腫Ⅰ期以降]
- 手術直後の浮腫は一過性のリンパ浮腫の可能性もある。術後6か月，1年経過しても残存する浮腫や，浮腫の部位が拡大，増悪するか否かを継続的に観察する。リンパ浮腫を発症した際は，専門家によるリンパ浮腫の複合的治療を導入する。

●症状のモニタリング
- モニタリングは，視診，触診，四肢の周囲径計測を中心に行う。
  ◆視診：四肢の見た目の太さの違いを確認するとともに，患肢の静脈の見え方の左右差を観察する。
  ◆触診：左右同一部位の皮膚をつまみ，厚みの違いや皺の寄り方の違いを観察する。上肢リンパ浮腫の初期徴候は，肩甲骨の辺りや上腕外側部に生じやすい。下肢リンパ浮腫は，腰部・臀部，大腿内側部に生じやすいが，観察が困難であれば，膝周囲，脛部，踝部の皮膚の凹み具合を観察する。
  ◆四肢の周囲径計測：術前と同一部位の値を縦断的に比較する。誤差を最小限にするため，測定者や計測時間帯，計測時の体位を統一する。

●リハビリテーション
  ◆乳がん術後のリハビリテーション：腋窩リンパ節郭清を伴う乳がん術後は，患側上肢の運動介入を開始するとドレナージ排液量が増加しドレーン留置期間が延長する[41]ため，肩関節運動を含むリハビリテーションは術後5～7日目からの開始が推奨される。また，乳がん術後の負荷を伴う運動療法は，リンパ浮腫の発症率を下げ筋力を向上させる[42]との報告もあるが，適切な指導者のもとで行うことが肝要である。
  ◆子宮がん術後のリハビリテーション：下肢リンパ浮腫については，運動療法の有効性に関する明確な報告はない[42]。しかし，長時間の座位などの同一姿勢を避けたり，下肢を積極的に動かすことは，リンパ還流を促進すると考えられる。

C. 可動域制限（乳がんの上肢，頸部郭清後の可動域制限）

1）乳がん腋窩リンパ節郭清後の可動域制限

●原因・機序
- 腋窩リンパ節郭清では，腋窩の皮膚を切開し，リンパ節を周囲の脂肪組織と併せて切除する。皮膚切開による腋窩のひきつれ，軟部組織の損傷と瘢痕化により，肩関節の可動域制限が起こる。特に，肩外転と屈曲の運動の制限が生じる。センチネルリンパ節生検では，腋窩の軟部組織の損傷は最小限となるため，肩関節可動域制限の程度は減少する[43]。
- 術後疼痛による安静や，軟部組織の癒着（瘢痕拘縮），皮弁間張力，腋窩のつっぱり感，AWS（axillary web syndrome；腋窩リンパ管線維化症候群）により，肩の不動が続くと二次的な肩関節の炎症や拘縮（いわゆる癒着性関節包炎）による肩関節の運動障害や痛みを生じ，長期のリハビリ治療を要することとなる（表Ⅰ-3-14）[44]。

●術前のアセスメントとオリエンテーション
- 利き手，肩関節可動域，肩関節周囲炎などの既往の有無，予定術式（腋窩リンパ節郭清の有無，乳房再建術の有無），術後放射線療法の有無と

表Ⅰ-3-14 乳がん術後の肩関節の運動障害の原因とメカニズム

原因	障害のメカニズム
術後疼痛による安静	術後には創部の疼痛があるため不安感が生じ，肩関節の随意運動が減少．他動運動でも疼痛悪化の不安のため可動域の制限を生じてしまう
軟部組織の癒着（瘢痕拘縮）	創部の治癒過程において，術後2〜3週間で軟部組織の短縮が生じ瘢痕拘縮が始まり，3か月程度持続する．その間，肩の運動が制限され，胸部の圧迫・絞扼痛が生じる場合がある．肩外転90°では，肩内転位と比較して張力は増加する
皮弁間張力	原発がんは皮膚も含めて切除されるため，皮膚に余裕がないと皮膚両端の皮弁が張力が生じた状態で皮膚が縫合される．無理に縫合すると，皮膚壊死や創部離開をきたし，創部の瘢痕拘縮が重度となる
腋窩のつっぱり感	腋窩リンパ節郭清後には腋窩の創部のつっぱり感が生じ，肩関節の運動障害を生じる
axillary web syndrome(AWS)	術後2〜3週で，手術侵襲により上腕や腋窩部の表在にある静脈やリンパ管に生じた血栓や線維化のため，前胸部や腋窩・上腕部から前腕の方向に索状に線維束を触れ，同部のひきつれや痛みを生じて肩の挙上が困難になる．これを AWS という

〔辻哲也：3. 乳がん・婦人科がん．乳がんの特徴・治療・リハビリテーションの概要．辻哲也（編），がんのリハビリテーションマニュアル―周術期から緩和ケアまで，p.120，医学書院，2011より転載〕

時期などの情報を収集し，術後に生じる肩関節可動域制限の程度や術後のリハビリテーションでの留意事項をアセスメントする．
- 術後のリハビリテーションの必要性および方法と時期を説明する．術後疼痛への不安が強い場合には，リハビリテーションの妨げとなることもあるため，疼痛管理の説明と心理的支援を行う．

●術後のリハビリテーション
- リハビリテーションの開始時期は，術後早期（0〜3日）に積極的な肩関節可動域訓練を開始すると，術後5〜7日目から開始したのに比べて術後のドレーンの排液量や漿液腫が多いとされている．積極的な肩関節可動域訓練は，術後5〜7日目からの開始が勧められる[45]．
- 術直後からドレーン挿入中は，肘・手・手指関節の運動を行う．日常生活では，肩関節を90°より挙上しない範囲での更衣・洗髪方法を指導する．
- ドレーン抜去から退院までは，肩関節の積極的な可動域訓練として上肢の挙上運動，羽ばたき運動などを行う．
- 退院時オリエンテーションでは，前述の可動域訓練に加えて，洗濯物干しや布団の上げ下ろしなど日常生活での運動を指導する．
- 早期に肩関節可動域が回復した場合でも，術後2〜3週目頃から術創部の瘢痕形成が生じたり，AWSにより肩の挙上が困難になることがあるため，術後2〜3か月程度は上肢屈曲・外転運動を行うとよい．
- センチネルリンパ節生検の場合には，積極的な可動域訓練は不要だが，日常生活の中にリハビリテーションの動作を意識的に取り入れるよう指導する．

2）頭頸部がん頸部郭清後の可動域制限

●原因・機序
- 頸部リンパ節郭清では，副神経の損傷により僧帽筋に麻痺を生じ，肩関節の挙上制限や肩すくめ（肩挙上）の制限がみられる．そのため，頸部や肩甲部の鈍痛・不快感，創部周囲の痛みやしびれ，瘢痕化による首の締めつけ感が生じる．
- 頸神経が切除された場合には，頸神経皮枝領域のしびれや感覚低下も生じる．
- 上記の状態で肩関節の不動状態が持続すると，二次的な肩関節の炎症や拘縮（いわゆる癒着性関節包炎）による肩関節の運動障害や痛みを生じ，肩甲周囲や頸部の痛みやこりが加わり，頸部から肩甲帯にかけて痛みやしびれ，運動障害が混在した複雑な症状を呈し，"shoulder syndrome"と呼ばれ，QOLを損なう[46]．

I がん手術療法看護

● 術前のアセスメントとオリエンテーション
- 利き手，肩関節可動域，肩関節周囲炎などの既往の有無，予定術式（頸部郭清の程度や副神経温存の有無），などの情報を収集し，術後に生じる肩関節可動域制限の程度や術後のリハビリテーションでの留意事項をアセスメントする。
- 術後のリハビリテーションの必要性および方法と時期を説明する。術後疼痛への不安が強い場合には，リハビリテーションの妨げとなることもあるため，疼痛管理の説明と心理的支援を行う。

● リハビリテーション
- 術後2～5日目から，ドレーンや創部に注意しながら肩関節や肩甲帯の自動・自動介助での関節可動域訓練や，こりや痛みの緩和のためのリラクセーションを行う[47]。
- 頸部のドレーンが抜去されたら，肩の体操（肩すくめ，肩回し，羽ばたき運動）を指導する。
- 頸部の創の抜糸・抜鉤後，頸部の運動を少しずつ開始し，頸部の体操を指導する。
- 疼痛減弱や機能改善に応じて，リハビリテーション室での肩・肩甲帯・頸部の自動・自動介助運動および他動関節可動域訓練を行う。滑車（肩運動プーリー）での伸長訓練や棒体操，ローテーターカフ筋群の筋力増強訓練などが理学療法士・作業療法士の指導のもとに行われる。
- 退院後，経過が順調な場合に，日常的に上肢にかかる負担が増えることで僧帽筋麻痺を代償するため，ほかの肩や肩甲帯周囲筋の代償的な過度の使用により痛みを生じることがあるので注意するよう指導する[46]。
- リハビリテーション終了の目安は，副神経が保存されている場合は肩関節可動域が改善され，肩頸部の疼痛が軽快する術後6～8か月であり，副神経が切除されている場合は癒着性関節包炎防止のため，自宅でのリハビリテーションの継続が必要である[48]。

3. 心理社会的側面へのケア

- がんに対する手術療法を受ける患者は，周術期の過程においてしばしばストレスと不安を経験する[49]。術後においては，再発の不安などさまざまな精神的苦痛を有する可能性がある[50]。看護師は，手術とがんが患者の心理社会的側面に及ぼす影響をとらえ，年齢など個人の状況も考慮に入れた上で適切なケアを行うことが必要である。

A. 心理社会的側面のアセスメント

- がんに対する手術療法が患者へ及ぼす心理社会的側面への影響として，不安，抑うつ，孤独感，経済的な問題，家族などのケア提供者の問題がある。
- 意思決定における葛藤，対処方略，年齢などの個人特性は，患者の心理社会的側面へ影響を与えるため考慮する必要がある。

患者の心理社会的側面に及ぼす影響

不安

- 心理的な症状として，診断と治療について繰り返し起こる思い，機能や役割の変化に関する気がかり，将来に対するおそれ，死の心配，高い警戒心，集中力の低下がある[51]。
- 身体的な症状として，頻脈，発汗，呼吸困難の自覚や息切れ，頭痛，落ち着きのなさ，腹部の苦痛症状，食欲不振がある[51]。
- 術前から痛みの評価を行う[50]。
- 手術療法を受け初期治療が完了した患者は，再発に関連したおそれを抱くことがある。特に，

フォローアップ検査を受ける時，いつもと違う感覚を有する時など，再発に対する不安が増大していないか把握する。

抑うつ

- 症状として，抑うつ気分，楽しみや興味の減弱，食欲と睡眠の変化，精神的不安定，倦怠感，自身が無価値という感覚や不適切な罪悪感，集中力の低下，繰り返し起こる死の考えや自殺念慮がある[52]。
- スクリーニングツールとして，Hospital Anxiety and Depression Scale (HADS) などを活用する。

孤独感

- 外見的な変化（例：尿路変更），頭頸部がんに関連した容姿の変化，その他のボディイメージの変容がある場合，患者は社会活動への従事に消極的となり社会的に孤立する可能性がある[53]。手術による外見上の変化や患者が抱くボディイメージを把握し，社会活動への参加状況と疎外感や寂しさなどの孤独な感覚を確認する。

経済的な問題

- 就労状況，保険を含め患者・家族の経済状況を把握する。

家族などのケア提供者の問題

- 家族などのケア提供者は，患者の不安，抑うつ，不確かさなどに対処することに困難を有するため，精神的な側面を評価する[54]。がんを宣告され手術療法を受ける家族員のいる家族は危機的状況に陥る可能性があることから，家族員，家族システムユニット，家族外部環境システムのアセスメントを行う[55]。

患者の意思決定における葛藤

- 患者・家族と医療者間のコミュニケーションが意思決定に影響を及ぼす[56]。疾患，診断・治療，支援について患者・家族へ提供された情報，それらの患者・家族の受けとめと理解，患者・家族の価値観と希望を把握した上で，意思決定における困難を評価する。

患者の心理社会的側面に影響を与える個人特性

対処方略

- 患者はしばしばストレスを経験する[49]。ストレッサーと患者の対処方略を把握する。

年齢

- 若年者の場合，妊孕性喪失の問題，雇用の問題，不確かな将来に対する計画などを把握する[50]。
- 高齢者の場合は以下について評価する。
  - 高齢者を包括的に評価する。高齢者機能評価（CGA：Comprehensive Geriatric Assessment）は有用である。
  - 改訂長谷川式簡易知能評価スケール，Mini-Mental State Examination (MMSE) などを用い，認知機能を評価する。
  - せん妄のリスクファクターである75歳以上，認知症，虚弱，併存症，感染，機能障害，うつ病の既往，心血管系・腹部の手術，脱水，多薬併用，感覚障害，睡眠障害[57]を患者が有しているか確認し，せん妄評価尺度[58]などにより評価する。

B. 心身の安定に向けた支援

- 術前からアセスメントを行い，心理社会的側面の問題を把握し支援を提供することが必要である[59]。

I がん手術療法看護

不安，抑うつを軽減する支援

- 患者のストレッサーと対処方略をふまえた上で，疾患や治療，対処方略に関する情報を提供する心理教育的介入[60]，リラクセーション，カウンセリングなどを含むストレスマネジメント・トレーニング[61]を行うことが不安や抑うつの軽減に有効である。
- 疾患と治療への患者の反応および不安などの精神的苦痛のマネジメントに関する情報を提供する[51]。
- 術前から慢性疼痛と術後の急性疼痛をコントロールする計画を立案，実施し，退院後の痛みについても患者，医師，その他の医療者が検討しコントロールを図る[50]。痛み以外の苦痛症状や身体的合併症などの関連因子をマネジメントする。
- 精神的苦痛が治療可能であるという安心感を与える。
- 患者の話をよく聴き支え，術後の回復過程，ストレスや不確かさへの対処法について伝える。
- 医師の指示のもと，適切な薬剤を投与する。
- 患者が落ち着くことのできる環境を提供する。

社会的な支援

- 必要に応じ，小冊子などを用い患者の就労を支援する情報を提供する。
- 家族に対する批判的な言動を控え，家族の感情表出を促し，傾聴しながら支持的に接する[62]。

意思決定への支援

- 患者・家族と医療者間のコミュニケーションを促進させる[56]。
- 小冊子などを活用し，治療の選択肢，各治療の成果および肯定的な側面と否定的な側面，意思決定のガイダンスを提示する[63]。

若年者への支援

- 妊孕性の喪失が懸念される場合には，妊娠出産について術前から患者の意向を把握し，必要に応じ専門職者へ対応を依頼する。

高齢者への支援

- 包括的な評価に基づき，多職種により介入する[64]。
- 認知機能が低下している患者に対し，患者の認知機能レベルに応じた症状評価法やコミュニケーションを用い，苦痛を予防・緩和することにより心理社会的な側面への悪影響を最小限にする。
- せん妄が生じた場合，患者の安全を保障し，非薬理学的な方法による支援を提供する[49]。

C. リハビリテーションの実施

- 手術療法を受けた患者の機能をできる限り回復させ，患者が安全に自宅へ帰ることができるよう，密に連携をもつ多職種からなるリハビリテーションチームにより支援を提供する[64]。
- リハビリテーションを成功させるために，患者が自分の病気の過程について現実的な理解をもつことができるよう支援する[65]。
- 患者が自分を受け入れ自分をエンパワーすることができるようサポートグループを活用する[65]。

D. サポート資源の調整

- 患者がサポートを効果的に受けることができるようフォーマルサポート，インフォーマルサポートを調整する。
- 患者の家族がサポート機構を妨げるような情緒的反応を経験している場合，患者が家族から心

理社会的なサポートを受けることは効果的でない可能性があるため，看護師による介入とサポート資源の探索を行う[49]。

4. 急変時のケア

A. 手術療法に伴う急変時の対応

術直後

- 術直後は麻酔の影響や後出血などにより循環動態の変動が生じたり，呼吸不全が生じるリスクが高くなる。そのため，術直後の呼吸・循環動態を中心に観察を行い，異常の早期発見に努める。

術後回復期

- 術後に感染を起こすとDIC，深部静脈血栓症（DVT），無気肺など，生命に関わる合併症を生じる危険がある。そのため，術後合併症を予防するとともに，早期から感染徴候に気をつけて観察する。
- 急変時の対応として，看護師がモニタリングし，異常の早期発見した場合，医師への報告・連絡・相談が必要になってくる。

B. がん救急体制の整備

急変に対応する院内体制づくり

- 院内には多数の医師・看護師，多職種がいるため，適切で早急な対応ができるように日頃から人・物・情報の3本柱を整備することが重要である[66]。

院内の体制づくりの実際

1）急変時に対応できる看護師の育成

- 看護師は，手術療法後の急変の兆候を観察し，異常の早期発見およびアセスメントするための能力や的確な対応，さらにセルフケア能力を高めるための支援が求められている。そのため，急変時に対応できる看護師の育成が重要である。

●看護師の初期対応の重要性

- 術後の合併症としては，呼吸器合併症，術後出血，深部静脈血栓症・肺塞栓症（PE），手術部位感染，縫合不全，術後イレウス，術後せん妄などがある。手術療法後の急変の兆候を看護師が観察し，異常を早期に発見し，看護師の的確な初期の対応が患者の予後やADLに大きな影響を及ぼす鍵となる。そのために院外・院内の勉強会や日頃から on the job training（OJT）で習得することが必要である。

●アセスメントの重要性

- 看護師は，観察した内容をアセスメントし，判断し，迅速な対応を行う。そのためには，観察することの意味や目的を明らかにし，意図的に観察することが重要である。観察した結果が正常か異常なのか，何が考えられるのかアセスメントし，日々のケアの中で迅速にアセスメントを行うことができるようにトレーニングすることが必要である。看護師は観察やモニタリングおよび患者へのセルフケア支援など看護師の果たすべき役割は大きい。

I がん手術療法看護

表 I-3-15 緊急コール体制

緊急コール	対象	手続き	準備	備考
ハリーコール, コードブルー, コールナイン	・突然の意識障害, 呼吸停止, 心停止を病院職員が確認した場合 ・平日昼間を原則とするが, 夜間, 休日もこれに準じる	①発見した職員は近くにある電話機より「ハリーコール, ハリーコール○○科○○(場所)」と2回連絡する。 ②医師は直ちに○○(場所)に向かう。救急センター医師, 看護師は携帯薬ボックス, 心電図モニター, 除細動器を持ってかけつける。 ③担当医がいる場合は担当医, 救命センターは現場を統括して, 中心となって蘇生術を実施する。 ④患者の容体に従って, 救命センター, 集中治療室に収容する相談, 連絡を行う。 ⑤主治医は院長に連絡する。	・生理検査室, 各階, 外来化学療法室, ケース付きのバッグバルブマスクを備え付ける。 ・携行薬を救命センターに置く ・救急カートに酸素ボンベを設置する。	毎年何回かのシミュレーションの実施

●セルフケア能力を高めるための看護介入

・自分の体調の変化を感じた時に, すぐに患者自身が看護師を呼ぶことができるように患者自身のもっている力を高めるための支援を行い, 信頼関係を築いていくことが重要である。患者自身が自分の症状を表現できるようにセルフケア能力を高める看護介入を行うことが看護師の役割である。

2) 救急カートなど物品の整備

・急変した患者が発生した場合, まず人を呼び救急カートと除細動器, モニターを準備することが必要な状況もある。がん救急体制の整備にあたって, 外来や病棟に除細動器や救急カートの設置を行う。また, 担当医との連絡方法や夜間の当直体制などを確認しておく。

3) 情報の整備

●院内における緊急コールの体制の整備

・患者急変時には, 複数の医療者を集め, 迅速な対応が必要である。施設全体で, ハリーコール, コードブルー, コールナインなどと呼ばれる全館放送による院内救急連絡体制(表 I-3-15)を整え, どこにいても適切な医療を受けられるようなシステムを構築する。

5. 治療を安全に適正に遂行するための管理

A. 転倒予防

転倒リスク

・術後は麻酔の影響, 筋力低下, 貧血, 低タンパク血症, 循環動態の変動により, 転倒を起こしやすい状態にある。

●転倒リスクの評価

・転倒を予防し, 予見するためのスクリーニングを多くの施設が実施している。入院時, 状態が変化した時, 手術後, 入院してから1週間ごとに定期的に転倒・転落リスクを評価し, 転倒予防策を立てる。

転倒を予防し, 生活の安全を守るケア

1) アセスメントツールからの転倒予防介入

・アセスメントスコアシート(表 I-3-16)は根拠

表Ⅰ-3-16 転倒・転落アセスメントスコアシート

転倒・転落アセスメントスコアシート(成人用)						
氏名　　　　　　　　　　　　　　生年月日　　　　　病棟　　　　入院日						
年齢　　　　　　　　　　　　　　　　　診療科						
分類	項目	スコア	日付	日付	日付	日付
年齢	70歳以降	1				
転倒経験	転倒・転落したことがある	1				
活動領域	足腰の弱り，筋力の低下がある	2				
	車椅子・杖・歩行器を使用している					
	ふらつきがある(バランスを崩しやすい)					
認知力	不穏行動がある	3				
	自立心が強い					
	理解力・記憶力の低下がある					
	何でもできる自分を過大評価する					
排泄	排泄時見守りが必要	2				
	排泄介助が必要					
	夜間トイレに行く					
薬剤使用	麻薬	5				
	抗うつ剤	4				
	浣腸緩下剤	3				
	睡眠安定剤	1				
	降圧利尿剤	1				
環境	転科・転棟・転室した	4				
	点滴・酸素吸入している	2				
	合計点					
	危険度					

〔順天堂大学医学部附属順天堂医院：医療事故防止(対策)マニュアル，2016〕

をもってハイリスク者を予測し，予防ケアに活用するツールである。リスク別に応じた転倒予防のための介入が必要である。

2) ステッカーやシールによる転倒予防介入

● リスク分類に応じて，ベッドサイドのベッドネーム，カルテ，ネームバンドの色をシールなどで識別することによって，すべてのスタッフがその患者に接する時の注意を促すサインとなり，転倒予防につながる。

B. ドレーン管理

1) ドレーン管理の目的

● 術後のドレーン挿入の目的は以下の3点ある[67]。これらの目的が達成されるよう適切に管理しなければならない。

◆インフォメーションドレナージ：後出血や消化液(膵液，胆汁など)の漏出，感染の有無などの異常事態に関する情報を知る。

◆予防的ドレナージ：消化液や術後の血液，滲出液を体外に排出して，術後の縫合不全や血腫，

膿瘍形成などの合併症を予防する。
◆**治療的ドレナージ**：消化管穿孔や腹膜炎などにより体内に貯留した有害な体液を排除して感染や炎症を治療する。

2) ドレーン管理のポイント

●**挿入部位，先端部位の確認**
- 体腔内に挿入されるドレーンは，深部の貯留した体液を排出する目的があるため，挿入部によって排液の性状は異なる。そのため，ドレーンの種類を確認し，先端の位置を確認することが必要である。

●**ドレーンからの排液，性状，臭気などの異常の有無**
- 実施された術式，ドレーンを挿入した部位に応じた正常な排液であるか，排液の性状はどのように変化し回復へ向かうのかをあらかじめ把握する。それらの内容を理解した上でドレーンのミルキングの際の出血量，滲出量，性状，臭気などを継続的に観察することが重要である。
- 100 mL/時の出血量や，淡血性から急激に血性に変化した時には，組織より後出血を起こしている可能性が高いため，早急にバイタルサインとともにアセスメントし，異常と判断した場合は速やかに対処する。ただし，体位変換により体内に貯留していたものが流出してくる可能性もあるため，バイタルサインが安定している場合，体位変換を行い，体位ドレナージを行うことが重要である。

●**ドレーンの閉塞・屈曲・捻転・脱落・埋没・侵入予防**
- 手術後は30～60分ごとにミルキングし，血液の凝固，フィブリンなどによる閉塞予防に努める。
- 手術の侵襲や環境の変化により，せん妄や不穏をきたし，ドレーンへの理解を得られないことから，自己抜去にいたる可能性もある。
- ドレーンの屈曲や捻転は閉塞を起こしやすいので，ドレーンチューブの固定方法を以下のように工夫する。
- ドレーンチューブの縫合部から2～3 cmの所をテープ固定し，屈曲を予防する[68]。
- ドレーンチューブの固定は最低2か所で行い，ドレーンの脱落・埋没・侵入を予防する。
- ドレーンが長い場合は，チューブが下方に垂れても屈曲しない固定方法やドレナージバッグの位置を工夫する[68]。
- テープに切り込みを入れ，二方向から固定し，テープの角を丸くし，はがれにくくする。
- 安全ピンでドレーンを固定する場合は，創口と垂直方向で固定し，腹腔内の埋没を予防する。

●**感染予防**
- ドレーンチューブを介した逆行性感染と，刺入部からの感染がある。
- 逆行性感染は，排液内の浮遊物・臭気・混濁・発熱などがある。
- 刺入部からの感染は，ガーゼに付着した排液が膿性，酸臭，腐敗臭を発する。
- ドレーンチューブの排液が細菌にとって良好な培地になるため，刺入部を清潔に保つ。

C. 与薬管理

- 手術後は，身体の状況を予測して薬の投与が必要不可欠である。与薬の際には，手術侵襲による体液量の喪失，電解質の不均衡による血圧低下，不整脈，抗利尿作用などが予測される。
- 手術侵襲と生体反応，全身麻酔薬の有害事象，組織切開による疼痛を理解しながら観察し，医師に報告・連絡・相談を行いながら，術後の早期離床に向けて適正に薬剤を管理する。
- 麻酔薬の有害事象による中枢性嘔吐や創部の痛みの増強に適切に対処することが必要である。
- 患者の状態や術後の回復過程を理解し，心血管作動薬，鎮痛薬，消化器運動改善薬，消化性潰瘍治療薬，利尿薬などの効果をアセスメントし与薬管理することは，看護師の重要な役割である。

6. 患者・家族が治療を理解し，回復過程に参加できるための支援

- 身体的状態，心理的状態，その人がおかれた環境によって受けとめ方や思いは変化する。体験する苦痛を和らげ，心配を軽減しながら，患者が主体的に手術後の回復過程に参加できるよう支援する。
- 患者の意思により主体的に回復過程に参加できれば，生活や人生への主体性を失うことなく，自信をもって取り組むことが可能となる。そして患者が自らをエンパワーメントし，がんという病を患った自分と向き合い生きていく強さにつながっていく。

A. 合併症や治療についての患者の受けとめや思いの理解

- 手術により身体機能や外観が変化し，生活の調整が必要となる。患者はいつまでにどのくらい回復するか知りたくなる[69]。
- 信頼関係を形成することは，患者にとっての安全な場を提供することにほかならない。患者との関係性を形成しながら，合併症や治療についての患者のとらえ方や感情を理解する。
  - 合併症や術後の二次障害による身体状態
  - 患者にとっての手術後の目標
  - 家庭や学校，職場における役割
  - 回復過程や経過
  - 回復に向けての取り組みへの希望
  - 回復に向けて活用できるサポート

B. ボディイメージの変化に対する悲嘆への援助

- 手術は外観の変化そして機能的変化が生じる体験であり，患者自身のボディイメージを変化させる。周囲や自分自身の期待と現実とのギャップに戸惑い，ボディイメージの変化が生じる。ボディイメージの変化によって，喪失を体験するときの情緒的反応が悲嘆である。
- 周りの患者との比較，主治医の説明通りに回復しないことなど，できない自分を意識し，焦りや自尊感情の低下を感じることも多い。
- 手術後は，身体の変化と同様に役割の変化や関係性の変化を経験し，術前とは違った感じをもつ患者も多い。周囲の人々が特別な目で見ていると感じ，孤独感や孤立感を感じることもある。
- 患者・家族の体験する感情に看護師が気づき，患者・家族がつらい気持ちを表出できるようにする。
- 患者自身が手術後変化した外観や身体機能をどうとらえているかを看護師は理解し，徐々に向き合っていけるように支援する。
  - 身体を見る
  - 変化した身体の現実を受けとめる
  - 変化への意味づけ
  - 現在の身体の形態や機能を自分として認める
  - 自己の価値を認める
- 患者自身のとらえ方を理解し，焦らず，できることから少しずつ慣らしていけるようにする。患者ができることに目を向け，自信を取り戻せるように，「昨日より…ですね」「手術の前に練習したことが生かされていますね」などの言葉を添えつつ，患者の体験に合わせて回復過程を支援する。
- 手術後の苦痛症状を緩和し，ともに体験を振り返る支援が患者の身体と心を支えていくことにつながる。必要なサポートを得て，自分自身の経過を振り返り，できるようになったこと，変わらない価値に患者自らが気づけるように支援する。
- 焦りが募ったり，気持ちが揺らいでいる時には，課題から少し離れて，リラックスできるような時間を提供する安楽ケアが重要になる。足浴をしたり，洗髪をしたり，心地よく感じリラックスできる援助を患者の状態に合わせて意図的に

入れることで，患者は自分を取り戻し，力を発揮できるようになる。
- がんで手術を受けるということは人生を見つめ直す機会にもなる。退院後，患者が自分らしく暮らしていけるようなイメージをもてるように，早い時期から教育支援（3章6-E, p.69）を活用する。身体の回復と心の回復によって，状況の受けとめ方も変わってくる。

C. エンパワーメント

- 患者・家族との信頼関係を基盤に，患者自身そして家族が回復過程に参加することを支える。患者は自分の人生・生活の専門家として，医療者は患者・家族に必要な情報やケアを提供する専門職として，それぞれが責任をもち，互いに尊重し合う。
- 退院後のがん患者のエンパワーメント[70]には，力の低下を自覚する，がんとともに生きていく意志を固め目標をもつ，有用な資源を見出し活用する，自分に合った生活の方法を実行するという4つの局面がある。
- 回復過程に参加することについて，「3章6-A. 合併症や治療についての患者の受けとめや思いの理解, p.67」の内容を活用し，患者が感じていることや課題としていることを明らかにする。
- 取り組みたいと思っていることについて，患者が抱いている感情を十分に表出できるようにし，共感的に関わる。
- 患者が手術後の生活について，自分自身の目標を設定することを支援する。医療者側から提示された目標ではなく，自分自身の生活に根ざした目標となるようにすることで，術後回復のために主体的に行動することが可能となる。
- できそうなことを患者自身が決められるよう支援する。そして，決めた行動について，患者が取り組めるよう支援し，取り組んだことに肯定的なフィードバックを行うことや，患者が自らの取り組みを振り返る機会をもつことによっ

て，自信をもてるように関わる。
- 自分の気持ちを話せる場や，話を聞いてくれる人，サポートしてくれる人の存在に気づくことも重要である。患者会などへの参加は，同病者のサポートを得られるだけでなく，自分の経験を他者と分かち合うことが，他者の役に立つと感じ，力を得る経験につながる可能性もある。気持ちを表出する支援をすること，気持ちを分かち合う場を提供することなどを組み合わせながら，患者自身が力を発揮できるように援助する。

D. 効果的な対処のための支援

- 術後の患者は状況に応じて，さまざまな対処方略を組み合わせて適応に向けて行動する。時に患者のとる習慣化された対処方略が非効果的となることもあるため，患者の状況のとらえ方を理解し，効果的な対処となるよう話し合うことや必要な情報を提供することも必要となる。
- 患者がストレス状況にあるかどうかを査定し，患者の考えや乗り越えるための行動を把握する。また，状況のとらえ方は個人の価値観，目標，自信，サポートの有無などの個人的要因に影響を受けるため，患者の話を聞きながら総合的にアセスメントすることが必要である。
  - 困難だと感じていることは何か
  - そのことについてどのように考えているか
  - それを乗り越えるための実際の行動
  - その行動は効果的か
  - 必要な支援は得られているか，など
- 効果的な対処のために，次の支援を行う。
  - 環境因子への働きかけ：サポートの調整
  - 認知的評価プロセスへの働きかけ：患者教育により自信をもてるようにする
  - 対処方略への働きかけ：セルフモニタリング，術前訓練など
  - ストレス反応への働きかけ：リラクセーション（呼吸法，イメージ法など），バイオフィードバックなど

E. 患者・家族教育

- 次のことを理解してもらい，主体的に回復に向けて行動できるように支援する。
  - 自分の身体と心に責任をもち大切にすること
  - 必要に応じてまわりの支援や協力を求める
  - 術後の痛みを患者自身が評価し，医療者に伝えることで痛みの効果的な緩和ができること
  - 早期リハビリテーションにより回復を促進できること
  - 日常生活動作がリハビリテーションになること
  - 術後の身体機能障害と対処方法

1) 合併症・二次障害のセルフモニタリング法の習得を促す

- 回復途中にある身体と心は変化の最中にある。よってセルフモニタリングは，患者の気づきを得るためにも合併症や二次障害の早期発見のためにも重要となる。
- 患者に，術後出現する可能性のある不快症状の回復過程やその機序に関する情報提供を行い，患者自身に不快症状に対するセルフモニタリングの実施を促し，自らの症状に対する認識を深めることで，セルフケア支援へとつなげる[71]。また，患者自身の行動によって望ましい結果につながることに気づけるよう関わる。

2) 合併症・二次障害のセルフケア実践

- 周術期セルフケア支援[72]として，手術前から合併症予防に向けた呼吸訓練を実施したり，切除部位と生活への影響を考えて術後の生活の準備を始められるように支援する。これらは，術後の苦痛を軽減する効果もあり，苦痛軽減により自分自身の力を実感しやすくなる。
- 手術前の入院を待つ期間：治療に向けて体調を整える。入院期間中の仕事や家事の調整をする。病気や治療について理解する。
- 術後の離床を進めるためにも，疼痛のコントロールが重要となる。最初の段階からていねいに関わり，患者の力を引き出し，発揮できるようにする。
- 手術によって生じた身体機能の低下に対する直接的な対処とともに，そこから生じる生活上の問題を解決するためにはセルフケアが必要となる[73]。合併症や二次障害を防ぐための対処方法を習得できるよう支援する。
- 手術後の身体変化を患者が実感する場面に立ち会い，情緒的反応に表出できるようにしながら，患者のセルフケアへの覚悟と意思決定を支援する。
- 必要な情報を提供し，患者・家族がケアに参加し，責任をもてるよう支援する。患者が回復のために取り組んだことを自分自身で改善し，この先も自信をもって取り組んでいけるようにする。
- 活用できる社会資源について情報を提供し，手術後の回復過程に主体的に参加しながら，生活を立て直し手術後も自分らしく暮らせるように支援する。

7. 術後回復を促すケア

- 術後回復を促すケアを考えるために3つの視点が必要である。第一は手術目的が根治か非根治かの視点であり，心理面にも影響し，術前に併用療法があれば身体機能へも影響する。第二は切除部位・範囲と再建術の結果としての機能変化の視点であり，術後リハビリテーションに影

I がん手術療法看護

響する。第三にリンパ節郭清術の視点であり、その部位と範囲によっては、リンパ循環が途絶して、リンパ浮腫を引き起こす。
- 患者が術後急性期にあるのか回復期かによって、ケアの様相は変化する。急性期には、手術侵襲に対する生体反応を理解して、生命維持を目的としたケアを提供する。また、術後回復期には、切除部位・範囲と再建術の結果としての機能の変化やリンパ節郭清の影響を補うケアを提供する。

A. 安楽を促すケア

- 術後の不快症状の代表が急性疼痛である。この術後の急性疼痛は侵害受容性疼痛であり、手術後36時間までが最も強く、術後2〜3日目には軽減する。鎮痛が不十分であると、末梢の知覚神経が刺激されて痛みが悪循環し、術後合併症の誘因ともなり、痛みの閾値が低下する。そのために、積極的に鎮痛することが重要である。痛む感覚には侵害刺激による疼痛そのものと、反応としての不快な感覚や情動体験がある[74,75]。

●術後痛の強さを評価するケア
- 患者が疼痛を自己申告できる場合には、NRS（Numeric Rating Scale）あるいはVAS（Visual Analogue Scale）を用いる[76]。その値が3を超えると痛みがあると評価する。
- 患者が疼痛を自己申告できない場合には、BPS（behavioral pain scale）を用いる[76]。その値が5を超えると痛みがあると評価する。
- バイタルサインのみで、痛みを評価してはならない[76]。

●急性疼痛に対するケア
- 患者に我慢させないことが肝要であり、患者の主観的な疼痛の評価に基づき、主治医から指示された範囲の薬剤を用いて鎮痛する。
- 全身麻酔に硬膜外麻酔が併用されて、疼痛の侵害刺激の脳への伝達をブロックする先制鎮痛法も実施され、その硬膜外カテーテルを利用して、持続硬膜外鎮痛法、患者管理鎮痛法などが導入されている。

●反応としての不快な感覚や情動体験を軽減するケア
- 術前に術後疼痛に関する感覚情報を提供し[77]、術後の創部痛が術後36時間を過ぎると徐々に軽減して術後2〜3日目には動作時のみの疼痛に変化することなど、患者が術後経過を見通すことができるようにする。
- 術後の創部痛を積極的に鎮痛する方針であり、創部痛を我慢する必要はないことについて、術前に患者に説明し、理解されたことを確認する。
- 術後の創傷部位を伝え、動作時痛を軽減できる体位変換の方法などを術前に練習する。

B. 創部の治癒を促すケア

- 手術創における創傷治癒過程は、炎症期、増殖期、組織再構築期へと極めて整然と進行する生体反応である。正常の治癒過程において、炎症期には顆粒球やマクロファージが活性化して菌や死細胞を貪食し、その一方で上皮細胞は増殖する。増殖期には、創腔中にフィブリン網が形成され、線維芽細胞が増殖してコラーゲンが新生される。その一方で、血管新生が開始される[74]。
- 生体反応である創傷治癒過程の進行を阻害しないことが肝要である。これを阻害する最大の局所因子は創感染であるため、手術部位感染（SSI）を予防することが重要である。
- 術後には、エネルギー代謝の変動によって糖代謝、タンパク代謝および脂質代謝が異化に傾く。筋タンパクが分解されて糖が新生されるため、血清アルブミン値は減少する。そのため、術前に低値であると、術後にさらに低下し、創傷治癒が遅延する。また、基礎疾患として糖尿病の

合併があると,感染防御力の低下を前提とする。

●SSIを予防するケア
- 手術部位によって除毛が必要な場合には,術前の処置時に皮膚に微細な傷をつくらない。さらに,手術前夜には入浴やシャワー浴によって皮膚の清浄を維持する。
- 術後における創感染の経路は,皮膚切開がなされた手術創,ドレーン刺入部の切開創,ドレーンの開放口であるため,これらの感染経路を遮断する。感染兆候として創部の発赤・腫脹,創部痛の増強,発熱,ドレーンからの排液の性状・量などを観察する。さらに,ドレッシング材によって被覆された創の閉鎖環境を維持し,体位変換によってドレーンから滲出液を体腔外に排出する。
- アセスメント指標としてBMI,血清アルブミン値などに基づき,患者の術前・術後栄養状態を評価する。BMIは標準値22,18.5未満は低体重である。血清アルブミン値(mg/dL)2.8〜3.5は栄養不良軽度,2.1〜2.7は中等度栄養不良,2.1未満は高度栄養不良である。
- 術後に推定される必要エネルギー量〔kcal/日=基礎エネルギー消費量(BEE)×行動因子×侵襲因子〕を算出し,栄養補給(kcal/日)の充足状況を評価する。
- BEEの算出にはハリス・ベネディクトの式が多用されている。
  - 男性(kcal)=66.47+13.75×体重(kg)+5.0×身長(cm)−6.76×年齢
  - 女性(kcal)=655.1+9.56×体重(kg)+1.8×身長(cm)−4.68×年齢

C. 全身の循環,筋力回復を促すケア(離床促進)

- 術後急性期には,炎症反応によって血管透過性が亢進するために,血管内から手術侵襲を受けた組織(サードスペース)に細胞外液が移行して貯留する(術当日〜術後1日目)。貯留する細胞外液量は,中程度の開腹手術で3〜5 mL×体重kg×手術時間であるといわれ,この時期には循環血漿量減少性ショックのリスクがある。循環器系が安定するまでは,呼吸器系の安定も合わせて,横隔膜が下降するよう15°程度ベッドを挙上した仰臥位で安静を維持する[75]。
- 炎症反応からの回復に伴い,サードスペースに貯留した細胞外液が血管内に戻る。これをリフィリングと呼び,術後2〜3日目には循環血漿量が一時的に増加するため,心負荷や肺水腫のリスクがある。バイタルサイン,呼吸音を観察して早期に兆候を発見する[75]。
- 手術療法に伴うリンパ節郭清術は,その部位のリンパ循環を途絶させるために,二次性リンパ浮腫を引き起こす。腋下リンパ節郭清による乳がん術後リンパ浮腫,鼠径リンパ節郭清による子宮がん術後リンパ浮腫が問題となっている。
- リンパ浮腫の病期は,Ⅰ期(可逆期),Ⅱ期(非可逆期),Ⅲ期(象皮病)と進行することから,早期発見して早期に治療を開始することが重要である[78,79]。保存的療法として,障害されたリンパ系を介さずにほかの正常な深部のリンパ系に誘導するリンパドレナージが実施される[78,80]。
- 一般外科における術後の静脈血栓塞栓症のリスク[81]として「60歳未満の非大手術,40歳未満の大手術」が低リスクに,「60歳以上あるいは危険因子のある非大手術,40歳以上あるいは危険因子がある大手術」が中リスクに,「40歳以上の癌の大手術」が高リスクに分類される。予防法として,低リスクでは術後早期の歩行開始が,中リスクでは術中からの間欠的空気圧迫法の実施および弾性ストッキングの装着が,高リスクでは間欠的空気圧迫法あるいは低用量未分画ヘパリンが推奨されている。
- 正常者の安静臥床は1日約3%の筋力の低下をもたらすと報告され,20〜30%の筋収縮を毎日数回実施することによって筋力が維持され,40%以上の筋収縮で筋力が増加する[82]。一方,

I がん手術療法看護

手術後の異化期には，筋タンパクが分解されてエネルギー源となるので，筋力増強をめざす運動は禁忌である[83]。

● **循環・筋力回復を促すケア**
- 術当日から術後1日目にかけて，循環器系が安定するまでは15°程度ベッドを挙上した仰臥位で安静を維持する。
- 循環器系が安定後には，静脈血栓塞栓症の予防，筋力の維持，腸蠕動の回復[84]などを目的に早期の離床を促進する。体位変換，ベッド挙上，ベッドリイド立位，病室内歩行へと徐々に進行する。術前に，術後の回復の見通しと離床のスケジュールを説明し，疼痛を最小限とする離床方法についてもトレーニングする。
- 腋下リンパ節郭清術，鼠径リンパ節郭清術を伴う手術では，リンパ浮腫のリスクを念頭におき，早期発見のために観察する。

D. 睡眠・休息を促すケア

- がん患者は手術を意思決定する時，医師の説明に基づき，手術による生命確保の可能性を判断している[85]。手術によって治癒するとの期待もあれば，手術にかけるほかないとの覚悟もある。さらに，再発の可能性についても承知して，患者は手術に臨んでいる。手術が根治目的であれば患者の期待が反映され，非根治であれば患者の覚悟が反映される。このように，術後の患者は，手術侵襲による身体的影響に加えて，心理的ストレス下にある。
- 術後せん妄は，患者の予後を増悪させ，入院期間を延長させる[76]。せん妄は，低活動型，過活動型，混合型に分類され，術後せん妄の症状は抑うつの状態から，幻覚，興奮，見当識障害など重篤な精神症状まで多様である。さらに，静脈ライン，腹腔ドレーンなど，身体に留置されているチューブやドレーンを自己抜去することもあり，患者自身に危害をもたらす問題となる。

前駆症状として不眠の訴えがあり，睡眠障害や睡眠覚醒周期障害の期間を経て発症することが多い。術後せん妄は重篤化を避けるため，予防と早期発見・対処が必要である。

● **生命が再確保された実感を促すケア**
- 術当日には「手術は無事終わりましたよ」「病棟に帰ってきましたよ」「順調な経過ですよ」など，意図的に言葉をかけて，手術という非日常の緊張状態から，日常の世界に引き戻すことが，安楽を促すケアとして重要である。
- 術後1日目の朝，患者に歯磨きを促すと，多くの患者から「ああ，生き返った」との言葉を聞く。麻酔による口臭を取り除く口腔ケアを患者自身が行うなど，手術前の日常生活に戻るためのケアが，生命確保の安堵感につながる。

● **術後せん妄を予防し早期発見・対処するケア**
- 術後せん妄のモニタリングツールとして，CAM-ICU（Confusion Assessment Method for the ICU）とICDSC（Intensive Care Delirium Screening Checklist）が推奨されている[76]。
- せん妄発症に関する患者の危険因子は，年齢，重症度，感染（敗血症），認知症の存在である[76]。
- せん妄発症の「誘発因子」として，身体拘束，感覚遮断，精神的ストレス，睡眠障害などを観察し改善する[74]。
- 術後疼痛を緩和し，疼痛閾値を上昇させる。

E. 機能回復を促すケア

- 手術による切除部位・範囲と再建術の結果として，機能がどのように変化したかを把握する。手術記録から切除部位・範囲を把握して，どの組織を喪失し，どの神経が切離され，どのように再建され，その結果生理機能はどのように変化したのかを理解する。具体例として，幽門側胃切除術・ビルロートⅠ法再建術では，胃の幽

門側1/2が切除され，幽門，幽門腺（副細胞），胃底腺（主細胞・副細胞・壁細胞）の1/2を喪失し，ペプシノーゲン，粘液，胃酸の分泌が減少する．迷走神経切離によって蠕動運動を喪失する．ビルロートⅠ法再建術では，残胃と十二指腸が吻合されるので，食物は十二指腸を経由するため，機能の変化は最小限であるといえる．
● 喪失した機能と再建術式から，手術による機能の変化を評価し，その上で，術後リハビリテーションとして機能の適応をめざして，患者の食生活を望ましい方向に調整して支援する．幽門側胃切除術・ビルロートⅠ法再建術を例示すると，胃の貯留能が減少するので，1日必要量を6回に分割して摂取し，胃の消化能が低下するので，口腔で十分に咀嚼し，時間をかけて摂取する．
● 機能回復を促すケアは，切除部位・範囲と再建術によって変化するので，ここでは基本的方法を示すことにとどめる．

文献

●引用文献

1) 山内正憲，山蔭道明：Ⅻ代謝の生理学．Ⅷ体温測定．日本麻酔科学会・周術期管理チームプロジェクト（編），周術期管理チームテキスト（第2版），pp.301-306，日本麻酔科学会，2011
2) 佐々木麻美，岡林紀恵：Q51体温管理の注意点について教えてください．菊地京子，石橋まゆみ，他（編），時系列で学ぶ手術看護，pp.110-111，総合医学社，2015
3) 高木俊一：シバリング．野村実（編），周術期管理ナビゲーション，pp.230-231，医学書院，2014
4) 徳山薫：Q69手術終了時の皮膚の観察ポイントを教えてください．前掲2），pp.149-150
5) 齋藤貴幸：手術体位と末梢神経障害．Anet 17(1)：3-4，2013
6) 西山純一：手術体位．前掲1），pp.307-314
7) American Society of Anesthesiologists：Practice advisory for the prevention of perioperative peripheral neuropathies：an updated report by the American Society of Anesthesiologists Task Force on prevention of perioperative peripheral neuropathies. Anesthesiology 114(4)：741-754, 2011
8) 山下さおり：Q47仰臥位のポイントを教えてください．Q48側臥位のポイントを教えてください．Q49腹臥位のポイントを教えてください．Q50截石位のポイントを教えてください．前掲2），pp.101-109
9) 杉浦孝宏，国沢卓之：術後感染．野村実（編），周術期管理ナビゲーション，pp.254-257，医学書院，2014
10) 針原康：手術部位感染（SSI）防止．日本手術医学会，手術医療の実践ガイドライン（改訂版），手術医学 35(suppl)：S59-S72, 2013
11) Madsen D, Sebolt T, et al：Listening to bowel sounds：an evidence-based practice project：nurses find that a traditional practice isn't the best indicator of returning gastrointestinal motility in patients who've undergone abdominal surgery. Am J Nurs 105(12)：40-49, 2005
12) Massey RL：Return of bowel sounds indicating an end of postoperative ileus：is it time to cease this long-standing nursing tradition? Medsurg Nurs 21(3)：146-150, 2012
13) 鎌倉やよい，深田順子：第4章消化器系への影響と看護．周術期の臨床判断を磨く―手術侵襲と生体反応から導く看護，p.67，医学書院，2008
14) 菱沼典子，平松則子，他：熱布による腰背部温罨法が腸音に及ぼす効果．日本看護科学会誌 17(1)：32-39, 1997
15) 片桐美和，長尾二郎，他：術後の主な合併症とその対策―術後イレウス．外科治療 104（増刊）：238-242, 2011
16) Short V, Herbert G, et al：Chewing gum after surgery to help recovery of the digestive system. Cochran Datebase Syst Rev 20(2)：31-32, 2015
17) 本山覚，山元康義，他：術後腸管運動に対する大建中湯の有用性．産科と婦人科 81(11)：1363-1367, 2014
18) 草野元康，栗林志行，他：消化管運動と漢方．日本消化器病学会雑誌 107(10)：1592-1603, 2010
19) Akamaru Y, Takahashi T, et al：Effect of Daikenchuto, a Japanese herb, on intestinal motility after total gastrectomy：a prospective randomaized trial. J Gastrointest Sug 19(3)：467-472, 2015
20) 楠正人：外科的感染症．北島政樹（監），加藤治文，畠山勝義，他（編），標準外科学（第12版），p.137，医学書院，2010
21) Centers for Disease Control and Prevention（CDC）：Draft guideline for the prevention of surgical site infection, 2014 http://www.jscva.org/files/CDC-SSI_Guideline_Draft2014.pdf［2016年8月4日］
22) Guideline for the prevention of intravascular catheter-related infection, 2011 https://www.cdc.gov/hicpac/pdf/guidelines/bsi-guidelines-2011.pdf［2016年8月4日］
23) 楠正人：外科的感染症．北島政樹（監），加藤治文，畠山勝義，他（編），標準外科学（第12版），p.138，医学書院，2010
24) 小山知秀：SIRS．清水敬樹（編），ICU実践ハンドブック，pp.521-523，羊土社，2009
25) 松田直之：炎症と凝固．救急・集中医療 26(5-6)：649, 2014
26) 長岡由姫，川前金幸：Q8 sepsis・SIRSに起因する呼吸不全の病態．久志本成樹（編），sepsis・SIRS―いま生かす！最新の病態把握に基づく適切な診療へ，救急・集中医療 24(9・10)：1055, 2012
27) 東口髙志：消化器外科周術期の代謝栄養学．外科治療 100(2)：192-202, 2009

28) 林直子, 佐藤まゆみ(編)：成人看護学 急性期看護Ⅰ(改訂第2版) 概論・周手術期看護. p.15, 南江堂, 2015
29) Vincent JL, Moreno R, et al：The SOFA(sepsis-related organ failure assessment)score to describe organ dysfunction/failure. On behalf of the working group on sepsis-related problems of the european society of intensive care medicine. Intensive Care Med 22(7)：707-710, 1996
30) 朝倉英策, 森下英理子, 他：DICの概念と定義, 病態. 救急・集中医療 26(5-6)：604-606, 2014
31) 丸山征治：DIC 学の現在. 救急・集中医療 26(5-6)：594, 2014
32) 丸藤哲, 池田寿昭, 他：急性期 DIC 診断基準—第二次多施設共同前向き試験結果報告. 日本救急医学会雑誌 18(6)：237-239, 2007
33) 林朋恵：線溶型 DIC と線溶亢進型 DIC. 救急・集中医療 26(5-6)：611-614, 2014
34) 道又元裕, 尾野敏明(編)：イラストでわかる！ ICU ナースの生体侵襲ノート. pp.150-151, 日総研出版, 2015
35) 日本看護倫理学会臨床倫理ガイドライン検討委員会：身体拘束予防ガイドライン. 日本看護倫理学会, 2015
http://www.jnea.net/pdf/guideline_shintai_2015.pdf [2016年8月4日]
36) 有害事象共通用語規準 v4.0 日本語訳 JCOG(略称：CTCAE v4.0-JCOG)[CTCAE v4.03/MedDRA v12.0(日本語表記：MedDRA/J v19.0)対応-2016年12月13日]
http://www.jcog.jp/doctor/tool/CTCAEv4J_20160310.pdf [2016年12月13日]
37) International Society of Lymphology：The diagnosis and treatment of peripheral lymphedema：2013 consensus document of the International Society of Lymphology. Lymphology 46(1)：1-11, 2013
38) 日本がん看護学会(監), 矢ヶ崎香(編)：サバイバーを支える 看護師が行うがんリハビリテーション. p.81, 医学書院, 2016
39) Oncology Nursing Society(ONS)：Lymphedema. Putting Evidence into Practice.
https://www.ons.org/practice-resources/pep/lymphedema [2016年8月4日]
40) Deura I, Shimada M, et al：Incidence and risk factors for lower limb lymphedema after gynecologic cancer surgery with initiation of periodic complex decongestive physiotherapy. Int J Clin Oncol 20(3)：556-560, 2015.
41) 日本乳癌学会(編)：科学的根拠に基づく乳がん診療ガイドライン 1 治療編(2015年版). pp.249-250, 金原出版, 2015
42) 日本リンパ浮腫研究会(編)：リンパ浮腫診療ガイドライン(2014年版). pp.38-40, 金原出版, 2014
43) 村岡香織, 阿部恭子：第4章乳がん・婦人科がん. 日本がんリハビリテーション研究会(編), がんのリハビリテーションベストプラクティス. pp.91-116, 金原出版, 2015
44) 辻哲也：乳がんの特徴・治療・リハビリテーションの概要. 辻哲也(編), がんのリハビリテーションマニュアル—周術期から緩和ケアまで. pp.117-125, 医学書院, 2011
45) 日本リハビリテーション医学会がんのリハビリテーションガイドライン策定委員会(編)：がんのリハビリテーションガイドライン. pp.56-57, 金原出版, 2013
46) 辻哲也：頭頸部がんの特徴・治療・リハビリテーションの概要. 前掲44), pp.68-87
47) 鶴川俊洋, 神田亨：第3章頭頸部がん. 前掲43), pp.48-90

48) 鬼塚哲郎：頸肩腕障害. 浅井昌大, 鈴木茂伸(編)：頭頸部がん・眼科領域のがん. pp.169-176, メヂカルフレンド社, 2007
49) Davidson GW, Lester JL, et al(eds)：Surgical oncology nursing. Oncology Nursing Society, Pittsburgh, 2014
50) Gllespie TW：Cap.11 Surgical therapy. In Yarbro CH, Wujcik D, et al(eds), Cancer nursing：principles and practice (7th ed). pp.232-248, Jones & Bartlett Publishers, Boston, 2011
51) Sheldon LK, Swanson S, et al：Putting evidence into practice：evidence-based interventions for anxiety. Clin J Oncol Nurs 12(5)：789-797, 2008
52) Fulcher CD, Badger T, et al：Putting evidence into practice：interventions for depression. Clin J Oncol Nurs 12(1)：131-140, 2008
53) Kattlove H, Winn RJ：Ongoing care of patients after primary treatment for their cancer. CA Cancer J Clin 53(3)：172-196, 2003
54) Giarelli E, McCorkle R, et al：Caring for a spouse after prostate surgery：the preparedness needs of wives. J Family Nurs 9(4)：453-485, 2003
55) 宮下美香：家族の急性ストレスへの支援—がんを宣告された家族員がいる危機的家族のケース. 法橋尚宏(編), 新しい家族看護学. pp.225-234, メヂカルフレンド社, 2010
56) Siminoff LA, Step MM：A communication model of shared decision making：accounting for cancer treatment decisions. Health Psychol 24(4, Suppl)：S99-S105, 2005
57) Marcantonio, ER：In the clinic：Delirium. Ann Intern Med 154(11)：ITC6 1-16, 2011
58) 太田喜久子, 粟生田友子, 他：せん妄様状態にある高齢者への看護ケアモデル 一般病院における高齢者ケアの探求. 看護技術 44(11)：1217-1226, 1998
59) Tsimopoulou I, Pasquali S, et al：Psychological prehabilitation before cancer surgery：a systematic review. Ann Surg Oncol 22(13)：4117-4123, 2015
60) Katz MR, Irish JC, et al：Development and pilot testing of a psychoeducational intervention for oral cancer patients. Psychooncology 13(9)：642-653, 2004
61) Garssen B, Boomsma MF, et al：Stress management training for breast cancer surgery patients. Psychooncology 22(3)：572-580, 2013
62) 千島隆司：乳がん患者と家族のメンタルケア. 予防医学 49：93-97, 2007
63) Lam WW, Chan M, et al：Reducing treatment decision conflict difficulties in breast cancer surgery：a randomized controlled trial. J Clin Oncol 31(23)：2879-2885, 2013
64) Konzen B：Physical Medicine and Rehabilitation. In Duffy JD, Valentine AD(eds)：MD Anderson Manual of Psychosocial Oncology. pp.289-296, The McGraw-Hill Companies, 2011
65) Schmitt P, Harding A：Empowering survivors through expressive arts. In Lester JL, Schmitt P(Eds)：Cancer rehabilitation and survivorship：transdisciplinary approaches to personalized care. pp.327-335, Oncology Nursing Society, Pittsburgh, 2011
66) 山勢博彰(編)：院内エマージェンシー—急変時に対応するための知識と技術. p.2, メヂカルフレンド社, 2004
67) 大杉浩一：排液・ドレーン管理の実際(総論). 野村実(編),

68) 木村チヅ子(編)：周手術期看護ガイドブック—必要な知識と役立つ技術．p.160，中央法規，2005
69) 「がんの社会学」に関する合同研究班：がんと向き合った7,885人の声—がん体験者の悩みや負担等に関する実態調査報告書(概要版)．シリーズ「がん体験者の声」第1集，2014
http://cancerqa.scchr.jp/pdf/taiken_koe_jpn.pdf［2016年8月5日］
70) 上杉和美：退院後のがん患者のエンパワーメント．高知女子大学看護学会誌29(1)：37-47，2004
71) 板東孝枝，雄西智恵美，他：術後肺がん患者の退院時から術後6カ月までの身体的不快症状の実態．日本がん看護学会誌 29(3)：18-28，2015
72) 高見沢恵美子：周手術期がん患者のセルフケア支援．がん看護 20(3)：315-320，2015
73) 舘美加：術後のセルフケア支援．がん看護 18(2)：231-234，2013
74) 鎌倉やよい，深田順子：周手術期の臨床判断を磨く—手術侵襲と生体反応から導く看護．pp.7-14，71-80，95-120，121-130，医学書院，2008
75) 横田敏勝，黒政一江，他：ナースのための痛みの知識(改訂第2版)．南江堂，2000
76) 日本集中治療医学会 J-PAD ガイドライン作成委員会：日本版・集中治療室における成人重症患者に対する痛み・不穏・せん妄管理のための臨床ガイドライン．日本集中治療医学会雑誌 21(5)：539-579，2014
https://www.jstage.jst.go.jp/article/jsicm/21/5/21_539/_pdf［2016年8月5日］
77) 加藤基子：感覚情報の伝達手段が痛み反応に及ぼす影響—J.E.Johnson の仮説に基づく実験的研究．看護研究 15(4)：412-419，1982
78) 尾崎福富，清水光芳，他：下肢片側性リンパ浮腫に対する複合的理学療法．理学療法学 27(5)：167-173，2000
79) 作田裕美，宮腰由紀子，他：乳がん術後リンパ浮腫患者の浮腫発症指標としての指尖血流量の検討—血流量差に着目して．日本看護科学会誌 27(2)：25-33，2007
80) 井沢知子：乳がん術後のリンパ浮腫に対するナーシングリンパドレナージプログラムの開発．日本看護科学会誌 26(3)：22-31，2006
81) 肺血栓塞栓症/深部静脈血栓症(静脈血栓塞栓症)予防ガイドライン作成委員会：一般外科手術における静脈血栓塞栓症の予防．肺血栓塞栓症/深部静脈血栓症(静脈血栓塞栓症)予防ガイドライン(ダイジェスト版)．2013
http://www.medicalfront.biz/html/06_books/01_guideline/08_page.html［2016年8月5日］
82) 草野修輔：高齢者のリハビリテーション．理学療法科学 19(3)：175-181，2004
83) 若林秀隆：リハビリテーションと臨床栄養．リハビリテーション医学 48(4)：270-281，2011
84) 小林たつ子，矢崎朋美，他：体位変換による腸蠕動の変化と腸音測定の検討：アクティグラフマイクロミニ型音センサーを用いて．山梨県立大学看護学部紀要 13：37-46，2011
85) 渡邉直美，鎌倉やよい：手術療法を受けるがん患者の意思決定に影響する要因．日本がん看護学会誌 28(1)：5-10，2014

●参考文献

I-3-1-A-2)
- 中屋貴子：機器別予防策と実際のケア 8 手術体位固定具．看護技術 60(4)：50-56，2014

I-3-1-B-1),2)
- 弦間昭彦(編)：呼吸器疾患診療最新ガイドライン．pp.21-39，158-164，総合医学社，2014
- 外須美夫：麻酔・集中治療のための呼吸・循環のダイナミズム．真興交易医書出版部，2011
- 磯野可一(編)：ナースの外科学(改訂6版)．pp.186-197，中外医学社，2013
- 川島みどり，鈴木篤(監)：改訂版外科系実践的看護マニュアル．pp.158-167，284-288，看護の科学社，2009
- 北村聖(編)：臨床病態学1巻(第2版)．pp.254-263，456-463，ヌーヴェルヒロカワ，2013
- 國土典宏(総監訳)：ビジュアル周術期ケア．pp.156-167，168-189，南江堂，2013
- 黒田裕子，林みよこ(編)：クリティカルケア看護完全ガイド．pp.126-137，医歯薬出版，2013
- 日本循環器学会，日本医学放射線学会，他：循環器病の診断と治療に関するガイドライン(2008年度合同研究班報告)，肺血栓塞栓症および深部静脈血栓症の診断，治療，予防に関するガイドライン(2009年改訂版)
http://www.j-circ.or.jp/guideline/pdf/JCS2009_andoh_h.pdf［2016年8月3日］
- 雄西智恵美，秋元典子(編)：周手術期看護論(第3版)．pp.196-201，ヌーヴェルヒロカワ，2014
- 佐伯由香，田中美智子(編)：ナーシング・グラフィカ健康の回復と看護1 呼吸機能障害/循環機能障害(第3版)．pp.46-57，メディカ出版，2014
- 千田金吾(監)，須田隆文，乾直輝，他(編)：Q&Aでわかる呼吸器疾患ガイドライン実践ブック．pp.14-23，106-129，南江堂，2013
- 瀬尾憲正(編)：周術期の肺血栓塞栓症・深部静脈血栓の予防と対策．pp.4-37，克誠堂出版，2004
- 炭山嘉伸(監)，斉田芳久(編)：最新術後合併症ケア・マニュアル—消化器外科手術後にみられる合併症の基礎知識とケアのポイント．pp.66-67，90-109，医学芸術社，2002
- 瀧健治：呼吸管理に活かす呼吸生理(改訂版)．pp.110-117，羊土社，2011
- 氏家幸子(監)，泉キヨ子，土居洋子(編)：成人看護技術2 急性期にある患者の看護技術(第2版)．pp.104-111，廣川書店，2003

I-3-1-B-3)
- 林直子：消化器合併症のアセスメントと看護．林直子，佐藤まゆみ(編)，成人看護学 急性期看護I概論・周手術期看護，pp.114-119，南江堂，2010
- 杉浦孝広，国沢卓之：術後腸閉塞(イレウス)．野村実(編)，周術期管理ナビゲーション，pp.252-253，医学書院，2014

I-3-1-B-4)
- 林直子，佐藤まゆみ(編)：成人看護学 急性期看護I(改訂第2版)—概論・周手術期看護．pp.99-102，南江堂，2015
- 小松浩子：系統看護学講座 別巻 がん看護学．pp.108-110，医学書院，2016
- 中島恵美子，山﨑智子，他(編)：ナーシング・グラフィカEX3 周手術期看護．pp.73-76，メディカ出版，2012
- 野村実(編)：周術期管理ナビゲーション．pp.248-271，医学書院，2014

I がん手術療法看護

- 雄西智恵美, 秋元典子（編）：周手術期看護論（第3版）. pp.166-176, ヌーヴェルヒロカワ, 2014

I-3-1-B-5）
- 佐藤重美：術後感染. 雄西智恵美, 秋元典子（編）, 周手術期看護論（第2版）, pp.165-173, ヌーヴェルヒロカワ, 2009
- 竹末芳生：SSIの分類とリスク因子. 竹末芳生, 藤野智子（編）, 術後ケアとドレーン管理, pp.154-165, 照林社

I-3-1-B-6）
- Doughty DB, Defriense BS：創傷治癒の生理学. Bryant RA, Nix DP（編）, 渡辺皓, 菊池憲明, 他（監訳）, 創傷管理の必須知識, pp.108-115, エルゼビアジャパン, 2008
- 板橋道朗：Poor Risk 症例, 緊急手術. 日本大腸肛門病学会雑誌 62(10)：828-833, 2009
- 松原康美：縫合不全の予防. がん看護 18(2)：223-225, 2013
- 佐藤重美：縫合不全. 雄西智恵美, 秋元典子（編）, 周手術期看護論（第2版）, pp.174-180, ヌーヴェルヒロカワ, 2009

I-3-1-B-7）
- 松田暉, 荻原俊男, 他（総編）：疾病と治療 I（全身性/呼吸器系/循環器系/感染症/中毒/救急）. pp.25-29, 南江堂, 2010

I-3-1-B-8）
- 足羽孝子, 伊藤真理（編）：術前術後ケア ポイント80—チェックリスト＆図解でサクッと理解！ メディカ出版, 2013
- 府川晃子：治療期におけるせん妄のリスク評価と予防. がん看護 20(5)：508-510, 2015
- 池田理沙：集中治療（ICU）. ナース専科 36(1)：35-38, 2016
- 医療研修推進財団（監）, 小川朝生, 内富庸介（編）：精神腫瘍学クイックリファレンス. pp.88-103, 創造出版, 2009
- 伊藤聡子：せん妄のリスク因子とは. ナース専科 36(1)：13-14, 2016
- 岩本純子：コミュニケーション—せん妄患者と家族への対応. 緩和ケア 26(2)：135-138, 2016
- 河野佐代子：手術, 術後せん妄. がん看護 20(5)：515-518, 2015
- 松石邦隆：せん妄の治療と予防とは. ナース専科 36(1)：14-20, 2016
- 日本集中治療医学会 J-PAD ガイドライン作成委員会：日本版・集中治療室における成人重症患者に対する痛み・不穏・せん妄管理のための臨床ガイドライン. 総合医学社, 2015
- 小川朝生：せん妄って何？ 緩和ケア 26(2)：89-93, 2016
- 小川朝生, 内富庸介（編）：これだけは知っておきたいがん医療における心のケア—精神腫瘍学ポケットガイド. pp.61-80, 創造出版, 2010
- 田中登美：治療期のせん妄ケアのゴール設定. がん看護 20(5)：503-507, 2015
- 谷向仁, 山口崇：低活動型せん妄への対応. 緩和ケア 26(2)：131-134, 2016
- 上村恵一：何をしても収まらない興奮にできる工夫. 緩和ケア 26(2)：125-130, 2016
- 山口崇：抗精神病薬の怖い側面—高齢者への抗精神病薬使用に対する注意喚起から. 緩和ケア 26(2)：113-115, 2016
- 矢野和美：せん妄のハイリスクと発症の予防法. 緩和ケア 26(2)：98-103, 2016

第4章 術後の状態にそった生活援助

1. 術後の生活援助のためのアセスメント

A. 術後の身体についての理解・受けとめ

- 手術療法を受けたがん患者は手術療法によって変化した身体に直面し、日常生活を変化させざるを得ない状況に向き合い、変化した自分を受け入れ再び自分自身として再統合していく。
- 手術中の情報から手術によって変化した身体機能と形態変化を理解し、患者の日常生活に及ぼす影響をアセスメントする。
- 手術療法後の身体変化について、患者や家族がどのように理解しているかを把握し、その理解と現状に乖離がないかをアセスメントしていく必要がある。
- 手術療法後に生じた外見上の変化について、ボディイメージに障害が生じていないかを判断する。
- 患者や家族が直面する可能性の高い問題を予測し、患者や家族が適切に対処できる能力があるかを判断し、必要な支援や資源についても継続してアセスメントする。

B. セルフケア能力(患者・家族)とその効果

- 手術療法を受けたがん患者にとって、がん患者自身が自分で体調管理を行うことや、変化した身体機能に合わせた生活行動を習得できることは、自己の健康に関するコントロール感覚を取り戻すことにつながる。また手術療法後、セルフケアがうまくいかない場合、排泄方法の変更に難渋する姿や思うように食事摂取できない様子をそばで見ている家族は、患者の苦悩する姿を見ることによって無力感を味わったり、ケアを家族が担ったりするなど家族の負担も増大する。
- 手術療法を受けたことにより、新たに獲得しなければならないセルフケア能力は何かを患者および家族の生活に合わせてアセスメントする。
- 新たに習得しなければならないセルフケアについて、不足している知識は何かをアセスメントする。
- 近年、入院期間が短縮されていることから、入院中に取得する必要のあるセルフケア能力と、退院後に習得してもよいセルフケア能力を見極める必要がある。
- セルフモニタリングすべき身体状態とその対処方法について、手術療法後に起こりうる問題や困難を予測して、患者や家族が行動できる具体的な情報は何かを判断する。
- 患者や家族の退院後の生活をイメージし、社会生活を営む上で支障をきたすような問題は何かをアセスメントする。例えば職場復帰後に変更した排泄方法の具体的な対処方法など、患者から情報収集し改善策を患者とともに検討する。
- 患者や家族が習得したセルフケアについて評価を行い、患者や家族が懸念していることはないかをアセスメントする。

I がん手術療法看護

C. 術後の身体機能

- 手術療法を受けたがん患者は，身体の形態や機能に変化を生じる。代表的な機能変化は，消化吸収機能，排泄機能，呼吸機能，運動機能の低下で，それらの変化に応じた生活の変更を余儀なくされる。
- 手術療法によって変化した身体機能，例えば胃切除後の栄養摂取方法の変化や，腸切除に伴う排泄経路の変更など，手術療法以前とは正常状態が異なる事柄についてアセスメントする。
- 四肢の切断や乳房切除に伴う運動機能の変化についても，日常生活への影響をアセスメントし，必要なリハビリテーションを継続するための生活調整は何かをアセスメントする。例えば，入院中だけでなく，外来においてもリハビリ教室などを開催し継続した機能回復に取り組んでいる施設もある[1]ので，社会的役割を果たしながら継続が可能かどうかをアセスメントする。
- 手術療法を受けた患者の回復過程における現時点での身体機能を評価し，安全かつ安楽に自立した動作を獲得できるよう，身体の使い方や道具や環境の整備について個別に考える。
- 手術療法による身体機能の変化により生じる役割変化や，家族機能についてアセスメントする。

D. サポート資源

- 手術療法を受けるがん患者は，複数の治療の場を経験しながら社会復帰にいたる。その時々で必要なサポートは変化するが，関連する領域の専門的なサポートを受けることで，がん患者のQOLは向上する。病院内であれば，栄養の問題に関しては栄養サポートチームが，症状緩和に関しては緩和ケアチームが専門的サポートを提供する。専門家との連携をとり協働することによってがん患者がよりよい自立した生活を営む支えとなる。
- 専門的なサポートが効果的な時期に介入できるよう，患者の回復状況と心理的な要因をアセスメントする。
- 手術療法によって，がん患者が術後継続しなければならない治療や処置は，医療者が行う必要があるのか，患者や家族にも可能であるのかを判断し，通院の頻度や訪問看護の導入などを検討する。
- 医療費に関することも重要なサポートの1つである。患者の経済的状況をアセスメントし，社会活動を再開するまで収入が途絶える可能性や，職業の継続が困難になるなどの問題を予測し，療養にかかる経済的な負担の軽減を医療ソーシャルワーカーと連携し判断する。
- がん患者・家族にとって，同じ体験をしたがん患者・家族との交流が，前向きにその人らしく生きていくための力となることがある。また，インターネットを利用した情報の収集や患者支援団体のつながりもコミュニケーションの場となり得る。患者の主体性や自立性をアセスメントし必要に応じて情報提供できるよう備える。

E. 患者・家族のニーズと充足度

- 手術療法を受けたがん患者のアセスメントにおいて重要な情報は，療養の主体者であり，がんと共生する患者の意思であり，また生活をともにする家族の意向である。
- 患者のソーシャルサポートがどのような現状であるのかをアセスメントし，療養の主体者であるがん患者がどのように生活していきたいのかを確認する。
- がん患者によっては具体的な生活のイメージがつかず明確な意思をもてない場合もある。看護師は，がん患者や家族が退院後の生活をイメージできるよう説明を加えながら，患者や家族の意向を明らかにする。
- がん患者とその家族の意思が異なることもある。がん患者が在宅療養を希望しても，医療処

置を必要とする場合や日常生活動作の自立が進まない場合など，家族の不安や介護負担から家族としての意思を統一できないことも予測される。具体的な情報を提供し，いくつかの選択肢の中から意思決定できるよう，必要な情報は何かを判断する。
- 意思決定の過程で双方が納得した上で結論を導き出せているか確認していくことが必要となる。

2. 必要なセルフケア内容とスキル習得を促すケア

A. 症状のセルフモニタリング方法

- 術後，安全と安楽性を保ちながら，合併症なく最良な状態で身体機能を回復できるよう，在宅ケアに関する退院情報と退院指導を包括した症状のセルフモニタリング方法を患者・家族に指導する。
- 術後の健康維持・増進のための症状観察の重要性を伝える。
- 症状の予防的観点での指導（第一次予防）として，手術によって生じた機能変化が生活に影響すること，生じやすい症状とその理由を説明する。
- 患者が症状を理解し，コントロールできるように，リスクファクターの管理，症状発生時の対処，予防行為を連動させて説明する（例：胃切除後の食事の消化機能の影響とダンピング症状発生時の対処など）。
- 疾患の潜在的な変化の発見と治療，ならびに悪化の早期発見や治療（第二次予防）に対し，術後の症状のセルフモニタリングが役立つことを患者・家族に説明し，併発しやすい潜在的な疾患の症状をセルフモニタリング内容に含めて説明する（例：腸切除後のイレウス症状など）。
- 最大機能の維持やリハビリテーション，再発予防（第三次予防）のために行う症状のセルフモニタリング内容を説明する（例：疲労や倦怠感と活動と休息のモニタリングや乳がん患者の乳房の自己チェックなど）。
- 血圧測定や脈拍，呼吸回数，体温，腹囲測定や尿量，便の性状や回数，皮膚の色や熱感，発疹など，必要なセルフモニタリングが客観的な観察の場合は，観察の部位や観察の方法，測定時の方法と注意事項などを説明する。
- 自分の体を観る，体の変化を認識する意味で，日々の観察を手帳につけ，気になる症状を発見した時には，医療者に伝えることを指導する。
- モニタリング手帳は，きれいにつけることなどに留意があるわけではなく，それをつけることによって自分の身体の変化に気づくことが大切である。記入内容を医療者に知らせることで医療者も患者の理解ができ，治療やケアに反映される重要な資料になることを伝え，パートナーシップも築きながら，動機づけしていく。

B. 症状（予防も含む）へのセルフケア実践

- セルフモニタリングで気づいた症状に対して，予防行動や安全・安楽のために対処がとれることが，手術療法後のQOLの維持につながることを説明する。
- 各症状についてケアする必要があるかどうかの判断とその行動，避けるべき行動，対処の方法と時期，頻度，ケアのタイミングなど具体的に説明し，患者・家族が実際にセルフケアできるように指導する。
- セルフケアの方法は術後の生活指導全般の中に組み込み，栄養指導やリハビリテーション指導，セルフモニタリング方法，心理的なストレス緩和方法などとともに構成する。在宅療養の中で健康の自己管理ができるよう，入院期間中何回かに分けて，退院指導の形で繰り返し説明する。

- 看護師1人で患者家族への指導をするのではなく，看護チームでケアと指導内容を引き継ぎながら指導を行う。患者と家族が体得できるまで評価を繰り返し，個々の特徴に合わせて指導する。例えば食事のとり方や，活動方法，睡眠の工夫，排泄の補助具の用い方など，患者と家族の理解の特徴や手の器用さに合わせて，習得できるまで指導を継続する。
- 基本的なケアや対処が習得できたら，起こりやすい状況を患者自身が想定，あるいは看護師が状況を設定し，それに合わせたケアや対処ができるか確認を行い，セルフケアが効果的かどうかを評価する。習得の程度を自己評価しながら，理解や行動の修正，さらなる行動の工夫など，セルフケア能力が向上でき，退院後も安心して生活できるように指導していく。
- 定期的な受診以外に，症状を発見した時やセルフケアでは対処困難な時，緊急性が高い症状があった時の対処方法ならびに病院への連絡や受診方法を伝える。
- 生活をしていて生じる症状のセルフモニタリングとセルフケアは手術療法後のQOLの向上や合併症を予防することにつながることについて理解を得ておく。

C. 術後の身体機能の変化・症状に合わせたケア

●呼吸機能の変化とセルフケア：呼吸困難感

- 手術後は環境による刺激を避け，咳嗽や分泌物がある場合はその性状を観察し，血痰や膿瘍性など正常の痰でない場合は医療者に報告するよう指導する。
- 息苦しさや呼吸困難などの症状が出たときは，呼吸の仕方（パターン）や回数，変化を速やかにかかりつけ医に連絡する。
- 呼吸法を体得できるよう指導し，活動に伴う息切れの場合は，呼吸法を用いてゆっくり活動するように伝える。
- がん疾患の既往と手術療法後は，肺塞栓の予防も重要である。適切な水分をとり長期の坐位や同じ姿勢を避ける。特に下腿の不動状態を避け，適切な水分摂取を行いながら，時々動かすように指導する。胸の不快感がある時には速やかに医療者に報告する。

●消化機能の変化と食事：食欲不振/腹部不快/下痢・便秘

- バランスのよい食事を心がけ，ゆっくりと摂取する。自分の食事量に合わせて分割で食事をとるなどの工夫を取り入れ，栄養摂取と体重維持を心がけるよう指導する。
- 活動するために必要なカロリー摂取量がとれているか，状況によりセルフモニタリングして食事量を記録し，十分に摂取できない場合は，速やかに医療者に相談する。長期にわたり摂取不足が続くと，急激な体重減少に対応できなくなるおそれがあることも指導しておく。
- 必要に応じて食物繊維・電解質・ビタミン・タンパク質・栄養補助剤など必要な品目のリストを提示し，食事補助の説明をする。
- 下痢・便秘は，摂取する水分や食事内容で症状がコントロールできない場合には受診することを指導する。脱水症状になってからでは恒常性が維持できず，入院の可能性が出てくるため留意する。
- 胃粘膜への刺激を避けるため刺激物や炭酸飲料，高脂肪食，カフェインなどに注意する。また，熱すぎる/冷たすぎる飲み物は，横隔神経を刺激し時に吃逆を誘発したり蠕動運動に影響するため，摂取には気をつけるように指導する。

●排泄機能の変化とセルフケア：便秘や下痢，腹部膨満感/排便・排尿障害に伴う症状

- 鼓腸や腹部膨満の状態，便の性状をモニタリングし，適切な食事と水分量をコントロールする。
- 便秘薬などが習慣にならないよう，適切な運動も取り入れる。
- 手術により生じた残尿，神経損傷による膀胱緊張の低下による尿漏れなどの症状については，

まず，排尿や排便をもよおしたらすぐに排泄するように指導する。
- 残尿による膀胱炎の予防のため，また，過度の膨張がある時には導尿を行うことが必要となる。この場合自己導尿の方法を指導する。
- 人工肛門造設の際には，自分に合った補助具を利用できるように，購入方法や管理方法を情報提供し，装着方法を指導する。

●骨格筋やリンパ節の形態変化と活動のセルフケア：身体可動性低下・易疲労
- 手術に伴い数日間の臥床をしただけでも，相当な筋力低下が生じる。入院中の術後リハビリテーションを終えても，在宅とは異なる生活様式と活動範囲により，身体の動きには偏りが生じている。また，術後筋肉の再生や，創部で切開した筋肉と脂肪の融合，関節可動域が術前通りになっていないことで，活動するだけで疲労する。このことから，適切な休息を取り入れながらも，適度な運動として軽い散歩などを取り入れ，筋力をつけ，四肢の可動域や運動範囲を広げるようにする。
- 活動の際には直射日光を避けるなどの留意点も説明する。
- 退院後も転倒を防ぐため，敷物や家の間取りなど生活環境を整え，履きやすい靴を選択し，活動による危険性を防ぐ指導を行う。
- 新たな障害を予防するため，重い荷物や過度の運動は避けることも説明する。

●創傷や皮膚機能の変化とセルフケア：創部発赤や離開
- 創部に触れないように指導し，自己でできる場合は，創部保護についてのガーゼ交換方法を指導する。自己交換については，清潔な操作ができるまで指導する。
- 創傷が複雑な場合は医療者が交換を行うため，創部汚染に留意することを説明する。
- 創部の痛みの増強や発赤，離開がある場合は速やかに医療者に連絡すること，また，皮膚全体の乾燥を防ぎ，損傷がないように留意することを伝える。

●口腔内・咽喉頭の機能変化とセルフケア：口腔粘膜の異常や出血/発声異常
- 手術により口腔内の形態変化がある場合，粘膜の損傷が起きないように適度に湿らせて浄化を維持する。また環境上の乾燥や煙などの刺激は避けるように指導する。

●感覚の機能変化とセルフケア：視覚・聴覚異常や難聴，視力低下
- 感覚の補助具，メガネやコンタクトレンズ，補聴器などを用いてADLの低下を防ぐ。
- 活動と視力・聴力が最適になるように欠損部の調整を行う。
- 補助具の着用・使用・ケア方法を指導する。

●免疫機能の変化とセルフケア：感染予防
- 手洗いを指導し，食前・処置前・排泄後には必ず実施するように指導する。また，外出時のマスクの使用法や帰宅時のうがいなど，上気道感染の予防方法を説明する。

●疼痛・症状や不快感の増強時の対応
- いかなる部位であろうと，緩和しない疼痛，発熱，咳と異常な痰の色，エネルギーの消耗や疲労，悪心・嘔吐，尿の性状の変化，呼吸困難，創部の異常，体重の増加や減少があれば，早期治療を確実に施さなくてはならない徴候のため，速やかに報告，受診するように指導する。
- 緊急の受診対応ができる在宅での医療提供者との連携と連絡方法を説明する。

D. 家族による一部代償的なセルフケア

- 高齢者や子どもなど，セルフケア能力が低下している，また判断力や作業力が弱い状況にある場合は，生活をともにしている家族に一部モニ

タリングしてもらうなど，セルフモニタリングを補助してもらえるように指導する。また，身体機能が低下している場合には，日常生活の支援を得ながら，前述の症状発生時の対応などについてもセルフケア機能を家族に補完してもらうように指導する。

- 患者の能力を見定め，自分でできる点はどこか，できないところはどのような点かを家族とともに話し合う機会を設ける。セルフケアを生活に取り入れる工夫など，相談しつつ患者と家族が協力して，セルフケアを実施できるように指導を進めていく。

3. 患者・家族のニーズ充足に向けたケア

A. ニーズの明確化

- がん患者・家族に手術療法後の状態に合った療養支援として退院調整で押さえるべきポイントは，①療養に対する患者の意思，②退院後に必要とされる医療，③生活を成り立たせる能力と必要な支援，④経済状態についてアセスメントすることの必要性が述べられている[2]。療養の主体である患者・家族の意向と現実の課題との折り合いをつけることが重要である。課題の1つに，術後に起こりうる障害について専門家として患者・家族に指導する必要がある（表Ⅰ-4-1）。
- 多くのがん患者・家族はがんの診断とともに手術などの治療の選択肢とそのリスクについて，病状説明と治療の説明を受けることが多い。
- がんに罹患したという心理的衝撃と手術後に生じる障害の可能性についても受けとめなければならず，患者・家族は混乱することが多い。

- 術後起こりうる障害については，術式の意思決定支援時から心理的なサポートをしながら，患者・家族に合った個別の生活上起こりうる困難について具体的にイメージできるよう話し合い，必要時患者教育を行う。例えば，喉頭がんや下咽頭がんで喉頭全摘出術を受ける患者の場合，前頸部に永久気管孔が造設され，声帯が切除されることにより，術後は声帯を使った発声ができなくなる。また嚥下障害も生じやすい。日常生活上や，仕事などの社会生活上でも大きな変化となる。

B. 効果的な対処を促すケア

- 術後の障害ができるだけイメージでき，また個別の対処法がイメージできるように，日常生活上の患者教育（失う機能を代償する補助用具の使用，機能再獲得のためのトレーニング，生活行動の変容など）とともに，術前から同じ治療を受けた体験者などの話が聞けるような場を設定することは効果的な対処を促すケアの1つである。
- 看護師による専門的な知識をふまえた患者教育と併せて体験者による心理的ケアや日常生活上の工夫点などが共有できる。例えば喉頭全摘出術を受けた患者による食道発声のセルフヘルプグループや直腸切除術などでのストーマ造設術体験者によるオストミービジターなどである。

表Ⅰ-4-1 がんの手術療法において生活支援が必要な起こりうる障害の例

術式	術後障害の例
喉頭全摘出術	喉頭発声機能障害，摂食嚥下障害
肺葉切除術	呼吸機能低下，気圧変動の耐性の低下
乳房切除術	上肢可動域制限，創部のつっぱり感，上肢リンパ浮腫
直腸切断術	下痢・便秘，ストーマ陥没・脱落，ストーマ傍ヘルニア，性機能障害，神経因性膀胱
食道切除術	消化吸収機能の低下，逆流性食道炎，吻合部狭窄，嚥下障害

C. 活用できる社会資源・制度につなげるケア

- 手術後の障害の種類〔発声機能,言語機能または咀嚼機能の喪失や著しい障害,肢体不自由(上肢・下肢),膀胱・直腸の障害など〕により,身体障害者手帳の交付の対象となる。例えば喉頭全摘出術の場合は,音声機能障害(身体障害程度等級3級)と認定され,申請により身体障害者手帳が発行される。また,患者本人が契約している生命保険・簡易保険・生命共済などの高度障害保険金の適応となる。
- 各市町村により利用できる内容は異なるが,電動式人工喉頭,ファックス,ガス警報器購入の補助,交通機関の運賃割引などが受けられる。

4. 日常生活復帰への支援

A. ADLの維持向上

- がん患者が術後の退院後に日常生活にできるだけスムーズに復帰できるかは大きな課題である。医療チームは患者の手術前から手術によって生じる障害や合併症,機能訓練の内容,自宅退院や社会復帰までの流れを説明し,患者の不安を軽減する必要がある[3]。
- 在院日数の短縮により,外来リハビリテーションや在宅リハビリテーションの必要性も査定する必要がある。在宅リハビリテーションや在宅での日常生活支援が必要な場合は介護支援専門員などを含めた拡大チーム医療によるシームレスな医療・介護連携が必要となる。
- 患者の術式をふまえその人の生活に合わせてできるだけ術前に近づけるように,ADL(activities of daily living;日常生活動作)とIADL(instrumental activity of daily living;手段的日常生活動作,ADLより複雑で高次な動作を指す)のアセスメントと術前からのリハビリテーションによるADLの維持向上が必要となる。
- ADLとIADLは患者の起居動作,移動動作,食事動作,排泄動作,更衣動作,整容動作のほか,調理,洗濯,掃除,ごみ捨て,買い物,金銭管理,服薬管理,外出して乗り物に乗ることなど生活全般にわたる。どの程度まで患者自身で行うことが可能か,またどの程度の手助けがあれば可能になるのかを査定する必要がある[2]。

B. 生活再構築への支援

- 手術による体力低下や機能障害のために患者が自立してADLやIADLが行えない場合は,患者が自立できるために必要な道具や手助けを検討し,調達可能な方法を検討する。
- 介護保険サービスを利用できる場合は,補助具や介護用品の利用,住宅改修などの環境面の整備,介護サービスの導入などのケアマネジメントを介護支援専門員に依頼するよう患者・家族に勧める。例えば,手術前は布団で寝る生活をしていた患者が,起居動作が不十分となりベッドや椅子の生活が必要になる場合,ベッドのレンタル契約を検討し,自宅でのスペースの確保や具体的な自宅での過ごし方をイメージできるよう指導する。
- 退院後も医療の継続が必要な場合は,その調整のポイントとして①自宅で行う医療処置の簡略化,②セルフケア技術の習得,③フォローアップする医療施設の明確化,④医療機器,薬剤,医療材料など必要な機器・物品の調達ルートの明確化が挙げられる[4]。
- 医療の継続が必要で,セルフケア能力が不足していたり,患者・家族の不安が強い場合は,訪問看護の導入も検討する必要がある。

- 自宅は生活の場であり，入院中のようにいつでも医療が受けられる場ではないため，患者・家族が自宅で，できるだけ安心して療養生活が送れるよう医療・介護の関係者による退院前合同カンファレンスや患者宅への看護師による合同訪問などを実施することを積極的に検討する。

5. 経済問題に関する社会資源の紹介

- がん治療には高額な治療費がかかることが多い。ここでは経済的問題に関する社会資源について紹介する。主な問い合わせ先は，がん診療連携拠点病院のがん相談支援センター，各医療機関の相談窓口，医療ソーシャルワーカー，各自治体の相談窓口などである。

A. 公的医療保険

- 公的医療保険が適用される費用は手術代，検査代，薬代といった直接的な治療費である。費用全体のうち患者が支払う割合は70歳未満の成人は3割などと自己負担割合が決められており，残りは公的医療保険から支払われる。種類は健康保険，船員保険，共済組合，国民健康保険などである。
- 公的医療保険が適用にならない費用として，先進医療や試験的な薬・医療機器を使った治療費，差額ベッド代がある。

B. 医療費の負担を軽くするための制度

●高額療養費制度
- 治療にかかる費用のうち，公的医療保険が適用される費用については高額療養費制度を利用することができる。この制度では1か月に医療機関や薬局の窓口で支払った額が一定の金額を超えた場合に，その超えた金額が払い戻される。費用の上限額(自己負担限度額)は年齢や所得に応じて定められている。

●限度額適用認定証および限度額適用・標準負担額減額認定証
- 限度額適用認定証は70歳未満の課税世帯の医療費自己負担を示すものであり，限度額適用・標準負担額減額認定証は非課税世帯の医療費と食事療養費，生活療養費の自己負担が示されている。この認定証を医療機関に示すことにより，1か月の窓口負担が自己負担限度額までとなる。

●高額療養費貸付制度
- 高額療養費として後で払い戻される費用のうち8割程度を，保険者が無利子で貸し付けする制度である。

●高額療養費受領委任払い制度
- 被保険者が医療機関の窓口で限度額まで支払い，残りの高額療養費分の費用について保険者が医療機関に直接支払う制度である。

●高額医療・高額介護合算療養費制度
- 公的医療保険と介護保険の両方を利用している場合，医療・介護費用の合計が自己負担額上限以上になった場合に払い戻しが受けられる。限度額はその世帯の所得や年齢構成によって定められる。

●所得税の医療費控除
- 1年間に一定以上の医療費の自己負担があった場合に，一定の所得がある人に対して税金を還付する制度である。

C. 生活費用などの助成や給付など

●傷病手当金
- 会社員や公務員などが病気で働けなくなった時に，生活を支えてくれる制度である．被用者保険(健康保険，共済，船員保険)独自のもので，給料がもらえない場合などにある程度の収入を保障している．

●雇用保険による基本手当
- 離職し，働く意思と能力があり求職活動を行っているにも関わらず，就職できない人に対して，原則として離職した日の翌日から1年間支給される．①雇用保険の被保険者であった者，②離職前の2年間に被保険者期間が12か月以上あった者が対象となる．窓口は公共職業安定所である．

●老齢年金の繰り上げ支給
- 老齢年金は，受給資格を満たしている場合一定の年齢(生年月日に応じて60～65歳まで)になると支給される．老齢基礎年金は60歳から繰り上げ請求をすることができる．また老齢厚生年金も，生年月日に応じて60歳から繰り上げ請求をすることができる．

文献

●引用文献
1) 飯野京子，綿貫成明(編)：高齢がん患者のトータルケア．がん看護 21(2)：231-236，2016
2) 雄西智恵美，秋元典子(編)：周手術期看護論(第3版)．pp.210-243，ヌーヴェルヒロカワ，2014
3) 日本がん看護学会(監)，矢ヶ崎香(編)：サバイバーを支える看護師が行うがんリハビリテーション．p.18，医学書院，2016
4) 前掲2)，p.228

●参考文献

I-4-1
- 雄西智恵美，秋元典子(編)：手術をめぐるがん看護．がん看護 18(2)，2013
- 雄西智恵美，秋元典子(編)：周手術期看護論(第2版)．ヌーヴェルヒロカワ，2009
- Itano JK，Taoka KN(編)，小島操子，佐藤禮子(監訳)：がん看護コアカリキュラム．医学書院，2007
- 辻哲也：がん患者のリハビリテーション．がん看護 17(7)，2012

I-4-3,4
- 井上智子(編・監)：看護治療学の基本―医療による身体侵襲を「視る」「診る」「看る」．pp.336-347，ライフサポート社，2013
- 国立がん研究センターがん対策情報センター(編)：患者必携 がんになったら手にとるガイド―頭頸部のがんの療養情報．pp.399-409，2015
  http://ganjoho.jp/data/public/qa_links/hikkei/odjrh30000012ix6-att/513.pdf ［2016年8月5日］
- 日本がん看護学会(監)，矢ヶ崎香(編)：サバイバーを支える看護師が行うがんリハビリテーション．pp.4-5，医学書院，2016

I-4-5
- 国立がん研究センターがん対策情報センター(編)：患者必携 がんになったら手にとるガイド―治療にかかる費用について．2015
  http://ganjoho.jp/hikkei/chapter2-2/02-02-01.html ［2016年8月5日］
- 日本医療社会福祉協会(編)：相談・支援のための福祉・医療制度活用ハンドブック(平成26年補訂版)．pp.21-27，新日本法規出版，2014

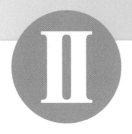

がん薬物療法看護

第1章●がん薬物療法とその特性

第2章●がん薬物療法に伴う主な有害事象と支持療法・看護支援

第3章●がん薬物療法に伴う主な有害事象の予防と出現時の援助

第4章●がん薬物療法を受ける患者の生活支援

第5章●がん薬物療法の実践における患者・医療者の安全

　近年のがん薬物療法の開発・発展により，抗がん薬の概念は大きく変化してきている。本項「第Ⅱ部 がん薬物療法看護」では，がん細胞の生存や分裂・増殖に必須の代謝経路や標的物質を阻害することにより抗腫瘍効果を発揮する薬物を用いた治療全般[1]を「がん薬物療法」と表記する。がん薬物療法で用いられる抗がん薬には，細胞傷害性抗がん薬，分子標的治療薬，ホルモン療法薬，免疫療法薬が含まれるが，そのうち細胞傷害性抗がん薬を用いた薬物療法のことを「化学療法」と表記し，「がん薬物療法」と区別して用いる。

第1章 がん薬物療法とその特性

1. がん薬物療法の位置づけとその歴史的変遷

A. がん治療における薬物療法の位置づけ

- 薬物療法は手術療法・放射線療法とともにがんの3大治療である。
- がん薬物療法は細胞傷害性抗がん薬(cytotoxic drug；以下，抗がん薬)，分子標的治療薬(molecular targeted drug；以下，分子標的薬)，ホルモン薬(内分泌療法)，免疫療法薬などを用いたがん治療をいう。
- がん薬物療法は全身療法であり，手術療法・放射線療法は局所療法である。

B. がん薬物療法の歴史的変遷

●最初の抗がん薬の誕生

- 1949年，世界最初の抗がん薬としてナイトロジェン・マスタードが米国食品医薬品局で承認された。1943年毒ガスを積んでいたタンカーの空爆によるガス流出事故がきっかけである。処理にあたった兵士が高度の骨髄障害で死亡したことで，白血球を減少させる作用は逆に白血病治療に適用できると考えられ，悪性リンパ腫で研究が重ねられた。
- その成果を，1946年RhoadsがJAMA誌(131：656-658，1946)"Nitrogen mustards in treatment of neoplastic disease；official statement"に発表している[2]。

●1970年までは血液造血器腫瘍の抗がん薬治療が主体

- 1953年メトトレキサート，1958年シクロホスファミド，1958年ビンブラスチン，1956年フルオロウラシル，1961年ビンクリスチン，1963年メルファラン，1959年シタラビンなどが開発された。

●1970年に入り，多剤併用療法が確立

- 1970年，DeVitaが悪性リンパ腫に対する多剤併用療法を報告した。そして，1974年にドキソルビシン(アドリアマイシン)，1975年にはダカルバジンが承認された。それを受け，1976年にはCHOP(シクロホスファミド，ドキソルビシン，ビンクリスチン，プレドニゾロン)療法が実施された。その方法が奏効したことが契機となり，交差耐性のない薬を併用し，抗腫瘍効果を高める複数の薬を併用する多剤併用療法が確立していった。

●1970年代後半，シスプラチンが固形がんの抗がん薬治療を推進

- 抗がん薬が無効とされていた胃がん，肺がん，食道がん，頭頸部がんなどに対して，1978年に登場したシスプラチンが効果を示し，固形がんの治療の限界を打ち破った。その後も1986年カルボプラチン，1992年パクリタキセルなど，多くの抗がん薬が承認された。

II がん薬物療法看護

●新たながん薬物療法の段階：分子標的薬
- 分子生物学の進歩により，腫瘍細胞に発現する特定物質に狙いを定めて治療を行う分子標的薬が開発された。1997年にリツキシマブ，1998年にはトラスツズマブ，2001年にはイマチニブが承認された。その後次々と新たな分子標的薬が承認された。

●多剤併用療法で高まる抗腫瘍効果
- 抗がん薬と分子標的薬の多剤併用療法が奏効することが明らかとなった。B細胞性悪性リンパ腫：R-CHOP（リツキシマブ，シクロホスファミド，ドキソルビシン，ビンクリスチン，プレドニゾロン）療法，HER2陽性乳がん：トラスツズマブ＋パクリタキセル療法，大腸がん：ベバシズマブ＋XELOX（カペシタビン，オキサリプラチン）療法などである。

●ホルモン薬の開発と発展
- 前立腺がんはアンドロゲン（男性ホルモン），乳がんは60～70％がエストロゲン（女性ホルモン）により，がんが増殖するホルモン依存性がんである。それぞれの受容体に働きかけ，がんの増殖を抑制するホルモン治療（内分泌治療）が行われている。
- 前立腺がん治療は1941年Hugginsの外科的去勢に幕を開けたが，侵襲が大きいことから薬物の開発が進められた。1971年Schallyらや Guilleminらが下垂体でつくられるLH-RH（GnRH；性腺刺激ホルモン放出ホルモン）構造を明らかにしたことから開発が進んだ。
- その後LH-RHアゴニスト製剤として，1985年リュープロレリン，1986年ゴセレリンが承認された。また，2008年にはGnRHアンタゴニスト製剤であるデガレリクスが承認され，これらの製剤は日本においても承認され現在も標準治療として使用されている。
- さらに1980年代に，男性ホルモンがその受容体に結合するのを抑制する抗アンドロゲン薬であるフルタミドやビカルタミドも開発され使用されている。
- 乳がんのホルモン療法は1896年 Geroge Thomas Beatsonによる卵巣摘出術から開始された。その後1962年JensenとJacobsonによるエストロゲンの基礎研究がエストロゲン受容体の測定とその応用へと導き，1970年代初頭にタモキシフェンによる再発進行がんの治療が開始された。この薬は閉経前後のホルモン受容体陽性乳がん患者では再発・死亡を減少させることから，術後補助療法として標準的治療となっている。
- 1980年代になると閉経前ではLH-RH（GnRH）アゴニスト製剤が使用されるようになった。1990年代にはアンドロゲンからエストロゲンをつくるアロマターゼを阻害するアロマターゼ阻害薬が承認され，閉経後のホルモン薬として使用されている。

2. 細胞増殖メカニズム（細胞周期）

A. 細胞増殖のプロセス

- 新しい細胞は，既存の細胞の複製によってつくり出される。1つの母細胞のDNAが正確に倍加し，それを二分することによって，遺伝的に同一なDNAをもった2つの娘細胞ができる。この倍加と分裂のプロセスを細胞周期という。
- 細胞周期には，G1期，S期，G2期，M期，G0期の5つの時期があり，DNAが合成されるS期と，細胞が分裂するM期が最も重要である（図II-1-1）。
- M期とS期の間にはG1期とG2期があり，この時期に細胞内外からのシグナルによって細胞周

期の進行を調整している。
- 細胞周期の各期が正しく進行しているか監視している制御機構を細胞周期チェックポイントという。チェックポイントは細胞周期の各期の開始と異常発見時に細胞周期を停止させる。サイクリンとサイクリン依存キナーゼ(cdk)の2つのタンパクが関与している。
- 一時的あるいは可逆的に分裂を停止した細胞をG0期(休止期)という。

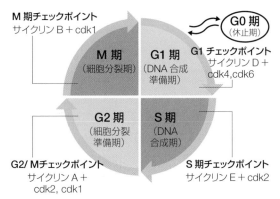

図Ⅱ-1-1 細胞周期
〔Alberts B, Johnson A, et al(著), 中塚公子(訳):第17章細胞周期, 中村桂子, 松原謙一(監訳), 細胞の分子生物学(第5版), pp.1054-1101, ニュートンプレス, 2010を参考に作成〕

B. がん細胞の増殖

- がんは, 正常細胞の遺伝子に複数の変異が起こることで発生する。発がん物質などによってDNAに損傷が起こり, 修復に失敗した場合は, 体細胞の遺伝子変異が起こる。多くの場合, 遺伝子変異をもった細胞は, アポトーシスによって取り除かれるが, 増殖抑制がかからなかった場合には急速に増殖し, 腫瘍を形成する(図Ⅱ-1-2)。
- 正常細胞の増殖に関与しているタンパクをコードするがん原遺伝子(*Ras*など)が変異すると,

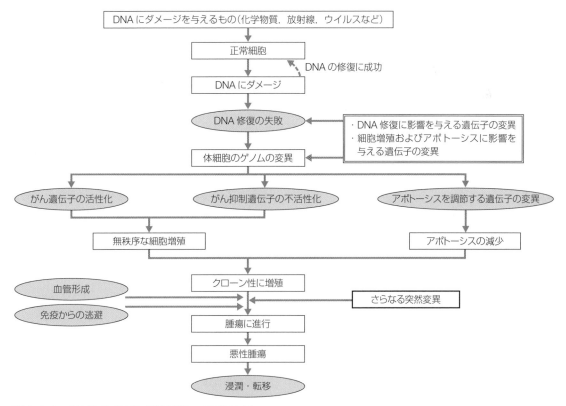

図Ⅱ-1-2 発がんからがん細胞増殖へのプロセス
〔Itano JK, Brant J(Eds):Core curriculum for oncology nursing(5th ed). Fig.3-2, p.27, Elsevier, St.Louis, 2016を参考に作成〕

その働きが強まり，一定以上のがん細胞の増殖を引き起こす。
- 細胞の異常増殖を制御しているがん抑制遺伝子（*RB* など）が変異を起こすと細胞の増殖制御ができなくなる。
- 発がん物質による DNA の損傷を修復している DNA 修復遺伝子（*BRCA 1*，*BRCA 2* など）が変異を起こすと，DNA の修復ができなくなり，がんを発生させる。

3. 抗がん薬の薬物動態

A. 薬物動態

- 薬は投与部位から吸収，分布，代謝，排泄といった過程を経て作用を示す。この過程を薬物動態といい，治療効果に大きく影響する。
- 薬物動態は個人差が大きく，年齢，性別，臓器機能（腎臓，肝臓など），食事，薬物のタンパク結合率，併用する薬による代謝の誘導・阻害などが影響する。

●吸収
- 投与された薬が血管内に取り込まれ，全身の循環血液中に移行する過程のことをいう。食事と内服のタイミングや食事内容（高脂肪など），薬を体外に移行させるトランスポーター（P 糖タンパク）の存在，吸収率を低下させる他剤の併用などが影響する。

●分布
- 薬が血液中から組織に移行する過程のことをいう。薬が活性を示すためには，その受容体が存在する組織に移行する必要がある。多くの薬は血液中でタンパクとの結合や遊離を繰り返している。薬理作用を示すのは遊離型の薬物であり，タンパクと結合して分子量が大きくなった薬は細胞膜の貫通が難しく，組織への移行ができない。薬のタンパク結合率や脂溶性などが影響する。

●代謝
- 生体内に吸収された薬は，腸管や肝臓などにある代謝酵素によって化学構造が変化し，活性が増減する。年齢，性別，食事や喫煙，肝臓機能，薬物代謝酵素を誘導または阻害する薬の併用，患者の遺伝子多型などが影響する。

●排泄
- 代謝分解された薬が体内から除去される過程のことをいう。主な薬物排泄経路には尿中と，胆汁中がある。肝臓や腎臓の機能状態が影響を与える。

B. 薬物相互作用

- 薬物相互作用とは，2 剤以上の薬を併用した際に，薬の体内動態に影響を与え，作用や副作用が減弱または増強することをいう。
- がん薬物療法では，治療効果の向上を目的に 2 剤以上の多剤併用療法が行われることが多い。また，副作用の軽減を目的として複数の一般薬を支持療法として併用するため，薬物相互作用の出現頻度が高い。

●投与順序
- 薬の投与順序によって薬物動態が変化する場合がある。パクリタキセルとシスプラチンを併用する場合は，シスプラチンを先行投与するとパクリタキセルの血中濃度が上昇し，有害反応が強く出る。アントラサイクリン系薬とパクリタ

キセルを併用する場合は，アントラサイクリン系薬を先行投与することで，副作用の増強を防ぐことができる。

●酵素誘導
- 抗がん薬の多くは薬物代謝酵素である CYP（シトクロム P450）3A4 で代謝される。アゾール系抗真菌薬やマクロライド系抗菌薬などは CYP3A4 を阻害するため，CYP3A4 で代謝される抗がん薬を併用すると代謝阻害が起こり，作用・副作用が増強される。飲食物にも CYP3A4 に影響を与えるものがあり，グレープフルーツジュースは CYP3A4 阻害，セントジョーンズ・ワートは CYP3A4 誘導を起こす。

4. 抗がん薬の分類と作用メカニズム

A. 抗がん薬の分類と特徴

1）細胞傷害性抗がん薬

- いわゆる従来の抗がん薬で，抗腫瘍効果のありそうな化合物や細菌をランダムに拾い出した後に，その誘導体を作成して薬にしたものである。
- がん細胞だけでなく正常細胞にも作用するため，細胞周期の短い骨髄細胞や粘膜上皮細胞などが影響を受けやすい。
- 細胞傷害性抗がん薬（表Ⅱ-1-1）は，細胞周期の特定の段階に効果を発揮する細胞周期特異性薬と，細胞周期のすべての段階で効果を発揮する細胞周期非特異性薬に分類される。

2）分子標的薬

- 細胞の生死や増殖などに影響している分子が明らかとなり，その分子に対して特異的に作用するように創薬したものである。
- 分子量の大きさから大分子薬（抗体薬）と小分子薬とに分類される（表Ⅱ-1-2）。
- 標的としている分子以外には作用しないが，標的分子は，がん細胞に特異的なものばかりではなく，正常細胞にも存在することがあるため，皮膚障害などの薬物有害反応が出現する。

3）ホルモン薬

- 乳がんや子宮内膜がん，前立腺がんなどのホルモン依存性腫瘍に対して，腫瘍増殖に必要なホルモンを抑制したり，ホルモンの取り込みを阻害したりする薬のことである。

4）免疫療法薬

- がん細胞は生き残りをかけて T リンパ球からの攻撃を回避するために，活性化した T リンパ球の動きを抑制するタンパク（CTLA-4，PD-1，PD-L1 など）を発現し，免疫から逃れている。免疫療法薬とは，免疫抑制をかける過程でチェックポイントとなっている免疫細胞やがん細胞の表面にあるタンパクを制御する薬のことをいう。
- 薬によってがん細胞を直接的に傷害するのではなく，がん細胞による免疫システムの抑制を解除することで抗腫瘍免疫が回復し，間接的にがん細胞を減らす。

B. 細胞傷害性抗がん薬の作用メカニズム

1）アルキル化薬

- アルキル化薬は細胞周期非特異性薬で，アルキル基を 1 個もつものと，2 個もつものがあり，

II がん薬物療法看護

表 II-1-1 主な細胞傷害性抗がん薬

分類		一般名
アルキル化薬	ナイトロジェンマスタード類	シクロホスファミド水和物
		イホスファミド
		ベンダムスチン塩酸塩
		メルファラン
	トリアゼン類	ダカルバジン
		テモゾロミド
		プロカルバジン塩酸塩
	ニトロソウレア類	ニムスチン塩酸塩
		ラニムスチン
		カルムスチン
		ストレプトゾシン
	アルキルスルホネート系	ブスルファン
白金製剤		シスプラチン
		カルボプラチン
		ネダプラチン
		オキサリプラチン
トポイソメラーゼ阻害薬	トポイソメラーゼI阻害薬	ノギテカン塩酸塩
		イリノテカン塩酸塩水和物
	トポイソメラーゼII阻害薬	エトポシド
		ソブゾキサン
		ドキソルビシン塩酸塩
		イダルビシン塩酸塩
		ダウノルビシン塩酸塩
		ピラルビシン塩酸塩
		エピルビシン塩酸塩
		アムルビシン塩酸塩
		アクラルビシン塩酸塩
		ミトキサントロン塩酸塩
代謝拮抗薬	葉酸代謝拮抗薬	ペメトレキセドナトリウム水和物
		メトトレキサート
	プリン系代謝拮抗薬	フルダラビンリン酸エステル
		メルカプトプリン水和物
		ネララビン
		クラドリビン
		ペントスタチン
		クロファラビン
	ピリミジン系代謝拮抗薬	シタラビン
		エノシタビン
		テガフール
		ゲムシタビン塩酸塩
		テガフール・ウラシル

(つづく)

(表Ⅱ-1-1 つづき)

分類		一般名
代謝拮抗薬	ピリミジン系代謝拮抗薬	テガフール・ギメラシル・オテラシルカリウム
		フルオロウラシル
		カペシタビン
		ドキシフルリジン
	その他	ヒドロキシカルバミド
微小管阻害薬	タキサン系	パクリタキセル
		ドセタキセル
		カバジタキセル
	ビンカアルカロイド系	ビンクリスチン硫酸塩
		ビンブラスチン硫酸塩
		ビンデシン硫酸塩
		ビノレルビン酒石酸塩
	その他	エリブリンメシル酸塩
抗がん抗生物質	ブレオマイシン系	ブレオマイシン塩酸塩
		ペプロマイシン硫酸塩
	マイトマイシン系	マイトマイシンC
	アクチノマイシン系	アクチノマイシンD
その他		トラベクテジン

〔各薬剤インタビューフォーム, Polovich M, Olsen M, et al（Eds）：Chemotherapy and biotherapy guidelines and recommendations for practice（4th ed）. Oncology Nursing Society, Pittsburgh, 2014, Eggert J（Ed）：Cancer Basics. Oncology Nursing Society, Pittsburgh, 2010 を参考に作成〕

表Ⅱ-1-2　大分子薬（抗体薬）と小分子薬の特徴

	大分子薬（抗体薬）	小分子薬
特徴	分子量が大きなタンパク質であるため，細胞膜内には移行できず，細胞外で働く	低分子であるため細胞膜を貫通して，細胞内部に移行できる
作用	細胞膜上にある分化抗原や受容体に結合する，あるいは受容体に結合するリガンド（増殖因子）に結合して，細胞増殖を阻害する 主に抗体療法薬といわれており，免疫の力を借りて抗腫瘍効果を示す	細胞内に移行し，直接標的分子に作用し，その機能を阻害する
標的	1つの標的	1つまたは多数の標的
半減期	日単位	時間
投与経路	点滴	経口
薬物相互作用	なし	あり

〔Polovich M, Olsen M, et al（Eds）：Chemotherapy and biotherapy guidelines and recommendations for practice（4th ed）. Table 23-1, p.253, Oncology Nursing Society, Pittsburgh, 2014 を参考に作成〕

細胞傷害性はアルキル基2個をもつほうが強い。
- アルキル基を1個もつ薬（ダカルバジン，テモゾロミド）は，1つの塩基をメチル化し，DNAの損傷を起こすことで細胞死へと導く。
- アルキル基を2個もつ薬（シクロホスファミド，イホスファミド，ベンダムスチン，メルファラン）は，DNAの2本鎖の塩基間やDNAとタンパクを架橋して，DNAの構造に傷害を与える。傷害を受けたDNAは修復機能が阻害され，細胞周期が停止し細胞が死にいたる。

- アルキル化薬の殺細胞効果と投与量は相関関係があり，高用量になるほど殺細胞効果が上がる。
- 用量規制因子は骨髄抑制であり，その他にも脱毛，悪心・嘔吐，出血性膀胱炎，不妊などの薬物有害反応が出現する。

2) 白金製剤

- DNAのプリン塩基（グアニン，アデニン）に共有結合し，架橋を形成することによってDNAの合成阻害を起こし，細胞死を誘導する。
- 細胞周期非特異性薬であるが，高用量の場合はG1期の細胞に対して感受性が高い。
- 用量規制因子には骨髄抑制，腎機能障害，末梢神経障害などがあり，悪心・嘔吐や過敏症などの薬物有害反応もある。

3) トポイソメラーゼ阻害薬

- トポイソメラーゼはDNAを切断し，再結合させて転写を可能にする酵素である。トポイソメラーゼを阻害することによってDNAの再結合を阻害し，細胞を死にいたらす。
- トポイソメラーゼにはDNAの1本鎖を切断するIと，2本鎖を切断するIIがある。トポイソメラーゼI阻害薬には，イリノテカンとノギテカンがあり，トポイソメラーゼII阻害薬にはアントラサイクリン系薬，アントラキノン系のミトキサントロン，エトポシドがある。
- トポイソメラーゼI阻害薬のイリノテカンは白血球減少と下痢が用量規制因子である。

4) 代謝拮抗薬

- DNA合成に必要な基質や酵素に類似した化合物を用いることによって代謝障害を起こし，DNAあるいはRNAの合成を阻害する。ほとんどの代謝拮抗薬は細胞周期特異性薬で，S期に作用する。
- 作用機序によって，葉酸代謝拮抗薬，ピリミジン代謝拮抗薬，プリン代謝拮抗薬に分類される。
- 代表的な薬物有害反応は骨髄抑制，粘膜傷害，消化器症状などである。

5) 微小管阻害薬

- 細胞周期のM期に，紡錘体形成や細胞内輸送，神経細胞での軸索輸送などの役割を担っている微小管の形成を阻害し，細胞分裂を停止させて，細胞死へと導く。
- 細胞周期特異性薬で，主にG2後期からM期に作用する。
- 微小管の重合阻害作用をもつビンカアルカロイドと脱重合作用をもつタキサンに分類される。
  - ◆**ビンカアルカロイド**：微小管を構成しているαとβのチューブリンの重合を阻害することによって微小管形成が阻害され，有糸分裂ができなくなり，細胞死に導く。ビンクリスチンの用量規制因子は末梢神経障害で，1回の投与量は最大2mg/bodyまでに制限される。
  - ◆**タキサン**：細胞分裂の終盤に脱重合して有糸分裂をしようとする微小管の重合を促進させて，安定させる。その結果，微小管が解離できず，細胞の増殖を妨げる。

6) 抗がん抗生物質

- ブレオマイシンはDNAのグアニンとシトシン，グアニンとチミン配列を選択的に損傷して，DNAの1本鎖および2本鎖を切断することで細胞傷害を起こす。用量規制因子には間質性肺炎，肺線維症がある。
- マイトマイシンCは細胞内に取り込まれアルキル化薬となり，DNAに架橋形成し，DNAの複製を阻害する。
- アクチノマイシンDはポリペプチド系抗生物質で，RNA合成とタンパク質合成を阻害すると考えられている。

C. 分子標的薬の作用メカニズム

- 図Ⅱ-1-3に，代表的な分子標的薬とその標的分子を示す。

1）抗体薬

- 生体のもつ免疫反応を利用して，抗体依存性細胞傷害活性（ADCC；antibody-dependent cellular-cytotoxicity）や補体依存性細胞傷害活性（CDC；complement-dependent cellular cytotoxicity）によって，細胞傷害やアポトーシス誘導作用などを示す。
- 抗体薬には，放射性同位元素や抗がん抗生物質，微小管阻害薬を抗体にリンクした薬剤もあり，抗体による細胞傷害作用に加えて，放射線あるいは抗がん薬の作用ももっている。
- 抗体薬は，使用する抗体の種類によって過敏症などのリスクが異なる（表Ⅱ-1-3）。
- 抗体薬はその標的分子によって，リガンド阻害薬，膜受容体阻害薬，膜上分化抗原標的薬に分類される（表Ⅱ-1-4）。

●リガンド阻害薬

- 腫瘍増殖に重要な血管新生に関与している分子としてVEGF（vascular endothelial growth factor；血管内皮細胞増殖因子）がある。VEGFが血管内皮細胞上に出現している受容体（VEGFR；vascular endothelial growth factor receptor）に結合すると血管新生に関係しているシグナル伝達経路が活性化される。ベバシズマブは血中のリガンドであるVEGFに特異的に結合し，VEGFRへの結合を阻害することで血管新生が

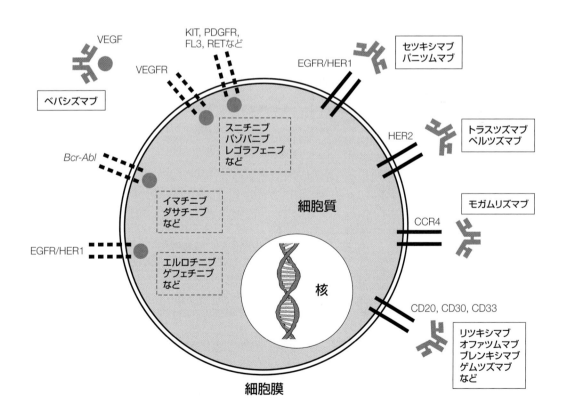

図Ⅱ-1-3　がんの標的分子と代表的な薬

〔Polovich M, Olsen M, et al（Eds）：Chemotherapy and biotherapy guidelines and recommendations for practice（4th ed）. Oncology Nursing Society, Fig.10, p.93, Pittsburgh, 2014を参考に作成〕

II がん薬物療法看護

表II-1-3 抗体薬で使用される抗体の種類と特徴

種類	マウス型 Murine	キメラ型 Chimera	ヒト化型 Humanized	ヒト型 Full human
表示	-mo mab	-xi mab	-zu mab	-u mab
マウス/ヒトの割合	マウス：100%	マウス：約20〜40% ヒト：約60〜80%	マウス：約5〜10% ヒト：90%以上	ヒト：100%
特徴	・HAMA*が出現する ・血中半減期が短い ・ヒトの生体内での不十分な抗体効力 ・作成が比較的容易	・HAMAの出現頻度が低い ・血中半減期がやや長い ・抗体中和反応が現れる ・技術的に作成がやや難しい	・HAMAの出現頻度はとても低い ・血中半減期が長い ・技術的に作成が難しい	・HAMAの出現はなく安全性が高い ・血中半減期が長い ・ヒトの生体内での不十分な抗体効力 ・大量作成が難しい

*HAMA(human anti-mouse antibody)とは，マウスに対する異好性抗体（異種動物の抗原を認識するヒト抗体）のことである．
〔Polovich M, Olsen M, et al (Eds) : Chemotherapy and biotherapy guidelines and recommendations for practice (4th ed). Fig.8, p.57, Oncology Nursing Society, Pittsburgh, 2014 を参考に作成〕

表II-1-4 主な抗体薬

分類	標的分子	一般名	適応疾患
リガンド阻害薬	VEGF	ベバシズマブ	治癒切除不能な進行・再発の結腸・直腸がん，扁平上皮がんを除く切除不能な進行・再発の非小細胞肺がん，卵巣がん，手術不能または再発乳がん，悪性神経膠腫
リガンド阻害，膜受容体阻害薬	VEGF-2	ラムシルマブ	治癒切除不能な進行・再発の胃がん
膜受容体阻害薬	HER2	トラスツズマブ エムタンシン（メイタンシン誘導体結合）	HER2陽性の手術不能または再発乳がん
		トラスツズマブ	HER2過剰発現の乳がん，HER2過剰発現の治癒切除不能な進行・再発の胃がん
		ペルツズマブ	HER2陽性の手術不能または再発乳がん
	EGFR	パニツムマブ	KRAS遺伝子野生型の治癒切除不能な進行・再発の結腸・直腸がん
		セツキシマブ	EGFR陽性の治癒切除不能な進行・再発の結腸・直腸がん，頭頸部がん
膜上分化抗原標的薬	CD20	オファツムマブ	再発または難治性のCD20陽性の慢性リンパ性白血病
		リツキシマブ	CD20陽性のB細胞性非ホジキンリンパ腫
		イブリツモマブ チウキセタン（90Y結合）	CD20陽性の再発または難治性の低悪性度B細胞性非ホジキンリンパ腫，マントル細胞リンパ腫
	CD30	ブレンツキシマブ ベドチン（MMAE結合）	再発または難治性のCD30陽性のホジキンリンパ腫，未分化大細胞リンパ腫
	CD33	ゲムツズマブ オゾガマイシン（カリケアマイシン結合）	再発または難治性のCD33陽性の急性骨髄性白血病
	CD52	アレムツズマブ	再発または難治性の慢性リンパ性白血病
	CCR4	モガムリズマブ	再発または難治性のCCR4陽性の成人T細胞白血病リンパ腫，末梢性T細胞リンパ腫，皮膚T細胞リンパ腫

〔各薬剤インタビューフォーム，Lapka DV, Franson PJ : Chap.11 Biologics and Targeted therapy. In Eggert J (Ed) : Cancer Basics. pp.217-268, Oncology Nursing Society, Pittsburgh, 2010, 多林孝之，江崎泰斗，他：14 各種抗がん薬 4. 分子標的治療薬 C) 抗体薬．日本臨床腫瘍学会（編），新臨床腫瘍学（改訂第4版）―がん薬物療法専門医のために，pp.296-314, 南江堂，2015 を参考に作成〕

阻害され，抗腫瘍効果を示す。
- 特徴的な薬物有害反応には，高血圧，出血，消化管穿孔，創傷治癒遅延，血栓塞栓症などがある。

●膜受容体阻害薬
- 細胞の増殖因子と細胞表面にある受容体が結合することによって，受容体がリン酸化する。受容体のリン酸化によって種々のシグナル伝達が起こり，細胞周期が進行し，細胞増殖が起こる。抗体療法薬が細胞膜上に存在する標的受容体と結合することで，リン酸化やシグナル伝達の障害が起こり，細胞傷害を起こす。代表的な受容体として上皮成長因子受容体（EGFR；epidermal growth factor receptor）がある。
- 主な薬物有害反応は，皮膚障害（ざ瘡様皮疹），爪囲炎，過敏症などである。

●膜上分化抗原標的薬
- 膜上分化抗原とは，白血球をはじめとする血液細胞の細胞表面にある抗原のことで，CDに数字を加えて表現している。膜上分化抗原に抗体療法薬が特異的に結合することで，ADCCやCDCといった細胞傷害作用を起こす。
- 抗体薬の標的抗原には，Bリンパ球表面抗原のCD20，骨髄系細胞のCD33，T細胞のCCR4，ホジキンリンパ腫のCD30などがある。

2）小分子薬

- 小分子薬は分子量が小さく，細胞膜を貫通して細胞内に移行できる特徴がある。
- 小分子薬の標的分子にはシグナル伝達分子やプロテアソーム，細胞質内チロシンキナーゼなどがあり，これらの分子に直接結合して，機能を阻害する（表Ⅱ-1-5）。

●チロシンキナーゼ阻害薬
- チロシンキナーゼのATP（adenosine triphosphate；アデノシン三リン酸）結合部分に結合して，チロシンキナーゼの活性を抑制し，シグナル伝達経路を遮断する。この結果，細胞増殖を抑制あるいは細胞を傷害する。
- チロシンキナーゼ阻害薬にはBcr/Abl，EGFR，ALKなどを標的にしたものがある。
  - ◆Bcr/Abl阻害薬：*Bcr/Abl*は，9番と22番染色体が相互転座してできた異常遺伝子（フィラデルフィア染色体）で，慢性骨髄性白血病やリンパ性白血病で高頻度に見られる。Bcr/Abl阻害薬は，Ablキナーゼ部分のATP結合部位にATPと競合的に結合することによって，細胞増殖のシグナル伝達を阻害する。
  - ◆EGFR阻害薬：EGFRの細胞内のキナーゼ活性部位にATPが結合できないようにしてEGFRのリン酸化を阻害する。その結果，細胞増殖のためのシグナル伝達を遮断し，細胞をG1期で停止させる。細胞周期が長時間停止することによって細胞をアポトーシスに導くと考えられている。
  - ◆ALK阻害薬：ALKとEML4（echinoderm microtubule associated protein-like 4）が結合すると，ALKのキナーゼ活性が非常に強く起こり，細胞増殖が活発になる。ALK阻害薬は，ALKのチロシンキナーゼ活性を阻害して，細胞増殖シグナルを抑制する。

●マルチキナーゼ阻害薬
- がん細胞は細胞増殖，血管新生，浸潤・転移，アポトーシス抑制など複数の特性をもっており複雑である。1つのキナーゼを標的とするのではなく，複数の標的分子に対して薬効を示すのがマルチキナーゼ阻害薬である。
- 特徴的な薬物有害反応として，手足症候群，高血圧，肝機能障害，甲状腺機能障害などがある。

●プロテアソーム阻害薬
- プロテアソームは，ダメージを受けたタンパクや不要になったタンパクを分解する働きをもっている酵素である。不要になったタンパクの分解は，細胞周期を遂行する上で重要なプロセスである。細胞周期が終わった後，不要なタンパ

II がん薬物療法看護

表 II-1-5 主な小分子薬

分類	標的分子	一般名	適応疾患
チロシンキナーゼ阻害薬	Bcr/Abl	イマチニブメシル酸塩	フィラデルフィア(Ph)染色体陽性急性リンパ性白血病
		ニロチニブ塩酸塩水和物	慢性期または移行期の慢性骨髄性白血病
		ダサチニブ水和物	慢性骨髄性白血病, 再発または難治性のPh染色体陽性急性リンパ性白血病
	EGFR	ゲフィチニブ	EGFR遺伝子変異陽性の手術不能または再発非小細胞肺がん
		エルロチニブ塩酸塩	切除不能な再発・進行性で, がん化学療法施行後に増悪した非小細胞肺がん, EGFR遺伝子変異陽性の切除不能な再発・進行性で, がん化学療法未治療の非小細胞肺がん
		アファチニブマレイン酸塩	EGFR遺伝子変異陽性の手術不能または再発非小細胞肺がん
		オシメルチニブメシル酸塩	EGFRチロシンキナーゼ阻害薬に抵抗性のEGFR T790M変異陽性の手術不能または再発非小細胞肺がん
	EGFR/RET	バンデタニブ	根治切除不能な甲状腺髄様がん
	EGFR/HER2	ラパチニブトシル酸塩水和物	HER2過剰発現が確認された手術不能または再発乳がん
	VEGFR	アキシチニブ	根治切除不能または転移性の腎細胞がん
	ALK	クリゾチニブ	ALK融合遺伝子陽性の切除不能な進行・再発の非小細胞肺がん
		アレクチニブ塩酸塩	ALK融合遺伝子陽性の切除不能な進行・再発の非小細胞肺がん
		セリチニブ	クリゾチニブに抵抗性または不耐容のALK融合遺伝子陽性の切除不能な進行・再発の非小細胞肺がん
	Bcr/Abl, Src	ボスチニブ水和物	前治療薬に抵抗性または不耐容の慢性骨髄性白血病
ブルトン型チロシンキナーゼ阻害薬		イブルチニブ	再発または難治性の慢性リンパ性白血病(小リンパ球性リンパ腫を含む)
BRAF阻害薬		ダブラフェニブメシル酸塩	BRAF遺伝子変異を有する根治切除不能な悪性黒色腫
		ベムラフェニブ	BRAF遺伝子変異を有する根治切除不能な悪性黒色腫
マルチキナーゼ阻害薬		スニチニブリンゴ酸塩	イマチニブ抵抗性の消化管間質腫瘍, 根治切除不能または転移性の腎細胞がん, 膵神経内分泌腫瘍
		レゴラフェニブ水和物	治癒切除不能な進行・再発の結腸・直腸がん, がん化学療法後に増悪した消化管間質腫瘍
		ソラフェニブトシル酸塩	根治切除不能または転移性の腎細胞がん, 切除不能な肝細胞がん, 根治切除不能な分化型甲状腺がん
		パゾパニブ塩酸塩	悪性軟部腫瘍, 根治切除不能または転移性の腎細胞がん
		レンバチニブメシル酸塩	根治切除不能な甲状腺がん
プロテアソーム阻害薬		ボルテゾミブ	多発性骨髄腫
mTOR阻害薬		テムシロリムス	根治切除不能または転移性の腎細胞がん
		エベロリムス	根治切除不能または転移性の腎細胞がん, 膵神経内分泌腫瘍, 手術不能または再発乳がん など
ヌクレオシドアナログ		アザシチジン	骨髄異形成症候群
ヒストン脱アセチル化酵素阻害薬		ボリノスタット	皮膚T細胞性リンパ腫
免疫調節薬		レナリドミド水和物	多発性骨髄腫, 5番染色体長腕部欠失を伴う骨髄異形成症候群
		サリドマイド	再発または難治性の多発性骨髄腫
		ポマリドミド	再発または難治性の多発性骨髄腫

〔各薬剤インタビューフォーム, Lapka DV, Franson PJ:Chap.11 Biologics and Targeted therapy. In Eggert J(Ed):Cancer Basics. pp.217-268, Oncology Nursing Society, Pittsburgh, 2010, 高野利美, 丸山大, 他:14 各種抗がん薬 4.分子標的治療薬B)小分子化合物. 日本臨床腫瘍学会(編), 新臨床腫瘍学(改訂第4版)—がん薬物療法専門医のために, pp.273-295, 南江堂, 2015 を参考に作成〕

クが分解されずに残ってしまうと，細胞の機能が停止し，タンパクが蓄積されるため，ストレスが強くなり，細胞死が引き起こされる。プロテアソーム阻害薬は，プロテアソームを阻害することで，腫瘍細胞に対してアポトーシス誘導，細胞増殖抑制，血管新生抑制作用を示す。

- 特徴的な薬物有害反応は末梢神経障害，肺毒性，血小板減少などである。

●mTOR 阻害薬

- mTOR（mammalian target of rapamycin：哺乳類ラパマイシン標的タンパク）は，細胞質内に存在するセリン/スレオニンキナーゼで，細胞の低栄養状態，飢餓状態，ストレス，低酸素などを感知するセンサーの役割をもっている。mTOR 阻害薬はセリン/スレオニンキナーゼを阻害するだけなく，mTOR と別のタンパクが結合するのを阻害する働きをもっており，細胞増殖や血管新生を抑制する。

- 特徴的な薬物有害反応は免疫抑制，間質性肺炎，骨髄抑制である。

D. ホルモン薬の作用メカニズム

- 内分泌療法の対象となるのは性ホルモンのエストロゲン，プロゲステロン，アンドロゲンである。
- ホルモン薬（内分泌療法薬）には，エストロゲンやアンドロゲンの分泌を抑制させる薬（ホルモン産生阻害薬）と，がん細胞のもつホルモン受容体を抑制して，腫瘍を縮小させる薬（ホルモン受容体機能阻害薬）がある（表Ⅱ-1-6）。

1）ホルモン産生阻害薬

●LH-RH アゴニストとアンタゴニスト

- 性ホルモンの分泌には，視床下部から放出され

表Ⅱ-1-6 ホルモン薬

分類	一般名	適応疾患
エストロゲン受容体アンタゴニスト	フルベストラント	エストロゲン受容体陽性の閉経後乳がん
エストロゲン受容体アゴニスト	タモキシフェンクエン酸塩	乳がん
	トレミフェンクエン酸塩	閉経後乳がん
エストロゲン薬	エストラムスチンリン酸エステルナトリウム水和物	前立腺がん
	エチニルエストラジオール	前立腺がん，閉経後の末期乳がん
プロゲステロン薬	メドロキシプロゲステロン酢酸エステル	乳がん，子宮体がん（内膜がん）
アロマターゼ阻害薬	アナストロゾール	閉経後乳がん
	エキセメスタン	閉経後乳がん
	レトロゾール	閉経後乳がん
抗アンドロゲン薬	ビカルタミド	前立腺がん
	フルタミド	前立腺がん
	クロルマジノン酢酸エステル	前立腺がん
	エンザルタミド	去勢抵抗性前立腺がん
アンドロゲン合成酵素阻害薬	アビラテロン酢酸エステル	去勢抵抗性前立腺がん
LH-RH アゴニスト	リュープロレリン酢酸塩	閉経前乳がん，前立腺がん
	ゴセレリン酢酸塩	閉経前乳がん，前立腺がん
LH-RH アンタゴニスト	デガレリクス酢酸塩	前立腺がん

〔各薬剤インタビューフォーム，Rodiguez RW, Aguilar G：Chap.12 Hormonal Therapy. In Eggert J（Ed）：Cancer Basics. pp.269-285, Oncology Nursing Society, Pittsburgh, 2010．山下啓子，溝上敦：14 各種抗がん薬 2. 内分泌療法．日本臨床腫瘍学会（編），新臨床腫瘍学（改訂第 4 版）—がん薬物療法専門医のために，pp.259-266，南江堂，2015 を参考に作成〕

るLH-RH(性腺刺激ホルモン放出ホルモン)と呼ばれるホルモンが大きく関わっている。
- LH-RHアゴニスト(作動薬)は,LH-RHに似た構造の薬剤で,LH-RH受容体に強い刺激を与え続けることによって受容体のダウン・レギュレーションが起こる。これによって,下垂体からの性腺刺激ホルモンの分泌量が低下する。その結果,血中のエストロゲン,アンドロゲン濃度が低下し,抗腫瘍効果を得る。
- LH-RHアンタゴニスト(拮抗薬)は,下垂体前葉にあるLH-RH受容体に結合し,LH-RHの受容体への結合を競合的に阻害する。下垂体からのLHの分泌を抑制することで,抗腫瘍効果を示す。
- 乳がん,前立腺がんが対象で,代表的な薬物有害反応には,ホットフラッシュ,不眠,注射部位の硬結・痛み,うつ症状などがある。

●アロマターゼ阻害薬
- 閉経前の女性は主に卵巣でエストロゲンを合成するが,閉経後では卵巣からのエストロゲン分泌量が極端に減る。しかし,副腎から分泌されるアンドロゲンをもとにして,脂肪組織でエストロゲンがつくられるので,閉経後でも少量ながらエストロゲンが存在する。
- 閉経後のエストロゲン合成に関わっている酵素がアロマターゼで,アロマターゼ阻害薬は,この酵素の働きを阻害することによって,乳がん細胞の発育,増殖を抑える。
- 閉経後の女性乳がん患者が対象で,代表的な薬物有害反応には悪心,腹痛,食欲不振,疲労感,骨粗鬆症などがある。

2) ホルモン受容体機能阻害薬

●抗エストロゲン薬
- エストロゲン受容体に結合して,エストロゲンを競合的に阻害し,がん細胞の発育,増殖を抑える。

●抗アンドロゲン薬
- アンドロゲンが受容体と結合するのを阻害することで,精巣からのテストステロン産生を抑制するとともに,血液中のテストステロンが前立腺細胞に取り込まれるのも抑制する。

●その他(エストロゲン薬,プロゲステロン薬)
- エストロゲン薬によって,エストロゲンの濃度を上昇させると,下垂体を介したネガティブフィードバック機構が働き,精巣由来のアンドロゲン産生を抑制する。
- プロゲステロン薬を大量に投与すると,エストロゲンの産生低下やエストロゲン受容体発現量の低下などを起こし,細胞の増殖を抑える。

E. 免疫チェックポイント阻害薬の作用メカニズム

- がん細胞に対する免疫応答は,抗原提示細胞によってT細胞が腫瘍抗原を認識して活性化する。活性化したT細胞が腫瘍部位に結合することで細胞傷害を起こす。この免疫応答の過程で,免疫の活性と制御を行っている2つの免疫チェックポイントがある。免疫を制御する免疫チェックポイントは本来,過剰な免疫応答を防ぐためのものであるが,がん細胞はこのシステムを利用し,免疫からの攻撃を回避しているため,免疫チェックポイント阻害薬を用いて抑制されたT細胞の本来の機能を回復させる(図Ⅱ-1-4)。
- 表Ⅱ-1-7に,主な免疫チェックポイント阻害薬を示す。
- 免疫チェックポイント阻害薬は,がん細胞に対する直接傷害ではなく,免疫システムを介した間接的効果のため,免疫が始動するまでに時間を要する。また,免疫療法によって腫瘍縮小効果はみられるが,長期生存の可能性は現時点では明らかになっていない。

●抗CTLA-4抗体
- CTLA-4はTリンパ球が活性化した際に発現

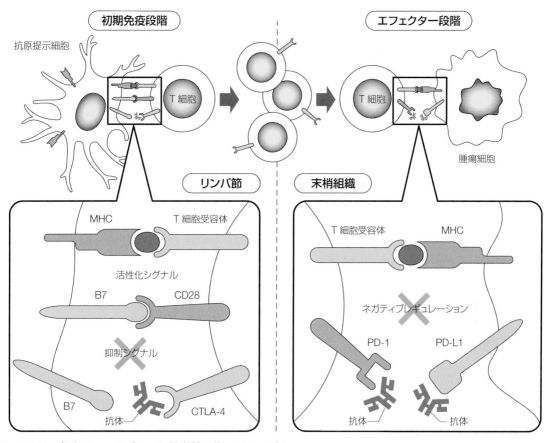

図Ⅱ-1-4　免疫チェックポイント阻害薬の作用メカニズム
〔小澤桂子，菅野かおり，他（監），理解が実践につながるステップアップがん化学療法看護（第2版），図　免疫応答のしくみ，p.45，学研メディカル秀潤社，2016を参考に作成〕

表Ⅱ-1-7　免疫チェックポイント阻害薬

標的分子	一般名	抗体の種類	適応疾患
抗CTLA-4抗体	イピリムマブ	ヒト型抗体	根治切除不能な悪性黒色腫
抗PD-1抗体	ニボルマブ	ヒト型抗体	根治切除不能な悪性黒色腫，切除不能な進行・再発の非小細胞肺がん，根治切除不能または転移性の腎細胞がん
	ペムブロリズマブ	ヒト化抗体	根治切除不能な悪性黒色腫

〔各薬剤インタビューフォーム，藤原豊：Column 免疫チェックポイント療法．小澤桂子，菅野かおり，他（監），理解が実践につながる ステップアップがん化学療法看護（第2版），pp.45-46，学研メディカル秀潤社，2016を参考に作成〕

し，抗原提示細胞表面のB7に結合することで，Tリンパ球の活性化共刺激シグナルを阻害する．抗CTLA-4抗体はCTLA-4と結合し，B7とCTLA-4の結合を阻害することで，Tリンパ球の活性が維持される．

●抗PD-1抗体

- PD-1は活性化したTリンパ球などに発現する受容体で，抗原提示細胞に発現するリガンド（PD-L1，PD-L2）と結合する．PD-1はPD-L1（およびPD-L2）と結合するとTリンパ球の抑制性シグナルを伝達して，リンパ球の活性化状態を負に調整する．抗PD-1抗体は，PD-1とそのリガンドであるPD-L1およびPD-L2との結合を阻害し，がん抗原特異的なT細胞の増殖，活性化および細胞傷害活性の増強などにより，腫瘍増殖を抑制すると考えられている．

5. 多剤併用療法・集学的治療

- がん薬物療法には，進行がんやほかに効果的な治療がないがんに対する主治療と，手術や放射線療法のみでは不十分な進行期がんに対する補助療法がある。

A. 単剤療法

- 一般的に再発時の治療として使用されるが，単剤での治療効果が示されている薬剤もある。
- 単剤の継続的な投与は薬剤耐性の可能性が高い。

B. 多剤併用療法

- 単剤療法での効果は限られるため，最大限の治療効果を得るために，2剤以上の抗がん薬あるいは分子標的治療薬を組み合わせて使用することを多剤併用療法という。
- 治療目的は，がん細胞に対して付加的，相乗的な効果を生み出すことと，薬物耐性細胞の出現を避けることである。
- 対象疾患に対して単剤でも有効性が確認されている薬剤，異なる作用機序と薬物有害反応をもっている薬剤を選択して組み合わせる。
- 複数の薬剤を使用するため，薬剤間の相互作用に注意しなければならない。

C. 集学的治療

- 集学的治療とは，がんの種類や進行度に応じて，手術療法，放射線療法，薬物療法など複数の治療法を組み合わせることをいう。

6. 遺伝子情報による個別化医療

- がん細胞の特徴やがんをもつ人の遺伝子情報，薬物代謝酵素などの遺伝子異常が，各種検査によってわかるようになってきた。がん細胞に特異的な遺伝子異常をもつ場合は，変異遺伝子に効果的な薬剤を選択しなければならない。
- がん細胞だけでなく，薬を代謝する酵素などにも変異があるため，作用・副作用の管理を行う上で，治療前にバイオマーカーや遺伝子検査を行っておくことが重要である。
- がんは遺伝的あるいは後天的な遺伝子の突然変異が起こることで発生する。BRCA1，BRCA2 などは遺伝的突然変異遺伝子として知られており，乳がんや卵巣がんの原因になっている。また，後天的遺伝子変異として慢性骨髄性白血病で見られる Bcr/Abl 遺伝子や非小細胞肺がんの EML4-ALK 融合遺伝子，急性前骨髄性白血病の PML/RARa 融合遺伝子などがある。変異遺伝子をもつ患者に対しては，変異遺伝子に直接あるいは関連タンパクに特異的作用をもつ治療薬を選択する必要がある。
- 薬物代謝酵素や標的分子には，いくつかの遺伝子多型や遺伝子変異がある。例えば，イリノテカンの薬物有害反応で下痢が多く見られる人の中に，イリノテカンの活性代謝物 SN38 を代謝するグルクロン酸転移酵素 UGT1A1(*28, *6) に遺伝子多型が存在することがわかっている。そのため，治療前に UGT1A1 の遺伝子検査を行い，遺伝子多型があった場合は治療内容の変更を検討する必要がある。また，がん組織中の KRAS 遺伝子に変異がある大腸がんの場合は，抗 EGFR 抗体薬のセツキシマブやパニツムマブで治療を行っても，効果がほとんどないこと

がわかっている。

7. がん薬物療法の目的

- がん種と病期によって，治癒をめざす場合と，再発予防，進行抑制により延命の効果を期待する場合，がんによる症状を緩和させ全身状態やQOL(quality of life；生活の質)の改善などを目的とする場合がある。

A. 治癒，延命，症状緩和

●治癒
- がん薬物療法単独で治癒をめざす。

●延命
- がん薬物療法単独で治癒する可能性は低いが，がんの進行を抑制し，延命をめざす。また，再発予防目的の術後補助療法や，集学的治療として行われることも多い。

●症状緩和
- がん薬物療法単独で治癒は得られない。延命効果は低いが，がんによる痛みなどの症状を緩和し，QOLの維持・向上をめざす。

B. がん種ごとの薬物療法の有効性

- 表Ⅱ-1-8に，がん種ごとの薬物療法の有効性を示す[3]。

C. 術前補助薬物療法，術後補助薬物療法，化学放射線療法

1) 術前補助薬物療法

- 局所進行がんに対し，手術療法前に行われるがん薬物療法を術前補助薬物療法(neoadjuvant chemotherapy；ネオアジュバント療法)という。
- 術前補助薬物療法の目的は局所進行がんの縮小(ダウンステージング)によって，手術の根治切除率，生存率の改善や切除範囲の縮小による正常組織の機能温存を図ることにある。併せて，がん薬物療法に対する腫瘍の感受性を評価する目的もある。

2) 術後補助薬物療法

- 固形がんに対し，手術後や放射線療法後に行われるがん薬物療法を術後補助薬物療法(adjuvant chemotherapy；アジュバント療法)という。

表Ⅱ-1-8 がん種ごとの薬物療法の有効性

[A群]治癒が期待できる	[B群]症状緩和や延命の効果が十分に期待できる*
急性骨髄性白血病，急性リンパ性白血病，ホジキンリンパ腫，非ホジキンリンパ腫(中・高・悪性度)，胚細胞腫瘍，絨毛がん	乳がん，卵巣がん，小細胞肺がん，非小細胞肺がん，大腸がん，多発性骨髄腫，慢性骨髄性白血病，慢性リンパ性白血病，非ホジキンリンパ腫(低悪性度)，胃がん，膀胱がん，悪性黒色腫
[C群]延命効果・症状緩和が期待できる*	
骨肉腫，軟部組織腫瘍，頭頸部がん，食道がん，子宮がん，腎がん，肝がん，胆道がん，膵がん，脳腫瘍，甲状腺がん，前立腺がん	

＊B群は薬物療法による治療は難しいが，予後の延長が認められかつ50％以上の奏効割合が期待できるがん種が含まれている。薬物療法の効果がそれ以下のがん種はC群に含まれているが，同じがん種でもサブタイプにより薬物療法の有効性は異なる。

〔国立がん研究センター内科レジデント(編)：がん診療レジデントマニュアル(第7版)，p.24，医学書院，2016〕

- 術後補助薬物療法は，病巣が根治切除された場合，微小遺存腫瘍による再発や転移を抑制し，予後を改善する目的で行われる。再発のリスクが高い臨床病期の患者やこれまでの研究で再発リスクを有意に減らせることがわかっているがん種の患者が対象となる。

3）化学放射線療法

- がん薬物療法と放射線療法を組み合わせた治療法を指す。
- 併用する目的は，局所療法（放射線療法）と全身療法（がん薬物療法）の異なる治療機序を利用し，放射線療法の効果を増強することである。がん種や病期により，臓器の温存，局所制御率の向上，転移予防を治療目的としている。
- 放射線療法とがん薬物療法の併用は同時に施行される場合と，時期をずらして施行される場合がある。治療効果を最大限にするためには同時に施行することが望ましいが，有害事象の発症頻度，症状の強さも大きくなるため患者の負担が増加する。

8. 標準治療

- 標準治療とは，臨床試験によって，エビデンスが確立された，現時点で最も効果的とされる治療法のことである。各専門学会による診療ガイドラインは，発行された時点で最も信頼でき，基本となる診療指針である。がん種や進行度によって治療方針が決まっており，個々の医師や施設の違いによって大きく変わるものではない。
- 診療ガイドラインに基づいた最適な治療法を選択すること，最新の知識や情報に基づいた支持療法によって有害事象を予防または軽減し適切に減量・延期を図ること，さらに定期的な検査で悪化がなければなるべく長く続けることは，がんの標準治療を行うことにつながる。

9. 造血幹細胞移植

- 造血幹細胞移植とは，抗腫瘍効果を高めるために最大耐用量（MTD；maximum tolerated dose）を上回る大量化学療法や全身放射線照射を用いた移植前処置を施行し，その後に患者自身（自家）あるいはドナー由来（同種）の造血幹細胞を輸注することで造血能を補う治療[4]である。その上で，移植したドナー由来の免疫担当細胞が残存した細胞を攻撃する移植片対白血病効果（GVL；graft versus leukemia）を利用し，根治をめざすものである。
- 主な移植の合併症として，前処置関連毒性と細菌・真菌・ウイルス感染症，生着不全，同種移植では移植片対宿主病（GVHD；graft versus host disease）がある。GVHDとは造血幹細胞とともに輸注されるドナーT細胞が，レシピエント由来の非自己抗原を認識することによって発症する[5]。晩期合併症としては骨関節障害，角結膜炎・白内障，口内炎，肝障害，二次発がん，性腺機能障害や不妊，性的問題，内分泌障害[6]などが挙げられる。
- 造血幹細胞移植数は増加しており，移植成績の向上に伴い，造血幹細胞移植後の長期生存患者は増加している。一方で，長期生存者は晩期合併症の問題をはじめ，さまざまな身体的・精神的・社会的問題を抱えていることが明らかになっている[5]。
- 欧米の移植グループでは長期生存者を対象とした指針を公開しており，現在，わが国において

も長期フォローアップ(LTFU；long term follow up)ガイドラインの作成を行っている[5]。

A. 造血幹細胞移植の分類

- 造血幹細胞移植は幹細胞源，移植するドナー幹細胞の由来，移植前処置などによって分類される(表Ⅱ-1-9)。

B. 移植前処置

- 造血幹細胞移植に先立って実施される薬物療法や放射線療法は「移植前処置」と称する。

1) 移植前処置の目的

- 自家移植では骨髄の最大耐用量を超える大量化学療法を用いて腫瘍細胞を根絶させることが目的となり，同種移植では以下の3点が目的とされる。①免疫抑制効果：患者の免疫を適切に抑制し，移植片の拒絶を予防すること，②抗腫瘍効果：患者の体内に残存する腫瘍細胞をできる

表Ⅱ-1-9 造血幹細胞移植の分類と特徴

1)採取方法による分類	
骨髄移植 (BMT；bone marrow transplantation)	造血幹細胞のほとんどは骨髄中に存在する。その骨髄液を採取し，移植に用いる方法。最も古くから行われており，患者とドナーの長期予後がわかっている。GVHDの発症は末梢血幹細胞移植よりも少ないとされる。
末梢血幹細胞移植 (PBSCT；peripheral blood stem cell transplantation)	造血幹細胞は，がん薬物療法後の骨髄回復期やG-CSF製剤投与後に末梢血にも流れ出る。これらを採取し，移植に用いる方法。輸注するまでに日数がある場合，採取した幹細胞は凍結保存され，解凍して輸注する。
臍帯血移植 (CBT；cord blood transplantation)	胎児と母親を結ぶ臍帯と胎盤に流れる臍帯血には造血幹細胞が存在する。これを分娩時に採取しておき，移植に用いる方法。すでに保存されている臍帯血を使用できるため，適切な時期に移植することが可能であり，供給の迅速性に優れている。
2)ドナー幹細胞の由来による分類	
同種移植　(allogeneic)	患者以外の他者の造血幹細胞を用いた移植。骨髄，末梢血，臍帯血の造血幹細胞を用いる。 さらにドナー別に分けられ，血縁・非血縁に分類される。血縁は同胞・親族からの造血幹細胞，非血縁はボランティアの他者からの造血幹細胞を指す。
自家移植　(autologous)	患者自身の造血幹細胞を用いた移植。末梢血の造血幹細胞を用いることが多い。
同系移植　(syngeneic)	患者以外の他者の造血幹細胞を用いる。一卵性双生児間の移植。
3)移植前処置強度による分類	
骨髄破壊的移植/フル移植 (MAC；myeloablative conditioning)	単剤または複数の薬剤，あるいは全身放射線照射を含む移植前処置であり，骨髄を破壊して深い汎血球減少をきたす。汎血球減少は不可逆的であり，幹細胞の輸注なしに造血は回復しない。
骨髄非破壊的前処置/ミニ移植 (NMA；nonmyeloablative conditioning)	前処置として骨髄非破壊的な移植前処置を施行する。投与後の血球減少は，著明なリンパ球減少を伴うものの軽度であり，幹細胞輸注なしに自己造血は回復しうる。
強度減弱前処置 (RIC；redused-intensity conditioning)	MACにもNMAにも分類されない移植前処置である。不可逆的ではないが，深い汎血球減少をきたし，造血の回復には通常幹細胞の輸注を必要とする。

だけ減少させること，③患者の骨髄内において移植片の生着を得るために患者自身の造血機能を廃絶させること
- 従来の前処置では免疫系を完全に破壊するとともに骨髄内の細胞を完全になくすことが造血幹細胞の生着に不可欠と考えられていたが，現在では免疫抑制効果が得られれば，完全な造血破壊は不要であることが明らかになり，さまざまな前処置が考案されている。

2）移植前処置に用いられる薬剤

- 代表的な薬剤として，シクロホスファミド，ブスルファン，キロサイド，エトポシド，メルファラン，フルダラビン，抗胸腺細胞グロブリンなどがある。それぞれの薬剤に応じた投与管理を施行し，適切な有害事象の予防策・支持療法を行うことが必要である。

C. 移植の合併症

- 前処置関連毒性としては急性期に悪心・嘔吐が出現し，投与終了後に口内炎や下痢などの粘膜障害，骨髄抑制状態により発熱性好中球減少症が生じることが多い。
- GVHDは移植後のドナー由来細胞が患者の細胞や組織に対して攻撃する免疫反応である。急性GVHDの標的となる主な臓器は皮膚・腸管・肝臓である。慢性GVHDは，眼，口腔，皮膚，肺，肝臓など多臓器にわたり症状が出現する。急性GVHD予防としてはカルシニューリン阻害薬にメトトレキサートを併用する方法が標準的である。カルシニューリン阻害薬は血中濃度の変動が大きく，薬物相互作用が多いため注意が必要である。

10. 臨床試験

A. 臨床試験とは

- 臨床試験とは，人を対象とした介入を伴う前向き研究である。がんの領域では，新薬の開発，新たな治療法（抗がん薬の併用，薬物療法と放射線療法を組み合わせるなど）や診断法などの有効性や安全性を調べるために行われる。
- 臨床試験の中でも，医薬品の製造販売の承認申請を目的に行われる試験を治験という。治験は，製薬企業が医師に依頼して実施する企業治験が多くを占めるが，医師が主導で自ら治験を実施する医師主導治験も行われている。
- 臨床試験は，人を対象とするため，倫理性を担保して実施されなければならない。治験以外の臨床試験は，「人を対象とする医学系研究に関する倫理指針」に基づいて行われる。治験は，承認申請を目的とするため，薬事法および「医薬品の臨床試験の実施の基準に関する省令（GCP；Good Clinical Practice）」の規制を受け，それらを遵守して実施される。
- 臨床試験を実施する際には，倫理審査委員会で研究の実施について審査を受け承認されていることが必要である。対象となる患者に対しては，文書を用いて研究の目的や方法，予測される不利益などについて説明し，インフォームドコンセントを文書で受ける。

B. 臨床試験の相

- 臨床試験は，大きく分けて第Ⅰ相，第Ⅱ相，第Ⅲ相，第Ⅳ相と段階を経て行われる。

1）第Ⅰ相試験

- 新しい治療法または薬物を初めて人に試す段階である。第Ⅰ相試験の主な目的は，安全性を評価することであり，毒性の種類とその程度，用量制限毒性（DLT；dose limiting toxicity，投与量をこれ以上増量できない理由となる毒性）の発現状況の把握と最大耐用量（MTD）の推定，第Ⅱ相試験での推奨用量の決定，薬物動態の検討，有効性の観察などがある。
- 対象となるのは，有効な治療法がすでに無効となりほかに治療法がない，あるいは標準治療が確立されていないがん患者である。第Ⅰ相試験は標準治療よりも効果が得られる可能性が低いことから，ほかに有効な治療法がある患者を対象とすることは倫理的に問題となる。また，主な目的が安全性評価のため，がん種を限定せず，臓器機能が良好に保持され，状態のよい患者が対象となる。
- 方法は，少人数の患者で，低い用量から始めて安全性を確認しながら増量し，DLTの発現状況からMTDを推定する。毒性の評価には，有害事象共通用語規準（CTCAE；Common Terminology Criteria for Adverse Events）を用いる。
- 第Ⅰ相段階で入手できる安全性の情報は，前臨床試験の結果や先行している海外での試験結果など非常に限られたものである。そのため，試験に参加する患者は，どのような有害事象が出現するのかわからないという大きなリスクを負っている。

2）第Ⅱ相試験

- 第Ⅰ相試験で決定された推奨用量に基づき，有効性を探索的に評価する段階である。その目的は，推奨用量での有効性の確認，安全性の評価，薬物動態の検討などである。
- 第Ⅱ相試験の対象は，有効性を評価するために特定されたがん種で，測定可能な病変をもつ患者である。
- 有効性の評価は，「固形がんの治療効果判定のためのガイドライン（RECIST；Response Evaluation Criteria in Solid Tumors）」を用いて行われる。
- 入手できる安全性の情報は，第Ⅰ相試験よりは多いが，少数の患者から得られたものであるため十分ではない。また，特定のがん種における有効性は不明である。そのため，試験に参加する患者は，有効性や安全性に関する情報が乏しい中で意思決定をすることになる。

3）第Ⅲ相試験

- 新しい薬剤や治療法が現在の標準治療と比較してどちらがよりよいかを検証する段階である。その評価は，全生存期間や無再発生存期間，無増悪生存期間などを指標とする。
- 第Ⅲ相試験の対象は，有効性の検証を行うために特定されたがん種で，より多くの患者を対象とする。
- 第Ⅲ相試験では，一般的に無作為に患者をどちらかの治療群に割り付ける（ランダム化）方法が用いられる。
- 医薬品の承認申請をする際に，非小細胞肺がんや大腸がんなど患者数の多いがん種は第Ⅲ相試験までの結果が求められる。患者数の少ないがん種については，第Ⅱ相試験までの結果で承認申請をすることができる。

4）第Ⅳ相試験

- 製造販売後臨床試験と呼ばれ，承認後に行われる試験である。広く新薬が使用された中で安全性情報をさらに補充する目的で行われる。

11. がん薬物療法の適応基準

- がん薬物療法の適応基準は以下のとおりである。
- がん種に対する標準治療，あるいはそれに準ずる治療として確立されていること。
- 患者自身が受ける治療内容について，医師から十分な説明を受け，理解し納得していること。
- 患者の全身状態ががん薬物療法を受けられる状態であること。全身状態の評価指標としてパフォーマンスステータス(PS；performance status)(表Ⅱ-1-10)を用いる。一般的にPS 0～2ががん薬物療法の適応となる。ただし骨転移の痛みなどによりPSの低下をきたしている場合は除く。
- がん薬物療法に耐えうる主要臓器機能を有していること。
  - ◆**骨髄機能**：白血球数，好中球数，血小板数，赤血球数などで評価する。
  - ◆**肝機能**：AST，ALT，ALP，T-Bil，コリンエステラーゼ，凝固能などで評価する。
  - ◆**腎機能**：腎臓は肝臓と同様，薬物代謝の中心となる臓器である。クレアチニン値が代表的な指標であり，治療前の腎機能評価はGFR，クレアチニン・クリアランス(Ccr)値を用いる。
  - ◆**心機能**：心毒性を有する抗がん薬を用いる場合には，定期的に心機能を評価し，心不全の出現に注意する。左室駆出率(LVEF)が45～50%以下と正常範囲を下回っている時は，がん薬物療法の適応や目的(治癒・症状緩和・延命など)を再検討する。

表Ⅱ-1-10 パフォーマンスステータス

Score	定義
0	全く問題なく活動できる。発病前と同じ日常生活が制限なく行なえる。
1	肉体的に激しい活動は制限されるが，歩行可能で，軽作業や座っての作業は行なうことができる。 例；軽い家事，事務作業
2	歩行可能で自分の身の回りのことはすべて可能だが作業はできない。日中の50%以上はベッド外で過ごす。
3	限られた自分の身の回りのことしかできない。日中の50%以上をベッドか椅子で過ごす。
4	全く動けない。 自分の身の回りのことは全くできない。 完全にベッドか椅子で過ごす。

〔Eastern Cooperative Oncology Group：Common Toxicity Criteria(CTC), Version2.0. Publish Date：April 30, 1999 http://ctep.cancer.gov/protocolDevelopment/electronic_applications/docs/ctcv20_4-30-992.pdf〔2016年7月29日〕JCOGホームページ http://www.jcog.jp/〕

12. 治療効果判定

A. 固形がんの治療効果判定

1) RECIST

- 画像診断などにより，治療の前後で腫瘍の大きさがどれくらい変化したのか判定する。RECISTガイドライン改訂版version1.1を用いる(表Ⅱ-1-11, 12)。
- 標的病変(target lesion)とは，測定可能な病変を合計で5病変(各臓器最大2病変まで)選択し，病変のサイズを径和(非リンパ節病変では長径，リンパ節病変では短径)として算出する。
- 非標的病変(non-target lesion)とは，標的病変以外の小病変，軟膜髄膜病変，腹水，胸水または心嚢水，炎症性乳がん，皮膚や肺のリンパ管症，造骨性骨病変などである。
- 腫瘍縮小効果判定に使用する基準の定義を以下に記す。

●**標的病変**
  ◆完全奏効(CR；complete response)：すべ

表Ⅱ-1-11 標的病変(非標的病変の有無に関わらず)を有する場合の総合効果

標的病変	非標的病変	新病変	総合効果
CR	CR	なし	CR
CR	Non-CR/non-PD	なし	PR
CR	評価なし	なし	PR
PR	Non-PD or 評価の欠損あり	なし	PR
SD	Non-PD or 評価の欠損あり	なし	SD
評価の欠損あり	Non-PD	なし	NE
PD	問わない	あり or なし	PD
問わない	PD	あり or なし	PD
問わない	問わない	あり	PD

CR:完全奏効, PR:部分奏効, SD:安定, PD:進行, NE:評価不能
〔固形がんの治療効果判定のための新ガイドライン(RECISTガイドライン)改訂版version1.1 —日本語訳JCOG版 ver.1.0
http://www.jcog.jp/doctor/tool/RECISTv11J_20100810.pdf
[2016年7月29日]より引用〕

表Ⅱ-1-12 標的病変(非標的病変のみ)を有する場合の総合効果

非標的病変	新病変	総合効果
CR	なし	CR
Non-CR/non-PD	なし	Non-CR/non-PD
評価なしがある	なし	NE
明らかな増悪	あり or なし	PD
問わない	あり	PD

CR:完全奏効, PD:進行, NE:評価不能
〔固形がんの治療効果判定のための新ガイドライン(RECISTガイドライン)改訂版version1.1 —日本語訳JCOG版 ver.1.0
http://www.jcog.jp/doctor/tool/RECISTv11J_20100810.pdf
[2016年7月29日]より引用〕

ての標的病変の消失。標的病変として選択したすべてのリンパ節病変は，短径で10 mm未満に縮小しなくてはならない。
◆部分奏効(PR；partial response)：ベースライン径和に比して，標的病変の径和が30％以上縮小。
◆進行(PD；progressive disease)：経過中の最小径和(ベースライン径和が経過中の最小値である場合，これを最小の径和とする)に比して，標的病変の径和が20％以上，かつ，径和が絶対値で5 mm以上増加。
◆安定(SD；stable disease)：経過中の最小の径和に比して，PRに相当する縮小がなくPDに相当する増大がない。

●非標的病変
◆完全奏効(CR)：すべての非標的病変の消失かつ腫瘍マーカー値が基準値上限以下。すべてのリンパ節は病的腫大とみなされないサイズ(短径が10 mm未満)とならなければならない。
◆非CR/非PD(Non-CR/Non-PD)：1つ以上の非標的病変の残存かつ/または腫瘍マーカー値が基準値上限を超える。
◆進行(PD)：既存の非標的病変の明らかな増悪。

B. 血液腫瘍の治療効果判定

● 血液腫瘍の場合，腫瘍の大きさを測定できるような病変がない場合も多いため，骨髄穿刺などで体内の残存腫瘍細胞の有無を判定する。血液学的寛解，分子生物学的寛解などがある。

C. 治療効果の指標

◆奏効率(RR；response rate)：対象症例全体のうち，完全奏効(CR)と部分奏効(PR)を足し合わせた割合。奏効率＝(CR＋PR)÷(CR＋PR＋SD＋PD)で算出する。なお，CRやPRを確定するためには4週間後に再度画像評価を行い，持続していることを確認する必要がある。
◆生存率：診断日あるいは治療開始日から一定の期間後に生存している人の割合を示したもの。
◆全生存期間(OS；overall survival)：治療を開始してから原因を問わず亡くなるまでの期間。
◆無増悪期間(TTP；time to progression)：がんの症状が落ち着いている期間。治療により症状が安定してから病気が悪化するまでの期間。

◆無病生存期間(DFS；disease free survival)：治療後，病気や再発なく生存している期間。
◆無増悪生存期間(PFS；progression free survival)：病状が進行するまでの期間，あるいは増悪までの原因を問わない死亡までの期間。
◆生存期間中央値(MST；median survival time)：全対象症例の生存期間の中央値。多くの場合，観察打ち切りが含まれるため，Kaplan-Meier法で求めることが一般的である。

13. 治療計画

- がん薬物療法において，使用する抗がん薬・輸液・併用薬の組み合わせや投与量，投与スケジュールなどの投与に関する時系列治療計画のことをレジメンという。レジメンには投与する薬剤名・投与日・投与量・投与の順序，投与時間，投与経路，投与方法などが記されている。

●薬剤名
- 薬の名称は，一般名と商品名または略語で表記される。

●投与日
- 投与日は通常，治療初日を「day 1」とする。

●投与量
- 使用薬剤名とともに1回投与量が記載されている。
- 大半の抗がん薬(注射薬)の投与量は体表面積(m^2)を用いて○○ mg/m^2 で換算される。体表面積は，患者の身長と体重から求められる。
- 一部の抗がん薬(注射薬)の量は体重(kg)で規定されたり，あるいは体格に関わらず一定(mg/body)の場合もある。
- カルボプラチンは，腎機能をもとにCalvert式により，投与量が決定される。

●投与間隔(投与スケジュール)
- レジメンにより連日や毎週，隔週投与などがある。
- 同じ抗がん薬でもがん種やレジメンによって投与間隔が異なるため，どの薬剤がいつ投与されるのか確認する。

●投与経路
- 投与経路を表Ⅱ-1-13に示す。

●投与時間(速度)
- 安全に投与管理を行うために投与時間が規定されていることがある。ボーラス(急速)投与や持続点滴などの方法がある。
- 投与時間が効果や薬物有害反応に影響することがあるため，規定されている投与速度を守ることが大切である。

●投与順序
- 前投薬・抗がん薬・補液などの投与順序が記されている。
- 投与順序により薬物有害反応が増強する薬剤があるため，留意が必要である。

●治療全体の期間
- 投与期間や休薬期間が記されている。

表Ⅱ-1-13 投与経路

経静脈投与	末梢静脈	
	中心静脈	中心静脈カテーテル(CV)
		皮下埋め込み型中心静脈カテーテル(CVポート)
経動脈経路	皮下埋め込み型動脈カテーテル(動注ポート)	
	肝動注塞栓療法(TAE)などの選択的動脈注入	
経口投与	—	
局所投与	髄腔内，胸腔内，腹腔内，膀胱内	

- 周術期の補助療法は投与期間が規定されているが，延命や症状緩和を目的とした治療では奏効している間，治療を継続することが多い。

14. 使用される抗がん薬の注意点

- がん薬物療法で使用される抗がん薬は種類が多く，それぞれの特徴も大きく異なる。使用する薬をアセスメントすることが，投与中の安全な投与管理につながる。抗がん薬を安全に投与するためには，薬物動態の観点から，薬の吸収や分布，代謝や排泄に関連した使用禁忌や併用注意などの注意点を知り，投与管理をすることが重要である。それぞれの薬の添付文書やインタビューフォームなどから詳細な情報が得られる。

A. 薬物有害反応の特徴

- 各抗がん薬によって出現する薬物有害反応の種類や程度，出現時期などが異なるため，使用される抗がん薬の特徴を十分に理解する。
- 使用される薬剤で発生する有害反応を理解し，レジメンや患者の全身状態から，それらの発現する時期を予測し対処する。
- 薬物有害反応が患者のQOLや治療の継続に影響を及ぼすことがないよう，患者に合った適切な支持療法や対処を実施する。

B. 相互作用に関する特徴

- 投与する抗がん薬を代謝する薬物代謝酵素の活性に影響を及ぼす薬や食品の併用には注意が必要である[7]。
- 併用禁忌薬・併用注意薬：併用により抗がん薬の血中濃度が上がり，薬物有害反応のリスクとなるものがあるため，併用薬にも注意が必要である．抗がん薬変更時には適切な休薬期間をとらないと，併用と同様の状態になることがある。
- 併用禁忌薬の例として，テガフール・ギメラシル・オテラシルカリウム配合(TS-1®)とほかのフッ化ピリミジン系抗がん薬の併用は，血中フルオロウラシルの濃度が増強し重篤な薬物有害反応を招くため禁忌である。また，飲食物の中でグレープフルーツは代謝酵素(CYP3A4)の働きを妨げ，作用を増強させるなどの変化をもたらす場合がある。

C. 薬の安定性に関する特徴

- 抗がん薬は溶解液や溶解方法，保管や保存方法がそれぞれ規定されている。
- 保管・保存方法の注意事項：温度や光などの影響がないか確認する。光・温度・pH・濃度・溶解後の経過時間により安定性の変化がある薬は，溶解後速やかに投与する。シクロホスファミドやアムルビシンは溶解後安定性が確認されているのが3時間であるため，溶解後できるだけ速やかに投与する。ダカルバジンは光分解が起こりやすいため，投与の際にボトルからルートの刺入部にいたるまで遮光が必要である。
- 配合変化の有無：レジメン内で使用する抗がん薬や溶解液，支持療法薬などの薬剤間の安定性や，薬効に影響する配合変化がないか確認する。ほかの薬との同時投与などで配合変化を起こす場合は，抗がん薬と次の抗がん薬の間に生理食塩液などでフラッシュすることが推奨される。

D. 器材選択に関する特徴

- フィルターの透過性:パクリタキセルの希釈後は過飽和状態にあるので,0.22 μm以下のメンブランフィルターを用いたインラインフィルターを通して使用する。フィルターを使用してはいけない薬には,イホスファミドやパクリタキセル アルブミン懸濁型などがある。
- 使用器材への薬の吸着と溶出:薬によっては吸着や吸収によって予定量が投与されないおそれがあるものや,輸液ルートに使用されている可塑剤フタル酸ジ-2-エチルヘキシル(DEHP)が溶出するものがある。エトポシドやパクリタキセルはポリ塩化ビニル(PVC)フリーやDEHP対策PVC輸液セットを用いる。

15. 主要な疾患のがん薬物療法の標準治療と看護

A. 大腸がん

標準治療

1)術後補助薬物療法

- R0(がんの残遺がない)切除が行われたStage Ⅲ大腸がんに対して,術後4〜8週頃から6か月間の補助化学療法が推奨される。推奨レジメンは,フッ化ピリミジン単独療法(カペシタビン,テガフール・ウラシル+レボホリナート,フルオロウラシル+レボホリナート),またはフッ化ピリミジンとオキサリプラチンとの併用療法〔FOLFOX療法,CapeOX(XELOX)療法〕である。

2)治癒切除不能進行・再発がんに対するがん薬物療法

- RAS野生型の治癒切除不能進行・再発大腸がんに対してのがん薬物療法は,生存期間中央値が3年を超えるまでに延長してきた。がん薬物療法が奏効して肝転移などの転移巣切除が可能になり治癒するケースもあり,積極的な薬物療法が選択されることが多い。
- フッ化ピリミジン系(フルオロウラシル,カペシタビンなど)とオキサリプラチンまたはイリノテカンとの併用療法〔FOLFOX,CapeOX(XELOX),FOLFIRI〕に,RAS野生型の場合には抗EGFR抗体薬(セツキシマブ,パニツムマブ)または血管新生阻害薬〔ベバシズマブ,ラムシルマブ(二次治療)〕との併用,RAS変異型の場合には血管新生阻害薬との併用などが推奨される。三次治療以降ではレゴラフェニブやトリフルリジン・チピラシルが考慮される。

看護のポイント

- オキサリプラチンの用量制限毒性は末梢神経障害であり,投与直後〜1,2日以内に寒冷刺激を誘因に発現する急性末梢神経障害と累積投与量(特に800 mg/m^{2}以上)と関連した慢性末梢神経障害に大別される。特に慢性末梢神経障害は有効な予防・治療法がなく回復が遅いためGrade 3に増悪する前に減量・休薬が必要である。がん増悪時には再導入が検討される。末梢神経障害の発現予防,発現後の増悪,二次的外傷を回避するために,患者が末梢神経障害の程度や日常生活への影響を自己モニタリングし,医療者に報告・相談し日常生活の工夫ができるように支援する。
- 手術後の排便障害による下痢とイリノテカンなどの薬物有害反応による下痢が重なることがあり,排便マネジメントを強化する。
- 抗EGFR抗体薬に特徴的な薬物有害反応であ

る皮膚障害(ざ瘡様皮疹，乾燥性皮膚炎，爪囲炎)に対して，投与前からの保清・保湿・保護によるスキンケアを強化し，ステロイド外用薬管理に関する患者・家族教育を強化する。
- ベバシズマブに特徴的な薬物有害反応には，高血圧，出血，タンパク尿，消化管穿孔，瘻孔，創傷治癒遅延，血栓塞栓症などがあり，特に原発巣が残存している場合には出血や腸閉塞などの徴候に留意する。
- ストーマ保有者については，排泄物による抗がん薬曝露対策を，また EGFR 阻害薬など皮膚障害が発現しやすい薬の使用時にはストーマ周囲のスキンケアも強化する。
- 皮下埋め込み型ポートを用いた経静脈持続投与法の場合には，患者・家族が安全・確実に安心して在宅管理ができ，日常生活の制限が最小限になるように教育を行う。

B. 食道がん

標準治療

- 切除可能な Stage Ⅱ・Ⅲ食道がんに対して，FP(フルオロウラシル＋シスプラチン)療法2コースによる術前補助薬物療法が推奨される。術前未治療で治癒切除後，リンパ節転移陽性の食道がんに対して，FP 療法2コースによる術後補助薬物療法が推奨される。
- 治癒切除不能進行・再発食道がんに対して，化学放射線療法，薬物療法，または放射線療法が推奨される。推奨レジメンはFP療法であるが，生存期間延長のエビデンスは明確ではない。二次治療としてタキサン系のドセタキセル療法，パクリタキセル療法が用いられる。

看護のポイント

- シスプラチンを含むFP療法は高度催吐性リスクであり，制吐薬適正使用ガイドラインなどに基づいて制吐療法が適切に行われていることを確認し，悪心・嘔吐に関連したセルフケアを強化する。予測性悪心・嘔吐のリスクをアセスメントし支持療法の適応を検討しながら心理的ケアを行う。
- シスプラチンの用量制限毒性の1つである腎障害リスクに対するハイドレーション(大量補液と利尿薬投与)時の心負荷に留意する。
- がん薬物療法や放射線療法による有害反応に加えて，食道狭窄による嚥下障害や栄養障害などを抱えていることもある。症状マネジメント，食事摂取量低下時の脱水予防と栄養管理，薬物療法の継続・中止に関する意思決定が重要になる場合もある。

C. 胃がん

標準治療

- Stage Ⅱ・Ⅲ胃がんに対して，術後8週間以内から1年間のテガフール・ギメラシル・オテラシルによる術後薬物療法が推奨される。
- 治癒切除不能進行・再発胃がんに対して，SP(テガフール・ギメラシル・オテラシル＋シスプラチン)療法，SOX(テガフール・ギメラシル・オテラシル＋オキサリプラチン)療法，またはCapeOX(XELOX)(カペシタビン＋オキサリプラチン)療法が推奨される。HER2陽性の場合にはXP(カペシタビン＋シスプラチン)＋トラスツズマブ併用療法が推奨される。二次治療として，パクリタキセル＋ラムシルマブ療法，パクリタキセル療法，イリノテカン療法，ドセタキセル療法，ラムシルマブ療法が推奨される。

看護のポイント

- 術後投与では血液毒性・非血液毒性ともに出現しやすいので，留意する。

- 特に術後の胃がん患者は，思うように食べられないことや体重減少を気がかりに思いながら，食生活の工夫に取り組んでいることが多い。シスプラチンを含むレジメン（SP療法，XP＋トラスツズマブ療法など）は高度催吐性リスクであり，ガイドラインなどに基づいて制吐療法が適切に行われていることを確認し，悪心・嘔吐に関連したセルフケアを強化する。
- 腹膜転移を有する胃がん患者は，症状マネジメントとともに，薬物療法の継続・中止に関する意思決定が重要になる場合もある。

D. 膵がん

標準治療

- 肉眼的根治切除が行われた膵がんに対して，手術後10週間以内からテガフール・ギメラシル・オテラシル療法4コースによる術後補助薬物療法が推奨される。適さない場合にはゲムシタビン療法6コースが推奨される。
- 遠隔転移を有する膵がんに対して，ゲムシタビン＋パクリタキセル アルブミン懸濁型療法またはFOLFIRINOX（オキサリプラチン＋イリノテカン＋フルオロウラシル＋レボホリナート）療法が推奨される。適さない場合にはゲムシタビン療法，テガフール・ギメラシル・オテラシル療法，またはゲムシタビン＋エルロチニブ療法が推奨される。
- 遠隔転移がない局所進行膵がんに対して，ゲムシタビン療法またはテガフール・ギメラシル・オテラシル療法による薬物療法または化学放射線療法が推奨され，ゲムシタビン＋パクリタキセル アルブミン懸濁型療法，FOLFIRINOX療法が行われることもある。

看護のポイント

- テガフール・ギメラシル・オテラシル療法の薬物有害反応は，ゲムシタビン療法に比較して食欲不振，下痢，口腔粘膜炎などの消化器症状が高頻度にみられ，特に腎機能障害のある場合には薬物有害反応が出現しやすいので留意する。
- FOLFIRINOX療法では，発熱性好中球減少をはじめとした強い血液毒性，Grade 3以上の下痢，末梢神経障害などの薬物有害反応が出現しやすく，高度催吐性リスクである。イリノテカンは胆汁排泄型薬剤であり，胆道閉塞や胆管ステントトラブルにより，薬物有害反応が増強される可能性がある。緊急時にも適切な対応ができるように，有害事象に対する十分な観察，患者・家族教育を行う。
- エルロチニブに特徴的な薬物有害反応である皮膚障害（ざ瘡様皮疹，乾燥性皮膚炎，爪囲炎）に対して，投与前からの清潔・保湿・保護によるスキンケアを強化し，ステロイド外用薬管理に関する患者・家族教育を強化する。
- がん薬物療法中に，原病巣の浸潤による背部痛や上部消化管閉塞，閉塞性黄疸などが出現することもある。また，がん薬物療法の選択肢は増えたが，難治がんの1つである。治療中の全身状態の低下や治療効果と薬物有害反応とのバランスを考慮しながら，薬物療法の継続・中止に関する意思決定支援が重要になる場合もある。

E. 胆道がん

標準治療

- 治癒切除不能進行・再発胆嚢・胆道がんに対するがん薬物療法として，GC（ゲムシタビン＋シスプラチン）療法が推奨される。GC療法は，生存期間中央値11.2か月で，延命効果が示された初めてのレジメンであり，外来での実施も可能である。
- 二次治療の意義や推奨レジメンは確立されていないが，テガフール・ギメラシル・オテラシル療法が行われる。

看護のポイント

- 治癒切除不能胆道がん患者の予後は極めて不良であり、全身状態が不良な患者が多く、胆管炎や敗血症を併発しやすいため、関連症状の観察を強化する。
- 治療中の全身状態の低下や治療効果と薬物有害反応とのバランスを考慮しながら、薬物療法の継続・中止に関する意思決定支援が重要になる場合もある。

F. 肺がん

標準治療

非小細胞肺がん

1）術後補助化学療法

- Stage ⅠA（T1bN0M0のみ）・ⅠB非小細胞肺がんに対して2年間のテガフール・ウラシル（UFT）療法，Stage Ⅱ・ⅢAに対してシスプラチン併用療法（シスプラチン＋ビノレルビン療法など）4コースが推奨される。

2）治癒切除不能進行・再発がんに対するがん薬物療法

- Stage Ⅲ非小細胞肺がんに対して化学放射線療法が推奨され，推奨レジメンは白金製剤（シスプラチン，カルボプラチン）併用療法〔CP（カルボプラチン＋パクリタキセル）療法，CD（シスプラチン＋ドセタキセル）療法など〕である。
- Stage Ⅳ非小細胞肺がんに対して化学療法が推奨され，組織型（扁平上皮がん，非扁平上皮がん）と遺伝子変異（*EGFR*遺伝子変異，*ALK*融合遺伝子）の有無，PS，および年齢によって推奨レジメンが異なる。
- Stage Ⅳ扁平上皮がんに対して，第三世代抗がん薬（ペメトレキセド，パクリタキセル，ドセタキセル，イリノテカン，ゲムシタビン，ビノレルビン，テガフール・ギメラシル・オテラシルなど）との白金製剤併用療法4～6コースが推奨される。二次治療としてドセタキセル療法が行われる。
- Stage Ⅳ非扁平上皮がんに対して，*EGFR*遺伝子変異陽性の場合には，EGFRチロシンキナーゼ阻害薬単剤（ゲフィチニブ，エルロチニブ，アファチニブ），白金製剤併用療法±ベバシズマブ，または白金製剤併用療法±維持療法が推奨され，*ALK*融合遺伝子陽性の場合にはALK阻害薬（クリゾチニブ），白金製剤併用療法±ベバシズマブ，または白金製剤併用療法±維持療法が推奨される。*EGFR*遺伝子変異陰性・*ALK*融合遺伝子陰性の場合には白金製剤併用療法±ベバシズマブ，白金製剤併用療法±維持療法（CP療法＋ベバシズマブ→ベバシズマブ，シスプラチン＋ペメトレキセド→ペメトレキセド療法）が推奨される。PS0～1に対する白金製剤併用療法4コース後，病勢増悪を認めず毒性に忍容性がある場合には維持療法が推奨される。再発時には，一次治療で未使用の薬剤やドセタキセル療法，エルロチニブ療法などが選択肢となる。
- 切除不能・進行再発の非小細胞肺がんに対して免疫チェックポイント阻害剤である抗PD-1抗体薬ニボルマブが承認され，海外では最も高く推奨されている。また，EGFRチロシンキナーゼ阻害薬抵抗性のEGFR T790M変異陽性に対してオシメルチニブメシルが，クリゾチニブ抵抗性または不耐容の*ALK*融合遺伝子陽性に対してセリチニブが承認され，二次治療以降の選択肢が拡大している。

小細胞肺がん

- 手術可能なStage Ⅰ小細胞肺がんに対して術後薬物療法，手術不能なStage ⅠおよびStage Ⅱ・Ⅲに対して化学放射線療法，Stage Ⅳに対

II がん薬物療法看護

- して薬物療法が推奨される。
- 化学放射線療法において，PE(シスプラチン＋エトポシド)療法4コースが推奨される。
- 薬物療法において，白金製剤とイリノテカンとの併用療法(PI療法)，白金製剤とエトポシドとの併用療法(PE療法，CE療法)4コースが推奨され，維持療法は行われない。初回薬物療法が奏効し，かつ初回治療終了後から再発までの期間が長い(60〜90日以上の場合が多い)場合(sensitive relapse)には初回治療レジメン，ノギテカン療法などが検討される。その後の再発(refractory relapse)の場合の薬物療法の意義は確立していないが，アムルビシン療法などが検討される。

看護のポイント

- シスプラチン併用療法は高度催吐性リスクである。制吐薬適正使用ガイドラインなどに基づいて，制吐療法が適切に行われていることを確認し，悪心・嘔吐に関連したセルフケアを強化する。
- シスプラチンの主な薬物有害反応は腎毒性であり，特にショートハイドレーション法が適用される場合には，経口補液管理，体重管理，尿回数管理が確実に実施できるように患者教育を行い，緊急時には速やかに対応できるよう関連部門の体制を整えておく。
- EGFRチロシンキナーゼ阻害薬の主な薬物有害反応は，下痢，皮疹，爪囲炎，肝機能障害などであり，各々の薬で毒性の頻度や重症度が異なる。休薬や減量を行うことで長期間の服用が可能であることが示されており，患者が薬物有害反応の程度や日常生活への影響を自己モニタリングし，医療者に報告・相談できるように支援する。特に，間質性肺炎に注意し，息切れ，動悸，咳，発熱などが出現した場合には，医療者に報告・相談できるように患者・家族教育を行う。
- ALK阻害薬の主な薬物有害反応は，悪心，下痢，視覚障害，好中球減少，浮腫などであり，肝機能障害や間質性肺炎には注意する。
- ベバシズマブの主な薬物有害反応は，高血圧，タンパク尿などであるが，特に喀血に注意する。
- 免疫チェックポイント阻害薬に特徴的な薬物有害反応は，非特異的に免疫反応を増強することに起因する自己免疫関連症状(大腸炎，肺臓炎，甲状腺炎，下垂体炎，皮膚炎，1型糖尿病，筋炎，末梢神経炎，重症筋無力症など)であり，既存の間質性肺炎，完治しきっていない細菌性肺炎，放射線肺臓炎を有する者が死亡にいたった事例が報告されている。専門医との協働が重要となることを認識し，体調の変化を自覚した場合には速やかに医療者に報告・相談できるように患者・家族教育を行う。

G. 悪性胸膜中皮腫

標準治療

- 悪性胸膜中皮腫に対して，術前補助薬物療法または薬物療法単独として，シスプラチン＋ペメトレキセド療法4コースが推奨される。また海外ではベバシズマブの上乗せ効果が報告されている。

看護のポイント

- シスプラチン併用療法は高度催吐性リスクである。制吐薬適正使用ガイドラインなどに基づいて，制吐療法が適切に行われていることを確認し，悪心・嘔吐に関連したセルフケアを強化する。
- ペメトレキセドの毒性軽減のため葉酸とビタミンB_{12}の補給が行われ，葉酸の内服に関する患者のアドヒアランスを高めるように支援する。
- ペメトレキセドを非ステロイド性抗炎症薬(NSAIDs)と併用した場合，ペメトレキセドの血中濃度が増加し，薬物有害反応が増強するお

それがある。半減期の短いNSAIDsに関しては，軽度～中等度の腎障害がある患者(クレアチニン・クリアランス45～79 mL/分)では，ペメトレキセド投与の2日前～2日後まではNSAIDsの投与を避けることが望ましいと考えられている。NSAIDsを併用投与する必要がある場合には，特に骨髄抑制，消化器毒性，腎毒性について慎重に観察する。

H. 乳がん

標準治療

1) 術前・術後補助薬物療法

- Stage ⅡA～ⅢBの手術可能早期乳がんに対して，術前・術後補助薬物療法が推奨される。腋窩リンパ節転移の有無や腫瘍径などの病理学的因子により再発リスクを推定し，腫瘍細胞の生物学的特性(ER，PgR，HER2など)に基づくサブタイプ分類を考慮して，抗がん薬，抗HER2抗体薬，ホルモン薬の適応が検討される。
- 抗がん薬による治療は術前または術後に行われ，サブタイプや進行度に応じて，アントラサイクリン系(ドキソルビシン，エピルビシン)レジメン，アントラサイクリン系とタキサン系(パクリタキセル，ドセタキセル)の順次または同時併用療法が推奨される。
- HER2陽性(HER2タンパクの過剰発現もしくは*HER2*遺伝子増幅あり)乳がんに対して，タキサン系と同時併用で開始して，1年間のトラスツズマブ療法が推奨される。
- ホルモン受容体陽性(ER，PgRのいずれかが陽性)乳がんに対して，閉経前にはタモキシフェン±LH-RHアゴニスト(ゴセレリン，リュープロレリン)，閉経後にはアロマターゼ阻害薬(アナストロゾール，レトロゾール，エキセメスタン)による5年間または10年間の術後ホルモン療法が推奨される。

2) 治癒切除不能進行・再発がんに対する薬物療法

- Stage ⅢB～Ⅳ・再発乳がんに対して，腫瘍細胞の生物学的特性(ER，PgR，HER2など)，転移部位と広がり，再発までの期間，術前・術後補助薬物療法の薬，現時点の症状の有無などを考慮して，ホルモン薬，抗がん薬，分子標的薬などの適応が検討される。
- ホルモン受容体陽性で，軟部組織や骨への転移の場合，内臓転移であっても差し迫った生命の危険がない場合，再発までの期間が長い場合などでは，ホルモン療法が推奨され，閉経前にはタモキシフェン±LH-RHアゴニスト，閉経後にはアロマターゼ阻害薬が用いられる。
- ホルモン療法抵抗性，ホルモン受容体陰性，ホルモン受容体陽性でも差し迫った生命の危険がある内臓転移の場合，再発までの期間が短い場合などでは，抗がん薬±分子標的薬が推奨され，アントラサイクリン系，タキサン系，テガフール・ギメラシル・オテラシル療法が，HER2陽性に対してはドセタキセル＋トラスツズマブ＋ペルツズマブ併用療法が推奨される。
- 二次治療以降では，一次治療で投与されなかったアントラサイクリン系，タキサン系，テガフール・ギメラシル・オテラシルのいずれか，その他としてカペシタビン，エリブリン，ゲムシタビン，ビノレルビン，イリノテカンなどが選択肢となる。HER2陽性に対してはトラスツズマブエムタンシンが推奨され，ラパチニブ＋カペシタビン療法が選択肢となる。
- 再発乳がんに対して血管新生阻害薬ベバシズマブとパクリタキセルの併用療法，ホルモン療法抵抗性の再発乳がんに対してmTOR阻害薬エベロリムスも選択肢となる。

看護のポイント

- 補助療法を術前にするか術後にするかの選択に直面することがある。それぞれのメリット・デ

II がん薬物療法看護

- メリットを理解し意思決定できるように支援する。
- 完全脱毛が予想される薬が多く，アピアランスケアを強化する。
- アントラサイクリン系は高度催吐性リスクであり，ガイドラインなどに基づいて制吐療法が適切に行われていることを確認し，悪心・嘔吐に関連したセルフケアを強化する。
- パクリタキセルに特徴的な薬物有害反応として，末梢神経障害がある。患者が末梢神経障害の程度や日常生活への影響を自己モニタリングし，医療者に報告・相談し，日常生活の工夫ができるように支援する。
- 術後ホルモン療法は5年または10年間が推奨され，再発治療も長期間にわたることが多いため，患者が治療に取り組みながらQOLを維持できるように支援する。

1. 子宮がん

標準治療

子宮頸がん

- Stage ⅠB・Ⅱ子宮頸がんの術後再発高リスク群，Stage Ⅲ・ⅣA局所進行子宮頸がんに対して，シスプラチンを含むレジメン(シスプラチン療法，シスプラチン＋フルオロウラシル療法など)による同時化学放射線療法が推奨される。
- Stage ⅣB，再発子宮頸がんに対して，TP(パクリタキセル＋シスプラチン)療法，TC(パクリタキセル＋カルボプラチン)療法など，さらに血管新生阻害薬ベバシズマブの併用が考慮される。局所再発では手術療法，放射線療法も検討される。

子宮体がん

- Stage Ⅱ・Ⅲ・Ⅳ子宮体がんの術後再発高リスク群に対して，AP(アドリアマイシン＋シスプラチン)療法6コースが推奨され，TC療法，TAP(パクリタキセル＋ドキソルビシン＋シスプラチン)療法も考慮される。
- 再発子宮体がんに対して，患者の状況および初回化学療法薬を考慮して，TC療法，AP療法，単剤療法，ホルモン受容体陽性では黄体ホルモン療法などが行われる。

看護のポイント

- シスプラチン併用療法は高度催吐性リスクである。ガイドラインなどに基づいて制吐療法が適切に行われていることを確認し，悪心・嘔吐に関連したセルフケアを強化する。
- 骨盤内に広汎な病巣を有する場合には，子宮傍結合組織浸潤に伴う水腎症・水尿管症の発症頻度が高く，両側水腎症をきたしている場合には，緊急的な尿管ステント留置や腎瘻造設術による腎機能の温存が最優先となる。腎毒性リスクが高いシスプラチンを含むレジメンの場合は特に，腰背部・側腹部・下腹部痛や尿閉に注意し，症状出現時には速やかに医療者に報告・相談できるように患者・家族教育を行う。
- 骨盤への放射線治療後は骨髄の予備能が低下し，がん薬物療法に伴う骨髄抑制が強くなることに注意して，感染予防に関する患者・家族教育を強化する。
- パクリタキセルに特徴的な薬物有害反応に末梢神経障害がある。患者が末梢神経障害の程度や日常生活への影響を自己モニタリングし，医療者に報告・相談し，日常生活の工夫ができるように支援する。
- ベバシズマブに特徴的な薬物有害反応は，消化管穿孔，血栓塞栓症，高血圧，創傷治癒遅延，出血，タンパク尿などであり，観察を強化する。特に，腸管穿孔のリスクは，腹腔内炎症を合併している場合やがん薬物療法前治療歴が3レジメン以上の場合に高いことが報告されており，腹痛が出現した場合には，医療者に報告・相談

できるよう患者教育を行う。
- 原疾患の進行に伴ってさまざまな症状が出現することがあり、症状マネジメントとともに、がん薬物療法の開始・継続・中止に関する意思決定支援が重要となる場合がある。

J. 卵巣がん

標準治療

- 初回手術後の補助療法として、TC(パクリタキセル＋カルボプラチン)療法3〜6コースが推奨される。または、確定診断・進行期確定手術後、TC療法3コースを行い、奏効例(不変を含む)に対して手術、術後TC療法3コースが行われる。Stage Ⅲ以上では血管新生阻害薬ベバシズマブの併用とTC療法終了後の維持療法が検討される。
- 白金製剤感受性再発(カルボプラチン最終投与後6か月を超えた再発)卵巣がんに対して、TC療法、DC(ドセタキセル＋カルボプラチン)療法、PLDC(リポソーム化ドキソルビシン＋カルボプラチン)療法も選択肢となる。
- 白金製剤抵抗性再発(カルボプラチン最終投与後6か月未満の再発)卵巣がんに対して、初回化学療法薬を考慮して、ノギテカン、リポソーム化ドキソルビシン、ゲムシタビン、イリノテカン、パクリタキセル、ドセタキセルなどの単剤療法が選択される。

看護のポイント

- TC療法に特徴的な薬物有害反応は、末梢神経障害、脱毛、筋肉痛・関節痛、骨髄抑制などである。患者が末梢神経障害の程度や日常生活への影響を自己モニタリングし、医療者に報告・相談し、日常生活の工夫ができるように支援する。脱毛に対するアピアランスケアを強化する。
- 白金製剤感受性再発でカルボプラチンを反復投与する場合には特に、白金過敏症性反応が生じる可能性があり、緊急時の対応を強化する。
- ベバシズマブに特徴的な薬物有害反応は、消化管穿孔、血栓塞栓症、高血圧、創傷治癒遅延、出血、タンパク尿などであり、観察を強化する。特に、腸管穿孔のリスクは、腹腔内炎症を合併している場合やがん薬物療法前治療歴が3レジメン以上の場合に高いことが報告されており、腹痛が出現した場合には、医療者に報告・相談できるよう患者・家族教育を行う。
- ストーマ保有者については、排泄物による抗がん薬曝露対策を強化する。

K. 前立腺がん

標準治療

1) ホルモン療法

- 転移を有する前立腺がんに対して、ホルモン療法は第一選択となり、LH-RHアゴニスト(ゴセレリン、リュープロレリン)またはGnRHアンタゴニスト(デガレリクス)、および抗アンドロゲン薬(ステロイド性のクロルマジノン、非ステロイド性のビカルタミドやフルタミド)の併用療法(CAB療法；combined androgen blockade療法)または単独療法が推奨される。再燃・抵抗性となった場合には、抗アンドロゲン薬の休止・変更、新規抗アンドロゲン薬エンザルタミドやCYP17阻害薬アビラテロン、化学療法が検討される。

2) 化学療法

- 去勢抵抗性前立腺がんに対してドセタキセル＋プレドニゾロン療法、ドセタキセル抵抗性前立腺がんに対してはカバジタキセル＋プレドニゾロン療法が推奨される。
- 2016年α線を放出する放射線医薬品である塩

II がん薬物療法看護

化ラジウム-223(^{223}Ra)が骨転移のある去勢抵抗性前立腺がんに対して承認された。

看護のポイント

- ホルモン療法に特徴的な薬物有害反応は，ホットフラッシュ，性機能障害，筋力低下，骨粗鬆症や記銘力低下などがあり，体調の変化について，医療者に報告・相談できるように患者・家族教育を行う。
- カバジタキセルに特徴的な薬物有害反応は，好中球減少，疲労，悪心・嘔吐，下痢，食欲減退，貧血，味覚異常などである。特に好中球減少の発現率は高く，わが国の臨床試験では半数に発熱性好中球減少症が見られた。持続型G-CSF製剤の予防投与管理，感染予防に関する患者・家族教育を強化する。
- 前立腺がんの治療選択肢は幅広く，放射線治療との併用などホルモン療法は限局がん中間リスク以降で選択肢の1つとなり，意思決定支援が重要になる場合がある。

L. 精巣腫瘍

標準治療

- セミノーマ Stage I に対して，高位精巣摘出後に，経過観察，またはカルボプラチン療法1〜2コースによる術後補助療法が推奨される。
- 転移性精巣腫瘍(セミノーマ，非セミノーマ)に対して，シスプラチンを中心とした化学療法が推奨され，予後良好群では，BEP(ブレオマイシン＋エトポシド＋シスプラチン)療法3コース，またはEP(ブレオマイシン＋シスプラチン)療法4コースによる化学療法が推奨される。腫瘍が残存した場合には追加治療(外科切除や2コース追加など)が考慮される。予後中間群・予後不良群では，BEP療法4コースが推奨される。ブレオマイシンの肺毒性リスクが高いと考えられる場合にはVIP(エトポシド＋イホスファミド＋シスプラチン)療法が推奨される。腫瘍マーカーの正常化後に残存腫瘍の切除が検討され，さらに腫瘍が残存した場合には追加治療(外科切除や2コース追加など)が考慮される。
- 再発・難治性精巣腫瘍に対して，救済療法の中心的薬剤はパクリタキセルであり，TIP(パクリタキセル＋イホスファミド＋シスプラチン)療法が推奨される。三次治療以降ではゲムシタビンやイリノテカン，オキサリプラチンを含むレジメンが検討される。

看護のポイント

- 精巣腫瘍は若年者の発症割合が高く，薬物療法の効果が良好で根治が期待できるため，治療前に将来の挙児希望を確認し，不妊リスク，精子保存などの妊孕性温存方法について医師とともに話し合い，意思決定支援を行う。
- シスプラチン併用療法は高度催吐性リスクである。ガイドラインなどに基づいて，制吐療法が適切に行われていることを確認し，悪心・嘔吐に関連したセルフケアを強化する。
- エトポシドに関連した二次性白血病，ブレオマイシンに関連した肺線維症，シスプラチンに関連した腎機能障害，シスプラチンやパクリタキセルに関連した神経障害などの長期合併症のリスクがあり，経過観察と患者・家族教育が重要である。

M. 腎細胞がん

標準治療

- Stage IVの腎細胞がんに対して，分子標的薬またはサイトカイン(インターフェロン-α，インターロイキン-2)療法が推奨される。
- 主な分子標的薬は，チロシンキナーゼ阻害薬(ス

ニチニブ，ソラフェニブ，アキシチニブ，パゾパニブ），mTOR阻害薬（テムシロリムス，エベロリムス）である。
- 根治切除不能・転移性の腎細胞がんに対して，2016年に免疫チェックポイント阻害薬である抗PD-1抗体薬ニボルマブが承認された。

看護のポイント

- 経口治療薬が多いため，経口薬の管理に関する患者のアドヒアランスを高める。
- チロシンキナーゼ阻害薬に特徴的な薬物有害反応は，高血圧，手足症候群，下痢，発疹，脱毛，倦怠感，骨髄抑制などである。特に手足症候群は日常生活への影響が大きいが，休薬や処置により増悪防止が可能である。皮膚ケアを強化し，患者が症状を速やかに医療者に報告・相談できるように患者教育を行う。
- mTOR阻害薬の主な薬物有害反応は，口腔粘膜炎，発疹，高血糖，脂質異常，倦怠感，下痢，間質性肺炎，感染症などである。特に口腔粘膜炎の頻度が高く，口腔ケアを強化する。
- 免疫チェックポイント阻害薬に特徴的な薬物有害反応は，非特異的に免疫反応を増強することに起因する自己免疫関連症状（大腸炎，肺臓炎，甲状腺炎，下垂体炎，皮膚炎，1型糖尿病，筋炎，末梢神経炎，重症筋無力症など）であり，専門医との協働が重要となることを認識し，体調の変化を自覚した場合には速やかに医療者に報告・相談できるように患者・家族教育を行う。

N. 膀胱がん

標準治療

- 膀胱上皮内がんに対して，BCG膀胱内注入療法（週1回，6〜8週間投与）が推奨される。
- 筋層非浸潤性膀胱がんに対して，経尿道的膀胱腫瘍切除術（TUR-Bt）後に，低リスクでは抗がん薬（マイトマイシンC，ドキソルビシンなど）の膀胱内注入療法（即時単回），中リスクでは抗がん薬の膀胱内注入療法（即時単回と維持療法），高リスクではBCG膀胱内注入療法による補助療法が推奨される。
- 筋層浸潤膀胱がんに対して，膀胱全摘除術前に，シスプラチンを含むMVAC（メトトレキセート＋ビンブラスチン＋ドキソルビシン＋シスプラチン）療法などによる術前薬物療法が推奨される。
- 治癒切除不能進行・再発膀胱がんに対して，GC（ゲムシタビン＋シスプラチン）療法，MVAC療法が推奨される。

看護のポイント

- 膀胱内注入療法の場合には，注入後1時間程度は確実に膀胱内に尿が貯留されるように管理する。また尿による抗がん薬曝露対策を強化する。
- 膀胱がん患者は高齢者が多く，原疾患による水腎症などを合併することもあり，シスプラチンの腎毒性リスクに注意して観察を行う。
- GC療法，MVAC療法は高度催吐性リスクである。ガイドラインなどに基づいて制吐療法が適切に行われていることを確認し，悪心・嘔吐に関連したセルフケアを強化する。
- GC療法とMVAC療法の特徴的な薬物有害事象は，骨髄抑制，倦怠感，神経障害，腎機能障害，口腔粘膜炎，脱毛などである。特に，感染予防，口腔ケア，アピアランスケアを強化する。

O. 白血病

標準治療

急性骨髄性白血病

- 急性骨髄性白血病（AML；acute myeloid leukemia）（APL；acute promyelocytic leukemia 以

外)に対する寛解導入療法として，ダウノルビシン＋シタラビン療法またはイダルビシン＋シタラビン療法が推奨される。非寛解の場合には，大量または中等量のシタラビンを含む救援療法が行われる。

- AML(APL以外)に対する地固め療法として，予後良好群に対してシタラビン大量療法が，予後中間群・不良群に対して同種造血幹細胞移植が推奨されるが，ドナー不在の場合は非交差耐性のアントラサイクリン系(ダウノルビシン，イダルビシン)を含んだレジメン4コースが行われる。
- 再発AMLに対して，再寛解導入療法として薬物療法，CD33陽性の場合にはゲムツズマブ・オゾガマイシン療法が推奨され，再寛解後には同種造血幹細胞移植，自家造血幹細胞移植が検討される。
- 急性前骨髄球性白血病(APL)に対して，寛解導入療法では化学療法とオールトランス型レチノイン酸(ATRA；all-trans retinoic acid)による分化誘導療法の併用が推奨される。地固め療法では化学療法と分化誘導療法の併用または亜ヒ酸導入が，維持療法においては分化誘導療法(ATRA，タミバロテン)などが推奨される。再発APLに対して，再寛解導入療法として亜ヒ酸療法が推奨され，再寛解後には同種造血幹細胞移植，自家造血幹細胞移植，ゲムツズマブ・オゾガマイシン療法が検討される。

急性リンパ性白血病

- 急性リンパ性白血病(ALL；acute lymphoblastic leukemia)に対する寛解導入療法として，ビンクリスチン，プレドニゾロン，ドキソルビシン，シクロホスファミド，L-アスパラギナーゼなどによる多剤併用療法が行われ，Ph(フィラデルフィア染色体)陽性にはチロシンキナーゼ阻害薬イマチニブの併用が推奨される。
- ALLに対する地固め療法として，寛解導入療法レジメンに加えてシタラビン大量療法やメトトレキサート大量療法が選択肢となり，Ph陽性にはイマチニブが併用される。同種造血幹細胞移植や自家造血幹細胞移植も検討される。
- ALLに対する維持療法として，少量のメトトレキサート，メルカプトプリン，あるいはこれらにビンクリスチンやプレドニゾロンなどの併用療法が1～2年間行われる。
- ALLに対する中枢神経浸潤予防として，メトトレキサート，シタラビンおよびステロイドの髄腔内投与が推奨される。
- 再発ALLに対して，Ph陽性のイマチニブ療法中の再発ではダサチニブ療法への変更が推奨され，前治療歴を考慮した再寛解導入療法が行われる。

慢性骨髄性白血病

- 慢性骨髄性白血病(CML；chronic myelogenous leukemia)はPh陽性であり，慢性期CMLに対してチロシンキナーゼ阻害薬療法(イマチニブ，ニロチニブ，ダサチニブ)が推奨される。抵抗性の場合にはボスチニブも選択肢となる。移行期にはチロシンキナーゼ阻害薬の変更と奏効後の同種造血幹細胞移植が，急性転化期には同種造血幹細胞移植または急性骨髄性白血病に準じた薬物療法の併用が検討される。

慢性リンパ性白血病

- 活動性の慢性リンパ性白血病(CLL；chronic lymphocytic leukemia)に対して，フルダラビン＋シクロホスファミド療法が推奨され，リツキシマブが併用されることがある。染色体17p欠失ありの場合や再発・難治性の場合には，同種造血幹細胞移植，アレムツズマブ療法，CD20陽性の場合にはオファツムマブ療法が検討される。

看護のポイント

- 特にAML，ALLでは病状の進行が速いため，診断後速やかな治療開始が必要であり，患者・家族は診断に伴う衝撃・混乱の中で治療開始に関する意思決定に迫られ治療開始となることが多い。患者・家族の心理状態に配慮しながら，意思決定支援や教育を行う。
- 白血病はがん化した白血病細胞（芽球）が骨髄中に充満し正常な造血を抑制するため，感染症や貧血，出血が出現しやすく，増殖して血液中や臓器に浸潤すると臓器障害を引き起こす。さらに，強力ながん薬物療法が行われるため，重篤な有害反応が出現しやすい。確実な支持療法（抗生物質・抗ウイルス薬・抗菌薬などの投与，輸血，制吐療法など）の管理，有害事象マネジメントが重要である。
- 投与期間，治療期間が長期にわたることが多く，廃用症候群予防，筋力・持久力維持のためのがんリハビリテーションが重要となる。
- 長期間の治療に伴う経済的負担や社会的役割の遂行にも配慮する。

P. 悪性リンパ腫

動向と標準治療

ホジキンリンパ腫（HL；Hodgkin lymphoma）

- 限局期ホジキンリンパ腫に対して，ABVD（ドキソルビシン＋ブレオマイシン＋ビンブラスチン＋ダカルバジン）療法4コースと放射線療法が推奨される。進行期HLに対して，ABVD療法6～8コースが推奨される。
- 再発HLに対して，救援療法が推奨され，レジメンは非ホジキンリンパ腫と同様である。再発・難治性CD30陽性HLに対してブレンツキシマブベドチンが治療法の1つとして考慮される。寛解後には自家造血幹細胞移植が検討される。

非ホジキンリンパ腫（NHL；non-Hodgkin lymphoma）

1）低悪性度リンパ腫

● 濾胞性リンパ腫

- 濾胞性リンパ腫（FL；follicular lymphoma）に対して，進行期で低腫瘍量の場合には無治療経過観察またはCD20陽性にはリツキシマブ療法が推奨される。高腫瘍量の場合にはリツキシマブ併用療法が推奨され，R-CHOP（リツキシマブ＋シクロホスファミド＋ドキソルビシン＋ビンクリスチン＋プレドニゾロン）療法やR-CVP（リツキシマブ＋シクロホスファミド＋ビンクリスチン＋プレドニゾロン）療法などが行われる。
- 再発進行期FLに対して，無治療経過観察，リツキシマブ併用療法（フルダラビン，ベンダムスチンなど），放射免疫療法（^{90}Y-イブリツモマブ チウキセタン），寛解後には自家造血幹細胞移植が検討される。

2）中悪性度リンパ腫

● びまん性大細胞型B細胞リンパ腫

- 限局期びまん性大細胞型B細胞リンパ腫（DLBCL；diffuse large B-cell lymphoma）に対して，CD20陽性にはリツキシマブ併用療法としてR-CHOP療法3コースと放射線療法が推奨される。進行期DLBCLに対して，R-CHOP療法6～8コースが推奨され，残存病変を認めた場合には放射線療法が追加されることがある。
- 部分奏効・不変・進行，再発DLBCLに対して，救援療法が推奨され，(R-)DHAP（デキサメタゾン＋シタラビン＋シスプラチン）療法，(R-)ESHAP（エトポシド＋メチルプレドニゾロン＋シタラビン＋シスプラチン）療法，(R-)ICE（イ

ホスファミド＋カルボプラチン＋エトポシド）療法，CHASE(R)〔エトポシド，プレドニゾロン，ビンクリスチン，シクロホスファミド，ドキソルビシン，（＋リツキシマブ）〕療法などが選択される。救援療法奏効時には，自家造血幹細胞移植が検討される。

●マントル細胞リンパ腫
- 進行期マントル細胞リンパ腫（MCL；Mantle cell lymphoma）に対して，R-CHOP療法またはVcR-CAP（ボルテゾミブ＋リツキシマブ＋シクロホスファミド＋ドキソルビシン＋プレドニゾロン）療法，R＋シタラビン大量療法が行われる。奏効時には自家造血幹細胞移植が検討される。
- 不変・進行，再発MCLに対して，フルダラビン，クラドリビン，ベンダムスチンの単独療法またはリツキシマブ併用療法，放射免疫療法（^{90}Y-イブリツモマブ チウキセタン）による救援化学療法が推奨される。

●末梢性T細胞リンパ腫
- 末梢性T細胞リンパ腫（PTCL；peripheral T-cell lymphoma）に対して，CHOP療法と限局期では放射線療法の追加が推奨される。
- 再発・難治性PTCLに対して，CD30陽性ではブレンツキシマブベドチンが，CCR4陽性ではモガムリズマブが選択肢となる。

3）高悪性度リンパ腫

- リンパ芽球性リンパ腫（LBL；lymphoblastic lymphoma）に対しては，急性リンパ性白血病に準じた治療が行われる。
- バーキットリンパ腫（BL；Burkitt lymphoma）に対して，CODOX-M/IVAC（シクロホスファミド＋ビンクリスチン＋ドキソルビシン＋メトトレキサート/イホスファミド＋エトポシド＋シタラビン）±R療法，R-Hyper-CVAD/MA（リツキシマブ-シクロホスファミド＋ドキソルビシン＋ビンクリスチン＋デキサメタゾン/メトトレキサート＋シタラビン）±R療法などが推奨される。
- 成人T細胞白血病・リンパ腫（ATL；adult T-cell leukemia-lymphoma）に対して，急性型，リンパ腫型，慢性型の場合にはVCAP-AMP-VECP〔（ビンクリスチン＋シクロホスファミド＋ドキソルビシン＋プレドニゾロン）-（ドキソルビシン＋ラニムスチン＋プレドニゾロン）-（ビンデシン＋エトポシド＋カルボプラチン）＋（プレドニゾロン）〕療法（modified LSG15療法）が推奨され，CCR4陽性ではモガムリズマブの併用が検討される。初回治療に反応性がみられた場合には，ドナーが得られれば同種造血幹細胞移植が検討されることがある。

看護のポイント

- リツキシマブは，CD陽性のB細胞リンパ腫に対する中心的薬剤であり，薬物有害反応として，インフュージョンリアクション，腫瘍崩壊症候群，B型肝炎ウイルスによる劇症肝炎・肝炎の増悪，皮膚粘膜症状などがある。特に，インフュージョンリアクションは，初回投与時の注入速度を最初に上げた後30〜60分間に多く発現し，腫瘍量が多い場合，脾腫を伴う場合，心機能・肺機能障害を有する/既往歴がある場合には，発現頻度が高く重篤化しやすいことが報告されている。抗ヒスタミン薬・解熱薬などの前投薬管理，投与速度管理，観察，徴候出現時の投与休止と対処，再投与時の管理，患者の不安への配慮などが重要である。
- 高悪性度リンパ腫に対して強度が高いがん薬物療法が行われ，特にバーキットリンパ腫は，悪性腫瘍の中で腫瘍崩壊症候群のリスクが高い疾患の1つである。オンコロジーエマージェンシーのリスクを意識しておく。

Q. 多発性骨髄腫

標準治療

- 移植適応(65歳未満,重篤な合併症なし,心肺機能正常)の初発症候性骨髄腫に対して,導入療法として,BD(ボルテゾミブ+デキサメタゾン),LD療法(レナリドミド+デキサメタゾン),またはCBD(シクロホスファミド+ボルテゾミブ+デキサメタゾン)療法3~4コースが推奨される。その後,G-CSF単独またはG-CSF+シクロホスファミド大量療法併用による自家末梢血幹細胞採取,大量メルファラン療法を前処置とした自家造血幹細胞移植が推奨される。
- 移植非適応の初発症候性骨髄腫に対して,MPB(メルファラン+プレドニゾロン+ボルテゾミブ)療法,MLd(メルファラン+レナリドミド+低用量デキサメタゾン)療法,またはMPT(メルファラン+プレドニゾロン+サリドマイド)療法が推奨され,9コースが目標とされる。
- 再発・再燃多発性骨髄腫に対して,ボルテゾミブ,レナリドミド,サリドマイド,ポマリドミドによる救援療法が推奨され,BD+パノビノスタット療法が行われることがある。救援療法が奏効し移植適応がある場合には,2回目の自家造血幹細胞移植が検討されることがある。
- 溶骨性病変に対して,骨関連事象の抑制と疼痛緩和の目的で,骨修復薬であるRANKL阻害薬デノスマブまたはビスホスホネート(ゾレドロン酸)の2年間反復継続投与が推奨される。

看護のポイント

- 多発性骨髄腫は,造血抑制(貧血,白血球,血小板減少),Mタンパク増加に伴う免疫機能の低下や腎障害,骨破壊(骨痛,病的骨折など)が起こりやすい病態である。原疾患と治療に伴う薬物有害反応として出現しやすい感染症,末梢神経障害などに伴う二次的外傷,血栓症などに関する観察や予防ケアを強化する。
- 骨破壊に伴う痛みがある場合には痛みのマネジメントを強化する。

R. 頭頸部がん

標準治療

- 頭頸部がん治療の主体は手術療法と放射線療法であるが,進行がんに対して放射線療法との併用でがん薬物療法が行われる。
- 中心的な薬剤はシスプラチンであり,白金製剤(シスプラチン,カルボプラチン,ネダプラチン),タキサン系(ドセタキセル,パクリタキセル),フッ化ピリミジン系(フルオロウラシル,テガフール・ギメラシル・オテラシル,テガフール・ウラシル,テガフール),抗EGFR抗体薬セツキシマブなどが用いられる。
- 喉頭温存希望者,根治切除後の再発高リスク群,切除不能な局所進行頭頸部扁平上皮がんに対して,CDDP-RT(シスプラチン-放射線療法)による化学放射線療法が推奨される。PF-RT(シスプラチン+フルオロウラシル-放射線療法),C-mab-RT(セツキシマブ-放射線療法)が選択肢として考慮される。
- 局所進行頭頸部扁平上皮がんに対して,喉頭温存目的で,TPF(ドセタキセル+シスプラチン+フルオロウラシル)療法,PF療法などが行われる。
- 手術療法や放射線療法の適応がない再発・転移頭頸部がんに対して,PF+Cmab療法など,二次治療以降ではパクリタキセル療法,ドセタキセル療法,テガフール・ギメラシル・オテラシル療法などが行われることがある。
- 放射性ヨウ素治療(RAI)抵抗性の局所進行または転移性の分化型甲状腺がんに対して,ソラフェニブ療法,レンバチニブ療法が選択肢とな

り，また根治切除不能な甲状腺髄様がんに対してバンデタニブ療法が選択肢として考慮される。

看護のポイント

- 化学放射線療法やフッ化ピリミジン系薬剤では重篤な口腔粘膜炎が生じることがある。悪心，倦怠感，粘膜炎由来の疼痛による口腔内清潔保持の困難さに加え，原発巣の影響や開口障害の合併などもあり，通常よりも口腔ケアが困難である場合が多い。また，化学放射線療法では放射線療法単独と比較して放射線関連毒性が増強される。感染予防行動，口腔ケア，オピオイドを活用した疼痛マネジメント，経管栄養による栄養管理，保清・保湿・保護を基本としたスキンケアが重要である。
- 患者は原疾患そのものや手術に伴う機能障害・形態的変化により生活の変化に直面している状況で，1回投与量が最大のシスプラチンやフルオロウラシルを用いた侵襲の大きいがん薬物療法を受けることがある。身体的ケアに加えて，心理社会的ケア，患者・家族とのコミュニケーションが重要である。
- シスプラチンを含むレジメンは高催吐性リスクであり，特に摂食・嚥下障害がある状況で悪心・嘔吐による経口摂取困難が持続すると栄養不良状態となり，治療効果の低下や副作用の悪化につながる。制吐薬適正使用ガイドラインなどに基づいて，制吐療法が適切に行われていることを確認し，悪心・嘔吐に関連したセルフケアを強化する。

S. 脳腫瘍

標準治療

- 悪性の神経膠腫（グリオーマ）に対して，手術後に，放射線療法とテモゾロミド併用療法が推奨され，さらに血管新生阻害薬ベバシズマブ療法が併用されることがある。また，手術中に迅速病理診断で診断確定した場合には，脳内留置用薬カルムスチンが用いられることがある。再発神経膠腫に対してニトロソウレア系ニムスチン療法，ベバシズマブ療法が用いられる。
- 中枢神経系原発悪性リンパ腫に対して，生検術による腫瘍組織からの病理診断確定後に，HD-MTX（高用量メトトレキサート）療法を基盤とする薬物療法と，それに引き続く全脳照射による放射線治療が推奨される。
- 下垂体腺腫に対して，プロラクチン産生腺腫，成長ホルモン産生腺腫の場合には，手術を中心として，ブロモクリプチン療法が行われる。

看護のポイント

- 頭蓋内腫瘍は潜在的に脳圧亢進による頭痛や悪心が出現しやすい。がん薬物療法の薬物有害反応としても悪心・嘔吐，頭痛などのリスクがあるため，症状マネジメントを強化する。
- 中枢神経系原発悪性リンパ腫でHD-MTX療法と全脳照射を行った場合には，遅発性中枢神経障害のリスクが高く，神経毒性の症状は，主として急速に進行する皮質下認知障害で，精神運動障害，遂行・記銘力障害，行動異常，歩行失調，失禁などが含まれるため，観察を強化する。
- 放射線療法で全脊髄に照射を行った場合には骨髄抑制が高度に出現しやすくなり，特にニムスチン療法では治療後3～4週後に骨髄抑制が最も強くみられるため，感染予防に関する患者・家族教育を強化する。
- ベバシズマブに特徴的な薬物有害反応は，脳出血，血栓塞栓症，創傷治癒遅延，骨髄抑制，感染症，高血圧，タンパク尿，可逆性後白質脳症症候群，消化管穿孔，肺出血などがある。症状の自己モニタリングと医療者への報告・相談ができるよう患者・家族教育を行う。

T. 悪性骨・軟部腫瘍

標準治療

- 高悪性度骨肉腫に対して，機能温存を目的として術前・術後薬物療法が推奨され，ドキソルビシン，シスプラチン，メトトレキサート，イホスファミドなどが用いられる。
- 悪性軟部腫瘍に対して，円形細胞肉腫（横紋筋肉腫，骨外性 Ewing 肉腫など）の場合には VAC-IE（ビンクリスチン＋ドキソルビシン＋シクロホスファミド-イホスファミド＋エトポシド）交代療法が推奨される。非円形細胞肉腫の場合には薬物療法の有用性は確立されていないが，切除可能な Stage Ⅲ 非円形細胞肉腫の四肢発生例に対しては，ドキソルビシンおよびイホスファミドを中心とした補助薬物療法が考慮される。遠隔転移を有する悪性軟部腫瘍に対しては，ドキソルビシンを中心とした薬物療法が推奨され，二次治療以降ではイホスファミド，パゾパニブ，トラベクテジン，エリブリンなどが検討される。
- Ewing 肉腫（骨原発，骨外性）に対して，遠隔転移がない場合には VAC-IE 交代療法と手術または放射線療法による集学的治療が推奨される。遠隔転移がある場合には VAC 療法が推奨される。
- 消化管間質腫瘍（GIST；gastrointestinal stromal tumor）に対して，高リスクあるいは腫瘍破裂を認める場合には術後に3年間のイマチニブ療法が推奨される。治癒切除不能・再発 GIST に対して，イマチニブ療法，イマチニブ耐性の場合にはスニチニブ療法，スニチニブ耐性の場合にはレゴラフェニブ療法が推奨される。

看護のポイント

- 骨肉腫や軟部肉腫は若年者の発症割合が高く，イホスファミドなど性機能障害リスクの高い薬剤が使用されるため，治療前に将来の挙児希望を確認し，不妊リスク，精子・卵子保存などの妊孕性温存方法について医師とともに話し合い，意思決定支援を行う。
- イホスファミドに特徴的な薬物有害反応である出血性膀胱炎の予防のために，メスナの確実な投与管理を行い，飲水を促し，膀胱に尿を滞留させず頻回な排尿を心がけるよう患者・家族教育を行う。
- がん薬物療法と手術療法，放射線療法による集学的治療が行われることが多く，特に手術療法において四肢切断など広範囲切除が行われ，ボディイメージの変容や術後リハビリテーションに取り組みながらがん薬物療法に取り組む患者も多い。薬物有害反応のマネジメントに加えて，痛みのマネジメントや心理的ケアを強化する。
- スニチニブやレゴラフェニブに特徴的な薬物有害反応である手足症候群は，日常生活への影響が大きいが，休薬や処置により増悪防止が可能であり，皮膚ケアを強化し，患者が症状を速やかに医療者に報告・相談できるように患者・家族教育を行う。
- レゴラフェニブは，食事により薬物血中濃度が影響されるため，高脂肪食後および空腹での服用は避けるように患者・家族教育を行う。

U. 皮膚がん

標準治療

- 進行・再発悪性黒色腫（メラノーマ）に対して，免疫チェックポイント阻害薬，分子標的薬，抗がん薬による薬物療法，放射線療法などが推奨される。抗がん薬ではダカルバジン（DTIC）療法が行われてきたが，その奏効率は 10～20％ であり，生命予後の改善は証明されていない。免疫チェックポイント阻害薬では抗 PD-1 抗体ニボルマブ療法，抗 CTLA-4 抗体イピリムマブ療法が，分子標的薬では *BRAF* 遺伝子変異

ありの場合にはBRAF阻害薬ダブラフェニブ療法，MEK阻害薬トラメチニブ療法，ダブラフェニブ＋トラメチニブ併用療法が加わり，選択肢が拡大した。

看護のポイント

- 原疾患に伴う皮膚症状に加えて，免疫チェックポイント阻害薬や分子標的薬の薬物有害反応として皮膚障害のリスクがあるため，原発部位とその周囲，四肢末梢だけでなく全身の皮膚の観察を行う。患者が家族などの協力を得ながら鏡なども利用して全身の皮膚表面をみて触って定期的自己検査を行うことができるように，また保清・保湿・保護を基本としたスキンケアができるように患者・家族教育を行う。
- 免疫チェックポイント阻害薬に特徴的な薬物有害反応は，非特異的に免疫反応を増強することに起因する自己免疫関連症状（大腸炎，肺臓炎，甲状腺炎，下垂体炎，皮膚炎，1型糖尿病，筋炎，末梢神経炎，重症筋無力症など）であり，専門医との協働が重要となることを認識し，体調の変化を自覚した場合には速やかに医療者に報告・相談できるように患者・家族教育を行う。

V. 小児がん

動向と標準治療

- 小児がんは，がん薬物療法や放射線療法に対する感受性が高く，がん薬物療法は複数の抗がん薬を組み合わせる多剤併用療法が基本である。
- 白血病や悪性リンパ腫などの造血器腫瘍に対しては，主に多剤併用療法のみで治癒をめざす。一方，神経芽腫，横紋筋肉腫，肝芽腫などの固形腫瘍に対しては，がん薬物療法のみで治癒を得ることは難しく，手術療法や放射線療法を組み合わせた集学的治療が行われることが多い。
- 治癒困難な小児がんに対し，造血幹細胞移植が選択される。さらに小児がんの新しい治療として，免疫療法や分子標的療法，遺伝子治療などがある。
- 小児がんに対する抗がん薬の投与方法は静脈内投与が多く，その他に経口投与，筋肉内，髄腔内，動脈内などがある。子どもの静脈内投与（末梢静脈）は，血管外漏出のリスクや頻回な刺し替えを要することによる苦痛，血管確保の困難さなどの理由から，高カロリー輸液の投与や輸血，採血ラインとしても使用でき，長期留置が可能な中心静脈カテーテルを選択することが多い。
- 近年，小児がんに対する抗がん薬や薬物有害反応への支持療法が進歩し，入退院を繰り返しながらの治療や外来通院治療が可能となってきている。

看護のポイント

- 薬剤投与量は，年齢や身長，体重から計算される。薬剤に関する十分な知識をもち，医療者と子どもと家族が治療内容について共通理解していることが重要である。
- 治療開始に伴い，骨髄造血機能，肝機能，腎機能，心機能，感染症の有無などの身体機能評価が必要であるが，子どもは検査や処置による不安や恐怖を感じやすい。検査や入院，病気に関することを子どもにわかりやすく伝え，話を十分に聴き，怖い時には泣くなどの情動的表出を後押しし，対処方法について子どもと家族と一緒に考える。
- それぞれの抗がん薬に特異的な薬物有害反応の基本的知識・技術を習熟しておき，子どもと家族が症状マネジメントに主体的に参画できるよう促す。例えば5歳以上ではスケールを用いて症状を表現することが可能になっていくため，子どもが利用しやすく苦痛を伝えやすい方法を提案しながら，苦痛の表出を促す。学童期以降では過去の体験に基づき予防・対処が可能となるため，知識提供だけでなく体験の振り返りや

評価を共有したり，子どもの取り組みを賞賛する関わりが重要である。
- 小児がんの治療成績が向上し，小児がん経験者の多くが長期生存者となっている現在においては，長期的に存在する合併症の治療や観察，治療終了後長期を経てから出現する成長障害や臓器機能障害，二次がん，生殖機能障害などの晩期合併症のスクリーニングを行う長期フォローアップが求められている。

文献

●引用文献
1) 日本がん看護学会，日本臨床腫瘍学会，日本臨床腫瘍薬学会（編）：がん薬物療法における曝露対策合同ガイドライン（2015年版）．p.2, 金原出版，2015
2) Rhoads CP：Nitrogen mustards in the treatment of neoplastic disease；official statement. JAMA 131(8)：656-658, 1946
3) 国立がん研究センター内科レジデント（編）：がん診療レジデントマニュアル（第7版）．p.24, 医学書院，2016
4) 神田善伸（著）：血液病レジデントマニュアル（第2版）．医学書院，2014
5) 神田善伸（編）：みんなに役立つ造血幹細胞移植の基礎と臨床 改訂版．医薬ジャーナル社，2012
6) 神田善伸（編）：チーム医療で行う造血幹細胞移植プラクティカルガイド．南江堂，2011
7) 小澤桂子，菅野かおり，他（監）：理解が実践につながるステップアップがん化学療法看護（第2版）．pp.300-306, 学研メディカル秀潤社，2016

●参考文献
Ⅱ-1-1
- 国立がん研究センター内科レジデント（編）：がん診療レジデントマニュアル（第7版）．p.12, 医学書院，2016
- 佐藤裕：「外科学温故知新」によせて 7 癌化学療法(2)抗癌剤は毒ガスから生まれた！ 臨床外科 61(12)：1516-1517, 2006
- 野村雍夫：乳癌のホルモン療法の歴史―内科面から．乳癌の臨床 25(4)：395-401, 2010
- 西条長宏：がん薬物療法の歴史―殺細胞性抗悪性腫瘍薬（cytotoxic drug：CTX）から分子標的治療薬（molecular targeted drug：MTTC）への道．日本臨牀 70（増刊8）：18-23, 2012
- 鈴木和浩，新井誠二：前立腺癌に対する内分泌療法―歴史と概論．臨床泌尿器科 69(5)：330-333, 2015

Ⅱ-1-2-A
- Alberts B, Johnson A, et al（著），中塚公子（訳）：第17章 細胞周期．中村桂子，松原謙一（監訳），細胞の分子生物学（第5版），pp.1054-1101, ニュートンプレス，2010
- Russell ML：Chap.22 Nursing implications of chemotherapy. In Itano JK, Brant J (Eds)：Core curriculum for oncology nursing (5th ed). pp.237-249, Elsevier, St.Louis, 2016
- Shields S, Shelbume N：Chap.3 Principles of antineoplastic therapy. In Polovich M, Olsen M, et al (Eds)：Chemotherapy and biotherapy guidelines and recommendations for practice (4th ed). pp.25-50, Oncology Nursing Society, Pittsburgh, 2014
- 曽和義広：1 がんの発生と進展機構 4.細胞周期．日本臨床腫瘍学会（編），新臨床腫瘍学（改訂第4版）―がん薬物療法専門医のために．pp.23-25, 南江堂，2015

- Tschanz JA, Sugarman C：Chap.3 Carcinogenesis. In Itano JK, Brant J (Eds)：Core curriculum for oncology nursing (5th ed). pp.24-37, Elsevier, St.Louis, 2016

Ⅱ-1-2-B
- Tschanz JA, Sugarman C：Chap.3 Carcinogenesis. In Itano JK, Brant J (Eds)：Core curriculum for oncology nursing (5th ed). pp.24-37, Elsevier, St.Louis, 2016

Ⅱ-1-3
- Eggert J：Chap.7 Pharmacogenomics. In Eggert J (Ed)：Cancer Basics. pp.139-147, Oncology Nursing Society, Pittsburgh, 2010
- 南博信：13 抗がん薬の薬理 2.薬物動態学・薬力学．日本臨床腫瘍学会（編），新臨床腫瘍学（改訂第4版）―がん薬物療法専門医のために．pp.220-225, 南江堂，2015

Ⅱ-1-4
- LeFebvre KB, Stiver W：Chap.1 Overview of cancer and cancer treatment. In Polovich M, Olsen M, et al (Eds)：Chemotherapy and biotherapy guidelines and recommendations for practice (4th ed). pp.1-18, Oncology Nursing Society, Pittsburgh, 2014
- Levine A：Chap.10 Chemotherapy. In Eggert J (Ed)：Cancer Basics. pp.195-215, Oncology Nursing Society, Pittsburgh, 2010
- Shields S, Shelbume N：Chap.3 Principles of antineoplastic therapy. In Polovich M, Olsen M, et al (Eds)：Chemotherapy and biotherapy guidelines and recommendations for practice (4th ed). pp.25-50, Oncology Nursing Society, Pittsburgh, 2014

Ⅱ-1-4-A
- Keith B, Abueg KD：Chap.23 Nursing implications of targeted therapies and biotherapy. In Itano JK, Brant J (Eds)：Core curriculum for oncology nurseing (5th ed). pp.251-265, Elsevier, St.Louis, 2016

Ⅱ-1-4-B
- 藤原豊：11 がん薬物療法．日本臨床腫瘍学会（編），新臨床腫瘍学（改訂第4版）―がん薬物療法専門医のために．pp.206-211, 南江堂，2015
- Levine A：Chap.10 Chemotherapy. In Eggert J (Ed)：Cancer Basics. pp.195-215, Oncology Nursing Society, Pittsburgh, 2010
- 田中勝，宿谷威仁，他：14 各種抗がん薬 1.殺細胞性抗がん薬．日本臨床腫瘍学会（編），新臨床腫瘍学（改訂第4版）―がん薬物療法専門医のために．pp.233-315, 南江堂，2015

Ⅱ-1-4-C
- Muehlbauer PM, Shelbume N, et al：Chap.4 Principles of biotherapy. In Polovich M, Olsen M, et al (Eds)：Chemotherapy and biotherapy guidelines and recommendations for practice

(4th ed). pp.51-96, Oncology Nursing Society, Pittsburgh, 2014
- 内藤陽一，加藤俊介：14 各種抗がん薬 4．分子標的治療薬 A) 分子標的治療薬．日本臨床腫瘍学会（編），新臨床腫瘍学（改訂第 4 版）―がん薬物療法専門医のために，pp.269-272，南江堂，2015

Ⅱ-1-4-C-1)
- 多林孝之，江崎泰斗，他：14 各種抗がん薬 4．分子標的治療薬 C) 抗体薬．日本臨床腫瘍学会（編），新臨床腫瘍学（改訂第 4 版）―がん薬物療法専門医のために，pp.296-314，南江堂，2015

Ⅱ-1-4-C-2)
- 高野利美，丸山大，他：14 各種抗がん薬 4．分子標的治療薬 B) 小分子化合物．日本臨床腫瘍学会（編），新臨床腫瘍学（改訂第 4 版）―がん薬物療法専門医のために，pp.273-295，南江堂，2015

Ⅱ-1-4-D
- Rodiguez RW, Aguilar G：Chap.12 Hormonal Therapy. In Eggert J(Ed)：Cancer Basics. pp.269-285, Oncology Nursing Society, Pittsburgh, 2010
- 山下啓子，溝上敦：14 各種抗がん薬 2．内分泌療法．日本臨床腫瘍学会（編），新臨床腫瘍学（改訂第 4 版）―がん薬物療法専門医のために，pp.259-266，南江堂，2015

Ⅱ-1-4-E
- 藤原豊：Column 免疫チェックポイント療法．小澤桂子，菅野かおり，他（監），理解が実践につながる ステップアップがん化学療法看護（第 2 版），pp.45-46，学研メディカル秀潤社，2016

Ⅱ-1-5
- 藤原豊：11 がん薬物療法．日本臨床腫瘍学会（編），新臨床腫瘍学（改訂第 4 版）―がん薬物療法専門医のために．pp.206-211，南江堂，2015
- LeFebvre KB, Stiver W：Chap.1 Overview of cancer and cancer treatment. In Polovich M, Olsen M, et al(Eds)：Chemotherapy and biotherapy guidelines and recommendations for practice(4th ed). pp.1-18, Oncology Nursing Society, Pittsburgh, 2014
- Russell ML：Chap.22 Nursing implications of chemotherapy. In Itano JK, Brant J(Eds)：Core curriculum for oncology nursing(5th ed). pp.237-249, Elsevier, St.Louis, 2016

Ⅱ-1-6
- Calzone KA：Chap.5 Genetic risk factor. In Itano JK, Brant J(Eds)：Core curriculum for oncology nurseing(5th ed). pp.44-61, Elsevier, St.Louis, 2016

Ⅱ-1-7, 8
- 有森和彦（監），奥村学，岩切智美（編）：がんチーム医療スタッフのためのがん治療と化学療法（第 3 版），じほう，2012
- 浅見美知恵，奥野滋子（編）：根拠がわかるがん看護ベストプラクティス．がん看護 17(2) 1・2 月増刊号，南江堂，2012
- 畠清彦（編）：がんの薬物療法マニュアル（第 2 版），中外医学社，2014
- 増田智先（編）：臨床の疑問に答える がん薬物療法アップデート．月刊薬事 58(2)，1 月臨時増刊号，2016
- NCCN ガイドライン日本語版 https://www.tri-kobe.org/nccn/index.html［2016 年 7 月 29 日］

Ⅱ-1-9
- 畠清彦，照井康仁，他（編）：血液がん患者の治療と看護 看護師ががんチーム医療のレベルアップに貢献するために．がん看護増刊号 14(2)，2009
- 日本血液学会（編）：血液専門医テキスト．南江堂，2011
- 日本造血細胞移植学会（編）：同種造血細胞移植後フォローアップ看護．南江堂，2014
- 日本造血細胞移植学会ガイドライン委員会（編）：造血細胞移植学会ガイドライン第 1 巻/第 2 巻．医薬ジャーナル社，2014/2015

Ⅱ-1-10
- 柴田大郎：第Ⅰ相試験，第Ⅱ相試験．日本臨床腫瘍学会（編），新臨床腫瘍学（改訂第 3 版），pp.116-119，南江堂，2013

Ⅱ-1-11
- Common Toxicity Criteria(CTC), Version2.0. Publish Date：April 30, 1999 http://ctep.cancer.gov/protocolDevelopment/electronic_applications/docs/ctcv20_4-30-992.pdf［2016 年 7 月 29 日］
- 国立がん研究センター内科レジデント（編）：がん診療レジデントマニュアル（第 7 版），p.23，医学書院，2016
- 南博信（編）：抗悪性腫瘍薬コンサルトブック―薬理学的特性に基づく治療．pp.3-4，南江堂，2010
- 岡元るみ子，佐々木常雄（編）：がん化学療法副作用対策ハンドブック．p.14，羊土社，2010
- 小澤桂子，菅野かおり，他（監）：理解が実践につながるステップアップがん化学療法看護（第 2 版）．学研メディカル秀潤社，2016
- 高野利美（編）：ハイリスクがん患者の化学療法ナビゲーター．p.2, 14, 47，メジカルビュー社，2013

Ⅱ-1-12
- 国立がん研究センター内科レジデント（編）：がん診療レジデントマニュアル（第 7 版），pp.31-33，医学書院，2016
- 固形がんの治療効果判定のための新ガイドライン(RECIST ガイドライン) 改訂版 version1.1 ―日本語訳 JCOG 版 ver.1.0 http://www.jcog.jp/doctor/tool/RECISTv11J_20100810.pdf［2016 年 7 月 29 日］
- 濱口恵子，本山清美（編）：がん化学療法ケアガイド（改訂版）．pp.22-24，中山書店，2012
- 小澤桂子，菅野かおり，他（監）：理解が実践につながるステップアップがん化学療法看護（第 2 版）．pp.47-49，学研メディカル秀潤社，2016

Ⅱ-1-13
- 濱口恵子，本山清美（編）：がん化学療法ケアガイド（改訂版）．pp.21-22，中山書店，2012
- 飯野京子：ナースに求められるがん化学療法の知識と技術―治療計画の理解と，的確な投与管理のために．看護学雑誌 69(8)：780-781，2005
- 国立がんセンター中央病院看護部（編）：がん化学療法看護スキルアップテキスト．pp.18-20, 48, 121-123，南江堂，2009
- 小澤桂子，菅野かおり，他（監）：理解が実践につながるステップアップがん化学療法看護（第 2 版）．pp.300-303，学研メディカル秀潤社，2016

Ⅱ-1-14
- 国立がん研究センター内科レジデント（編）：がん診療レジデントマニュアル（第 7 版），医学書院，2016
- 国立がんセンター中央病院看護部（編）：がん化学療法看護スキルアップテキスト．pp.121-133，南江堂，2009

Ⅱ-1-15-A
- 大腸癌研究会（編）：大腸癌治療ガイドライン（医師用 2014 年版）．金原出版，2014

Ⅱ-1-15-B
日本臨床腫瘍学会(編):新臨床腫瘍学(改訂第4版)—がん薬物療法専門医のために.南江堂,2015
- 日本食道学会(編):食道癌診断・治療ガイドライン2012年4月版(第3版).金原出版,2012

Ⅱ-1-15-C
- 日本胃癌学会(編):胃癌治療ガイドライン 医師用2014年5月改訂(第4版).金原出版,2014

Ⅱ-1-15-D
- 日本膵臓学会膵癌診療ガイドライン改訂委員会:膵癌診療ガイドライン2013年版の一部改訂について(2014年7月9日).
  http://www.suizou.org/etc.htm#05 ［2016年7月29日］
- 日本膵臓学会膵癌診療ガイドライン改訂委員会(編):患者さんのための膵がん診療ガイドラインの解説.金原出版,2015
  http://www.suizou.org/pdf/guidelines_160428.pdf ［2016年7月29日］
- 日本膵臓学会膵癌診療ガイドライン改訂委員会(編):膵癌診療ガイドライン2016(案).2016
  http://www.suizou.org/2016/news-7.html ［2016年5月3日］

Ⅱ-15-E
- 日本肝胆膵外科学会胆道癌診療ガイドライン作成委員会:胆道癌診療ガイドライン(改訂第2版).医学図書出版,2014

Ⅱ-15-F
- 日本肺癌学会(編):EBMの手法による肺癌診療ガイドライン2015年.
  https://www.haigan.gr.jp/modules/guideline/index.php?content_id=3 ［2016年7月29日］
- 日本肺癌学会:抗PD-1抗体薬ニボルマブ(オプジーボ®)についてのお願い.2015
  http://www.haigan.gr.jp/uploads/photos/1078.pdf ［2016年7月29日］

Ⅱ-15-G
- NCCN Guidelines Version2. 2015:NCCN腫瘍学臨床診療ガイドライン—悪性胸膜中皮腫(第2版).2015
  http://www-test.tri-kobe.org/nccn/guideline/lung/japanese/mpm.pdf ［2016年7月29日］
- 日本臨床腫瘍学会(編):新臨床腫瘍学(改訂第4版)—がん薬物療法専門医のために.南江堂,2015

Ⅱ-15-H
- 日本乳癌学会(編):科学的根拠に基づく乳癌診療ガイドライン1 治療編2015年版(第3版).金原出版,2015

Ⅱ-15-I
- アバスチン適正使用委員会(監):卵巣癌に用いる際の 適正使用ガイド.中外製薬,2016
  http://chugai-pharm.jp/hc/ss/pr/drug/ava_via0400/guide/PDF/ov/ava_guide_ov.pdf ［2016年7月29日］
- 日本婦人科腫瘍学会(編):子宮頸癌治療ガイドライン2011年版(第2版).金原出版,2011
- 日本婦人科腫瘍学会(編):子宮体がん治療ガイドライン2013年版(第3版).金原出版,2013
- 日本臨床腫瘍学会(編):新臨床腫瘍学(改訂第4版)—がん薬物療法専門医のために.南江堂,2015

Ⅱ-15-J
- アバスチン適正使用委員会(監):卵巣癌に用いる際の 適正使用ガイド.中外製薬,2016
  http://chugai-pharm.jp/hc/ss/pr/drug/ava_via0400/guide/PDF/ov/ava_guide_ov.pdf ［2016年7月29日］
- 日本婦人科腫瘍学会(編):卵巣がん治療ガイドライン2015年版(第4版).金原出版,2015

Ⅱ-15-K
- 日本泌尿器科学会(編):前立腺癌診療ガイドライン2012年版.金原出版,2012

Ⅱ-15-L
- 日本泌尿器科学会(編):精巣腫瘍診療ガイドライン2015年版(第2版).金原出版,2015

Ⅱ-15-M
- 日本泌尿器科学会(編):腎癌診療ガイドライン 2011年版(第2版).金原出版,2011

Ⅱ-15-N
- 日本泌尿器科学会(編):膀胱癌診療ガイドライン2015年版.医学図書出版,2015

Ⅱ-15-O
- 日本血液学会(編):造血器腫瘍診療ガイドライン2013年度版.金原出版,2013
- 日本血液学会(編):造血器腫瘍診療ガイドライン2013年度版 Web版(第1.2版).2013
  http://www.jshem.or.jp/gui-hemali/index.html ［2016年7月29日］

Ⅱ-15-P
- 飛内賢正(監):悪性リンパ腫—リツキサン適正使用ガイド.中外製薬,2015
  http://chugai-pharm.jp/hc/ss/pr/drug/rit_via0050/guide/PDF/ml/rit_guide_ml.pdf ［2016年7月29日］
- 日本血液学会(編):造血器腫瘍診療ガイドライン2013年版.金原出版,2013
- 日本血液学会(編):造血器腫瘍診療ガイドライン2013年版 Web版(第1.2版).2013
  http://www.jshem.or.jp/gui-hemali/index.html ［2016年7月29日］

Ⅱ-15-Q
- 日本血液学会(編):造血器腫瘍診療ガイドライン2013年版.金原出版,2013
- 日本血液学会(編):造血器腫瘍診療ガイドライン2013年版 Web版(第1.2版).2013
  http://www.jshem.or.jp/gui-hemali/index.html ［2016年7月29日］

Ⅱ-15-R
- 日本臨床腫瘍学会(編):頭頸部がん薬物療法ガイダンス.金原出版,2015

Ⅱ-15-S
- 日本脳腫瘍学会(編):脳腫瘍診療ガイドライン2015.
  http://www.jsn-o.com/guideline/index.html ［2016年7月29日］

Ⅱ-15-T
- 日本癌治療学会,日本胃癌学会,他(編):GIST診療ガイドライン2014年4月改訂(第3版).金原出版,2014
- 日本臨床腫瘍学会(編):新臨床腫瘍学(改訂第4版)—がん薬物療法専門医のために.南江堂,2015
- 日本整形外科学会(監):軟部腫瘍診療ガイドライン2012.南江堂,2012
  http://minds.jcqhc.or.jp/n/medical_user_main.php ［2016年7月29日］

Ⅱ-15-U
- 日本皮膚科学会,日本皮膚悪性腫瘍学会(編):科学的根拠に基づく皮膚悪性腫瘍診療ガイドライン(第2版).金原出版,2015

Ⅱ-15-V

- 別所文雄,横森欣司(編):よく理解できる 子どものがん—診療を深めるための最新の知識とケア.永井書店,2006
- 丸光恵,石田也寸志(監):ココからはじめる小児がん看護.へるす出版,2009
- 日本小児がん看護学会:小児がん看護 ケアガイドライン 2012. http://jspon.sakura.ne.jp/download/jspon_guideline2012/〔2016年7月29日〕

第2章 がん薬物療法に伴う主な有害事象と支持療法・看護支援

1. 一般薬と抗がん薬の違い

- どの薬剤においても主作用（生体に期待される作用）と副作用（生体に好ましくない作用）がある。がん薬物療法を行う上で，一般薬と抗がん薬の相違を理解することは重要である。
- 薬物は薬量を増やすと薬理作用（効果）が増強し，同時に毒性も高まる。図Ⅱ-2-1は一般薬と抗がん薬の用量反応曲線と治療域の違いを示したものである。
- 一般薬は治療域が広いため，個体差があっても効果の減弱や重大な毒性が生じることは少ない。一方，抗がん薬は治療域の狭い薬物で，効果と毒性が出現する用量が近接している。そのため，抗がん薬は，一般薬と異なり標準量を投与しても個体差（体格，年齢，腎機能，肝機能など）により重篤な毒性を引き起こす。したがって抗がん薬を安全に投与するためには，個体差を十分に考慮した治療計画（用量など）を立てることが不可欠である。近年は高齢化が進んでおり，年齢の考慮が重要である。

2. 有害事象とは

- 有害事象（AE；adverse event）とは，患者に生じた好ましくない医療上のあらゆる出来事のことである。つまり有害事象とは意図しないあらゆる徴候（臨床検査値の異常を含む），症状，または疾病のことであり，当該治療との因果関係の有無は問わない。
- 有害事象には，有害反応（AR；adverse reaction）と薬物有害反応（ADR；adverse drug reaction）が含まれる（図Ⅱ-2-2）。
- 有害反応（AR）は治療あるいは併用療法と有害

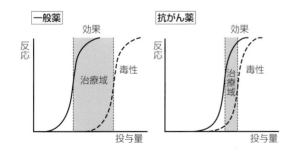

図Ⅱ-2-1 用量反応曲線と治療域（一般薬と抗がん薬との比較）

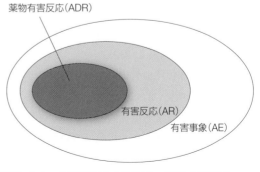

図Ⅱ-2-2 有害事象と有害反応，薬物有害反応

事象との因果関係が否定できないものである。また，有害事象（AE）のうち，投与量に関わらず医薬品に対する有害で意図しない反応，すなわち，有害事象のうち医薬品との因果関係が否定できないものを薬物有害反応（ADR）という。このADRは一般によく用いられる「副作用」という用語でも用いられている。

3. 有害事象評価規準：CTCAE

- 臨床試験や臨床状況において有害事象（AE）を客観的に評価し，その情報を国際的に共有するためのツールとして，CTCAEが広く用いられている。CTCAEとは，AEの評価や報告に用いることができる記述的用語集で，各AEの重症度をグレード（Grade）で示している。「軽症（Grade 1）」「中等症（Grade 2）」「重症（Grade 3）」「生命を脅かす転帰；緊急処置を要する（Grade 4）」「有害事象による死亡（Grade 5）」の5段階に区分し（表Ⅱ-2-1），各AEの重症度の説明を個別に記載している。
- 2009年5月，米国National Cancer Institute（NCI）のCancer Therapy Evaluation Program（CTEP）が「Common Terminology Criteria for Adverse Events（CTCAE）v4.0」を作成，公開した。CTCAE v4.0ではすべての有害事象名を，医薬品規制に関する国際的な共通用語集であるMedDRA（Medical Dictionary for Regulatory Activities）収載の用語に対応させることを最大の目的に改訂された。日本ではそれを日本語訳した「有害事象共通用語規準v4.0日本語訳JCOG版」（CTCAE v4.0-JCOG）[1]が用いられている。

4. がん薬物療法に伴う有害事象

A. オンコロジーエマージェンシー

- オンコロジーエマージェンシー（腫瘍緊急症）はがん罹患中に緊急で治療が必要な病態を発症している総称である。対応が遅れると急速に重篤な状態となり，死亡の転帰をたどることもある。オンコロジーエマージェンシーには，がんの浸潤や転移など進行に伴うものと，がん治療に伴う緊急症がある（表Ⅱ-2-2）。
- ここでは，播種性血管内凝固症候群（DIC；disseminated intravascular coagulation），高カルシウム血症，腫瘍崩壊症候群，敗血症，穿孔，血栓症，高血圧性脳症，出血について述べる。

播種性血管内凝固症候群（DIC）

●症状の定義

- DICは，広範な血管内の凝固活性化により，多数の微小血栓が形成される状態のことをいう。さらに，血栓形成により凝固因子と血小板の消耗による出血傾向が現れる。

●発生メカニズム

- DICは，固形がんや急性白血病の急速な悪化，感染や敗血症が原因となるほか，薬物療法などの治療によるがん細胞の大量崩壊が誘因となる。
- 血液中の凝固系が過剰に亢進した状態となり，全身の血管内で血液の凝固が始まり，多数の微小血栓が形成される。その結果，臓器への血流障害が生じて虚血状態となり，多臓器不全を生じる。

表Ⅱ-2-1　CTCAE の Grade

Grade 1	軽症；無症状，または軽度の症状；臨床的または診断学的所見のみ；治療を要さない
Grade 2	中等症；最小限，局所的または非侵襲的な治療を要する；年齢相応の身の回り以外の日常生活動作に支障あり*
Grade 3	重症または医学的に重大であるが，直ちに生命を脅かすことはない；入院または入院期間延長を要する；活動/動作制限；基本的日常生活動作に支障あり**
Grade 4	生命を脅かす転帰；緊急処置を要する
Grade 5	AE による死亡

日常生活動作（ADL：activities of daily living）
＊身の回り以外の日常生活動作（instrumental ADL）：食事の準備，日用品や衣服の買い物，電話の使用，金銭の管理などを指す。
＊＊基本的日常生活動作（self care ADL）：入浴，着衣・脱衣，食事の摂取，トイレの使用，薬の内服が可能で，寝たきりではない状態を指す。
〔有害事象共通用語規準 v4.0 日本語訳 JCOG 版（略称：CTCAE v4.0 ‒ JCOG）〕

表Ⅱ-2-2　オンコロジーエマージェンシー

がんの進行に伴うもの
心血管系
上大静脈症候群
心タンポナーデ（がん性心膜炎）
腫瘍出血
呼吸器系
気道狭窄
がん性リンパ管症
消化管系
消化管狭窄・閉塞
消化管穿孔
神経系
脊髄圧迫症候群
頭蓋内圧亢進症
血液凝固/電解質
播種性血管内凝固症候群（DIC）
高カルシウム血症
がんの治療に伴うもの
腫瘍崩壊症候群
敗血症
穿孔
血栓症
高血圧性脳症
出血
急性肺障害（間質性肺炎）

- 凝固因子と血小板が大量に消耗し，凝固因子と血小板の減少が顕著となり，出血症状が出現する。
- 多数の微小血栓を溶解する機序として線溶系が過剰に亢進して，出血症状はさらに悪化する。

●具体的症状・徴候
　◆虚血症状：主要臓器の血流低下によって，さまざまな症状が出現する。肺であれば呼吸困難，急性呼吸不全などである。
　◆出血症状：脳出血，肺胞出血，消化管出血など，身体のあらゆる部分で出血が認められる。

●発生と終了
- 急速ながんの進行や急性白血病の病勢コントロールがついていない初発時，敗血症によって全身状態が不安定な状態のときに出現していることが多い。

- 終了時期は治療の反応によって異なる。DIC の進行の速いものでは，半日または1日単位で致命的な状態に陥ることもある。

●支持療法
- DIC によって発生している症状や検査データに応じて，血小板輸血やヘパリン系製剤，合成タンパク分解酵素阻害薬，凝固因子不活化製剤などの投与を行う。

●標準的看護ケア
- 虚血症状と出血症状，バイタルサインの経時的な観察を行い，急激な症状の変化の有無に注意する。
- 出血予防の看護として，採血部位の確実な圧迫止血や転倒予防のための点滴ルート管理（点滴が複数になることが多い）と環境整備，口腔粘膜への刺激に配慮した食事（やわらかく，熱過

ぎない食材)ややわらかい歯ブラシの選択，排便コントロールなど，日常生活の中での出血のリスクに注意する。
- 患者教育では，患者による出血部位や量の観察，腹痛や息苦しさ，ふらつきなどの自覚症状のセルフモニタリングと報告ができるように指導する。
- 精神的ケアとしては，出血など目に見える変化を目の当たりにするため，患者の不安な思いに配慮する。

高カルシウム血症

●症状の定義
- がんに関連した高カルシウム(Ca)血症は，①がん細胞から分泌される副甲状腺ホルモン関連タンパク(PTHrP；parathyroid hormone-related protein)の産生，②がんの骨転移による骨融解によって血中Ca濃度が基準値を超えて高値となった状態のことである。

●発生メカニズム
- がん細胞から分泌されるPTHrPが，がん細胞から制限なく産生され，血液中に分泌された後，破骨細胞の活性化と骨吸収の亢進が起こる。さらに，腎尿細管でもCaの再吸収が亢進して，血中Ca濃度が上昇する。
- 骨転移部に存在するがん細胞から分泌される破骨細胞活性化因子によって，骨融解の進行と破骨細胞の吸収が亢進し，血中Ca濃度が上昇する。

●具体的症状・徴候
- 血中Ca濃度が 11.5 mg/dL 未満では無症状であることもある。
- 軽症：食欲低下，倦怠感，便秘など
- 中等症：口渇，多尿，脱水，悪心・嘔吐，腎機能障害など
- 重症：意識障害，脱力，高度の脱水と腎機能障害

●発生と終了
- 高Ca血症の発生頻度は，がん患者の約10～20%である。
- 終了時期は，高Ca血症の重症度と治療の反応によって異なる。

●支持療法
- 初期治療は生理食塩液大量輸液による脱水の補正と利尿薬によるCaの排泄促進を行う。利尿薬によって脱水を再度引き起こすこともあるため，in/outバランスには注意が必要である。
- ビスホスホネート製剤やカルシトニン製剤の投与により，破骨細胞の骨吸収を抑制し，血中Ca濃度の是正を図る。
- 悪性リンパ腫や多発性骨髄腫では，副腎皮質ステロイドホルモンの感受性が高く，破骨細胞の骨吸収作用の抑制効果が認められている。

●標準的看護ケア
- 脱水に対するケアでは，確実な輸液管理とin/outバランスの管理，口渇については，口腔ケアや飲水量のチェックを行う。
- 倦怠感に対しては，適切な休息を確保しながらも，調子のいい時を見計らって離床を進め，筋力の低下を予防する。
- 症状コントロールでは，便秘，悪心・嘔吐，食欲不振などについて対症療法を行い，症状緩和を実施する。
- 骨転移がある場合は，疼痛コントロールや骨転移部位を確認し，安全に活動できるように環境を整える。
- 患者教育では，水分摂取による脱水の補正，排便コントロール，転倒予防について指導を行う。骨転移の部位により，日常生活で気をつける動作について指導する。

腫瘍崩壊症候群

●症状の定義
- 腫瘍細胞の急速で大量の死滅(腫瘍崩壊)のため

に，細胞内の代謝産物である核酸，カリウム，リンなどが血中に大量に放出されることによって，高尿酸血症，高カリウム血症，高リン酸血症などが発生することをいう。進行すると生命を脅かすほどの急性腎不全や心室性不整脈，けいれんなどが出現する。

●発生メカニズム
- 悪性リンパ腫や急性白血病，薬物療法や放射線治療に感受性の高い一部の固形がん（小細胞肺がん，乳がん，胚細胞腫瘍，神経芽腫など）で腫瘍量が多い場合では，腫瘍が急速に崩壊する時に，細胞内の代謝産物である核酸，K，リン，サイトカインが血中に放出される。それらの代謝産物は通常では尿中に排泄されるため，血中に蓄積されることはない。しかし，急速に崩壊した場合は，尿中に排泄できる量を超えた大量の代謝産物が血中に放出され，検査値異常を認め，腎不全，不整脈，けいれんなどが発生する。

●具体的症状・徴候
- 腫瘍崩壊により発生した尿酸，リン，Kの血液中の蓄積により，高尿酸血症（血清尿酸値>8.0 mg/dL），高リン酸血症（血清リン値>4.5 mg/dL），高K血症（血清K値>6.0 mEq/L）が発生する。尿酸塩やリン酸Caは腎臓に沈着し，腎機能障害（血清Cr値≧1.5 mg/dL）をきたす。腎機能障害によって，尿量減少・乏尿・無尿や体液貯留による浮腫，心肺負荷の症状（動悸，低酸素症状など）が生じる。高尿酸血症では白濁尿を認める場合もある。高K血症では，悪心・嘔吐，下痢，脱力，知覚異常，筋けいれんや不整脈から心停止にいたる場合もある。低Ca血症では，テタニーやけいれん発作，記憶障害などが生じる。

●発生と終了
- 造血器腫瘍では，腫瘍量が多い場合に治療開始前から発症していることがある。一般的には治療開始後12～72時間で発症することが多い。終了時期は治療の反応によって異なる。

●支持療法
- 治療開始前に腫瘍崩壊症候群の発症リスクの評価（疾患，腫瘍量，LDH，治療前の腎機能など）を行い，リスクに合わせた予防策を開始する。
- 治療開始前からの尿酸降下薬の投与を行う。
  ◆軽度～中等度リスク：治療開始数日前からアロプリノールの内服投与を開始する。
  ◆高度リスク：治療開始4時間前までにラスブリカーゼの投与を行う。
- Kを含有しない輸液製剤による水分負荷（<3～4 L/日）を行い，尿量を確保する。
- in/outバランスや電解質バランスの補正を行う。
- 大量輸液による心肺負荷が認められる場合は，利尿薬やカテコールアミンの投与を開始する。

●標準的看護ケア
- 腫瘍崩壊症候群に関連した電解質異常による症状（悪心・嘔吐，下痢，脱力感，けいれん，意識障害，テタニーなど）の観察を行う。
- 腎機能障害に関連した尿量，体重増加，浮腫，意識レベル，循環変動，呼吸状態の変化を観察する。
- 大量輸液に関連した心肺負荷による動悸や血圧変動，喘鳴や呼吸困難，酸素飽和度の低下の有無の観察とin/outバランスの把握と補正を行う。
- 大量輸液により排尿回数が増加するため，転倒予防の環境整備を行う。
- 患者教育として定期的な体重測定や尿量と飲水量の確認の必要性について説明する。
- 腫瘍崩壊症候群，大量輸液に関連した自覚症状について指導し，患者とともにモニタリングを行う。
- 腫瘍崩壊症候群の重症化を予測し，家族に対して治療経過の理解の支援とともに，精神的なケアを行う。

敗血症

●症状の定義
- 感染症に対する制御不能な宿主反応によって引き起こされた生命を脅かす臓器機能障害のことをいう。感染に起因した全身性の炎症反応によって，致命的な臓器機能障害が生じている状態である。

●発生メカニズム
- がんに関連して免疫機能が低下した状態や，薬物療法による骨髄抑制の時期に，重症感染症や重度の外傷などの強い侵襲が加わると，炎症性サイトカインが産生され炎症反応を惹起する。炎症性サイトカインが全身に波及すると，血管内皮細胞傷害による微小血栓形成が生じ組織の循環障害が起こり，臓器機能障害が発生する。また，毛細血管透過性の亢進による循環血液量の減少，血管拡張作用による血圧低下が持続し，多臓器不全の状態となる。

●具体的症状・徴候
- 発熱や低体温，心拍数の増加，頻呼吸，低血圧，白血球数増加，CRP上昇，プロカルシトニン上昇，インターロイキン(IL)-6上昇などが生じる。

●発生と終了
- がんそのものや治療に関連して免疫機能が低下している時期に発症し，終了時期は治療の反応によって異なる。

●支持療法
- 敗血症の初期治療(6時間以内)は主要臓器の循環を保つために，①輸液，②昇圧薬，③輸血，④ステロイドなどが用いられる。
- 感染症の治療としては1時間以内に抗菌薬治療を開始する。
- 酸素療法を実施する。

●標準的看護ケア
- 重症化の早期発見として，呼吸状態(頻呼吸・低酸素・呼吸困難の有無)，循環動態(頻脈，血圧変動，尿量減少の有無)，発熱または低体温，意識障害の有無について観察を行う。
- 確実な輸液管理と抗菌薬の投与，in/outバランスのモニターを行う。
- 感染予防ケア(口腔および粘膜，皮膚の清潔保持)を実施する。
- 苦痛症状の緩和(解熱薬の使用，悪寒や体熱感に対する温・冷罨法の実施，口腔ケア，清潔ケアなど)を行う。

穿孔

●症状の定義
- がんの浸潤や炎症，血流障害によって臓器そのものの脆弱化や壊死が起こり，臓器の外膜が破綻し穴が開き，内容物が縦隔や腹腔内などに流出した状態のことをいう。その結果，重篤な縦隔炎や腹膜炎などが引き続き発症し，全身状態の急激な悪化をきたし，対処が遅れると，敗血症やDIC，多臓器不全へ移行し，致命的となる。

●発生メカニズム
- がんの増殖によって臓器の狭窄や内圧が高くなり，血流障害，血管透過性の亢進や壊死が進行し，細胞が脆弱となって臓器外膜に穴が開く。
- 血管新生阻害薬の投与により血流障害や血栓形成が引き起こされ，腫瘍病変とは関係なく消化管穿孔が1%程度で発生することがある。

●具体的症状・徴候
- 発熱，疼痛(圧痛，反跳痛)，悪心・嘔吐，筋性防御などの腹膜刺激症状を呈する。
- 状態が悪化すると，敗血症から敗血症性ショックにいたる場合がある。

●発生と終了
- がんの進行状態などによって発生時期はさまざ

まである。
- 血管新生阻害薬投与中の発現時期に一定の傾向は認められていない。

●支持療法
- 限局性腹膜炎の場合では，絶飲食，輸液，経鼻胃管による減圧，抗菌薬投与などの保存的治療が選択されることがある。
- 広汎性腹膜炎の場合では，手術療法が選択される（人工肛門造設，大網充填術など）。

●標準的看護ケア
- バイタルサインの変動と腹部症状の変化をモニターする。
- 確実な輸液管理とin/outバランスをモニターする。
- 疼痛の緩和のための安楽な体位の工夫を行う。
- 絶飲食による口渇や嘔吐などにより口腔内の汚染が起こるため，口腔ケアを実施する。

血栓症

●症状の定義
- 血栓症は動脈血栓症と静脈血栓症に大別される。がん患者では，静脈血栓症によるイベントが多い。静脈血栓症とは，静脈内に血栓が形成された病態の総称である。

●発生メカニズム
- 過凝固状態や炎症性サイトカインによって血管内皮細胞が傷害され，血小板による血栓形成が促進される。
- 血液凝固系の活性化が進むことによっても血栓が形成される。

●発生しやすい抗がん薬
- 細胞傷害性抗がん薬（パクリタキセル，カペシタビンなど，血管内皮細胞の傷害）や，血管新生阻害作用のある分子標的治療薬（ベバシズマブ，スニチニブなど），内分泌療法薬（タモキシフェン，メドロキシプロゲステロンなど）のほか，多発性骨髄腫に対する免疫調節薬（サリドマイド，レナリドミド）などがある。

●具体的症状・徴候
- 深部静脈血栓症：下肢の腫脹，疼痛，色調変化など
- 肺血栓塞栓症：胸痛，呼吸困難，頻脈，低血圧など

●発生と終了
- がんの状態や患者の要因や治療内容によって発生時期はさまざまである。

●支持療法
- 抗凝固療法として，急性期ではヘパリンの持続静注，経口凝固薬（ワルファリン）による維持療法などが行われる。
- 下大静脈フィルターの留置
- PT-INRのモニタリング

●標準的看護ケア
- 弾性ストッキングの着用
- 早期離床，下肢の運動促進
- 脱水予防
- 症状のセルフモニタリングの指導
- ワルファリン内服中は，納豆や緑黄色野菜などビタミンKが多く含まれる食品の摂取を控えるように説明する。

高血圧性脳症

●症状の定義
- 急激または著しい血圧上昇により，脳血流の自動調節能が破綻し，必要以上の血流量と圧のため脳浮腫を生じる状態のことをいう。高血圧に伴う緊急症では治療の遅滞によって非可逆的な脳障害や，致命的な転帰を招くことがある。

●発生メカニズム

- 脳血流の自動調節能の障害により発症する。血管新生阻害薬は，血管内皮細胞増殖因子の活性を阻害するため，血管新生や微小血管が減少する。これにより血管抵抗が増加して高血圧が惹起され，急激な血圧上昇から脳血流へ影響し，高血圧性脳症を発症する。
- マルチキナーゼ阻害薬（スニチニブ，ソラフェニブなど）は，複数の受容体を標的としており，血管内皮細胞増殖因子の抑制作用を有し，血管新生阻害薬同様の機序で高血圧性脳症が発症する。

●発生しやすい抗がん薬

- 血管新生阻害薬，マルチキナーゼ阻害薬

●具体的症状・徴候

- 頭痛，悪心・嘔吐，視力障害，意識障害，脳出血，昏睡など

●発生と終了

- 血管新生阻害薬の使用後4か月以内に高血圧の発症を認めていることが多い。高血圧性脳症について発現時期に一定の傾向は認められていない。

●支持療法

- 原則的に降圧薬の経静脈的投与を開始し，最初の1時間以内に平均血圧の25％以上は降圧させない。
- 最初の2〜3時間で25％程度の降圧を図る。

●標準的看護ケア

- 毎日の血圧測定を行い，日々の血圧を把握するように指導する。
- 高血圧によって生じる自覚症状について指導する。
- 血圧の急激な上昇とそれに伴って頭蓋内圧亢進症状出現時には病院に連絡し，治療が必要になることを説明する。

出血

●症状の定義

- 主病巣からの大量出血や，がんの存在によるDIC，血管新生阻害薬投与に関連して消化管出血や喀血，脳出血などを呈している状態のことをいう。

●発生メカニズム

- がんは血管を新生して増殖する。腫瘍の増大によって隣接する血管に浸潤し，その後炎症や腫瘍の壊死などにより主病巣からの出血をきたす。また，がんの周囲の新生血管は脆弱であるため，血管新生阻害薬の作用そのものや有害事象によって血圧の上昇が契機となり血管が破綻して出血をきたす。さらにDICの合併などにより出血の悪化が惹起される。

●発生しやすい抗がん薬

- 血管新生阻害薬

●具体的症状・徴候

- 脳出血では，頭痛，悪心など
- 肺出血（喀血）では，血痰，呼吸困難など
- 消化管出血では，吐血，下血など

●発生と終了

- 血管新生阻害薬の使用では，多くは投与開始1か月までに発現が認められているが，長期使用によっても発現することがある。

●支持療法

◆**保存的止血法**：止血薬投与，内視鏡的止血法，血管造影下止血法など
◆**外科的手術**：保存的止血法が困難で，手術の適応がある場合
◆**その他**：鼻出血ではボスミン®ガーゼタンポン，粘膜焼灼処置など

●標準的看護ケア
- 出血部位，出血量と自覚症状，バイタルサインの観察を行い，大量出血の有無に注意する。
- 持続的な出血を認めた場合には，頻脈，頻呼吸，皮膚の冷感・湿潤，血圧変動，意識レベルの変化に注意し，出血性ショック時の対応に備える。
- 生活の中で新たな出血（鼻出血，歯肉出血，血痰，便中に血液が混入しているなど）を認めた場合に報告するように指導する。
- 口腔および鼻粘膜に対して愛護的にセルフケアするよう指導する。

B. 過敏反応・アナフィラキシー

●症状の定義
- がん薬物療法による過敏反応（HSR；hypersensitivity reaction）は，即時型アレルギー反応であり，免疫学的機序によって生じる。
- 生体内に投与された薬物によって免疫系の異常反応として，皮膚・粘膜，呼吸器，消化器，循環器に症状が出現する。
- アナフィラキシーとは，「アレルゲン等の侵入により，複数臓器に全身性のアレルギー症状が惹起され，生命に危機を与え得る過敏反応」をいう。「アナフィラキシーに血圧低下や意識障害を伴う場合」をアナフィラキシーショックという[2]。

●発生メカニズム
- IgEを介して，刺激を受けた好塩基球や肥満細胞からヒスタミンやセロトニンなどの化学伝達物質が放出され，血管の拡張や透過性が亢進することでアナフィラキシー症状や発熱が出現する。
- 抗がん薬の溶媒（ポリオキシエチレンヒマシ油，ポリソルベート80など）が過敏反応の発症に関与していることもある。

表Ⅱ-2-3 過敏反応の発症リスクがある主な抗がん薬

分類	一般名
タキサン製剤	パクリタキセル ドセタキセル
白金製剤	シスプラチン カルボプラチン オキサリプラチン
トポイソメラーゼ阻害薬	エトポシド
代謝拮抗薬	メトトレキサート L-アスパラギナーゼ

●発生しやすい主な抗がん薬
- 過敏反応・アナフィラキシーを発生しやすい抗がん薬を表Ⅱ-2-3に示す。

●具体的症状・徴候
- 前駆症状には，ほてり感，寒気，動悸，口唇のしびれ感，ムズムズした感じなどがある。「いつもと違う感じ」と患者が表現するときには注意が必要である。
- ◆皮膚・粘膜症状：発疹，紅潮，瘙痒，浮腫，腫脹など
- ◆呼吸器症状：咳嗽，嗄声，喘鳴，呼吸困難，気道狭窄，低酸素血症
- ◆消化器症状：腹痛，嘔吐，下痢
- ◆循環器症状：血圧低下，意識障害（アナフィラキシーショック）

●発生と終了
- 過敏反応の好発時期を表Ⅱ-2-4に示す。

●支持療法
- パクリタキセルは前投薬としてH$_1$（ヒスタミンH$_1$）阻害薬とH$_2$（ヒスタミンH$_2$）阻害薬とステロイドの3剤を必ず投与する。
- 症状出現時には薬の投与を中止し，皮膚・粘膜症状のみの場合は抗ヒスタミン薬とステロイドを投与する。
- 呼吸器症状の出現や低酸素状態の場合は，酸素吸入の開始とステロイド投与，アドレナリン投与（0.2〜0.5 mgを大腿中央部前外側に筋肉注射）

表Ⅱ-2-4 過敏反応の好発時期

分類	一般名	好発時期	特徴
タキサン製剤	パクリタキセル	初回・2回目投与，投与開始10分以内	前投薬が必須，急速投与，アルコール含有
	ドセタキセル	初回・2回目投与，投与開始数分〜十数分	急速投与，アルコール含有
白金製剤	シスプラチン カルボプラチン	複数回投与(6〜8回)，投与開始数分以内	
	オキサリプラチン	複数回投与(中央値：7回)，投与開始数分以内〜当日中	急性神経障害との鑑別が必要
トポイソメラーゼ阻害薬	エトポシド	投与開始数分以内	用量依存的
代謝拮抗薬	メトトレキサート	投与開始6〜12時間後	用量依存的 Ⅰ・Ⅱ・Ⅲ型アレルギーの関与
	L-アスパラギナーゼ	2回目以降，数分以内	皮内試験の実施が推奨

を行う。
- アナフィラキシーショックの時は急速輸液，アドレナリンの反復投与(5〜15分ごとに再投与)を行う。
- アドレナリンの経静脈投与は，不整脈や高血圧の有害作用を起こす可能性があるため，心停止または心停止に近い状態でのみとする。

● 標準的看護ケア
[投与前]
- 過敏反応のリスクアセスメントを行う(投与薬，アレルギー歴など)。
- パクリタキセルやドセタキセルではアルコールによる反応の可能性があるため，アルコール不耐について確認する。
- 薬の投与回数を把握する。

[投与中]
- 過敏反応の好発時期を把握し，観察を強化する。
- 過敏反応の出現および疑いのある時は薬の投与を直ちに中止し，医療者を集め，症状に合わせた薬を投与する。
- アナフィラキシーが進行しないように速やかに抗ヒスタミン薬，ステロイドを投与し，患者の安静を確保する。
- アナフィラキシーショックに移行した場合は，ショック体位をとり，酸素吸入の開始，新たに血管確保を行い，急速輸液を開始する。さらに，医師の指示によりアドレナリンの投与を行う。
- 患者に過敏反応の前駆症状や発現時の症状をあらかじめ説明し，異常を感じたらすぐに報告するように指導する。
- 過敏反応発現による不安の軽減，精神的ケアを行う。
- 再投与する場合は症状の再出現の十分に注意し，観察を強化する。

[投与後]
- 自宅でも発現する可能性と緊急連絡方法について指導する。

C. インフュージョンリアクション

● 症状の定義
- モノクローナル抗体薬や一部の抗がん薬投与中および投与後24時間以内に発生する，発熱を主体とした過敏反応の総称である。

● 発生メカニズム
- モノクローナル抗体薬や一部の抗がん薬投与によって刺激を受けた単球やリンパ球を介して炎症性サイトカインが放出され，発熱を主体とした生体反応が発症するが，その詳細は明らかになっていない。モノクローナル抗体薬は，ヒト由来とマウス由来の抗体の構造比率によって4つの種類に区分され，マウス由来の抗体が多く含まれると発現頻度が高くなる。

●発生しやすい抗がん薬
- インフュージョンリアクションが発生しやすい抗がん薬を表Ⅱ-2-5に示す。
- リツキシマブでは，腫瘍量が多い場合や，脾腫の合併がある場合に発生リスクが高くなる。

●具体的症状・徴候
- 主な症状：皮膚瘙痒感，発疹，悪寒，発熱，頭痛，咳嗽など
- 重篤な症状：アナフィラキシー様症状（2章 4-B，p.143）

●発生と終了
- 投与開始直後〜24時間以内に発症する。特に初回投与開始30分〜2時間以内が多い。リツキシマブでは，初回投与時25 mg/時から開始し30分ごとに投与速度をアップしていくが，投与開始時に問題がなくても投与速度アップ時に発症することがあるため，注意が必要である。

●支持療法
- 前投薬の投与が確立されている薬については規定に従って投与する（キメラ抗体薬：リツキシマブ，セツキシマブなど）。
- リスクの高い薬では，解熱鎮痛薬や抗ヒスタミン薬，ステロイドなどの前投薬を投与する。
- 症状出現時は，投与を中止し，症状に応じて解熱鎮痛薬，抗ヒスタミン薬，ステロイドなどを投与する。
- アナフィラキシー様症状の場合は過敏反応に準じて対応する。

●標準的看護ケア
［投与前］
- インフュージョンリアクションのリスクアセスメントを行う（投与薬，アレルギー歴，腫瘍量など）。
- 薬の投与回数を把握する。

［投与中］
- インフュージョンリアクションの好発時期を把握し，観察を強化する。
- 指示通りに前投薬を投与し，指示された輸液速度で投与する。
- インフュージョンリアクションの出現および疑いのあるときは薬の投与を直ちに中止し，医療者を集め，症状に合わせた薬を投与する。
- 患者に前駆症状や発現時の症状を説明し，異常を感じたらすぐに報告するように指導する。
- 症状発現による不安の軽減，精神的ケアを行う。
- 再投与する場合は症状の再出現に十分注意し，観察を強化する。

［投与後］
- 自宅でも発現する可能性と緊急連絡方法について指導する。

表Ⅱ-2-5 インフュージョンリアクションの発症リスクのある主な抗がん薬

分類	一般名
キメラ抗体	リツキシマブ セツキシマブ
ヒト化抗体	トラスツズマブ ペルツズマブ ベバシズマブ モガムリズマブ
ヒト型抗体	パニツムマブ オファツムマブ
トポイソメラーゼ阻害薬	リポソーム化ドキソルビシン

D. 血管外漏出

●症状の定義
- 抗がん薬が血管外へ流出または漏出することである。重度の場合は，組織の脱落や壊死を生じることがある[3]。

●発生メカニズム
- 血管外漏出によって抗がん薬に曝露した正常な皮膚や軟部組織に傷害が発生する。
- 傷害の程度は，薬の種類，濃度，漏出量，漏出後の曝露時間などによって影響を受ける。

II がん薬物療法看護

●抗がん薬の組織傷害のリスク
- 抗がん薬は、組織傷害の程度によって3つに分類される（表Ⅱ-2-6）。
  - ◆起壊死性抗がん薬（vesicant drug）：少量の漏出でも激痛を伴い、紅斑、発赤、腫脹、水疱形成し、潰瘍や壊死などを起こす。
  - ◆炎症性抗がん薬（irritant drug）：局所で発赤、腫脹、疼痛などの炎症性変化を起こすが、一般的には潰瘍形成までにはいたらない。ただし、漏出量が多くなると強い炎症や疼痛を引き起こす。
  - ◆非起壊死性抗がん薬（non-vesicant drug）：漏出が起きても、炎症や壊死を起こすことはない。

●具体的症状・徴候
- 違和感、疼痛、発赤、腫脹、血液の逆流の停止、水疱形成、潰瘍など
- 静脈炎やフレア反応との鑑別が必要である。

●発生と終了
- 投与開始直後〜投与終了までの間に発生する。

●支持療法
- ◆起壊死性抗がん薬の血管外漏出
  - アントラサイクリン系抗がん薬（ドキソルビシン、エピルビシン）では、漏出後6時間以内であれば解毒剤としてデクスラゾキサンの投与を検討する。デクスラゾキサンは6時間以内に1回投与後、24時間、48時間後の3回投与を行う。投与時は血管に解毒剤を浸透させるため冷却はしない。
  - 基本的には漏出した薬の拡散予防と炎症の軽減のため、患肢を挙上し、冷罨法1日4回程度（1回20分）を2〜3日実施する。
  - 発赤・腫脹・疼痛などがある場合は副腎皮質ステロイド外用薬の塗布（2回/日）や内服鎮痛薬を使用する。
  - ビンカアルカロイド系やタキサン系抗がん薬、エトポシドでは冷却により皮膚障害を悪化させるとされており、温罨法のほうが効果的であったという報告がある。しかし、温罨法を推奨するほどの根拠はないため、局所の炎症症状に合わせて処置方法を検討することが望ましい。
  - ステロイドの局所皮下注射は抗炎症作用を期待して使用されていることが多いが、有用性は明確にはなっていない。方法としては、コハク酸ヒドロコルチゾンナトリウム100〜200 mgまたはベタメタゾン4〜8 mg＋1％キシロカイン5 mL程度に生理食塩液を加えて総量を10 mLに調製し、漏出した周囲に皮下注射を行う。
- ◆炎症性抗がん薬の血管外漏出
  - 冷罨法を実施する。しかし、オキサリプラチンの冷罨法は禁忌である。
  - 漏出量や炎症所見（発赤、腫脹、疼痛など）に合わせて副腎皮質ステロイド外用薬の塗布（2回/日）や内服鎮痛薬を使用する。
- ◆非起壊死性抗がん薬の血管外漏出
  - 特別な処置は必要なく、経過観察を行う。
  - 発赤・腫脹や疼痛がある場合は冷罨法を実施する。

●標準的看護ケア
[投与前]
- 血管外漏出のリスク因子のアセスメントを行う（表Ⅱ-2-7）。
- 抗がん薬の特徴や投与時間を把握し、穿刺する血管をアセスメントする。
- 必要時血管拡張ケアを実施する（穿刺部位の温罨法、温かい飲み物の飲水を促すなど）。
- 点滴開始前に排泄を促し、ベッドサイドの環境を整える。
- 患者に血管外漏出のリスクや症状を説明し、早期発見が重要であることの理解を得る。

[投与中]
- 採血側の上肢を避け、よく血管が見え、弾力と十分な太さがあり、漏出が発生したときに適切な処置ができる血管を選択する。

表Ⅱ-2-6　抗がん薬の血管外漏出による組織傷害反応に基づく分類

分類	種類	一般名
起壊死性抗がん薬 vesicant drug	アントラサイクリン系	ドキソルビシン
		ダウノルビシン
		エピルビシン
		イダルビシン
		リポソーム化ドキソルビシン*
	抗がん抗生物質	マイトマイシンC
		アクチノマイシンD
	ビンカアルカロイド系	ビンクリスチン
		ビンブラスチン
		ビノレルビン
		ビンデシン
	タキサン系	パクリタキセル
		ドセタキセル*
		カバジタキセル*
	その他	トラベクテジン
炎症性抗がん薬 irritant drug	アルキル化薬	ダカルバジン
		イホスファミド
		シクロホスファミド
		ベンダムスチン
	アントラサイクリン系	リポソーム化ドキソルビシン*
	代謝拮抗薬	ゲムシタビン
		フルオロウラシル
		ペメトレキセド
	白金製剤	シスプラチン
		カルボプラチン
		オキサリプラチン
	トポイソメラーゼ阻害薬	イリノテカン
		ノギテカン
		エトポシド
	タキサン系	ドセタキセル*
		カバジタキセル*
非起壊死性抗がん薬 non-vesicant drug	抗がん抗生物質	ブレオマイシン
	代謝拮抗薬	シタラビン
		メトトレキサート
	分子標的薬	セツキシマブ
		リツキシマブ
		トラスツズマブ
		ペルツズマブ
		ベバシズマブ
		パニツムマブ

＊起壊死性抗がん薬としても炎症性抗がん薬としても報告がある

表Ⅱ-2-7 血管外漏出の危険因子のアセスメント

・高齢者(血管の弾力性や血流の低下)
・栄養不良患者
・糖尿病や皮膚結合織疾患などに罹患している患者
・肥満患者(血管を見つけにくい)
・血管が細くて脆い患者
・がん薬物療法を繰り返している患者
・多剤併用療法中の患者
・循環障害のある四肢の血管
　(上大静脈症候群や腋窩リンパ節郭清など,病変や手術の影響による浮腫,静脈内圧の上昇を伴う患側肢の血管)
・輸液などで使用中の血管ルートの再利用
・抗がん薬の反復投与に使用されている血管
・腫瘍浸潤部位の血管
・放射線療法を受けた部位の血管
・ごく最近施行した皮内反応部位の下流の血管(皮内反応部位で漏出が起こる)
・同一血管に対する穿刺のやり直し例
・24時間以内に注射した部位より遠位側
・創傷瘢痕がある部位の血管
・関節運動の影響を受けやすい部位や,血流量の少ない血管への穿刺例

〔国立がん研究センター内科レジデント(編):がん診療レジデントマニュアル(第7版),p.428,医学書院,2016より引用改変〕

表Ⅱ-2-8 血管外漏出・静脈炎・フレア反応の比較

	血管外漏出	静脈炎	フレア反応
病態	炎症や壊死性の変化	薬剤のpHや投与速度などによる血管壁の刺激	血管周囲の一過性の過敏反応
症状	疼痛,発赤,腫脹,硬結など	・血管痛 ・血管にそった発赤,腫脹	・血管にそった発赤・腫脹 ・瘙痒感 ・疼痛はほとんどない
点滴の滴下	なし	あり	あり
血液の逆流	なし	あり まれに血管収縮によりなし	あり
薬の漏出	あり	なし	なし
対応	支持療法(p.146)	・局所の冷罨法 ・副腎皮質ステロイド薬外用塗布 ・鎮痛薬	・生理食塩液のフラッシュ ・局所の冷罨法 ・副腎皮質ステロイド薬外用塗布

- 血管刺入部周囲の違和感・疼痛,発赤,腫脹の有無,点滴の自然滴下の有無,血液の逆流の有無の観察を行う。
- 静脈炎やフレア反応と血管外漏出の鑑別を行う(表Ⅱ-2-8)。
- 発赤,腫脹,疼痛,自然滴下や血液逆流の停止など,血管外漏出の徴候または疑いがある場合は直ちに点滴を止める。
- 血管外漏出時はすぐに留置針を抜去せず,陰圧をかけながらできるだけ漏出した抗がん薬を吸引したのちに抜去する。
- 漏出した抗がん薬の種類,漏出量,漏出の範囲を医師に報告,診察を依頼し,適切な処置を開始する。

[投与後]
- 抗がん薬投与終了時には輸液ルート内から留置針まで生理食塩液でフラッシュし,抜針時の漏出を予防する。
- 抜針後は5分以上圧迫止血を行うように指導する。
- 血管外漏出が発生した場合は,処置方法や漏出部位の観察方法を説明し,疼痛・発赤・腫脹が悪化したり,皮膚色が暗紫色になるなど変化を認めた場合は病院に連絡するように指導を行う。
- 血管外漏出による苦痛の緩和を図り,精神的ケアを行う。
- 漏出した抗がん薬の種類,漏出量,漏出部位と範囲,漏出部位の皮膚症状,患者の反応,患者教育内容について看護記録を記載し,経過を観察する。

E. 便秘

●症状の定義

- 便秘とは大便が長い間腸管内にとどまり,水分が減少して硬くなり,排便に困難をきたす状態である。排便の回数や間隔に関わらず,それが硬く,排便時に努力と苦痛を伴い,腹部膨満,頭痛,不安などの不快感を伴うものは便秘とみなしてもよい。

●発生のメカニズム

- 抗がん薬の薬物有害反応として便秘はしばしば

みられる。微小管阻害薬では腸管の運動をつかさどる自律神経の神経細胞，軸索，樹状突起などに高密度に存在する微小管が，抗がん薬により傷害を受けることで腸管運動抑制が生じると考えられている。
- 制吐薬（5-HT$_3$受容体拮抗薬）は腸蠕動を抑制させる。モルヒネも腸蠕動を抑制させるとともに，肛門括約筋の緊張を高め，便の排出を困難な作用をもつためほぼ便秘となる。
- 薬物有害反応による食生活の変化や活動低下による腸蠕動の低下，心因的要因など増悪因子が組み合わさって便秘が生じる。

●発生しやすい抗がん薬
- 便秘が発生しやすい抗がん薬を表Ⅱ-2-9に示す。

●具体的症状・徴候
- 随伴症状として，腹部膨満感，不快感，食欲不振，腹痛，悪心・嘔吐，イレウス症状，口臭，頭痛，不安などがある。

●発生と終了
- ビンカアルカロイド系ではビンクリスチンが20〜50％と最も多く，投与後3〜10日がピークとなる。
- タキサン系では総投与量の増加とともに出現することが多く，投与を中止しても5〜12日程度続く。

表Ⅱ-2-9 便秘を起こしやすい抗がん薬

分類		一般名
微小管阻害薬	ビンカアルカロイド系	ビンクリスチン ビンブラスチン ビノレルビン ビンデシン
	タキサン系	パクリタキセル ドセタキセル
アルキル化薬		テモゾロミド
プロテアソーム阻害薬		ボルテゾミブ
その他		サリドマイド 亜ヒ酸

●支持療法
- 緩下薬はいくつかの種類に分類されるが（表Ⅱ-2-10），一般的によく使用されるのは，便軟化剤と刺激性下剤である。便軟化剤は腸管内の浸透圧を上昇させ，腸管内に水分を移行させることで腸管内容物の水分を増加させ，便を軟化させる。また刺激性下剤は，腸蠕動を亢進させ便通を促進する。

●標準的看護ケア
◆予防
- 便秘のリスクがある場合は，患者が定期的な排便の必要性を理解し排便状況の把握，自らが排便状況に合わせた対処ができるよう支援することが重要である。
- 排便間隔，回数など患者の排便状況を確認する。
- 食物繊維豊富な食品や，水分の摂取を促したり，散歩など適度な運動を勧め，排便パターンを整える。

◆緩下薬の調整を図る
- がん薬物療法中は一般的な予防策では便秘を予防することは困難な場合があり，薬剤の使用も検討する必要がある。

表Ⅱ-2-10 便秘に用いられる薬

分類	メカニズム	一般名
便軟化剤	腸管内で水分を保持することにより便を軟化させる	酸化マグネシウム 水酸化マグネシウム ラクツロース
刺激性下剤	大腸で加水分解を受け大腸運動亢進とともに腸管内の水分の吸収を抑制する	ピコスルファートナトリウム センノシド 大黄剤 センナ
坐薬	腸内で炭酸ガスを発生し腸管蠕動運動を亢進させる	炭酸水素ナトリウム ビサコジル
浣腸剤	直腸粘膜を直接刺激する	グリセリン
自律神経作動薬	副交感神経を興奮させるコリン作用で腸管蠕動運動を促進させる	ネオスチグミン パンテチン
その他	腸管蠕動運動を促進させる	ジノプロスト モサプリド

II がん薬物療法看護

◆マッサージや温罨法による蠕動運動促進
- 大腸の走行にそってあるいは,腰部または仙骨部へのマッサージや温罨法は自律神経に作用するため,清拭時などに看護ケアに取り入れたり,患者・家族へ指導する。

F. 下痢

●症状の定義
- 下痢とは,糞便中の水分増加により軟便または水様便となったことをいい,排便回数の増加を伴うことが多い。

●発生メカニズム
- 抗がん薬による下痢には2つのタイプがある。1つは早期性下痢で,抗がん薬投与後24時間以内に起こるコリン作動性のもので,早期に出現し持続時間も比較的短い。消化管は自律神経系によってコントロールされており,抗がん薬を投与することで副交感神経が刺激され腸管蠕動運動の亢進により下痢が生じる。
- 遅発性下痢は,24時間以降から数日経過して出現し細胞回転の速い腸粘膜を傷害することによって下痢が生じる。
- 白血球減少時の腸管感染により下痢が生じる場合もある。

●発生しやすい抗がん薬
- 下痢が発生しやすい薬を表II-2-11に示す。

表II-2-11 下痢を起こしやすい薬

分類	一般名
細胞傷害性抗がん薬	フルオロウラシル,カペシタビン,イリノテカン,エトポシド,シタラビン,メトトレキサート,ドキソルビシン,アクチノマイシンD,オキサリプラチン,シクロホスファミド,ダウノルビシン,マイトマイシンC
分子標的治療薬	ゲフィチニブ,エルロチニブ,セツキシマブ,パニツムマブ,イマチニブ,ソラフェニブ,スニチニブ,ボルテゾミブ,ラパチニブ

●具体的症状・徴候
- 腹痛,腹部膨満感,悪心,嘔吐,食欲低下,体重減少,脱水症状,肛門部の粘膜傷害などがある。

●発生と終了
- 多くの抗がん薬では,治療開始後7〜10日経過して出現することが多い。
- イリノテカンは早期性下痢と遅発性下痢の両方の下痢が出現する可能性があるので注意が必要である。

●支持療法
- 下痢に用いられる薬剤を表II-2-12に示す。

●標準的看護ケア
◆心身の安静の保持と保温
- 下痢が持続することによる体力の消耗や倦怠感を緩和するため,安静が保てるよう配慮する。
- 不安やストレスは自律神経を刺激して下痢を悪化させる可能性があるため,症状や対処方法について説明する。
- 腹部の保温により,腸管蠕動亢進が抑制され腹痛の緩和,消化・吸収が促進される。

◆食事療法の援助
- 腸粘膜を刺激する香辛料,アルコール類は避け,温かく,消化吸収がよく,栄養価が高い食事を少量ずつ,数回に分けて摂取することを説明する。
- イリノテカン投与時は乳製品(乳酸菌飲料やヨーグルト)を摂取すると腸管内が酸性に傾きやすいので禁止する。
- 白血球,好中球減少時には生ものを避け,加熱食などにする。

◆適切な薬の使用
- 止痢薬の種類,服用方法,目的を理解し,排便状態を評価して調整する。
- コリン作動性の下痢の場合は,副交感神経遮断薬である抗コリン薬が有効である。

表Ⅱ-2-12 下痢に用いられる薬

分類	一般名	メカニズム
抗コリン薬	ロートエキス ブチルスコポラミン メペンゾラート	副交感神経に作用して抗コリン作用を現し、腸管蠕動運動亢進を抑制する
収斂薬	タンニン酸アルブミン 次硝酸ビスマス 沈降炭酸カルシウム	腸粘膜のタンパク質を沈殿させて被膜を形成し、腸壁の刺激を緩和する
吸着薬	天然ケイ酸アルミニウム 水酸化アルミニウムゲル カルメロース製剤	腸内の毒物・細菌によって生成される有害物質、ガスなどを吸着して除去、腸壁を刺激から守る
アヘンアルカロイド系薬	ロペラミド コデイン モルヒネ	腸管に直接作用し腸管蠕動運動を抑制するとともに、腸管における水分、電解質の分泌を抑制し、吸収を促進する
整腸薬	ビフィズス菌 酪酸菌製剤 有胞子性乳酸菌	腸管内でよく繁殖し、腸内細菌の乱れを防ぐ ※イリノテカン投与時は使用しない
漢方薬	半夏瀉心湯	イリノテカンの活性代謝物生成に関与するβ-グルクロニダーゼ阻害作用を有する

◆肛門周囲の清潔保持
- 排便後は、温水などで洗浄し肛門部および周囲の皮膚を強くこすらず、押さえるように拭く。

G. 悪心・嘔吐

●症状の定義

- 悪心は「咽頭から前胸部、心窩部にかけて感じられる嘔吐が起こりそうな不快な感覚」、嘔吐は「胃または腸内容が食道を経て口腔より吐出される現象」と定義される[4,5]。
- がん薬物療法による悪心・嘔吐は、発現時期などから以下の4つに分類されている。

  ◆急性悪心・嘔吐:抗がん薬投与後、24時間以内に発現する。

  ◆遅発性悪心・嘔吐:抗がん薬投与後、24時間以降に発現し数日間持続する。

  ◆予期性悪心・嘔吐:抗がん薬投与前に発現する。

  ◆突出性悪心・嘔吐:制吐薬の予防的投与を十分行っても悪心・嘔吐が発現・継続する。

●発生メカニズム

- 悪心・嘔吐は延髄外側網様体背側にある嘔吐中枢が刺激されることによって誘発される。
- 急性悪心・嘔吐は、抗がん薬が消化管粘膜に存在する腸クロム親和細胞を刺激することでセロトニンの分泌促進が起こり、5-HT$_3$受容体が刺激され、求心性迷走神経路を経て第四脳室最後野の化学受容体引き金帯(CTZ;chemoreceptor trigger zone)や嘔吐中枢が刺激される経路が主たる発生機序であると考えられている。
- 遅発性悪心・嘔吐の発生には抗がん薬の代謝産物などの関与が考えられているが、消化管粘膜や感覚神経などからサブスタンスPが遊離され、消化管やCTZにあるNK$_1$受容体を刺激することで引き起こされるメカニズムが発生機序の1つであると考えられている。
- 予期性悪心・嘔吐は精神的な要因が大きく影響しているといわれており、発生機序は、視覚・嗅覚や情動などにより刺激が誘発され、大脳皮質を介して嘔吐中枢が刺激されるものと考えられている。
- 図Ⅱ-2-3に急性および遅発性悪心・嘔吐のメカニズムを示す[6]。

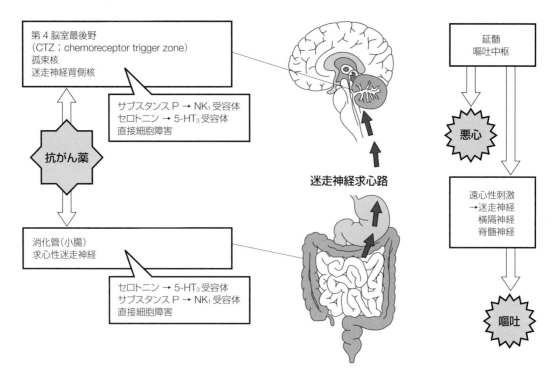

図Ⅱ-2-3 抗がん薬による悪心・嘔吐のメカニズム
〔日本癌治療学会（編）：制吐薬適正使用ガイドライン 2015 年 10 月（第 2 版）．p.25，金原出版，2015 より転載〕

●発生しやすい抗がん薬
- がん薬物療法による悪心・嘔吐は，投与される抗がん薬の催吐性の強さによって発生頻度が異なる．
- 抗がん薬の催吐リスクについて**表Ⅱ-2-13, 14**に示す[7]．同じ抗がん薬であっても投与量により催吐リスクが異なる場合や，多剤併用の場合には催吐リスクが大きくなることがあるため注意が必要である．

●具体的症状・徴候
- 悪心・嘔吐の身体所見として，発汗（冷汗），頻脈，顔面蒼白，過剰な唾液分泌などがある．
- 悪心・嘔吐により経口摂取できない時期が持続することで，体重減少，栄養状態の低下，脱水による電解質異常や腎機能低下がみられる．

●発生と終了
- 急性悪心・嘔吐は，抗がん薬の投与後24時間以内に発生する．
- 遅発性悪心・嘔吐は投与後24時間以降に発生し数日間持続するが，通常投与最終日より高度リスク抗がん薬で4日間，中等度で3日間程度であり[8]，時間の経過とともに軽減してくることが多い．
- 予期性悪心・嘔吐は抗がん薬の投与前に発生するが，投与数日前から発生する場合や当日の投与直前に発生する場合など発生時期はさまざまである．抗がん薬の投与が開始になると症状が軽減する場合もある．

●支持療法
- 悪心・嘔吐のマネジメントには，発現時期や発現状況を把握した上で，悪心・嘔吐の種類や発生機序，抗がん薬の催吐性リスクに応じた薬物を効果的に使用することが必要になる．

◆急性/遅発性悪心・嘔吐の治療
- がん薬物療法による急性/遅発性悪心・嘔吐

表Ⅱ-2-13 注射抗がん薬の催吐性リスク分類

分類	薬剤，レジメン	
高度(催吐性)リスク high emetic risk (催吐頻度＞90%)	・AC療法：ドキソルビシン＋シクロホスファミド ・EC療法：エピルビシン＋シクロホスファミド ・シクロホスファミド(≧1,500 mg/m²) ・シスプラチン	・ストレプトゾシン ・ダカルバジン ・carumustine(＞250 mg/m²) ・mechlorethamine
中等度(催吐性)リスク moderate emetic risk (催吐頻度30～90%)	・アクチノマイシンD ・アザシチジン ・アムルビシン※ ・イダルビシン ・イホスファミド ・イリノテカン ・インターフェロン-α(≧1,000万IU/m²) ・インターロイキン-2(＞1,200万～1,500万IU/m²) ・<u>エノシタビン</u>※ ・エピルビシン ・オキサリプラチン ・カルボプラチン ・クロファラビン ・三酸化ヒ素	・シクロホスファミド(＜1,500 mg/m²) ・シタラビン(＞200 mg/m²) ・ダウノルビシン ・テモゾロミド ・ドキソルビシン ・ネダプラチン※ ・<u>ピラルビシン</u>※ ・ブスルファン ・ベンダムスチン ・ミリプラチン※ ・メトトレキサート(≧250 mg/m²) ・メルファラン(≧50 mg/m²) ・amifostine(＞300 mg/m²) ・carmustine(≦250 mg/m²)
軽度(催吐性)リスク low emetic risk (催吐頻度10～30%)	・インターフェロン-α(5～1,000万IU/m²) ・インターロイキン-2(≦1,200万IU/m²) ・エトポシド ・エリブリン ・カバジタキセル ・ゲムシタビン ・シタラビン(100～200 mg/m²) ・トラスツズマブ エムタンシン ・ドキソルビシン リポソーム ・ドセタキセル ・<u>ニムスチン</u>※ ・ノギテカン ・パクリタキセル ・パクリタキセル アルブミン懸濁型 ・フルオロウラシル	・ブレンツキシマブ ・ペメトレキセド ・ペントスタチン ・マイトマイシンC ・ミトキサントロン ・メトトレキサート(50～250 mg/m²) ・<u>ラニムスチン</u>※ ・amifostine(≦300 mg/m²) ・carfilzonib ・floxuridine ・ixabepilone ・omacetaxine ・pralatrexate ・romidepsin ・ziv-aflibercept
最小度(催吐性)リスク minimal emetic risk (催吐頻度＜10%)	・L-アスパラギナーゼ ・アレムツズマブ ・イピリムマブ ・インターフェロン-α(≦500万IU/m²) ・オファツマブ ・クラドリビン ・ゲムツズマブオゾガマイシン ・シタラビン(＜100 mg/m²) ・セツキシマブ ・テムシロリムス ・トラスツズマブ ・ニボルマブ ・ネララビン ・パニツムマブ ・ビノレルビン ・ビンクリスチン ・<u>ビンデシン</u>※ ・ビンブラスチン	・フルダラビン ・ブレオマイシン ・ベバシズマブ ・ペグインターフェロン ・<u>ペプロマイシン</u>※ ・ペルツズマブ ・ボルテゾミブ ・メトトレキサート(≦50 mg/m²) ・ラムシルマブ ・リツキシマブ ・decitabine ・denileukin diftitox ・obinutuzumab ・pegaspargase ・pembrolizumab ・siltuximab ・valrubicin ・vincristine(liposomal)

・英語表記は本邦未承認。
・「※」は海外のガイドラインには記載がないが，わが国では使用可能な薬剤。
・下線付きの薬は25年以上以前に開発された薬剤(ネダプラチンとアムルビシンを除く)。

〔日本癌治療学会(編)：制吐薬適正使用ガイドライン2015年10月(第2版)．pp.28-29，金原出版，2015より転載〕

II がん薬物療法看護

表II-2-14 経口抗がん薬の催吐性リスク分類

分類	薬剤
高度(催吐性)リスク high emetic risk (催吐頻度>90%)	・プロカルバジン ・hexamethylmelamine
中等度(催吐性)リスク moderate emetic risk (催吐頻度30〜90%)	・イマチニブ ・クリゾチニブ ・シクロホスファミド ・テモゾロミド ・トリフルリジン・チピラシル(TAS-102)※ ・ビノレルビン
軽度(催吐性)リスク low emetic risk (催吐頻度10〜30%)	・アレクチニブ※ ・エトポシド ・エベロリムス ・カペシタビン ・サリドマイド ・スニチニブ ・テガフール・ウラシル(UFT) ・テガフール・ギメラシル・オテラシル(S-1) ・フルダラビン ・ラパチニブ ・レナリドミド
最小度(催吐性)リスク minimal emetic risk (催吐頻度<10%)	・エルロチニブ ・ゲフィチニブ ・ソラフェニブ ・ヒドロキシカルバミド(ヒドロキシ尿素) ・メトトレキサート ・メルファラン ・chlorambucil ・6-thioguanine

・英語表記は本邦未承認。
・「※」は海外のガイドラインには記載がないが、わが国では使用可能な薬剤。
〔日本癌治療学会(編):制吐薬適正使用ガイドライン2015年10月(第2版). p.31, 金原出版, 2015より転載〕

の治療に用いられる薬は、アプレピタント(もしくはホスアプレピタント)、5-HT$_3$受容体拮抗薬、デキサメタゾンの3剤であり、抗がん薬(あるいはレジメン)の催吐性リスクの程度により使用する薬の種類や量が異なる。

- 5-HT$_3$受容体拮抗薬は、5-HT$_3$受容体と結びつくことでセロトニンによる5-HT$_3$受容体の刺激をブロックし、嘔吐中枢にいたる経路を断つことで主に急性悪心・嘔吐を軽減する作用をもつ。
- アプレピタントはNK$_1$受容体拮抗作用をもち、サブスタンスPがNK$_1$受容体を刺激することをブロックし、主に遅発性悪心・嘔吐を軽減すると考えられている。
- 副腎皮質ステロイドであるデキサメタゾンは、古くからがん薬物療法による悪心・嘔吐の制吐薬として用いられているが、その作用機序は不明である。
- 「制吐薬適正使用ガイドライン」で示されている注射抗がん薬に対する急性・遅発性制吐療法を表II-2-15に示す[9]。
- 経口抗がん薬による悪心・嘔吐の治療についてはエビデンスが少ないが、「何らかの支持療法」→「休薬」→「減量」の原則を守り、Grade 3以上の悪心・嘔吐を発現させずに内服継続を図る[10]。

◆予期性悪心・嘔吐の治療

- 最善の対策は、悪心・嘔吐を経験させないことであるため、治療サイクルごとに適正な制吐薬の使用やケアを行い、急性・遅発性悪心・嘔吐を予防することが必要である。
- 薬物療法としてはベンゾジアゼピン系抗不安薬(ロラゼパム、アルプラゾラム)が有効である。
- 海外では、心理学的治療法として、リラクセーション/系統的脱感作療法、(小児の)催眠/イメージ療法の有効性が報告されている。

◆突出性悪心・嘔吐の治療

- 突出性悪心・嘔吐の治療は困難であり、まず初回がん薬物療法施行時の悪心・嘔吐予防をしっかり行うことが重要である。
- 薬物療法の一般原則としては、作用機序の異なる制吐薬を複数、定時投与する。5-HT$_3$受容体拮抗薬を予防に使用した場合、予防に用いたものと異なる5-HT$_3$受容体拮抗薬に変更する。

●標準的看護ケア

◆環境の調整

- 嘔吐を繰り返すことでエネルギーが消耗される場合も多いため、静かで安静が保てる環境をつくる。
- 予期性悪心・嘔吐は配膳車の音や同室者の食

表Ⅱ-2-15 注射抗がん薬に対する制吐療法

		急性	遅発性			
	（日）	1 （抗がん薬投与前）	2	3	4	5
高度催吐性リスク	アプレピタント	125 mg 内服	80 mg 内服	80 mg 内服		
	もしくは ホスアプレピタント	150 mg 点滴静注				
	5-HT₃受容体拮抗薬	○				
	デキサメタゾン	9.9 mg 静注	8 mg 内服	8 mg 内服	8 mg 内服	(8 mg 内服)
中等度催吐性リスク	5-HT₃受容体拮抗薬	○				
	デキサメタゾン	9.9 mg 静注	8 mg 内服	8 mg 内服	(8 mg 内服)	
中等度催吐性リスクの オプション	※カルボプラチン，イホスファミド，イリノテカン，メトトレキサートなど使用時					
	アプレピタント	125 mg 内服	80 mg 内服	80 mg 内服		
	もしくは ホスアプレピタント	150 mg 点滴静注				
	5-HT₃受容体拮抗薬	○				
	デキサメタゾン	4.95 mg 静注	(4 mg 内服)	(4 mg 内服)	(4 mg 内服)	
軽度催吐性リスク	デキサメタゾン	6.6 mg 静注				
最小度催吐性リスク	通常，予防的な制吐療法は推奨されない。					

〔日本癌治療学会（編）：制吐薬適正使用ガイドライン2015年10月（第2版），pp.21-23をもとに作成〕

事のにおいなどでも誘発されることがあるため，可能な限り誘発要因を避けられるように環境を調整する。
- 悪心・嘔吐を誘発あるいは軽減する環境について患者とも話し合い，患者も一緒に環境調整ができるようにしていく。

◆食事・栄養に対するケア
- 悪心・嘔吐の程度が強い時には，無理をせずに食べられるものを食べられる時に少しずつ摂取するよう説明する。一般的には，消化管への停滞時間が短く，刺激が少なく，少量でも栄養価の高いものが適している。
- 食べられる時に少量ずつ摂取できるようあらかじめ一口大の食べ物を用意しておく，少量盛にして満足感や安心感を得られるようにするなどの工夫を行う。
- 脱水予防のために水分摂取は可能な限り勧め，1.5〜2 L/日（経口補水液など）を目標にするよう指導する。水分の多い果物なども水分と電解質の補給源となる。

◆心理的ケアとリラクセーション
- 悪心・嘔吐に過度な不安を抱いている場合などは，症状を軽減するさまざまな方法があること，抗がん薬による悪心・嘔吐は必ず軽減することやその時期の見通しを伝えておくことが必要である。
- 医療者も患者の苦痛を少しでも軽減したいと思っていることを伝えること，食べられるものを患者と一緒に探し，少量であっても食べられたこを患者と一緒に喜ぶ姿勢をもち続けることが看護師の姿勢として大切である。
- リラクセーション方法として，漸進的筋弛緩法やイメージ療法，アロマセラピー，指圧・マッサージ，呼吸法なども効果があるといわれており，患者に合った方法で実行可能なことは日々のケアに積極的に取り入れる。

◆患者教育
- 「個人差があること」を伝えた上で，その患者が使用する薬に応じて予測される悪心・嘔吐の程度や症状の発生期間の目安を説明する。
- 患者と一緒に悪心・嘔吐の程度やその時の対処方法と効果を振り返り，患者自身が症状の程度や変化を把握するとともに効果的だった対処方法が何かを理解できるようにする。

- 症状を訴えることも患者の役割であることや患者自身が行えていることを認めたり励ましたりすることで，患者自身が悪心・嘔吐を軽減するためのケアに参加するという意識をもてるように働きかける。

H. 食欲不振・味覚障害

●症状の定義
- 食欲不振とは，食物を摂取したいという生理的な欲求が低下し，必要な食事量を摂取できない，あるいは摂取できないと感じる状況である。
- 味覚障害とは，主に舌で感じる味の感覚に何らかの障害が生じている状況で，味覚減退や味覚消失，錯味（本来の味を異なった味に感じること）などの症状がある。薬物性味覚障害では，全体的に味を感じなくなる，あるいは一部の味が低下する症状がよく見られる[11]。

●発生メカニズム
◆食欲不振の発生メカニズム
- がん薬物療法による食欲不振の発生メカニズムは多岐にわたるが，ほとんどが二次的に起きる。
- 消化管の状態や精神的不安やストレス，環境因子などで相対的に摂食中枢の活性が下がり，満腹中枢の活性が上がる状態となることにより食物を摂りたいという感覚（食欲）が減少する[12]。
- がん薬物療法による食欲不振の原因には，身体的因子として，悪心・嘔吐，味覚障害，口腔粘膜傷害，下痢・便秘，倦怠感などほかの有害事象がある。また心理社会的因子として，がんそのものや薬物療法に対する不安や恐怖，社会的サポート不足から適切な食事環境を整えることが難しいことなどが考えられる。

◆味覚障害の発生メカニズム
- 味覚は，味物質を含む食物が唾液と混ざり味蕾細胞の受容器まで運ばれることで受容体と反応し，味覚受容器から中枢に伝達されることで感じるものである。
- 抗がん薬による味覚障害は，口腔粘膜傷害などにより唾液分泌が減少し味物質の運搬が障害されることや，抗がん薬により味蕾細胞が直接傷害され味蕾の機能低下や異常が起こることで発生する。
- 味蕾細胞の再生には亜鉛が必要であるが，亜鉛のキレート作用（亜鉛と結合して亜鉛の作用を減じる）をもつ抗がん薬の投与や，がん薬物療法により長期間食欲不振が続くことで亜鉛の摂取不足が起こり味蕾細胞の機能が低下することも味覚障害の一因となる。
- また抗がん薬により，味覚受容体細胞の神経障害や味覚を伝える舌咽神経や顔面神経の障害が起きることも発生メカニズムの1つと考えられている。

●発生しやすい抗がん薬
- がん薬物療法による食欲不振は，悪心・嘔吐や味覚障害により二次的に起きることが多い。そのため，催吐性リスクの高い抗がん薬（表Ⅱ-2-13, 14，pp.153-154）や味覚障害を起こしやすい薬が食欲不振を発生しやすい抗がん薬といえる。
- 多くの抗がん薬の添付文書に味覚障害，味覚異常の記載があるが，特に発生しやすい抗がん薬には粘膜傷害や亜鉛のキレート作用をもつフッ化ピリミジン系製剤や，末梢神経障害を起こすタキサン系，植物アルカロイド系などの微小管阻害薬がある（表Ⅱ-2-16）。

●具体的症状・徴候
◆食欲不振
- 患者の症状体験としては「食べたくない」「食べられない」「食べない」などの状況があり，結果として食事摂取量の低下が起きる。
- 食事摂取量の低下が続くことで，体重減少や栄養状態の低下（低タンパク血症や貧血など）が徴候として出現する。

表Ⅱ-2-16　味覚障害を発生しやすい抗がん薬

種類		一般名
代謝拮抗薬	フッ化ピリミジン系	フルオロウラシル
		カペシタビン
		テガフール
		テガフール・ウラシル
		テガフール・ギメラシル・オテラシルカリウム
		トリフルリジン・チピラシル
		ドキシフルリジン
微小管阻害薬	ビンカアルカロイド系	ビンクリスチン
		ビンブラスチン
		ビンデシン
		ビノレルビン
	タキサン系	パクリタキセル
		パクリタキセル(アルブミン懸濁型)
		ドセタキセル
		カバジタキセル
	その他	エリブリン

◆味覚障害
- 薬物性味覚障害では，味覚減退(味が薄くなった，味を感じにくい)，異味症・錯味症(しょう油が苦く感じる)，自発性異常味覚(口の中に何もないのに苦みや渋みを感じる)などが多く，進行すると味覚消失・無味症(全く味がしない)にいたることもある[13]。
- 味覚障害が持続することで，食事摂取量の低下や体重減少，栄養状態の低下を引き起こす。

●発生と終了
◆食欲不振
- がん薬物療法による予期性悪心・嘔吐がある場合には治療の前から食欲不振が発生する場合がある。また遅発性悪心・嘔吐に引き続き治療開始後2～3日目から発生し，数日後に遅発性悪心・嘔吐が改善した後もしばらく食欲不振だけが持続することもある。
- がん薬物療法による味覚障害から食欲不振が発生している場合などは，治療が終了してからも長期間食欲不振が継続することがある。

◆味覚障害
- 味覚障害は抗がん薬により味蕾細胞が直接傷害された場合などは，治療後2～3日後には発生し，その後味蕾細胞がターンオーバーする治療終了後3～4週間で回復することが多いといわれている。
- 亜鉛不足が起きている場合，抗がん薬により味覚に関連する神経障害が起きている場合，口腔粘膜傷害により唾液分泌の減少が持続している場合には，味覚障害も長期間にわたり継続する。

●支持療法
◆食欲不振
- がん薬物療法による食欲不振は，悪心・嘔吐，味覚障害，口腔粘膜傷害などほかの有害事象から二次的に起きることがほとんどであるため，まずは原因となっている症状の予防や支持療法が必要である。
- 食欲不振が長期化し経口摂取量の増加が難しい場合などには，経腸栄養や静脈栄養による栄養療法も必要になる。
- 経腸栄養法は経静脈栄養法と比較して腸管粘膜萎縮がなく免疫機能が維持できる，生理的な代謝による栄養価が維持できる，感染などの合併症が少ないなどの利点があり，栄養療法の第一選択であるとされている[14]。
- 代謝栄養学的には，エイコサペンタエン酸(EPA)が炎症を抑え，筋肉を崩壊する物質の働きを抑えることで注目されており，EPAを配合したn-3系多価不飽和脂肪酸含有経腸栄養剤も注目されている[12]。

◆味覚障害
- 抗がん薬のキレート作用や長期間の食事摂取量低下による亜鉛不足が考えられる場合には，亜鉛のサプリメントや抗潰瘍薬のポラプレジンクによる亜鉛の補充を行う。
- 口腔の湿潤を保ち，唾液分泌を促進するために，人工唾液を使用することもある。

● 標準的看護ケア
　◆食事の工夫
　　● 食欲不振時は，さっぱりしたのど越しがよい食べ物や少量で栄養価が高い物，タンパク質が豊富な物などをメニューに取り入れるとよい。
　　● 食事場所を変えたり，盛り付けを工夫したりすることで食欲が増す効果が得られる場合がある。
　　● 味覚減退時には，だしを濃くしたりするなど，味覚障害の症状に合わせた食事の工夫を行ったり，亜鉛を多く含む食品の摂取を勧める。
　◆口腔ケア
　　● 歯磨きや含嗽，舌苔の除去を行い口腔内の清潔を保つことで，口腔粘膜傷害の悪化を予防することが味覚障害や食事摂取量の低下の予防にもつながる。
　　● 抗がん薬そのものが唾液中に分泌されることによる自発性異常味覚がある[15]場合には，頻回に水や氷などを口に含むようにする。
　　● 唾液の分泌を促進するために，シュガーレスのガムやキャンディを口に含む。
　◆心理的ケア
　　● 食べることの必要性はわかっているのに食べられない状況やおいしく食べられず食べる楽しみを失ってしまうことのつらさに共感を示し，支持的に関わる。
　　● 症状が治療に伴う一時的なものであることや回復することを伝え，「食べたい時に食べられるものを食べられる量だけでよい」という基本を繰り返し伝えることが必要である。
　　● 周囲の家族も不安を抱えていることがあるため，必要以上に食べなくてもよいことを伝えたり，具体的なメニューを一緒に考えるなど，家族に対する心理的ケアも重要である。
　◆患者教育
　　● 経口摂取量を維持し栄養状態を低下させないためには，患者自身が症状マネジメントに参加することが不可欠であることを伝える。
　　● 患者が食欲不振や味覚障害の発生時期や持続期間，症状の程度を把握できるよう，食事量や食事内容を記録するなどの自己モニタリングの方法を指導する。
　　● 食事の工夫などを具体的に指導し，患者自身が自分の嗜好の中で食べやすい物を見つけられるようにする。また家族が調理を担当する場合には家族も含めて指導を行う。
　　● 患者自身が食べられる物を見つけたり，食事の工夫を行ったりなどできていることを認め，意識的にフィードバックすることで，患者のセルフケア能力の維持・向上につなげる。

I. 骨髄抑制

● 症状の定義
　● 骨髄抑制とは，骨髄機能の抑制により，末梢血中の血小板，赤血球，白血球の数が減少することである。骨髄抑制は化学療法による最も一般的な用量制限毒性で，致死的となる可能性が最も高い[16]。

● 発生メカニズム
　● 抗がん薬によって，骨髄の造血機能がダメージを受けた結果，造血幹細胞が減少し，成熟した好中球，赤血球，血小板が減少する。

● 発生しやすい抗がん薬
　● 骨髄抑制は，一部の分子標的治療薬を除き，ほとんどの抗がん薬で出現する薬物有害反応である。
　● 使用される抗がん薬の種類，組み合わせ，投与量，投与スケジュールなどによって，骨髄抑制の程度や発現時期，症状の持続する期間などは異なる。
　● さらに通常，抗がん薬は単剤で使用するより多剤併用のほうが早期に骨髄抑制が起こり，持続期間も長いといわれている。
　◆好中球減少
　　● 主ながん薬物療法における治療レジメンの発熱性好中球減少症（FN；febrile neutropenia）の発生頻度を表Ⅱ-2-17に示す。

表Ⅱ-2-17　主ながん薬物療法における FN 発生頻度

がん腫	対象	治療レジメン	FN 発症率(%)	がん腫	対象	治療レジメン	FN 発症率(%)
急性骨髄性白血病	初回寛解導入療法	IDR+AraC	78.2	前立腺がん	進行二次治療	カバジタキセル 25 mg/m²+PSL 10 mg	54.5
		DNR+AraC	77.4		HSPC 進行がん(転移性,もしくは局所進行)	DTX 6 コース+ADT	15
	初回寛解後療法	大量 AraC 療法	66.5				
		多剤併用療法(MIT+AraC, DNR+AraC)	66.4		CRPC 進行がん初回治療	DTX(70 mg/m²)+PSL(10 mg/day)	16.3
慢性リンパ性白血病	初発	Flu+CY	10〜35	小細胞肺がん	進展型,既治療	AMR	14
バーキットリンパ腫	初発	HyperCVAD	86	非小細胞肺がん	進行期初回治療	CDDP/CPT-11	14
悪性リンパ腫	初発	CHOP-21	17〜50			CBDCA/PTX	18
	再発難治	DHAP(DEX, CDDP, AraC)	48			CDDP/VNR	18
		ESHAP(m-PSL, CDDP, VP-16, AraC)	30〜64		進行既治療	DTX/Ram	34
		R-ESHAP(RTX, m-PSL, CDDP, VP-16, AraC)	33.5	胃がん	進行	DTX+CDDP	21
		ICE/R-ICE(IFM, CBDCA, VP-16, RTX)	11.5〜24			DTX+CDDP+5FU	41
		CHASE(CY, AraC, DEX, VP-16)	25	食道がん	進行	DTX	18〜32
NK/T 細胞リンパ腫	初発	SMILE(DEX, MTX, IFM, L-Asp, VP-16)	39	膵臓がん	進行	FOLFIRINOX	22.2
限局期節外性 NK/T 細胞リンパ腫―鼻型	初発	2/3DeVIC+RT(VP-16, IFM, CBDCA)	15	子宮頸がん	Ⅳb 期または再発	CDDP+トポテカン	18
					IB-Ⅳ期または再発	CPT-11+CBDCA	11
骨肉腫	非転移性術前後	AC(DTX+VDDP)	21		転移または再発	TP(PTX+CBDCA)	16
乳がん	術前	FEC-DTX(5FU500+EPI100+CPA500 3 コース→DTX75 4 コース)	20(FEC)7(DTX)	子宮体がん	Ⅲ-Ⅳ期または再発	DP(DTX+CDDP)	10
	術前後	TC(DTX75+CPA600 4〜6 コース)	68.8	卵巣がん	Ic-Ⅳ期	DC(DTX+CBDCA)	11
	術後リンパ節転移(−)	TAC(DTX75+ADR50+CPA500)	25.2		Ⅲ-Ⅳ期	トポテカン+CBDCA	13
	術後リンパ節転移(+)	FEC-DTX(5FU500+EPI100+CPA500 3 コース→DTX100 3 コース)	11.2		再発(プラチナ感受性または抵抗性または不応性)	PTX250 mg/m² q3w	18〜19
						トポテカン	10
		AC-DTX q3w(DTX100)	16	卵巣胚細胞性腫瘍Ⅰ〜Ⅲ期初回治療		BLM+VP-16+CDDP	11
膀胱がん	進行初回治療	HD-intensity MVAC	10				
		MVAC(MTX/VBL/ADR/CDDP)	24				

〔日本臨床腫瘍学会(編):発熱性好中球減少症(FN)診療ガイドライン(改訂第2版).p.47〜49,南江堂,2017を一部改変〕

◆赤血球減少
- 白金製剤や白金製剤を含むレジメン(卵巣がんや肺がん患者に頻度が高いとされる)
- シクロホスファミド,メトトレキサート,フルオロウラシルの併用化学療法
- インターロイキンやインターフェロンを用いたバイオセラピー
- メトトレキサート,イホスファミドの大量化学療法

◆血小板減少
- 白金製剤(カルボプラチン,シスプラチン,ネダプラチン),ダカルバジン,タキサン製剤〔ドセタキセル,パクリタキセル,パクリタキセル(アルブミン懸濁型)〕,ダウノルビシン,ドキソルビシン,ゲムシタビン,マイトマイシンC,フルダラビン,ボルテゾミブ

●具体的症状・徴候
- 好中球が減少すると発熱する危険性が高い。好中球減少時に感染が起こりやすい部位と症状を表Ⅱ-2-18に挙げる。
- 貧血に初期症状として出現するのは疲労であ

表Ⅱ-2-18 感染しやすい部位と主な症状

部位	症状
口腔	口腔内の発赤・腫脹・痛み，舌苔，白斑，歯痛
上気道	鼻水，咽頭の発赤や痛み
肺・気管支	咳嗽，痰，息苦しさ
消化器	消化管のあらゆる部位での粘膜炎 胃痛，腹痛，悪心，下痢など
肛門周囲	発赤，腫脹，痛み
尿道，膀胱，肛門，腟	排尿時痛，頻尿，残尿感，尿混濁，肛門痛，腟炎，痔
皮膚，カテーテル挿入部	発赤，皮疹，腫脹，疼痛
全身	悪寒，戦慄，38℃以上の発熱，ショック
その他	頭痛，関節痛，副鼻腔の痛み，耳痛，眼の充血など

表Ⅱ-2-19 貧血症状とヘモグロビン値

程度	ヘモグロビン値	症状
軽度	10～11 g/dL	活動の低下，集中力の低下，倦怠感，頭痛，便秘など
中等度	8～11 g/dL	・脳細胞への酸素不足による無気力，頭痛，耳鳴り，めまい，傾眠，思考能力の低下など ・末梢組織細胞の酸素不足による強度の倦怠感，疲労感，心拍数の増加，日常生活活動の低下，呼吸数の増加，動悸，息切れ，頻脈など
重度	8 g/dL以下	チアノーゼ，尿量の減少，呼吸困難，変性意識障害，不整脈，心不全，低体温，低酸素血症など

〔荒尾晴惠，田墨惠子（編）：2.骨髄抑制．スキルアップがん化学療法看護―事例から学ぶセルフケア支援の実際，p.55，日本看護協会出版会，2010をもとに作成〕

表Ⅱ-2-20 血小板値と出血

血小板値	出血の程度
5万～10万/μL	出血傾向出現，止血に時間がかかる
3万～5万/μL	粘膜出血，皮下出血の出現（点状出血斑，斑状出血，歯肉出血，鼻出血など）
3万/μL	臓器内出血の可能性（消化管出血，血尿，喀血，眼底出血，性器出血，関節内出血など）
1万/μL	致命的な出血の可能性（脳内出血など）

表Ⅱ-2-21 MASCCスコア

項目	スコア
●臨床症状（下記の＊印3項の内1項を選択） 　＊無症状 　＊軽度の症状 　＊中等度の症状	 5 5 3
●血圧低下なし	5
●慢性閉塞性肺疾患なし	4
●固形がんである，あるいは造血器腫瘍で真菌感染症の既往がない	4
●脱水症状なし	3
●外来管理中に発熱した患者	3
●60歳未満（16歳未満には適用しない）	2

スコアの合計は最大26点
低リスク症例は21点以上
高リスク症例は20点以下

歯肉出血，点状出血，月経量の増多など），低血圧，頻脈，頭痛などが出現する（表Ⅱ-2-20）。

【発熱性好中球減少症（FN）】
- 発熱性好中球減少症（FN）は，好中球数が500/μL未満，または1,000/μL未満で48時間以内に500/μL未満に減少されると予測される状態で，かつ腋窩温37.5℃以上（口腔内温38℃以上）の発熱を生じた場合を定義とする[17]。
- FNの重症化リスクを選別する目的で，MASCC（Multinational Association for Supportive Care in Cancer scoring system）スコア（表Ⅱ-2-21）を用いた高リスクと低リスクの分類が有用であるとされる。
- FNの初期治療を図Ⅱ-2-4に示す。

り，そのほかにも集中力の低下，頭痛，めまい，呼吸困難などの症状が出現する。貧血症状とヘモグロビン値について表Ⅱ-2-19に示す。
- 血小板減少時の症状としては，出血（鼻出血，

● 発生と終了
◆ 好中球減少
- 好中球がnadir（血球最低値期）になるのは化学療法開始後7～14日といわれているが，細胞周期依存性薬物と細胞周期非依存性薬物，そのほかの薬物によって多少この時期にズレがある。

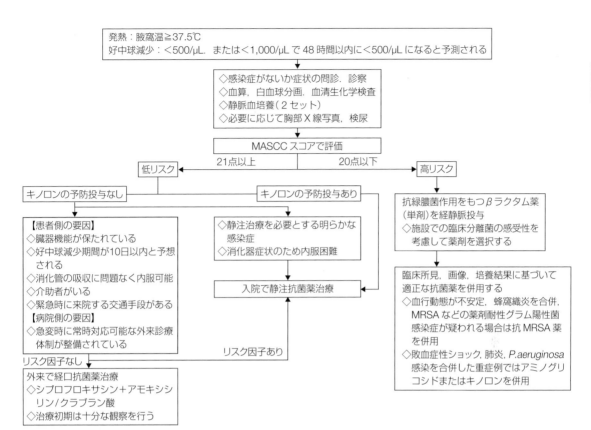

図Ⅱ-2-4 発熱性好中球減少症(FN)患者に対する初期治療
〔日本臨床腫瘍学会(編)：発熱性好中球減少症(FN)診療ガイドライン(改訂第2版)，p.xii，南江堂，2017〕

- 細胞周期依存性薬物(例：代謝拮抗薬)は投与後7～14日の早期にnadirとなり，7～21日以内に回復する。
- 細胞周期非依存性薬物(例：抗がん性抗生物質)は投与後10～14日までに好中球減少を生じ，21～24日で回復する。
- いくつかの細胞周期に非依存性薬物(例：ニトロソウレア)は好中球減少が遷延し長期化する。成人の場合，nadirは投与後26～63日で，35～89日で回復する。小児では，nadirは投与後21～35日で，42～50日で回復する。
- ドセタキセル100 mg/m² 以上を3週間ごとに投与するレジメンでは，好中球減少は早期に出現し，その期間は短い。

◆赤血球減少
- 成熟赤血球の寿命は90～120日と，ほかの血液細胞に比べて長いため，抗がん薬によって造血幹細胞がダメージを受けても，影響が出るのは長期間経過した後である。

◆血小板減少
- 血小板減少は，一般的に好中球減少とともに生じ，化学療法開始後約1週間目から出現し，2～3週間目でnadirとなる。

●支持療法
◆好中球減少
- G-CSF製剤の投与：1,000/μL以下の好中球減少でG-CSF(granulocyte-colony stimulating factor；顆粒球コロニー刺激因子)が保険適応となっている。G-CSFの投与で好中球減少時の感染症の発症を抑えることはできないが，予防的にG-CSFを使用することによって，好中球減少の程度や期間を減少させることができる。G-CSFの予防投与はガイドラ

II がん薬物療法看護

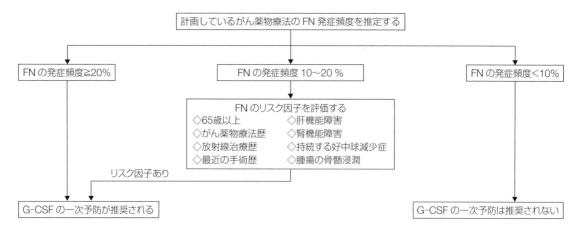

図Ⅱ-2-5　がん薬物療法でのG-CSF一次予防
〔日本臨床腫瘍学会(編)：発熱性好中球減少症(FN)診療ガイドライン(改訂第2版).p.xiv.南江堂,2017〕

インに準じて投与することが望ましいとされる(図Ⅱ-2-5)。

◆赤血球減少
- 現在,がん薬物療法による赤血球減少および貧血に対する治療法としては,赤血球輸血が唯一の対処法となる。厚生労働省医薬食品局血液対策課が示す「血液製剤の使用指針」[18]では,ヘモグロビン値7.0 g/dL以下が赤血球輸血を行う目安とされている。輸血は貧血の進行度や日常生活への影響,輸血に伴うリスクなども考慮して行われる。

◆血小板減少
- がん薬物療法による血小板減少および出血に対する予防方法としては,血小板輸血が唯一の方法である。予防的血小板輸血の目安としては,十分な根拠は得られていないが,米国臨床腫瘍学会(ASCO：American Society of Clinical Oncology)では,固形がんでは1万/μL以下で行うことを支持している。
- 血小板輸血は高価であること,発熱や感染症,同種免疫反応などのリスクもあるため,必要とされる状況で適切に使用することが求められる。

●標準的看護ケア
◆好中球減少
- 好中球減少時の看護ケアとしては,感染症の予防を行うことが最も重要である。特に,感染を起こしやすい部位の清潔管理の方法を患者に指導して,セルフケアが継続できるように支援する。

[好中球減少患者へのセルフケア指導]
- 目に見える汚れやタンパク性物質による汚染が手にある場合は石けんと流水で,手指が目に見えて汚れていなければ擦式消毒用アルコール製剤を使用して手洗いをする。さらに,手洗いの後,手指はしっかりと乾燥させる。
- 毎日入浴またはシャワー浴を実施する。
- 排尿後や排便後は会陰部を洗浄するなど清潔を保つ。
- 食前,食後を含め,1日3〜4回は口腔ケアを実施する。
- 切り傷や熱傷をしないように気をつける。ガーデニングをするときは,手袋を装着する。
- アスペルギルスの吸い込みを避けるため,工事現場には極力近づかない。
- ペットの直接ケアや排泄物に触れないようにする。
- 呼吸器感染や感染性疾患などの症状のある人との接触を避ける(水痘,帯状疱疹,インフ

ルエンザなど)。
- 生ワクチンの接種を受けない。生ワクチン接種後30日以内の人との接触を避ける。
- 患者とその家族には，感染症状を認めたら医療者に報告する(受診する)ように指導する。

◆赤血球減少
- 貧血に伴う血液データと自覚症状を観察し，十分な休息など，症状に合わせたケアを行う。
- 貧血による転倒などの危険性を予防するために，ゆっくりと体位を変えたり，立位をとったりするように勧める。
- 疲労のように，明確に表現しにくい症状については，症状の表現の仕方を患者とともに考える。

◆血小板減少
- 血小板数が50,000/μL以下になったら，出血予防策を強化する。
- 外傷リスクが高い活動について自制するように指導する(自転車走行，身体接触のあるスポーツなど)。

[皮膚を傷つけないように注意する]
- 髭剃りは電気カミソリを使用する。
- 締め付けの強い服(特に下着)は避ける。
- 止血ベルトを使用しない。
- 侵襲的な処置を最小限にする。

[粘膜が損傷しないように注意する]
- 鼻をやさしくかむ。
- やわらかい歯ブラシを用いる。
- 便秘を避けるために，予防的な便軟化剤や大腸刺激性下剤を用いる。
- 浣腸，坐薬，強い緩下薬，直腸温計の使用を避ける。
- やわらかい食物を摂取し，刺激的な食物(熱い食物，酸性の食物，香辛料のきいた食物)は避ける。

[血小板減少時に避けることを指導する]
- 血小板数が正常値未満での歯科治療
- デンタルフロスや口腔洗浄器(水流により口腔内を清掃する器械)の使用
- 血小板数が50,000/μL以下での性交

[患者および家族への教育]
- 患者と家族に，出血傾向に気づいたらすぐに医療者に知らせるよう，緊急時の連絡先を伝えておく。
- 外傷を避ける必要性を強調する。

J. 口腔粘膜傷害(口内炎)

●症状の定義
- 口内炎または口腔粘膜傷害とは，粘膜，歯列，歯根，歯周などの口腔内組織の炎症である。口内炎には，口腔感染症が含まれる。

●発生メカニズム
- 抗がん薬が直接作用することで起こる口内炎と，抗がん薬による骨髄抑制に伴い二次的に発症する口内炎がある。発現機序としては，細胞傷害性抗がん薬の直接作用および，誘導されるサイトカインやフリーラジカルによる粘膜の基底細胞への傷害がアポトーシスを引き起こし，粘膜上皮形成を阻害することで口内炎が生じる。
- 口内炎の過程には5段階があるとされる(図Ⅱ-2-6)。

◆(第1段階)開始期：口腔粘膜傷害性の薬剤や放射線治療によって活性酸素が発生し，DNAに傷害を与える。その結果，粘膜の細胞，組織，血管が傷害される。

◆(第2段階)初期ダメージ期：がん薬物療法によって，転写因子NF-κBが活性化される。TNF-αのような腫瘍壊死因子，IL-1β，IL-6をはじめとする炎症性サイトカインが産生され，組織傷害やアポトーシス(プログラム細胞死)が進行する。

◆(第3段階)シグナル増幅期：炎症性サイトカインによって直接的な組織傷害に加え，TNF-α，IL-1β，IL-6をはじめとする炎症性サイトカインやほかのサイトカインを産生，活性化させ組織傷害はさらに増幅する。

◆(第4段階)潰瘍形成期：口腔粘膜の組織損傷

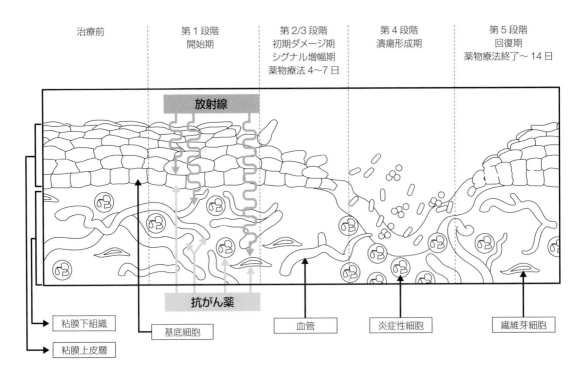

図Ⅱ-2-6 抗がん薬および放射線治療に伴う粘膜炎の経過（5段階モデル）
〔Sonis ST：A biological approach to mucositis. J Support Oncol 2(1)：21-32, 2004をもとに作成〕

によって，上皮から粘膜下組織にまで達する潰瘍が形成される。細菌は粘膜下組織に達し，マクロファージ活性を刺激して，炎症性サイトカイン放出が増加する。血管新生も刺激される。

◆**（第5段階）回復期**：時間の経過とともに原因となっていた抗がん薬の影響が少なくなり，上皮細胞の増殖と分化が促進され，口内炎は治癒に向かう。

● **発生しやすい抗がん薬**
- 口腔粘膜傷害を発生しやすい抗がん薬は以下のとおりである。
  - 代謝拮抗薬（フルオロウラシル，テガフール・ギメラシル・オテラシルカリウム配合薬，カペシタビン，メトトレキサートなど）：フルオロウラシルのボーラス投与はリスクが増加することが報告されている。
  - 抗がん抗生物質（アクチノマイシンDなど）
  - アルキル化薬（メルファラン，シクロホスファミド）：高用量のメルファランはリスクが増加することが指摘されている。
  - ビンカアルカロイド系薬（ビンクリスチン，ビンブラスチンなど）
  - タキサン系薬〔パクリタキセル，ドセタキセル，パクリタキセル（アルブミン懸濁型）〕
  - 白金製剤（シスプラチン，カルボプラチン）
  - トポイソメラーゼ阻害薬（イリノテカンなど）
  - mTOR阻害薬（エベロリムス，テムシロリムス）
  - 抗EGFR抗体薬（セツキシマブ，パニツムマブなど）
  - マルチキナーゼ阻害薬（レゴラフェニブ）
- 生物学的薬剤においては，特にIL-2とインターフェロンの使用により口腔粘傷害が発生しやすい。
- 造血幹細胞移植後のGVHD（移植片対宿主病）予防のためのメトトレキサート投与は口腔粘膜傷害発症のリスクが高い。

- がん薬物療法と放射線の併用療法は，さらに粘膜傷害のリスクを大きくする。

●具体的症状・徴候
- 症状・徴候には次のようなものが挙げられる。
  - 味覚の変化と嚥下能力の変化
  - 嗄声と声の強さの低下
  - 嚥下時や会話時の痛み
  - 口腔粘膜の色調変化(例：蒼白，さまざまな程度の紅斑，白斑，変色を伴う組織損傷や潰瘍)
  - 口腔内の湿潤性の変化(例：唾液の分泌量と性状の変化)
  - 口腔粘膜と舌の腫脹
  - 口腔粘膜の潰瘍

●発生と終了
- 口内炎のパターンは，がん薬物療法レジメンの種類，投与量，投与頻度と個人差によってさまざまである。
- がん薬物療法による口内炎のほとんどが，投与後4～7日に現れ，2週間以内にピークを迎え改善傾向となる。
- 造血幹細胞移植を受ける患者は，前処置レジメン後の3～5日から口内炎を経験する。
- 高用量の細胞傷害性抗がん薬を投与する場合や，抗がん薬の頻回な投与の場合には，口内炎の合併期間が長期化することがある。これは粘膜細胞の回復や治癒に必要な時間がないためである。
- 二次感染(口腔カンジダ，ヘルペスウイルスなど)が起こると，口内炎は長期に遷延する。

●支持療法
◆クライオセラピーによる口腔粘膜傷害予防
- フルオロウラシルやメルファランの急速静注を受ける患者においては，血管収縮による口腔粘膜への薬剤移行抑制効果が得られることから，投与5分前から，投与中，投与終了後30分までの間，氷または氷片などによる口腔内の冷却を行う[19]。ほかの薬剤についての冷却方法の有効性はない。寒冷曝露という点で，オキサリプラチンの投与を受けている患者には適応がない。

◆疼痛緩和
- がん薬物療法を受けた患者の口内炎の疼痛管理にオピオイドの使用が推奨される[19]。
- 造血幹細胞移植を受ける患者には，口内炎の疼痛緩和としてオピオイドの使用が推奨される[19]。
- WHO除痛ラダーに準じて鎮痛薬を使用する。
- ステロイドは，創傷治癒遅延作用による悪影響の可能性があるため，がん薬物療法による口内炎には推奨されない[19]。接触による疼痛緩和目的でやむを得ずステロイド軟膏を使用する場合は，免疫抑制作用によるカンジダ性口内炎の誘因もしくは悪化の原因となる可能性があることを十分に注意する。
- 含嗽液：日本の多くの施設でリドカインを含む含嗽液が処方されている。しかし，リドカインを含んだ含嗽液のみでは鎮痛効果は十分ではないため，鎮痛薬を積極的に併用する。

●標準的看護ケア
- 全治療の過程で，多職種チームが協働する[19]。特に治療前に歯科学的評価を実施する。治療開始に伴い，好中球や血小板の減少をきたしてからでは歯科治療は行えないため，がん薬物療法が始まる前に歯科処置を済ませておく。
- 少なくとも毎日，あるいは患者が来院するごとに系統的な口腔アセスメントを実施する。
- 患者への口腔ケアに関して説明している教育的な冊子を提供すること，説明や実施をすることで理解を確認する。

[患者教育]
- 口腔粘膜傷害性の強い治療を受けている間は，口腔内の清潔保持と保湿を行い，口内炎が進行せずに維持された状態を保つことの重要性を強調し，以下を説明する。
  - 毎日口腔内のセルフモニタリングを行う，粘

膜炎の徴候や症状を観察すること。
- やわらかい歯ブラシを用いて，毎日最低90秒をかけてさらに2回は歯の表面を磨くこと。歯ブラシは十分に乾燥させること。
- 少なくとも1日1回，医療スタッフの指示に従ってデンタルフロスを用いて歯間をきれいに保つこと。
- 刺激の強くない含嗽水で1日4回含嗽すること。
- タバコ，アルコール，研磨剤の入った歯磨き剤，合わない義歯，刺激のある食物（酸味のあるもの，熱いもの，苦いもの，辛いもの）を避けること。
- 口腔粘膜を傷つけ，疼痛増強の要因になることもあるため，固いもの（煎餅など）は避け，やわらかいものを選択して摂取すること。
- 口腔洗浄器の使用は避けること（潰瘍面や歯肉の傷害部位に微生物を押し込み，菌血症を引き起こす）。
- 口唇保護のために，水を主体とした保湿剤を使用すること。
- 口腔粘膜の再生を促進させるためには，高タンパク食の摂取と適切な水分補給（1,500 mL/日以上）を継続すること。
- 口内炎により経口摂取に影響がある場合は，早めに医療者に相談すること。

K. 倦怠感

●症状の定義

- NCCN（National Comprehensive Cancer Network）は「がんに関連した倦怠感とは，活動とは関係なく，がんやがんの治療によって引き起こされる，日常活動が妨げられるほどの，持続する心身的，感情的，および（または）認知的に苦痛で消耗した主観的な感覚」と定義している[20]。

●発生のメカニズム

- がんに関連する倦怠感は，倦怠感だけが出現している場合と，ほかの症状に伴って出現している場合とがある[20,21]。表Ⅱ-2-22に倦怠感のリスクとなる症状と要因を示す。がん薬物療法では倦怠感だけが出現することもあるがメカニズムの詳細はわかっていない。倦怠感のあるがん患者は，抑うつ，不眠，低栄養状態（体重減少，摂取カロリーの不足，脱水，貧血）を体験していることが多い[21]。心理的・身体的なエネルギーの消耗や供給不足が倦怠感の要因となる。複数の症状をもつ患者では，倦怠感のメカニズムも複雑で個別性が高い。

表Ⅱ-2-22 倦怠感のリスクとなる症状と要因

	症状	有害事象およびその他の原因
身体的要因	発熱	好中球減少症，感染，腫瘍熱（炎症）
	脱水（電解質異常）	嘔吐，下痢，発熱
	低栄養 貧血，低アルブミン血症など	食欲不振，嘔吐，下痢，便秘，食事摂取量の減少 抗がん薬の血液毒性（貧血）
	肝機能障害	抗がん薬，肝臓の病変
	睡眠障害	心理的要因，コルチコステロイドの影響
	その他の症状	がんに関連した，もしくは併存疾患による：甲状腺機能低下，性腺機能低下，副腎不全，心筋症，肺機能低下，特定の薬物有害反応（眠気）
心理的要因	不安，恐怖，抑うつ	がんおよび治療に対するストレス，精神的苦痛 その他のストレスや心配

〔田墨惠子：倦怠感．荒尾晴惠・田墨惠子（編），スキルアップがん化学療法看護，p.69，日本看護協会出版会，2010，Oncology Nursing Society: fatigue In putting evidence into practice（PEP）. https://www.ons.org/practice-resources/pep/fatigue（updated on January 21, 2016.），Eaton H L, Tipton M J. ed.: Putting Evidence into Practice, p.151, Oncology Nursing Society, 2009，鈴木志津枝，小松浩子（監訳）：日本がん看護学会翻訳ワーキンググループ（訳），がん看護PEPリソース，p.152，医学書院，2013をもとに作成〕

●発生しやすい抗がん薬
- 抗がん薬の直接作用による薬別の発生頻度は明らかになっていない。ほかの有害時事象が要因となる場合を含めると，すべての抗がん薬でリスクがあり，要因となる有害事象の発生頻度が高い薬では，倦怠感の発生頻度も高くなる。がん患者の80〜100%が倦怠感を経験するが[21]，薬物治療に関連した倦怠感の発生率は不明である。

●具体的症状・徴候
- 倦怠感は英語ではfatigueやtireであり，PEP（Putting Evidence into Practice）の倦怠感簡易調査票（著作権は米国MDアンダーソンキャンサーセンター）の日本語訳では，「疲れやだるさ」と表現されている[22,23]。主観的な症状であり，「疲れやだるさ」による日常生活への支障（影響）として症状が表現される。
- 普段できている動作を難儀に感じる，作業が継続できない，朝起きるのがつらい，体を休めたいといった状況など，軽度なものから，ほかの身体症状を伴うものなどさまざまであり，一過性および慢性の症状がある。
- 身体症状は全般的な活動量の低下のほか，息切れ，動悸が出現することもある。前述した調査票では，日常生活，気持ち・情緒，歩行能力，通常の仕事，対人関係に対する支障の程度について問われており[22〜24]，具体的な症状として参考にできる。

●発生と終了
- 薬物療法のみに関連した倦怠感は，（何らかの有害事象に随伴して出現する場合を含め），レジメン内容に関連して起こる一過性の症状である（ただし貧血のような慢性的な事象を除く）。
- 薬が血中濃度を保つ72時間程度は症状が持続するが，支持療法でデキサメタゾンが併用される場合は，その影響を受けることがある。なかには，心理的な問題の影響を受け，治療前日から倦怠感を体験する患者もいる。

- 一方，がんの進行や老化などによる身体症状がある患者では，薬物投与後の体力回復が遅延することで，慢性的な症状に移行することもある。

●支持療法
- 薬物療法の倦怠感を緩和する薬物治療はない。ステロイドは薬物療法による倦怠感の緩和目的では推奨されない。有害事象の支持療法を確実に実施することが倦怠感の予防や治療となる。

●標準的看護ケア
- 治療開始前に，薬物療法のリスクアセスメント目的で，既存の倦怠感の有無についてスクリーニングを行う。治療中は症状の出現，程度や変化，ほかの有害事象やがんの進行による症状モニタリングを行う。倦怠感は主観的な症状であることより，患者の体験をもとにアセスメントする。
- 原因となる症状のマネジメント：各症状の支持療法（薬物治療）をより効果的にするため，抑うつや不安に対するカウンセリング，不眠に対する生活リズムの調整などを行う。
- エクササイズ：エクササイズは倦怠感に対してPEPで唯一推奨される介入である[25]。適度なウォーキングや水泳といった有酸素運動が推奨される。習慣化されていない患者がエクササイズを始めるのは困難なため，日常的な運動（それまでの自転車の利用，駅までの歩行など）を継続するよう促すのも方法の1つである。これらは治療や病期，身体機能を考慮する。エクササイズがリスクとなる症状を有する場合（例：貧血，動悸，疼痛，発熱など）は実施しない。
- エネルギーの温存：倦怠感が強い時は，適度な休息を取り入れエネルギーを温存する。倦怠感が強い時は，他者に依存する選択も必要である。
- 良質な睡眠の確保：夕方のカフェインの摂取を控える，午睡をとる場合は短時間とする，日中の適度な活動，自分に合った寝具の選択，就寝前のリラクセーションなど，良質な睡眠のための方法を提案する。

- PEPではマッサージ，ヒーリングタッチなども，有効性が認められる可能性のある介入として紹介されている[26]。
- その他の方法：根拠が確立されていない方法（健康食品，代替療法など）を看護師から提案することはできない。一方で，患者自身がよいと思う方法は，継続について話し合う。

[患者・家族教育]
- 症状のセルフモニタリングと医療者への報告，および症状のセルフマネジメントについて指導・教育する。

L. 末梢神経障害

●症状の定義
- 神経障害のうち，中枢神経障害以外の神経障害を指し，ニューロパチーとも呼ばれる。運動神経，感覚神経，自律神経の障害があり，障害された神経により違った症状を呈する。がん薬物療法の有害事象によるものをCIPN（chemotherapy-induced peripheral neuropathy）という。

●発生のメカニズム
- 末梢神経障害のメカニズムの詳細は明らかになっていない。
- 慢性の症状は用量依存性であり，薬によって神経細胞体，軸索，髄鞘のいずれかが障害を受ける。
- 白金製剤：神経細胞体が傷害される。症状出現までの累積投与量がおおよそわかっている。二次的に軸索も傷害される。
- 微小管阻害薬：軸索内の微小管の重合が阻害され軸索内輸送が影響を受けることで生じる（軸索障害）。
- 急性の症状はオキサリプラチンに特異的であり，薬の代謝産物と細胞内カルシウムとがキレートを形成し神経伝達に影響を及ぼすことで生じる（Naチャネルの障害）。

●発生しやすい抗がん薬
- 末梢神経障害は，特定の薬に出現する薬物有害反応である。表II-2-23に代表的な薬を示す。なかでもシスプラチン，オキサリプラチン，パクリタキセル，ビンクリスチン，エリブリン，ボルテゾミブは，発生頻度，症状の程度のいずれにおいてもハイリスクである。また代謝拮抗薬も末梢神経障害を有する薬として知られている。

●具体的症状・徴候
- 範囲・程度のいずれも軽度から累積性に悪化する。刺激性の知覚異常を自覚し，やがて自発性となる。投与を継続する限り悪化する。
- 感覚性障害：感覚鈍麻，感覚過敏，異常感覚などがある。"しびれ"は異常感覚の代表的な症状であり，刺激で感じるものと自発性のものとがある。
- 運動性障害：腱反射の低下，筋萎縮および筋力の低下（遠位優位）などの症状がある。
- 白金製剤は感覚障害が主であり，シスプラチンでは振動覚や下肢の腱反射の低下が出現するほか，15～20％に症候性難聴が発生する[27]。オキ

表II-2-23 末梢神経障害が発生しやすい代表的な抗がん薬

分類	一般名
ビンカアルカロイド	ビンクリスチン
	ビンブラスチン
	ビンデシン
	ビノレルビン
タキサン系	パクリタキセル
	ドセタキセル
ハリコンドリンB類縁体	エリブリン
トポイソメラーゼ阻害薬	エトポシド
白金製剤	オキサリプラチン
	シスプラチン
	ネダプラチン
	カルボプラチン
分子標的薬	ボルテゾミブ
その他	サリドマイド
	レナリドミド

サリプラチンは用量依存性の慢性的な症状と投与直後から数日間，急性に出現する症状の2種類がある。慢性的な症状はシスプラチンに類似している。急性症状は寒冷刺激で発現し，四肢遠位側の感覚異常のほか，咽頭絞扼感が出現することもある。
- パクリタキセルはグローブアンドストッキングと呼ばれる部位に感覚性の障害が出現する。
- ビンクリスチンは末梢神経障害が重要な用量制限毒性となっており，手足下垂や失調，麻痺などの運動性障害をきたす。重篤な自律神経障害では麻痺性イレウスを発症することもある[28]。

● 発生と終了
- 一般に用量依存性に発症し増強する。シスプラチンでは300〜400 mgで症状が出現する[29,30]。オキサリプラチンは8〜10クール（85 mg/m^2/回，累積投与量800 mg/m^2）で慢性的となる。微小管阻害薬は白金製剤のような症状出現時期の閾値はなく個別性が高い。ボルテゾミブは通常5〜6 mgの累積投与量で始まる[31]。
- 薬に関わらず，用量依存性の症状は治癒に時間を要し，不可逆的になる場合もある。症状緩和の程度もさまざまであり，長年および自発性の神経障害が持続するケースも多い。オキサリプラチンでは薬の中止により40%の症例で6〜8か月後には完全に回復するとされている[32]。急性症状は投与後数日で消失するが，治療継続によって症状改善までの時間を要するようになる。シスプラチンの症候性難聴はほぼ不可逆性である[27,30]。軸索が障害されると回復に時間を要する。

● 支持療法
- 末梢神経障害は長年にわたり，薬の減量，休薬，中止以外に有効な対処方法がなかった。ASCO（American Society of Clinical Oncology）ガイドラインでは，予防法はなく，症状緩和は，デュロキセチンだけが推奨されている[33]。日本でのデュロキセチンの適用は，うつ病・うつ状態，糖尿病性神経障害に伴う疼痛となっている。糖尿病性神経障害とCIPNは軸索障害という点では共通している。デュロキセチンがもつ眠気などの薬物有害反応に注意する。現状では，確実な支持療法がないため，Grade 3の症状が出現した場合は，薬の減量，休薬，中止を検討する。ボルテゾミブは，添付文書に減量基準が示されている。

● 標準的看護ケア
◆ 情報収集とアセスメント
- 既治療による症状の残存，糖尿病性病変のほか，高齢者では身体機能に関する情報が大切である。症状が生活に影響を及ぼすことから，社会的な役割や生活スタイルについて細かく情報を得ておく。CTCAEやVAS（Visual Analogue Scale）による数値的な評価のほか，生活の困難性を聞きとるなどの方法で，継続的にモニタリングして評価する。Grade 2までは主観的な症状が主なため，セルフモニタリングが不可欠である。

◆ 二次障害の予防
- 症状が増強すると，熱傷や手指の損傷，転倒など，二次障害のリスクが高まるため，予防のためのセルフケアを促す。ヒールの靴をはかない，持ち手のついたコップの使用，ふろ場での滑り防止のマットの利用など，さまざまな方法が考えられるが，患者に合った生活に取り込める方法を検討する。高齢者では振動覚の低下が転倒のリスク要因になる[34]ため注意する。

◆ オキサリプラチンの投与を受ける患者に対するケア
- オキサリプラチン投与中から数日間は，寒冷刺激を避けるよう，患者，家族にセルフケア指導をする。咽頭絞扼感を誘引する冷たい飲料は特に避ける。治療中は，患者が寒冷刺激を受けないよう配慮する。

◆ 心理社会的な問題
- 抗がん薬の中止基準となるGrade 3の症状に

移行すると，患者は身体的・社会的・心理的な苦痛を体験する。症状緩和には時間を要するため，ストレスは長期化する。症状モニタリングや起こっている問題の解決を一緒に行いながら，患者が，症状に対処できるよう支援する。

M. 腎臓障害

●症状の定義
- 明確な定義はない。抗がん薬自体や，腫瘍崩壊症候群などのがんに伴う二次的なもの，抗がん薬以外の薬の影響などにより，がん薬物治療中に生じる腎臓の障害ととらえられている。

●発生メカニズム
- 腎排泄される抗がん薬が糸球体でろ過され，尿細管で再吸収・分泌される過程で，抗がん薬やその代謝産物による腎細胞(糸球体，腎血管，尿細管の異なる部位)への直接傷害により生じる。
- がん細胞の大量な崩壊による，カリウム，リン，核酸などの代謝異常，大量の核酸の放出による尿の酸性化や代謝産物の沈着による。

●発生しやすい抗がん薬
- シスプラチン，シクロホスファミド，イホスファミド，メトトレキサート，アザシチジン，マイトマイシンC，などで発生しやすい。
- 腫瘍崩壊症候群は，がん薬物療法に感受性の高い白血病やリンパ腫などで，腫瘍量が多い場合に発生しやすい。

●具体的症状・徴候
- 尿量減少，体重増加，浮腫，胸腹水，電解質異常，血尿などである。
- 腎機能は，主にクレアチニン・クリアランス(Ccr)，推算糸球体ろ過量(eGFR)，血清クレアチニン(Cr)で障害の程度を把握する。

●発生と終了
- 抗がん薬投与中から生じる急性腎障害から，治療開始後6か月後から突然発現するものまでさまざまである。不可逆性となることもある。

●支持療法
- 尿中に排泄される物質の濃度が高いことが腎障害を引き起こすため，尿中の濃度を低下させるために，補液や尿量確保を行う。
- シクロホスファミドやイホスファミドでは，代謝産物のアクロレインにより尿路上皮を傷害し出血性膀胱炎をきたすため，アクロレインを無毒化するメスナを併用する。
- メトトレキサートでは，酸性尿において結晶化しやすいため，尿のアルカリ化を図る。
- 腫瘍崩壊症候群のハイリスク患者に対しては，補液，高尿酸血症に対する予防治療を行う。

●標準的看護ケア
- 患者に腎臓障害のリスクや，水分出納管理の必要性について説明し，患者自身が水分摂取や体重測定，尿の確認を行えるようにする。
- 腎臓障害のリスクをアセスメントし，治療開始後は水分出納管理を行い，症状の継続的なモニタリングとアセスメントを行う。

N. 肝臓障害

●症状の定義
- 明確な定義はない。抗がん薬やその代謝物や併用薬による薬物性肝障害と，B型肝炎ウイルス(HBV)の再活性化により，肝細胞の傷害・壊死，胆汁うっ滞，胆管炎，肝中心静脈閉塞症，劇症肝炎，肝不全などが生じるものととらえられている。

●発生メカニズム
- 薬物性肝障害は，抗がん薬とその代謝産物による直接の傷害で生じる"中毒性"，抗がん薬やそ

の代謝産物と生体内のタンパクとの結合物が抗原性を獲得し，免疫反応が惹起される"アレルギー性"，抗がん薬の代謝の過程で生じる中間代謝産物による"代謝性"の機序が考えられている．
- HBVキャリアでは，がん薬物療法による免疫抑制状態において，再びHBVが増殖，再活性化し，肝炎や肝臓障害を引き起こす．

●発生しやすい抗がん薬
- すべての薬で起こりうる．肝代謝の薬は注意が必要である．
- L-アスパラギナーゼ，インターフェロン（高用量），メトトレキサート，ストレプトゾシンなどにより発生しやすい．
- HBV再活性化は，リツキシマブ，エベロリムス，テムシロリムス，モガムリズマブ，オファツムマブ，ボルテゾミブ，フルダラビン，ベンダムスチン，メトトレキサート，テモゾロミド，テガフール・ギメラシル・オテラシルカリウムで起こりやすい．

●具体的症状・徴候
- 初期症状は特異的なものはない．倦怠感，発熱，黄疸，食欲不振，悪心・嘔吐，皮疹，瘙痒感などである．肝不全では，肝性脳症や腹水貯留が起こる．
- 軽症では自覚症状がない場合もある．主に血清肝酵素（AST，ALT，ALP，γ-GPT）や，血清ビリルビン（Bil）などで，肝機能のモニタリングを行う．

●発生と終了
- 中毒性は，用量依存的で投与後数日から4週間以内に生じることが多い．アレルギー性の場合，I型アレルギーであれば即時に，IV型アレルギーであれば感作後2週間程度で生じる．
- 原因としている薬の休薬で4週間以内に肝機能は改善することが多い．一部は慢性化しうる．

●支持療法
- 特異的な予防法はないため，肝臓障害がみられた場合は，原因薬を同定し，休薬・中止や減量を行う．
- HBVの再活性化は，B型肝炎治療ガイドライン[35]に応じた対策を実施する．

●標準的看護ケア
- 肝障害のリスクや原因をアセスメントする．患者が使用しているサプリメントや漢方薬，民間療法などについても把握する．
- 症状やデータをモニタリングし，患者にも自覚症状が出現した時には医療者に連絡するよう説明する．
- 肝障害出現時には，肝庇護のため安静保持の必要性を説明し，また，随伴症状の緩和に努める．
- HBVキャリア患者で核酸アナログ製剤の予防内服を行う場合は，内服の必要性を説明し，確実に内服できるように支援する．

O. 肺障害

●症状の定義
- 薬剤性肺障害とは，「薬剤投与中に起きた呼吸器系障害のなかで，薬剤と関連があるもの」[36]と定義される．さまざまな臨床病型があるが，特に肺胞・間質領域病変〔急性呼吸窮(促)迫症候群，特発性間質性肺炎，好酸球性肺炎，肺水腫，肺胞出血など〕の発症頻度が高い．

●発生メカニズム
- 発生メカニズムは不明な点が多く，抗がん薬あるいはその代謝産物による直接的な細胞性傷害と免疫系細胞の賦活化の2つが考えられる．

●発生しやすい抗がん薬
- 細胞傷害性抗がん薬：ブレオマイシン，ペプロマイシン，アムルビシン，ドキソルビシン，マイトマイシンC，ブスルファン，メルファラン，

ベンダムスチン，ゲムシタビン，ペメトレキセド，ビノレルビン，イリノテカン，メトトレキサート，など
- 分子標的治療薬：ゲフィチニブ，エルロチニブ，アファチニブ，エベロリムス，テムシロリムス，イマチニブ，ダサチニブ，ベバシズマブ，ゲムツズマブ・オゾガマイシン，スニチニブ，ボルテゾミブ，など
- その他：BCG，IL-2

●具体的症状・徴候
- 症状や身体所見は薬剤性肺炎の臨床病型により異なる。薬による発生頻度や肺病態を確認する必要がある。
- 咳嗽(特に乾性)，息切れ(呼吸困難)，微熱・発熱などがみられることが多い。
- 定期的な画像検査(胸部X線，CT)で発見されることもある。

●発生と終了
- 抗がん薬投与開始後数時間から数日以内に生じるものから，投与後数か月〜数年経ってから発症するものもある。
- すべての抗がん薬で肺障害は生じる可能性があり，発症時期に関しても，使用期間に関わらず，常に発症しうることを認識しておく。

●支持療法
- 早期発見し，薬の投与を中止することが重要である。
- 肺障害が診断された場合，ステロイドの投与を考慮する。

●標準的看護ケア
- 患者に肺障害のリスクと具体的症状を伝え，症状がある場合は医療者に報告するよう説明する。
- 肺障害のリスクをアセスメントする。発症した場合は，呼吸器症状の緩和に努めるとともに，治療中止に伴うつらさがあることを理解し，支持的に関わる。

P. 心毒性

●症状の定義
- 明確な定義はない。抗がん薬の心臓への毒性により，不整脈，心筋障害，心不全，心膜炎，心筋梗塞などさまざまな病態を呈する。

●発生メカニズム
- 詳細なメカニズムは不明である。
- アントラサイクリン系抗がん薬では，フリーラジカル産生による酸化ストレス，心筋細胞のミトコンドリア傷害，マクロファージや単球からのサイトカイン放出などが考えられている。
- 分子標的薬では，シグナル伝達阻害による直接的傷害，がんによる凝固線溶系異常との関連などが指摘されている。

●発生しやすい抗がん薬
- アントラサイクリン系抗がん薬：ドキソルビシン，エピルビシン，ダウノルビシン，イダルビシン，ミトキサントロンは蓄積性で，最大耐用量が設定されている。
- 分子標的薬：トラスツズマブ，リツキシマブ，ベバシズマブ，スニチニブ，ラパチニブ
- その他：アルキル化薬(シクロホスファミド，イホスファミド)，代謝拮抗薬(フルオロウラシル，カペシタビン)，微小管阻害薬(パクリタキセル，ドセタキセル，ビンデシン，ビンクリスチン)

●具体的症状・徴候
- 無症候性に心機能の低下を認めることが多く，心エコーなどによる左室駆出率(LVEF)などで確認する。
- 労作時の息切れ，末梢浮腫，頸静脈の怒張，頻脈，胸痛，動悸，頭痛，急激な体重増加，臥床時の呼吸困難，四肢冷感，などがみられる。

●発生と終了
- アントラサイクリン系抗がん薬では，投与中または投与後短期間に急性毒性(不整脈，心不全，非特異的ST-T変化など)，投与後2～3週間に亜急性毒性(心筋炎，拡張不全など)，投与後1年以上経過して慢性毒性(心不全，左室機能不全)が生じる。急性毒性は可逆性だが，慢性毒性は累積投与量と関連し，不可逆性である。
- トラスツズマブでは，数週間から数か月以内で生じ，適切な治療を行えば，投与終了から約6週間で改善する。

●支持療法
- 早期発見し，不可逆性となる前に早期治療を行う。

●標準的看護ケア
- 患者に症状について伝え，自覚症状がある場合はすぐに医療者に報告するよう説明する。
- 心機能やリスクのアセスメントをし，治療中はモニタリングを行う。症状に応じて対応する。

Q. 性機能障害

●症状の定義
- 明確な定義はない。抗がん薬による生殖器官あるいは内分泌器官の障害と心理社会的要素を含めて，「性的欲求と，性的な心理・生理的変化(欲求，興奮，オルガズム，解消)の障害と，これらによって著しい苦痛や対人関係に困難が生じること」[37]という定義がある。

●発生メカニズム
- 抗がん薬による生殖細胞の直接傷害，ホルモン分泌障害による性腺抑制，抗がん薬の有害事象や心理的問題(自己概念の変化など)による間接的な影響によって生じる。
- 生殖細胞の直接傷害は，女性の場合，蓄積されている原始卵胞数の減少，卵巣皮質の線維化，卵巣栄養血管の損傷，酸化ストレスによる卵巣予備能の消失がある。男性の場合，精祖細胞への直接的傷害により，正常な精子形成の過程に影響を与える。

●発生しやすい抗がん薬
- 男女ともに，アルキル化薬(特にシクロホスファミド，イホスファミド，カルムスチン，メルファラン，ブスルファンなど)，シスプラチンなどでは発生しやすい。分子標的薬については未評価である。

●具体的症状・徴候
- 女性：不妊，早期閉経，無月経，性交痛，膣乾燥症，更年期様症状(ほてり，ホットフラッシュ，骨粗鬆症など)，性欲低下，オルガズム低下など
- 男性：不妊，無精子症，精子減少，勃起不全，射精不全，性交痛，性欲低下，オルガズムの低下，抑うつなど

●発生と終了
- 生殖機能は，男女ともに，抗がん薬の種類，総投与量，治療時の年齢，併用療法により影響される。女性では，抗がん薬投与とともに多くの場合は一時的な無月経となり，原始卵胞が影響を受けていなければ月経は再開する。しかし，年齢が高くなるほど永久的に無月経になる可能性は高くなる。男性の場合は，抗がん薬開始2～3か月後から生じ，精祖細胞の傷害が軽度であれば1～3年で回復する。

●支持療法
- 妊孕性を考慮した治療計画，生殖に関する専門家の紹介，精子・卵子・受精卵の凍結保存についての情報提供などを行い，パートナーと話し合いながら検討できるようにする。
- 病状や症状によってはホルモン補充療法を考慮する。

II がん薬物療法看護

●標準的看護ケア
- 個別性が高くデリケートな問題であり，患者からは話しづらいことが多い。羞恥心や不安を抱かせないよう，周囲の環境設定や時間を十分にとるなどの配慮をしながら，患者のペースに合わせて，質問や情報提供，話し合いを行っていくようにする。

R. 皮膚障害

●定義
- 皮膚障害とは，皮膚に生じるさまざまなトラブルのことで，抗がん薬や分子標的薬によって発生する色素沈着や皮疹，手足症候群などを含む。

●発生メカニズム
- ここでは，主にEGFR（epidermal growth factor receptor；上皮成長因子受容体）阻害薬に伴う皮膚障害と手足症候群に関する発生メカニズムについて記述する。
- EGFR阻害薬とはEGFRの働きを妨げることで抗腫瘍効果を示す薬で，細胞内外の受容体と特異的に結合し，活性化シグナルの伝達が抑制されることで抗腫瘍効果を示す。そもそも，EGFRは多くのがん細胞に発現が認められているが，それ以外に正常な細胞にも存在する（図II-2-7）。EGFRは皮膚のさまざまな細胞に存在し，皮膚や毛包，爪の増殖や分化にも大きな役割を示すことが知られている。EGFR阻害薬が投与されると，EGFRの働きが妨げられ，その結果，皮膚の正常な増殖や分化が行われず，荒れやすい皮膚となり，さまざまな皮膚症状が出現すると考えられている。
- 手足症候群（hand foot syndrome）の発生メカニズムは解明されていない。皮膚基底細胞の増殖能阻害やエクリン汗腺からの薬の分泌，フルオロウラシルの分解産物の関与，また，PDGF（platelet-derived growth factor；血小板由来成長因子），c-Kitの阻害による表皮やエクリン汗腺の障害などが示唆されているが，具体的なメカニズムの解明にはいたっていない。

●発生しやすい抗がん薬
- 皮膚障害を起こしやすいEGFR阻害薬と症状は表II-2-24のとおりであり，いずれの薬でも高頻度に発症することが知られている。

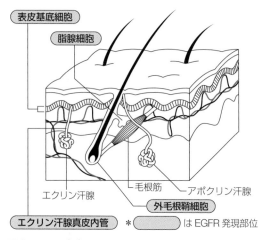

図II-2-7 皮膚とEGFRの発現

表II-2-24 皮膚障害を起こしやすいEGFR阻害薬

薬（一般名）	起こりやすい皮膚障害
セツキシマブ	ざ瘡様皮疹，皮膚乾燥，瘙痒症，爪周囲炎，脱毛，縮毛，粘膜炎
パニツムマブ	ざ瘡様皮疹，皮膚乾燥，瘙痒症，爪周囲炎，縮毛，粘膜炎
エルロチニブ	ざ瘡様皮疹，皮膚乾燥，瘙痒症，爪周囲炎，脱毛，縮毛，粘膜炎
ラパチニブ	ざ瘡様皮疹，皮膚乾燥，瘙痒症，爪周囲炎，脱毛，粘膜炎
ゲフィチニブ	ざ瘡様皮疹，皮膚乾燥，瘙痒症，爪周囲炎，粘膜炎

〔Lacouture ME：Dermatologic principles and practice in oncology—conditions of the skin, hair, and nails in cancer patients. p.186, Wiley-Blackwell, 2013をもとに作成〕

表II-2-25 手足症候群を起こしやすい抗がん薬

リポソーム化ドキソルビシン
ドセタキセル
フルオロウラシル
カペシタビン
テガフール・ギメラシル・オテラシルカリウム
ソラフェニブ
スニチニブ
レゴラフェニブ   など

- 手足症候群については表Ⅱ-2-25のとおりである。

●具体的症状・徴候
- EGFR阻害薬に伴う皮膚障害は，全身，特に顔面や胸部，後頸部，背部などにざ瘡様皮疹が出現し，皮膚乾燥や瘙痒感，手足に亀裂や爪周囲炎が出現する。また，長期的に投与が継続されると，長睫症や脱毛など，多様な皮膚障害が出現する。
- 手足症候群は，手足の紅潮，疼痛，過角化，皮膚剥離などが特徴的な症状である。フッ化ピリミジン系抗がん薬やキナーゼ阻害薬による手足症候群は，それぞれ症状が異なるため，見逃さないよう注意が必要である（表Ⅱ-2-26）。

●発生と終了
- EGFR阻害薬が投与されると，早ければ数日〜1週間程度で全身，特に顔面や胸部，後頸部，背部などにざ瘡様皮疹が出現し，その後，全身に皮膚乾燥，手足に亀裂や爪周囲炎が出現することが多い（図Ⅱ-2-8）。それに伴って瘙痒感や疼痛が出現することもある。長期的に投与が継続されると，長睫症や脱毛も出現する。一般的にはこのように出現することが多いが，前治療でがん薬物療法を実施されていると，すでに皮膚の乾燥や色素沈着などがある場合も多く，さまざまな症状が混在していることもある。EGFR阻害薬の投与が終了すると，徐々に皮膚障害は軽減していく。
- 手足症候群も，投与から早ければ数日〜1週間程度で手足に紅潮や発赤，痛みが出現し，過角化などが出現する。また，投与を中止したり終了すると，徐々に症状は軽減する。

●支持療法
- EGFR阻害薬に伴う皮膚障害には，保湿剤の塗布により保湿を実施することが必要である。また，ざ瘡様皮疹や爪周囲炎は，細菌感染を伴わないことも知られており，抗炎症作用を目的としたステロイド軟膏の塗布も有用とされている。さらに，ミノサイクリンやドキシサイクリンなどの抗菌薬の内服も抗炎症作用を目的として使用される。
- 手足症候群に対しても，メカニズムが明らかではないが，保湿剤やステロイド薬の塗布が実施される。特に，手足の荷重がかかる部分は，角化が出現することが多いため，しっかりと塗布することが重要である。

●標準的看護ケア
- 症状の発生パターンを予測しながら観察する。皮膚障害は外見の変化を伴い，患者のQOLを著しく低下させるため，症状の重篤化を防ぐこ

表Ⅱ-2-26 薬による手足症候群の症状の違い

薬	フッ化ピリミジン系薬（カペシタビン，フルオロウラシルなど）	キナーゼ阻害薬（スニチニブ，ソラフェニブなど）
部位	びまん性	限局性
初期症状	感覚異常が認められる（視覚的な変化を伴わない可能性がある）	紅斑
経過	皮膚表面に光沢が生じ，指紋が消失する傾向がみられる	発赤，過角化，知覚の異常，疼痛
悪化	疼痛	水疱

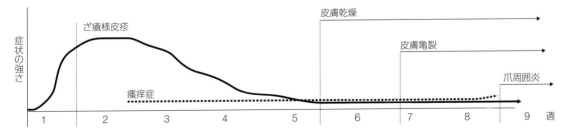

図Ⅱ-2-8 EGFR阻害薬における皮膚症状の出現パターン

とが重要である。そのため，治療開始後は，患者自身も観察できるように指導しておく。
- 皮膚障害のケアは，清潔，保湿，刺激を最小限にすることが重要であり，それに加え，患者の個別性に応じたスキンケアを実施する。具体的なケアは，以下の通りである。
  - 皮膚乾燥には保湿剤の使用が有用であり，ヘパリン類似物質や油脂性軟膏であるワセリンなどが使用されることが多い。尿素含有クリームは保湿効果を有するが，亀裂がある場合には刺激があるため避ける。1日に数回，全身に塗布する。瘙痒感を伴う場合は，抗ヒスタミン薬を使用する場合もある。
  - 爪周囲炎にも，清潔と保湿を保持する，窮屈な靴を履かないなどの生活指導を実施し，発症後は直ちに薬物療法を開始する。腫脹や発赤，肉芽形成がある場合は，ステロイド外用薬を塗布し，抗菌薬の内服も考慮する。また，スパイラルテーピング法などを実施し，爪周囲の圧迫を避けるようにする。難治性の場合は，肉芽を焼灼したり，爪の部分剝離などが必要となるため，皮膚科の受診を推奨する。
  - 手足症候群も，清潔の保持，十分な保湿，荷重や摩擦などの刺激を最小限にとどめるような生活の工夫が必要である。可能なら，投与前に患者の手足を観察し，症状の有無を確認し，角質の肥厚がある場合は，尿素含有クリームなどを使用して，手足の皮膚環境を整えておく。ハイヒールをよく履く，ランニングなどの生活習慣がある患者には，手足の荷重や摩擦を軽減するための方法をともに考え，症状の悪化を予防する。
- スキンケアは，高齢者や男性は経験や関心が低いこともあるため，普段のスキンケアの状況（入浴や洗顔方法，保湿剤や日焼け止めの使用の有無など）を確認しながら，実行可能性を考慮した方法を提案する。また，治療効果との相関を示す報告もあるため，皮膚障害を無くすのではなく，症状とつきあっていくという認識をもち，患者が好きなことや快を引き出すような介入も検討する。

S. 脱毛

●定義
- 脱毛とは，何らかの原因により毛髪や体毛が抜け落ちることであり，がん薬物療法による脱毛は，薬物有害反応によるものである。

●発生メカニズム
- 脱毛の正確な機序は判明していないが，抗がん薬が毛包内毛母細胞を傷害するためと考えられている。毛母細胞の細胞分裂が抑制されると毛球が変性壊死を起こして脱毛を起こす。

●発生しやすい抗がん薬
- タキサン系（パクリタキセルやドセタキセル）やシクロホスファミド，ダウノルビシン，ドキソルビシン，イリノテカンなどは脱毛を起こしやすい抗がん薬として挙げられる（表Ⅱ-2-27）。そのほかに，抗がん薬の量や組み合わせも関係することが知られている。

●具体的症状・徴候
- 毛髪が少量ずつ抜ける場合と一気に大量に抜ける場合があり，発現のパターンは個人差もあり，さまざまである。また，まゆ毛や睫毛，鼻毛も抜けることがある。

表Ⅱ-2-27　脱毛を発生しやすい抗がん薬

抗がん薬	発生率
ダウノルビシン	ほぼ100%
ドキソルビシン	80〜100%
パクリタキセル	62〜100%
ドセタキセル	35.5〜95%
イダルビシン	31〜77%
シクロホスファミド	30〜70%
イリノテカン	46.1〜70%
エトポシド	8〜66%
ノギテカン	49%
ビンクリスチン	20%

〔Lacouture ME：Dermatologic principles and practice in oncology—conditions of the skin, hair, and nails in cancer patients. pp.102-103, Wiley-Blackwell, 2013をもとに作成〕

● 発生と終了
- 脱毛は抗がん薬投与から2～3週間後に発生し,抗がん薬の投与がされるごとに発生する。また,抗がん薬による脱毛は一過性,可逆的であるため,抗がん薬の投与終了後から1～2か月で再生が始まる。再生した毛髪は,脱毛前の髪質と異なる場合があるが,1～2年かけて徐々にもとに戻るとされている。

● 支持療法
- 脱毛の予防として,抗がん薬の投与中に頭皮の冷却法が試行されたことがあるが,有用なエビデンスを得ることはできておらず,現在のところ,有用な支持療法はない。

● 標準的看護ケア
- 現在のところ,脱毛に対する有用な予防法や支持療法はないため,脱毛に伴うボディイメージの変化に対する対処と心理的なサポートを治療開始前から実施することが必要である。
- 治療開始前は,脱毛に対する思いや対処方法の知識,準備状況などを聴取し,脱毛に対する理解をアセスメントすることが必要である。
- 脱毛の発現時期や程度,一過性で可逆的であるため,治療終了後には再生すること,帽子やかつらなどの選択や購入,使用方法に関する情報を提供することが重要である。
- かつらは,脱毛に対する心理的苦痛を軽減し頭皮の保護にも有用である。かつらの選択については,毛質や価格,購入後のサポートなどもさまざまであるため(表Ⅱ-2-28),患者の生活や経済状況をふまえて検討する。実際に大量に抜けてしまうと心理的影響も大きいことがあるため,あらかじめ短くしておくかどうかを患者に確認しておくことも必要である。
- 脱毛中は,パーマやカラーリングは刺激が強いため避ける。脱毛が気になるという理由で洗髪をしない患者がいるため,毛嚢炎を起こさないよう,頭皮への刺激に注意しながら洗髪をするように指導する。
- 毛髪以外にまゆ毛や睫毛,鼻毛も脱毛する場合があるので,化粧を工夫したり眼鏡を活用して目にゴミやほこりが入るのを防ぐようにする。また,医療者の安易な励ましに傷つく場合もあるため,患者の思いを共感する姿勢をもつようにする。

T. 精神症状

● 症状の概説
- がん患者において適応障害とうつ病は病期,種類を問わず20～40%にみられるといわれており[38],がん患者はがん薬物療法を受ける前からすでに何らかの精神症状を呈していることが考えられる。
- がん薬物療法に伴う精神症状には,急性期の神経毒性による中枢神経系の障害として生じる白質脳症や抗がん薬治療後の微細な認知機能障害がある。
- がん自体による中枢神経系への影響,治療に伴う中枢神経系障害を総称してchemo brainと呼ばれている[39]。
- 抗がん薬と抑うつ状態との関連も示唆されている。

● 発生のメカニズム
- がん患者のせん妄では,その多くが腫瘍の転移による二次性の臓器障害(肝転移,腎転移など)や低栄養状態,感染に伴う代謝性障害によって発症する。しかし,一部は腫瘍からのホルモン

表Ⅱ-2-28 かつらの毛質による特徴

毛質	特徴
人毛	人毛で作られているため,自然な感じ。パーマやカラーリングが可能。洗髪は,ブローなど自毛と同じ手入れが必要。ほかと比較すると高額な場合が多い。
人毛ミックス	人毛がミックスされているため,人工毛より自然な感じ。乾燥が早いが,人工毛が摩擦に弱い。
人工毛	人工毛であるため,つやや光沢があり,ほかと比較すると人工的な感じ。熱や摩擦に弱い。ほかと比較すると安価な場合が多い。

II がん薬物療法看護

表Ⅱ-2-29 がん薬物療法に伴う認知機能障害の背景に想定される発症機序

①直接傷害仮説	中枢神経内に入った抗がん薬が, 直接神経細胞のDNAやRNA, 微小管を傷害し, 神経細胞のアポトーシスが誘導される。 また類似した機序として, 抗がん薬がastrocyteやmicrogliaなど周辺支持細胞を傷害し炎症反応を呈し, 神経細胞を傷害することも想定される。
②二次的な機能障害説	抗がん薬の全身投与により, 全身性の炎症反応が生じる。その結果生じたサイトカイン(IL-6, TNF-α)が中枢神経内に移行し, 二次的な機能障害を生じる。 同様の病態は, 全身性炎症疾患において炎症性サイトカイン濃度と脳体積, 認知機能との関連が報告されている。
③間接傷害仮説	抗がん薬は腫瘍だけではなく全身の細胞に作用する。特に高濃度で曝露される血管内皮細胞は容易に傷害され血管炎を生じることは知られている。このような血管障害は大血管だけではなく末梢血管でも生じる。特に脳内では微小血管障害により虚血や循環障害が生じ, 脳血液関門の機能障害が生じる。その結果, 脳内浮腫や代謝障害を生じ, 間接的に支持細胞に炎症を生じる結果, 神経細胞が傷害される。

〔小川朝生:Cancer-brainとうつ病. Depression Frontier 9(1):87-94, 2011をもとに作成〕

関連物質の分泌によって生じる場合もある[40]。

- 認知機能障害の発生メカニズムを表Ⅱ-2-29に示す。中枢神経系の急性毒性である白質脳症は, 認知機能障害を引き起こす。
- その他, 不眠や不安, 抑うつも認知機能に影響を与える。

●発生しやすい抗がん薬

- 急性期の神経毒性を生じうる抗がん薬は, フルオロウラシルや, メトトレキサート, シクロホスファミド, テガフールなどがある(表Ⅱ-2-30)[39]。

●具体的症状・徴候

- 白質脳症は抗がん薬投薬後に運動麻痺, 硬直, けいれん, 失調, 認知症などの精神神経症状を呈し, 意識障害を生じることもある症候群である。
- 認知機能障害は微細ではあるものの, 言語性記憶や視覚性記憶, 精神運動速度の低下, 実行機能の低下など症状は多岐にわたる[41]。

●発生と終了

- 発生頻度は稀であるが抗がん薬投与後に発症することがある。発生時は症状が重篤化し, 不可逆的な神経障害が残存することもある[39]。

●支持療法

- 食欲低下, 全身倦怠感などは抗がん薬の薬物有害反応であるが, うつ病の症状でもあるため専門家の鑑別が必要である。
- がん薬物療法に伴う精神症状においては, 身体的な有害事象が精神症状を引き起こすことも考えられる。そのため, それぞれの症状に応じた支持療法の検討が重要となる。
- 精神症状の支持療法として薬を使用する場合は, 抗がん薬, ならびに抗がん治療の支持療法として使用する薬との相互作用にも注意が必要である。

●標準的看護ケア

- がん薬物療法に伴う精神症状の鑑別のため, 治療前の患者の生活状況の把握, 特に高齢者においては認知機能障害の評価が必要である。また, 治療遂行のため, 患者の安全の確保とそれぞれの症状に応じたケアの提供が重要となる。

U. 成長への影響

●概要

- 小児がんの治療終了後10年以上経ち成人期になってからさまざまな身体的晩期合併症や心理的・社会的適応不全を呈する[42]。晩期合併症の中では内分泌障害, 知能・神経障害, 視聴覚障害の頻度が高く, 治療後5年以上後に明らかになるものもある[43]。

●発生のメカニズム

- 晩期合併症のリスクは患者の背景を含めて多くの因子によって規定されるが, 最大のリスク因子は原疾患(腫瘍要因)と受けた治療内容である

表Ⅱ-2-30 抗がん薬と神経毒性

種類	抗がん薬	中枢神経系症状	末梢神経症状
アルキル化薬	カルムスチン		
	ブスルファン	けいれん	
	Chlorambucil	けいれん	
	シクロホスファミド	霞目，意識障害	
	イホスファミド	脳症	軸索障害
	テモゾロミド	頭痛	
	Thiotepa	嗜眠，意識障害，軸索障害	
代謝拮抗薬	2-Chlorodeoxyadenosine	意識障害，頭痛，気分異常	感覚・運動神経障害，Guillain-Barré 様症状
	カペシタビン	頭痛，めまい，不眠	感覚障害
	Cytosine arabinoside	小脳失調，脳症，けいれん，無菌性髄膜炎，ミエロパチー	
	フルダラビン	頭痛，意識障害，嗜眠，白質脳症	感覚障害
	フルオロウラシル	急性小脳失調，白質脳症	
	ゲムシタビン	放射線壊死	感覚障害，末梢神経障害
	ヒドロキシウレア	頭痛，脳症，けいれん	
	メトトレキサート	無菌性髄膜炎，一過性ミエロパチー，虚血様症候群，白質脳症	
白金製剤	シスプラチン	頭痛，脳症，けいれん，脳梗塞	感覚神経の軸索障害，聴神経障害
	カルボプラチン	視覚障害	感覚神経の軸索障害
	オキサリプラチン		投与直後の感覚異常，末梢神経障害
抗生物質	ドキソルビシン	脳梗塞（心筋障害に続く）	
	ダウノルビシン		
ビンカアルカロイド系	ビンクリスチン	視神経萎縮，皮質盲，脳症	末梢神経障害，単神経障害，自律神経障害
	ビノレルビン		感覚神経障害
タキサン系	パクリタキセル	脳症	感覚神経障害
	ドセタキセル		
トポイソメラーゼ阻害薬	イリノテカン	頭痛	
	ノギテカン		
	エトポシド		
その他	アスパラギナーゼ	脳症，静脈血栓	
	プロカルバジン	眠気，昏迷	
	サリドマイド	嗜眠	
モノクローナル抗体	ベバシズマブ	頭蓋内出血，脳血栓，可逆性白質脳症	
	セツキシマブ	投与時のふらつき，感覚障害，抑うつ，不眠	
	ゲムツズマブオゾガマイシン	頭蓋内出血	
	Iodine-131 tositumomab	投与時の頭痛，疲労感，ふらつき	
	リツキシマブ	投与時の頭痛，感覚障害，ふらつき，ヘルペス	
	トラスツズマブ	投与時の頭痛，疲労感，ふらつき，不眠	
	イットリウム(^{90}Y)イブリツモマブ チウキセタン	頭痛，ふらつき，背部痛，不眠，脳症	

（つづく）

(表Ⅱ-2-30 つづき)

種類	抗がん薬	中枢神経系症状	末梢神経症状
分子標的薬	ボルテゾミブ		末梢神経障害（運動，感覚）
	エルロチニブ	頭痛，脳梗塞，脳出血	
	ゲフィチニブ	嗜眠，頭痛，視覚障害	
	イマチニブ	頭痛，疲労感，脳浮腫，脳症	
	ソラフェニブ	頭痛	末梢神経障害
	スニチニブ	頭痛，味覚障害	

〔小川朝生：Cancer-brain とうつ病．Depression Frontier 9(1)：pp.87-94，2011，表2をもとに作成〕

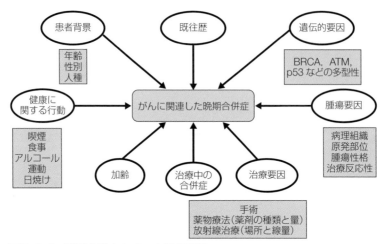

図Ⅱ-2-9　晩期合併症のリスク規定因子
〔日本小児血液・がん学会（編）：小児血液・腫瘍学．p.261，診断と治療社，2015，図2をもとに作成〕

(図Ⅱ-2-9)[44]。

●発生しやすい抗がん薬

- がん薬物療法における晩期合併症の神経・認知面での危険因子として，大量メトトレキサート療法，大量シタラビン療法，長期ステロイド治療がある[44]。
- 内分泌の合併症では総投与量により性腺機能障害の危険性が異なるが，アルキル化薬やアントラサイクリン系薬は性腺機能障害に起因する代表的な薬である[44]（表Ⅱ-2-31）。

●具体的状況

- 日本での多施設横断研究において，調査時年齢23歳前後の若年成人期では，小児がん経験者の女性50％，男性64％に内分泌障害21％，低身長14％，骨格筋系障害10％，肝機能障害9％，皮膚・脱毛7％などの晩期合併症が多いことが明らかにされている[44]。表Ⅱ-2-32に，薬物療法によって発症が予想される晩期合併症を示す[45]。

●発生と終了

- 治療を終えた数年から数十年後に晩期合併症として生じる。

●支持療法

- 長期フォローアップ体制の構築，特に成人期以降の成人診療科におけるフォローが重要となる[45]（表Ⅱ-2-33）。

●標準的看護ケア

- 原発のがん疾患の治療のために，将来的に成長への影響があり得ることを理解できるよう，患者・家族への教育，支援が重要である。

表Ⅱ-2-31　内分泌合併症が発生しやすい抗がん薬

抗がん薬	影響を受ける臓器・生体機能					
	性腺系	肥満 高脂血症	糖代謝	骨代謝	水電解質	高血圧
アルキル化薬 （ブスルファン，シクロホスファミドなど）	◎				△	△
アントラサイクリン	○					
メトトレキサート				○	△	△
重金属			○		○	○
ステロイド		○	○	○		○
L-アスパラギナーゼ		△				

◎：可能性が高い，○：可能性が十分ある，△：可能性があり得る
〔日本小児内分泌学会CCS委員会：小児がん経験者（CCS）のための医師向けフォローアップガイド ver.1.1．表1治療別内分泌合併症一覧表　より一部抜粋し作成．http://jspe.umin.jp/medical/files/CCS%20follow-up%20guide%20ver1.1.pdf〕

表Ⅱ-2-32　薬剤別，臓器別に予想される小児がんの晩期合併症

臓器	薬物療法	想定される晩期合併症
視覚器	ブスルファン；ステロイド	白内障
聴覚	シスプラチン；カルボプラチン（骨髄破壊的大量投与時）	感音性難聴
歯	第二生歯前のがん薬物療法	歯成長不全（歯，歯根部無形成，小歯症，エナメル質異形成）；歯周病；う歯
心血管系	アントラサイクリン系抗がん薬（例：ドキソルビシン，ダウノルビシン）	心筋症；うっ血性心不全，不整脈；非症候性左室機能不全
呼吸器	ブレオマイシン；ブスルファン；ニムスチン	肺線維症；間質性肺炎；拘束性/閉塞性肺疾患；肺機能不全
肝臓	代謝拮抗薬（例：メルカプトプリン，メトトレキサート）	肝機能障害；肝静脈閉塞症；肝線維症；肝硬変；胆石症
腎臓	シスプラチン；カルボプラチン；イホスファミド；メトトレキサート	糸球体毒性；尿細管障害；腎機能障害；高血圧症
膀胱	シクロホスファミド；イホスファミド	出血性膀胱炎；膀胱線維症；排尿障害；神経因性膀胱；膀胱がん（シクロホスファミド）
生殖器（男性）	アルキル化薬（例：ブスルファン，ニムスチン，シクロホスファミド，メルファラン，プロカルバジン）	二次性徴遅延/無二次性徴；性腺機能不全；不妊症；勃起/射精不全
生殖器（女性）	アルキル化薬（例：ブスルファン，ニムスチン，シクロホスファミド，メルファラン，プロカルバジン）	二次性徴遅延/無二次性徴；早発閉経
筋骨格系	ステロイド；メトトレキサート	骨量減少/骨粗鬆症；骨壊死
神経認知	メトトレキサート（髄注または静注 1,000 mg/m² 以上）；シタラビン（静注 1,000 mg/m² 以上）	神経認知障害（実行機能・注意・記憶，処理速度・視運動統合）
中枢神経系	メトトレキサート，シタラビン（髄注または静注 1,000 mg/m² 以上）	白質脳症（痙縮，運動失調，構音障害，嚥下障害，片麻痺，けいれん）；運動・感覚障害
末梢神経系	ビンカアルカロイド系抗がん薬（例；ビンクリスチン，ビンブラスチン）；シスプラチン；カルボプラチン	末梢性感覚・運動神経症
心理社会的	すべて	社会的脱落；教育に関する問題；抑うつ状態；不安症；PTSD

PTSD：post traumatic stress disorder
〔American Academy of Pediatrics Section on Hcmatology/Oncology Children's Oncology Group：long-term follow-up care for pediatric cancer survivors. Pediatrics 123（3）：906-915, 2009 をもとに作成〕

表Ⅱ-2-33 フォローアップ計画の概要（がん薬物療法に関連するものを抜粋）

臓器	晩期合併症	主要原因治療	定期的評価/スクリーニング項目
眼	白内障	ステロイド	定期的眼科検診
耳	難聴，耳鳴り	シスプラチン	聴覚検査
口腔	う歯，歯芽形成不全	アルキル化薬（若年での使用）	定期的歯科検診
心血管系	心筋症	アントラサイクリン系抗がん薬	経時的エコー検査
呼吸器	肺線維症，拘束性/閉塞性肺疾患	ブレオマイシン，ブスルファン，ニムスチン	胸部X線，呼吸機能検査
尿路系	糸球体濾過率低下	シスプラチン	血清クレアチニン
	尿細管障害	シスプラチン，イホスファミド	血清電解質，Mg，P
	出血性膀胱炎，膀胱線維症	シクロホスファミド，イホスファミド	尿検査
筋骨格系	骨量減少/骨粗鬆症	ステロイド，メトトレキサート	骨密度測定
	骨壊死（無血管性壊死）	ステロイド	臨床所見，MRI
神経系	神経認知遅延	メトトレキサート，シタラビン	神経認知検査
	白質脳症	メトトレキサート，シタラビン	神経所見，MRI
	末梢神経障害	ビンカアルカロイド系抗がん薬（例：ビンクリスチン，ビンブラスチン）	神経所見
内分泌系	性腺機能不全	アルキル化薬	テストステロン，エストラジオール，FSH，LH
生殖系	不妊症	アルキル化薬	既往歴聴取，専門医紹介
二次がん	AML/MDS	エトポシド，アントラサイクリン系抗がん薬	血算
心理社会的	PTSD，対人障害，特別支援教育，キャリア・職業訓練，保険未加入	がん体験；特殊な晩期障害による機能的障害	既往歴聴取，精神科的評価，社会能力評価

AML：acute myeloid leukemia, MDS：myelodysplastic syndrome
〔Freyer DR：Transition of Care for Young Adult Survivors of Childhood and Adolescent Cancer：Rationale and Approaches. J Clin Oncol 28(32)：4810-4818, 2010をもとに作成〕

V. 二次発がん

●症状の定義

- 二次発がんとは抗がん薬や放射線療法による晩期合併症として，原疾患とは別の種類のがんや白血病を生じることである[46]。

●発生のメカニズム

- がん薬物療法での二次発がんにおいてはDNAを変化させる化学物質への曝露が起因となって生じる[47]（図Ⅱ-2-10）。

●発生しやすい抗がん薬

- 二次発がんとして注目されるのは急性骨髄性白血病であり，アルキル化薬，ニトロソウレア薬の長期投与や放射線療法との併用でリスクが高まる。ホジキンリンパ腫や骨髄腫で要注意である。またエトポシドも投与量累積的に急性非リンパ性白血病が発生し，遺伝子変化が背景にあるとされている[46]。

●具体的症状・特徴

- 小児がん領域にて報告されている二次発がんの特徴を表Ⅱ-2-34に示す[48]。

●発生と終了

- 二次発がん発症までの中央値は白血病や脳腫瘍では10年以内であり，乳がんや甲状腺がん，悪性リンパ腫では10年以上である。また，消化器がんなどの成人型固形がんは15〜20年以上経過してから発生が増加しており，生涯リス

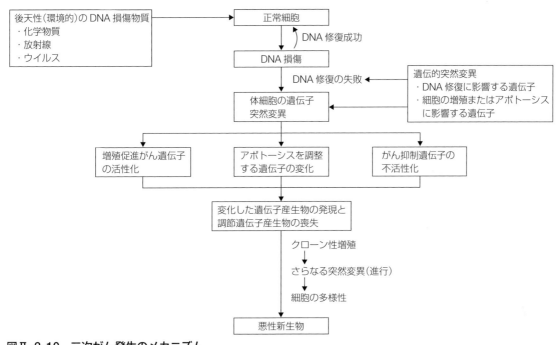

図Ⅱ-2-10　二次がん発生のメカニズム
〔Cotran RS, Kumar V, et al：Robbins pathologic basis of disease(6th ed.). p.278, Saunders, 1999〕

表Ⅱ-2-34　二次がんの典型的パターン

二次がん	発症までの期間	リスク因子
MDS・AML	3〜6年	トポイソメラーゼ-Ⅱ阻害薬，アルキル化薬
骨腫瘍	9〜10年	放射線，アルキル化薬，摘脾
軟部組織腫瘍	10〜11年	放射線，若年，アントラサイクリン系薬
甲状腺がん	13〜15年	放射線(頸部，全身)，若年(<5〜10歳)，女性
脳腫瘍　神経膠腫	5〜10年	放射線(頭蓋)，若年(<6歳)
髄膜腫	20〜40年	放射線(頭蓋)，加齢，メトトレキサート髄注
乳がん	15〜20年	放射線，女性，家族歴，*BRCA*遺伝子
成人型がん	20〜50年	放射線，加齢，生活習慣，アルキル化薬，白金製剤
皮膚がん	15〜30年	放射線，アルキル化薬，紫外線曝露

〔石田也寸志：第Ⅰ部総論 第5章晩期合併症 2.各論 k. 二次がん(表1). 日本小児血液・がん学会(編), 小児血液・腫瘍学, p.283, 診断と治療社, 2015〕

クは依然として不明である[48]。

●支持療法

- 早期がんへの治療の開始や治療成績の上昇に伴い，わが国においても二次性発がんの症例報告は増加している。原疾患治療後の長期のフォロー体制の構築やがん検診を含めたスクリーニングが重要となる。

●標準的看護ケア

- アルキル化薬には発がんの可能性があるため二次発がんの発症を発見するには患者の長期のフォローが必要である。原発のがん疾患の治療による二次発がんのリスクの受け入れと理解のための患者・家族への教育が重要である。

II がん薬物療法看護

文献

●引用文献

1) 有害事象共通用語規準 v4.0 日本語訳 JCOG 版（略称：CT-CAE v4.0 - JCOG）［CTCAE v4.03/MedDRA v12.0（日本語表記：MedDRA/J v19.0）対応-2016 年 3 月 10 日］
http://www.jcog.jp/doctor/tool/CTCAEv4J_20160310.pdf［2016 年 7 月 29 日］
2) 日本アレルギー学会 Anaphylaxis 対策特別委員会（編）：アナフィラキシーガイドライン．p.1, 2014
http://www.jsaweb.jp/modules/journal/index.php?content_id=4 ［2016 年 8 月 1 日］
3) Polovich M, White JM, 他（編），佐藤禮子（監訳）：抗がん剤治療に伴う即時型合併症．がん化学療法・バイオセラピー看護実践ガイドライン．pp.104-112, 医学書院, 2009
4) 伊藤正男，井村裕夫, 他（編）：医学書院 医学大辞典（第2版）．p.324, 医学書院, 2009
5) 前掲4), p.314
6) 日本癌治療学会（編）：制吐薬適正使用ガイドライン 2015 年 10 月（第2版）. p.25, 金原出版, 2015
7) 前掲6), p.28, 29, 31
8) 前掲6), p.25
9) 前掲6), pp.21-23
10) 前掲6), p.34
11) 厚生労働省：重篤副作用疾患別対応マニュアル―薬物性味覚障害．p.6, 2011
http://www.info.pmda.go.jp/juutoku/file/jfm1104003.pdf ［2016 年 8 月 1 日］
12) 小林由佳, 中西弘和：がん化学療法に伴う摂食障害（悪心嘔吐，味覚異常など）の対策．静脈経腸栄養 28(2)：627-634, 2013
13) 前掲11), p.9
14) 田墨恵子：食欲不振．濱口恵子, 本山清美（編）：がん化学療法ケアガイド（改訂版）．p.153, 中山書店, 2012
15) 狩野太郎：化学療法に伴う味覚変化への援助．がん看護 19(2)：166-172, 2014
16) Polovich M, Olsen M, et al：Myelosuppression Chemotherapy and Biotherapy Guidelines and Recommendations for Practice(4th ed). pp.171-190, Oncology Nursing Society, 2014
17) 日本臨床腫瘍学会（編）：発熱性好中球減少症（FN）診療ガイドライン．南江堂, 2012
18) 厚生労働省医薬食品局血液対策課：血液製剤の使用指針（改定版）．2005（平成17）年9月
http://www.mhlw.go.jp/new-info/kobetu/iyaku/kenketsugo/5tekisei3b.html ［2016 年 8 月 1 日］
19) Lalla RV, Bowen J ,et al：MASCC/ISOO Clinical practice guidelines for the management of mucositis secondary to cancer therapy. Cancer 120(10)：1453-1461, 2014
20) Oncology Nursing Society：fatigue In Putting evidence into practice（PEP）
https://www.ons.org/practice-resources/pep/fatigue(updated on January 21, 2016)［2016 年 8 月 1 日］
21) Eaton LH, Tipton JM, et al(eds)：Putting evidence into practice. p.149, Oncology Nursing Society, 2009
22) Okayama T, Wang XS, et al：Validation study of the japanese version of the brief fatigue inventory. J Pain Symptom Manage 25(2)：106-107, 2003
日本語版 Brief Fatigue Inventory（簡易倦怠感尺度）
http://pod.ncc.go.jp/documents/BFI.pdf ［2016 年 8 月 1 日］
23) 鈴木志津枝, 小松浩子（監訳）：出血予防．がん看護 PEP リソース―患者のアウトカムを高めるケアのエビデンス．p.152, 医学書院, 2013
24) 前掲21), p.52
25) 前掲21), p.156
26) 前掲21), p.159
27) Oldenburg J, Kraggerud SM, et al：Cisplatin-induced long-term hearing impairment is associated with specific glutathione s-transferase genotypes in testicular cancer survivors. J Clin Oncol 25(6)：708-714, 2007
28) 荒川和彦, 鳥越一宏, 他：抗がん剤による末梢神経障害の特徴とその作用機序．日本緩和医療薬学雑誌 4(1)：1-13, 2011
29) van der Hoop RG, van der Burg ME, et al：Incidence of neuropathy in 395 patients with ovarian cancer treated with or without cisplatin. Cancer 66(8)：1697-1702, 1990
30) 宮本裕士, 渡邊雅之, 他：白金製剤．相羽惠介（編），抗がん薬の臨床薬理．p.202, 南山堂, 2013
31) 照井康仁：ビンカアルカロイド系．前掲30), p.320, 南山堂, 2013
32) 前掲30), p.209
33) Hershman DL, Lacchetti C, et al：Prevention and management of chemotherapy-induced peripheral neuropathy in survivors of adult cancers：American Society of Clinical Oncology Clinical Practice Guideline. J Clin Oncol 32(18)：1941-1967, 2014
34) 吉川義之, 松田一浩, 他：転倒リスク評価における振動覚検査の重要性―振動覚の低下は転倒恐怖感や活動性に影響を及ぼさない．理学療法科学 27(1)：55-59, 2012
35) 日本肝臓学会肝炎診療ガイドライン作成委員会（編）：B型肝炎治療ガイドライン（第2.2版）．2016
https://www.jsh.or.jp/files/uploads/HBV_GL_ver2.2_May30.pdf ［2016 年 8 月 1 日］
36) 日本呼吸器学会薬剤性肺障害の診断・治療の手引き作成委員会（編）：薬剤性肺障害の診断・治療の手引き．p.1, メディカルレビュー社, 2012
37) 菅野かおり：副作用対策―性機能障害：HBV 再活性化．勝俣範之, 足利幸乃, 他（編），がん治療薬まるわか BOOK．p.345, 照林社, 2015
38) 大西秀樹, 和田芽衣, 他：チーム医療としての外来化学療法5 外来化学療法と精神科医．治療学 41(11)：37-40, 2007
39) 小川朝生：Cancer-brain とうつ病．Depression Frontier 9(1)：87-94, 2011
40) Clouston PD, DeAngelis LM, et al：The spectrum of neurological disease in patients with systemic cancer. Ann Neurol 31(3)：268-273, 1992
41) Vardy J, Wefel JS, et al：Cancer and cancer-therapy related cognitive dysfunction：an international perspective from the Venice cognitive workshop. Ann Oncol 19(4)：623-629, 2008
42) 石田也寸志, 大園周一, 他：小児がん経験者の晩期合併症および QOL の実態に関する横断的調査研究（第2報）．日本小児科学会雑誌 114(4)：676-686, 2010
43) 石田也寸志：小児脳腫瘍の晩期合併症―長期フォローアッ

44) 日本小児血液・がん学会(編):小児血液・腫瘍学.pp.259-285,診断と治療社,2015
45) 湯坐有希:小児がんサバイバーに対する長期フォローアップ—晩期合併症対策.移行医療の側面から.癌と化学療法 41(1):15-19,2014
46) 日本臨床腫瘍学会(監):入門腫瘍内科学(改訂第2版).p.130,篠原出版新社,2015
47) Itano JK, Taoka KN(編),小島操子,佐藤禮子(監訳):がん看護コアカリキュラム.p.356(図20-1),医学書院,2007
48) 日本小児血液・がん学会(編):小児血液・腫瘍学.pp.282-285,診断と治療社,2015

●参考文献
Ⅱ-2-1,2,3
- Japanese Cancer Trial Network:有害事象報告に関する共通ガイドライン(JCTN有害事象報告ガイドライン)ver1.0.2015 http://www.jcog.jp/doctor/todo/researcher/JCTN_AEreporting_guideline_ver1_0.pdf[2016年7月29日]
- National Cancer Institute(NCI):CTCAE http://ctep.cancer.gov/protocolDevelopment/electronic_applications/ctc.htm[2016年7月29日]
- 日本臨床腫瘍学会(編):新臨床腫瘍学(改訂第3版)—がん薬物療法専門医のために.南江堂,2012

Ⅱ-2-4-A
- アバスチン®緊急対応ガイド.中外製薬,2012
- アバスチン®市販直後における副作用集計結果報告.中外製薬,2010
- 松田直之:敗血症性ショック.呼吸器ケア 12(4):94-103,2014
- 中根実:播種性血管内凝固症候群.がんエマージェンシー—化学療法の有害反応と緊急症への対応.pp.224-244,医学書院,2015
- 中根実:静脈血栓症.前掲書,pp.199-223,医学書院,2015
- 中根実:腫瘍崩壊症候群.前掲書,pp.74-98,医学書院,2015
- 日本循環器学会,日本心臓病学会,他:肺血栓塞栓症および深部静脈血栓症の診断・治療・予防に関するガイドライン.2004
- 日本高血圧学会高血圧治療ガイドライン作成委員会(編):高血圧治療ガイドライン 2014.ライフサイエンス社,2014 http://www.jpnsh.jp/download_gl.html[2016年7月29日]
- 日本臨床腫瘍学会(編):新臨床腫瘍学(改訂第4版)—がん薬物療法専門医のために.pp.612-632,南江堂,2015
- 日本臨床腫瘍学会(編):腫瘍崩壊症候群(TLS)診療ガイダンス.金原出版,2013
- 日本集中治療医学会 Sepsis Registry 委員会:日本版敗血症診療ガイドライン.日本集中治療医学会雑誌 20:124-173,2013 http://www.jsicm.org/pdf/20_124.pdf[2016年7月29日]
- 入門腫瘍内科学編集委員(編):入門腫瘍内科学.pp.255-270,篠原出版新社,2009
- 瀧田咲枝,下村昭彦:播種性血管内凝固.森文子,大矢綾,他(編),オンコロジックエマージェンシー—病棟外来での早期発見と帰宅後の電話サポート.pp.87-91,医学書院,2016

Ⅱ-2-4-B
- 中根実:過敏反応・インフュージョンリアクション.がんエマージェンシー—化学療法の有害反応と緊急症への対応.pp.44-73,医学書院,2015
- 菅野かおり:初回化学療法で重篤な過敏症を起こした患者の看護.小澤桂子,菅野かおり,他(監),理解が実践につながるステップアップがん化学療法看護(第2版).pp.188-205,学研メディカル秀潤社,2016
- 高平奈緒美:過敏反応・アナフィラキシー.森文子,大矢綾,他(編),オンコロジックエマージェンシー—病棟外来での早期発見と帰宅後の電話サポート.pp.127-133,医学書院,2016
- 三嶋裕子:輸注反応,アレルギー反応.日本臨床腫瘍学会(編),新臨床腫瘍学(改訂第4版)—がん薬物療法専門医のために.pp.636-637,南江堂,2015

Ⅱ-2-4-C
- 中根実:過敏反応・インフュージョンリアクション.がんエマージェンシー.pp.44-73,医学書院,2015
- 高平奈緒美:インフュージョンリアクション.森文子,大矢綾,他(編):オンコロジックエマージェンシー—病棟外来での早期発見と帰宅後の電話サポート.pp.134-148,医学書院,2016.

Ⅱ-2-4-D
- 国立がん研究センター内科レジデント(編):抗悪性腫瘍薬の漏出性皮膚障害.がん診療レジデントマニュアル(第7版),pp.426-431,医学書院,2016
- 中根実:抗がん剤の血管外漏出.がんエマージェンシー,pp.17-43,医学書院,2016
- 日本がん看護学会(編):外来がん化学療法看護ガイドライン 1 抗がん剤の血管外漏出およびデバイス合併症の予防・早期発見・対処(2014年版).金原出版,2014

Ⅱ-2-4-E
- 荒尾晴惠,田墨惠子:患者をナビゲートする! スキルアップ がん化学療法看護—事例から学ぶセルフケア支援の実際.pp.60-64,日本看護協会出版会,2010
- 濱口恵子,本山清美(編):がん化学療法ケアガイド(改訂版).pp.173-179,中山書店,2012
- 橋本信也:便秘.症状から見た病態生理学,エキスパートナース MOOK 32,p.48,照林社,1999
- 本田晶子:便秘.がん患者の消化器症状マネジメント—消化器症状のアセスメントと看護ケア.がん看護 13(2):146-151,2008
- 国立がん研究センター内科レジデント(編):がん診療レジデントマニュアル(第6版).pp.437-475,医学書院,2013
- 江連久子,増渕和子:宿便・糞便停滞.がん患者の消化器症状マネジメント—消化器症状のアセスメントと看護ケア.がん看護 13(2):152-156,2008
- 守安洋子:ナースのためのくすりの辞典 2007年版.へるす出版,2007
- 日本緩和医療学会(編):専門家をめざす人のための緩和医療学.pp.124-131,南江堂,2014
- 日本緩和医療学会緩和医療ガイドライン作成委員会(編):がん疼痛の薬物療法に関するガイドライン(2014年版).p.59,金原出版,2014 https://www.jspm.ne.jp/guidelines/pain/2014/pdf/pain2014.pdf[2016年8月1日]
- 佐々木常雄,岡元るみ子(編):新がん化学療法ベストプラクティス.pp.134-139,照林社,2012
- 内薗耕二,小坂樹徳(監):看護学大辞典(第5版).メヂカルフレンド社,2002

II がん薬物療法看護

II-2-4-F
- 荒尾春恵，田墨惠子：患者をナビゲートする！ スキルアップ がん化学療法看護—事例から学ぶセルフケア支援の実際．pp.64-68，日本看護協会出版会，2010
- 濱口惠子，本山清美（編）：がん化学療法ケアガイド（改訂版）．pp.164-172，中山書店，2012
- 橋本信也：下痢．症状から見た病態生理学．エキスパートナースMOOK 32．p.88，照林社，1999
- 小林国彦：下痢対策．癌と化学療法 30(6)：765-771，2003
- 国立がん研究センター内科レジデント（編）：がん診療レジデントマニュアル（第7版）．pp.419-422，医学書院，2016
- 守安洋子：ナースのためのくすりの辞典2007．へるす出版，2007
- 日本緩和医療学会（編）：専門家をめざす人のための緩和医療学．pp.133-141，南江堂，2014
- 佐々木常雄，岡元るみ子（編）：新がん化学療法ベストプラクティス．pp.129-133，照林社，2012
- 宇野さつき：下痢・直腸分泌．がん看護 13(2)：161-164，2008
- 内薗耕二，小坂樹徳（監）：看護学大辞典（第5版）．メヂカルフレンド社，2002

II-2-4-G
- 日本癌治療学会（編）：制吐薬適正使用ガイドライン 2015年10月（第2版）．pp.62-63，金原出版，2015
- 前掲書．pp.55-57

II-2-4-I
- 池田康夫，押味和夫（編）：造血のしくみ．標準血液病学．pp.1-15，医学書院，2000
- 三嶋裕子：54 副作用対策と支持療法 1．がん薬物療法に伴う有害反応の対策．日本臨床腫瘍学会（編），新臨床腫瘍学—がん薬物療法専門医のために（改訂第3版），pp.651-652，南江堂，2012
- Polovich M, White JM, et al（編），佐藤禮子（監訳）：骨髄抑制．がん化学療法・バイオセラピー看護実践ガイドライン．pp.166-175，医学書院，2009
- 鈴木志津枝，小松浩子（監訳）：がん看護PEPリソース—患者のアウトカムを高めるケアのエビデンス，pp.258-291，医学書院，2013

II-2-4-J
- Polovich M, Olsen M, et al（Eds）：Mucositis. In Chemotherapy and biotherapy guidelines and recommendations for practice(4th ed). pp.213-222, Oncology Nursing Society, 2014
- 佐藤禮子（監訳）：粘膜炎．がん化学療法・バイオセラピー看護実践ガイドライン．pp.166-175，医学書院，2009
- Sonis ST：A biological approach to mucositis.J Support Oncol 2(1)：21-32, 2004
- 鈴木志津枝，小松浩子（監訳）：粘膜炎．がん看護PEPリソース—患者のアウトカムを高めるケアのエビデンス，pp.198-220，医学書院，2013

II-2-4-M
- 藤恒嘉秀：AKIの診断．和田隆志，古市賢吾（編），AKI急性腎障害のすべて．pp.2-13，南江堂，2012
- 金原史郎，近藤俊輔：がん治療に伴う救急状態—薬剤投与後の経過中に生じる有害事象．森文子，大矢綾，他（編），オンコロジックエマージェンシー—病棟外来での早期発見と帰宅後の電話サポート．pp.153-162，医学書院，2016
- 小林正伸：やさしい腫瘍学．p.191，南江堂，2014
- 厚生労働省科学研究費補助金平成27年度日本医療開発機構腎疾患実用化研究事業「慢性腎臓病の進行を促進する薬剤等による腎障害の早期診断法と治療法の開発」薬剤性腎障害ガイドライン作成委員会：薬剤性腎障害診療ガイドライン 2016 http://www.jsn.or.jp/academicinfo/report/CKD-guideline2016.pdf［2016年8月1日］
- 小山富美子：がん化学療法の副作用とケア—腎障害．濱口惠子，本山清美（編），がん化学療法ケアガイド（改訂版），pp.242-237，中山書店，2012
- 三嶋裕子：副作用対策と支持療法—がん薬物療法に伴う有害反応の対策．日本臨床腫瘍学会（編），新臨床腫瘍学（改訂第4版），pp.633-639，南江堂，2015
- Polovich M, White JM, 他（編），佐藤禮子（監訳）：腎毒性．がん化学療法・バイオセラピー看護実践ガイドライン，pp.251-260，医学書院，2009
- 下山健：抗がん剤の副作用と治療—腎障害．岡元るみ子，佐々木常雄（編），改訂版 がん化学療法副作用対策ハンドブック，pp.107-115，羊土社，2015

II-2-4-N
- 阿部雅則，恩地森一：薬物性肝障害の診断．滝川一，久保惠嗣（編），内科領域の薬剤性障害—肝・肺を中心に，別冊医学のあゆみ（2014年11月），pp.25-30，医歯薬出版，2014
- 小林正伸：やさしい腫瘍学．pp.188-190，南江堂，2014
- 厚生労働省：重篤副作用疾患別対応マニュアル—薬物性肝障害（平成20年4月）．http://www.mhlw.go.jp/topics/2006/11/dl/tp1122-1i01.pdf［2016年8月1日］
- 楠本茂：副作用対策と支持療法—B型肝炎ウィルスの再活性化とその対策．日本臨床腫瘍学会（編），新臨床腫瘍学（改訂第4版），pp.640-642，南江堂，2015
- 三嶋裕子：副作用対策と支持療法—がん薬物療法に伴う有害反応の対策．日本臨床腫瘍学会（編），新臨床腫瘍学改訂（改訂第4版）—がん薬物療法専門医のために，pp.633-639，南江堂，2015
- 森脇義和：薬物性肝障害の発生機序．滝川一，久保惠嗣（編），内科領域の薬剤性障害—肝・肺を中心に，別冊医学のあゆみ（2014年11月），pp.5-10，医歯薬出版，2014
- 下山達：できる！ 副作用対策．抗がん剤の副作用と治療—肝障害．佐々木常雄，岡元るみ子（編），新 がん化学療法ベスト・プラクティス．pp.97-106，照林社，2012
- 下山達：抗がん剤の副作用と治療—肝障害．岡元るみ子，佐々木常雄（編），改訂版 がん化学療法副作用対策ハンドブック，pp.164-170，羊土社，2015
- 菅野かおり：副作用対策—肝機能障害：HBV再活性化．勝俣範之，足利幸乃，他（編），がん治療薬まるわかりBOOK，pp.299-301，照林社，2015
- 温泉川真由：抗悪性腫瘍薬の副作用対策—肝毒性．西條長宏（編），抗悪性腫瘍薬安全使用マニュアル，pp.683-694，医薬ジャーナル社，2014

II-2-4-O
- 細見幸生：抗がん剤の副作用と治療—肺毒性．岡元るみ子，佐々木常雄（編），改訂版がん化学療法副作用対策ハンドブック，pp.92-96，羊土社，2015
- 小山富美子：がん化学療法の副作用とケア—肺障害．濱口惠子，本山清美（編），がん化学療法ケアガイド（改訂版），pp.248-256，中山書店，2012
- 三嶋裕子：副作用対策と支持療法—がん薬物療法に伴う有害反応の対策．日本臨床腫瘍学会（編），新臨床腫瘍学（改訂第4版）—がん薬物療法専門医のために，pp.633-639，南江堂，

- 大熊裕介, 福島優子:できる！ 副作用対策―肺障害. 佐々木常雄, 岡元るみ子(編), 新がん化学療法ベストプラクティス, pp.171-177, 照林社, 2012
- 西條康夫:抗悪性腫瘍薬による薬剤性肺障害. 滝川一, 久保惠嗣(編), 内科領域の薬剤性障害―肝・肺を中心に, 別冊医学のあゆみ(2014年11月), pp.99-102, 医歯薬出版, 2014
- 斎藤好信, 弦間昭彦:分子標的治療薬による薬剤性肺障害. 滝川一, 久保惠嗣(編), 内科領域の薬剤性障害―肝・肺を中心に, 別冊医学のあゆみ(2014年11月), pp.103-107, 医歯薬出版, 2014
- 温泉川真由:抗悪性腫瘍薬の副作用対策―肺毒性. 西條長宏(編), 抗悪性腫瘍薬安全使用マニュアル, pp.655-664, 医薬ジャーナル社, 2014

Ⅱ-2-4-P
- 金原史郎, 近藤俊輔:がん治療に伴う救急状態―薬剤投与後の経過中に生じる有害事象. 森文子, 大矢綾, 他(編), オンコロジックエマージェンシー―病棟外来での早期発見と帰宅後の電話サポート, pp.154-156, 医学書院, 2016
- 川崎智広, 岡元るみ子:抗がん剤の副作用と治療―循環器障害. 岡元るみ子, 佐々木常雄(編), 改訂版がん化学療法副作用対策ハンドブック, pp.85-91, 羊土社, 2015
- 小林正伸:やさしい腫瘍学. pp.187-188, 南江堂, 2014
- 小山富美子:がん化学療法の副作用とケア―心障害. 濱口恵子, 本山清美(編), がん化学療法ケアガイド(改訂版), pp.235-241, 中山書店, 2012
- 三嶋容子:副作用対策と支持療法―がん薬物療法に伴う有害反応の対策. 日本臨床腫瘍学会(編), 新臨床腫瘍学改訂(改訂第4版)―がん薬物療法専門医のために, pp.633-639, 南江堂, 2015
- Polovich M, White JM, 他(編), 佐藤禮子(監訳):がん治療に伴う副作用―心毒性. がん化学療法・バイオセラピー看護実践ガイドライン. pp.197-224, 医学書院, 2009
- 山口茂夫, 砂田由梨香, 他:できる副作用対策―抗がん剤の副作用と治療 心・循環器障害. 佐々木常雄, 岡元るみ子(編), 新がん化学療法ベストプラクティス, pp.178-187, 照林社, 2012
- 温泉川真由:抗悪性腫瘍薬の副作用対策―心毒性. 西條長宏(編), 抗悪性腫瘍薬安全使用マニュアル, pp.665-675, 医薬ジャーナル社, 2014

Ⅱ-2-4-Q
- American Cancer Society(編), 高橋都, 針間克己(訳):がん患者の幸せな性―あなたとパートナーのために. 春秋社, 2002
- 在田修二, 草場仁志:抗悪性腫瘍薬の副作用対策―性機能障害. 西條長宏(編), 抗悪性腫瘍薬安全使用マニュアル, pp.728-740, 医薬ジャーナル社, 2014
- 森文子:がん化学療法の副作用とケア―性機能障害. 濱口恵子, 本山清美(編), がん化学療法ケアガイド(改訂版), pp.224-234, 中山書店, 2012
- 森甚一, 高山深雪, 他:できる！ 副作用対策―性機能障害. 佐々木常雄, 岡元るみ子(編), 新がん化学療法ベストプラクティス, pp.237-243, 照林社, 2012
- 岡田弘, 小堀善友, 他:男性がん患者の性機能障害とその援助. がん看護 19(3):281-286, 2014
- 大川玲子:女性の性反応と性機能障害. がん看護 19(3):274-276, 2014
- Polovich M, White JM, 他(編), 佐藤禮子(監訳):がん治療に伴う副作用―セクシャリティーと生殖機能の障害. がん化学療法・バイオセラピー看護実践ガイドライン, pp.269-281, 医学書院, 2009
- 高橋都:副作用対策と支持療法―性機能障害とその対策. 日本臨床腫瘍学会(編), 新臨床腫瘍学(改訂第4版)―がん薬物療法専門医のために, pp.643-645, 南江堂, 2015
- 高橋都:女性がん患者の性機能障害とその援助. がん看護 19(3):277-280, 2014
- 戸田晃子, 鈴木直:抗がん剤の副作用と治療―晩期障害:性機能障害. 岡元るみ子, 佐々木常雄(編), 改訂版 がん化学療法副作用対策ハンドブック, pp.177-184, 羊土社, 2015
- 渡邊知映:子どもがほしい―生殖機能障害. がん看護 17(5):553-556, 2012

Ⅱ-2-4-R
- Lacouture ME: Dermatologic principles and practice in oncology-conditions of the Skin, hair, and nails in cancer patients. Wiley-Blackewell, 2013

Ⅱ-2-4-S
- Lacouture ME: Dermatologic principles and practice in oncology-conditions of the Skin, hair, and nails in cancer patients. Wiley-Blackewell, 2013

Ⅱ-2-4-T
- 前田隆司, 安藤正志:コンセンサス抗癌剤の副作用と対策―神経症状. コンセンサス癌治療. 5(4):196-199, 2006

Ⅱ-2-4-U
- 石田也寸志:小児脳腫瘍の晩期障害. 日本小児科学会雑誌 108(3):368-379, 2004

第3章 がん薬物療法に伴う主な有害事象の予防と出現時の援助

1. アセスメントの視点

A. 治療目的と内容

- がん薬物療法は，同じがん種でも治療目的によって選択されるレジメンが異なる。そのため，治療目的(治癒，延命，症状緩和，手術前後の補助療法)を必ず把握する。
- 医師が説明した治療目的と患者や家族の理解に違いが生じている場合もあるため，理解や受けとめを把握する。
- がん薬物療法は放射線治療と併用して行う場合がある。この場合皮膚障害や骨髄抑制などの有害事象が重症化する可能性があるため併用療法の有無と治療内容，併用療法により出現する有害事象について確認する。
- 必要十分な情報を得た上で，治療についての意思決定ができているかを確認する。

B. 使用されるレジメン

- 選択されるレジメン名と使用薬，投与量，治療間隔，投与管理上の注意事項，出現する可能性が高い有害事象を確認し，リスクマネジメントとケアに生かす。

C. これまで受けたがん治療とその反応

- がんは集学的に治療が行われることも多く，薬物治療を受ける前の手術療法や内視鏡治療，放射線治療などの治療歴を確認する。治療内容と治療後に続いている症状や障害の有無・程度を把握し，身体アセスメントやセルフケア能力のアセスメントにつなげる。
- がん薬物療法は，治療効果や有害事象の影響で治療変更が行われるため，前治療の有害事象が回復しないまま，次の治療が開始となる場合がある。前治療の有害事象についても観察を続け回復を確認する。
- 過去の薬物療法歴とその反応を把握することは非常に大切である。今まで受けてきたがん薬物療法において出現した有害事象とその程度について情報収集し，次の有害事象対策に生かすよう検討する。

D. 身体所見

- がん薬物療法は一般薬と違い，治療域が非常に狭く，有害事象の発現は避けられない。そのため，身体機能が低下している時は，いくら治療効果がみられていても，全身状態によっては治療の適応にならない場合がある。
- 全身状態の把握は，がん薬物療法を実施する上で必須であり，特に，投与直前の身体所見をアセスメントするのは看護師の役割である。医師および薬剤師と連携し，異常の早期発見を行うことが重要である。
- 主な身体所見の項目は以下の通りである。

◆**造血機能**：主に細胞傷害性の抗がん薬は骨髄抑制を起こし，白血球減少，赤血球減少，血小板減少が生じる。これらはそれぞれ，感染症，貧血，出血の発症傾向を示し，回復のないままに薬物が投与されるとその発症傾向が強くなる。治療開始前には必ず血液データを確認する。特に，好中球減少症は感染症の発症率増大につながり注意が必要である。

◆**感染症**：通常は発症しなくとも，好中球減少により感染症が発症する場合がある。口腔内感染症のリスク把握のためには，治療前に歯科診察を受けるのが望ましい。また，発熱は感染徴候である可能性が高いため，治療当日には必ず体温測定をする。がん薬物療法の長期投与に用いられるCV(central venous；中心静脈)ポートが感染源となる場合があり，ポート周辺部位の熱感や痛みも観察する。

◆**消化器症状**：薬剤アセスメントに応じて，口内炎，悪心・嘔吐，下痢，便秘について出現の有無と程度，外来患者の場合は症状緩和のためにあらかじめ処方されている薬の使用の有無と頻度を確認する。

◆**心機能**：心毒性がある薬以外にも，高血圧や不整脈，血栓症など循環動態に影響を及ぼす薬があるため，治療前に評価を行うとともに，治療当日に自覚症状の有無の確認，脈拍・血圧の測定を行う。

◆**肺機能**：薬剤性肺炎や間質性肺炎を起こしやすい薬については，継続的に症状の有無をモニタリングする。急性型は発熱，咳嗽，呼吸困難，慢性型は乾性咳嗽，労作時呼吸困難感，微熱などの症状を呈する。聴診，画像所見の確認を行うとともに，自覚症状や既往に合わせて酸素飽和度の測定を行う。

◆**肝機能**：薬は肝臓で代謝を受けるものが大半であり，程度の差こそあれ肝機能に影響を及ぼす。肝障害を反映する検査値の異常がないかを確認する。

◆**腎機能**：腎臓は薬の主要排泄臓器であることから，抗がん薬が腎臓に与える影響は大きい。腎機能を反映する血液データを毎回確認するとともに，患者の自覚症状(尿が減った，むくみがある，息苦しい，動悸がする)の訴えを確認する。尿量が少ない場合には水分の摂取量も含めてアセスメントする。

◆**皮膚症状**：がん薬物療法による皮膚症状には，色素沈着，爪障害のほか，手足症候群，EGFR(epidermal growth factor receptor；上皮成長因子受容体)阻害薬による皮膚症状(ざ瘡様皮疹，脂漏性皮膚炎，皮膚乾燥・亀裂，爪囲炎)がある。薬の開始時期，出現経過，皮膚症状の範囲と程度を正確に把握する。特に，手足症候群やEGFR阻害薬による皮膚症状には保湿・保護などのスキンケアや症状に応じた軟膏塗布などの対処が必要である。これらが実施できているかを生活の視点で確認する。脱毛も患者にとってつらい症状であり，対処方法を一緒に考えるためにも継続的に観察する。

◆**末梢神経症状**：患者の自覚症状の把握が最も大切であり，患者の主観に基づいた症状の程度を評価する。しびれや不快感のような感覚障害のアセスメントだけではなく，「ボタンをとめにくい」「手から物を落とすことが多くなった」など，運動障害のアセスメントを生活の視点で尋ねることが大切である。

◆**栄養状態**：薬の投与後は消化器症状や味覚障害などにより，食欲不振が生じる。食欲不振は食事摂取量低下につながり，低栄養による衰弱や倦怠感を招く。経口摂取内容と摂取が困難な理由をていねいに患者に尋ねることが大切であり，十分な栄養を摂取できていない時は，ほかの栄養供給経路も検討する必要が生じる。体重は体表面積にも影響を及ぼすため，体重の変化も適宜観察する。

◆**全身倦怠感**：薬のほかにも貧血や脱水，低栄養状態，疼痛や精神的ストレス，不眠，活動量の低下など，全身倦怠感に影響を及ぼす可能性があるさまざまな要因をアセスメントする。患者自身もとらえどころのない症状のため，倦怠感の有無と程度については積極的に尋ねる。そ

の際,「動きたくない」「寝て過ごすことが増えた」「前できていたことが億劫になりできない」など, 日常生活への影響を確認することが有用である。患者の活動性を客観的に評価するパフォーマンスステータス(PS)[1]も評価する。

◆**アレルギー**：アレルギーおよびインフュージョンリアクションは, 生命に影響を及ぼす可能性があり早期に対処が必要なため, これまでにどの薬でどの程度の症状が出た経験があるかを把握してから投与管理を行う。また, 溶剤にアルコールが使われている薬を投与する場合は, アルコール不耐症の有無を事前に確認する。

◆**血管または投与デバイスの状態**：点滴でのがん薬物療法の場合, 血管外漏出のリスク因子をアセスメントし, 投与する血管選択を行う。特に, 老化や末梢血管で治療を繰り返していることで血管が脆弱になっている場合は注意が必要である。また, CVポートでは, 穿刺の違和感や注入時の痛みと抵抗の有無, 血液の逆流の有無などを確認し, 薬の投与前に異常の早期発見に努める。

◆**がんによる諸症状**：病気の進行に伴う症状を抱えながらがん薬物療法を受けている患者もいる。例えば, 悪心が生じている場合, がん薬物療法による有害事象以外に, がん疼痛に対するオピオイドの影響である場合もあり, がん薬物療法の有害事象だけでなく, ほかの原因も考慮して症状アセスメントすることが大切である。

低下時に慎重投与が必要である。また, 抗血栓薬内服中は血小板数低下に伴い易出血となる可能性がある。

◆**高血圧**：有害事象に高血圧がある薬を投与する場合は, もともとの高血圧の既往歴, 内服薬の確認が必要である。

◆**呼吸器疾患**：慢性閉塞性肺疾患などの既往がある場合には, 慎重投与が必要な薬がある。また, 薬剤性肺炎が起こった場合には重篤になる可能性があるため注意が必要である。

◆**腎不全**：血液透析を行っている患者に腎機能低下時投与禁忌および慎重投与の薬が投与されると, 排泄遅滞により重篤な有害事象が発生する場合がある。

◆**糖尿病**：制吐薬としてデキサメタゾンが使用される場合には高血糖になる可能性があり, 血糖コントロールの調整が必要である。

◆**肝炎の既往**：血液悪性疾患に対する強力ながん薬物療法中あるいは終了後, HBs抗原陽性あるいはHBs抗原陰性例の一部にHBV再活性化によりB型肝炎が発症し, 劇症化する症例があるため注意が必要である。固形がんに対する通常のがん薬物療法においても, HBV再活性化のリスクを考慮して定期的な検査を行う必要がある[2]。

◆**精神疾患・認知症**：意思決定能力やセルフケア能力, 気分や感情に影響を及ぼす精神疾患の既往がないかを事前に確認する。

E. 個人の既往歴

- 個人の既往歴の確認は, リスク因子を把握するために必要である。

◆**感染症**：膠原病などの治療薬としてステロイド薬および免疫抑制薬などが使われる場合には感染のリスクが高まる。また, 治療が必要な歯周病およびう歯, 痔核および肛門周囲膿瘍も感染巣となる可能性がある。

◆**心疾患**：蓄積性の心毒性が生じる薬は心機能

F. これまで受けたがん治療に対する患者の反応

- 患者がこれまでにどのように意思決定しがん治療を受けてきたか, どのような姿勢で病気や治療に向き合い, 療養生活を送ってきたかを看護師が把握することは, 患者の支援を行う上で重要である。
- 有害事象に対して患者がどのようにセルフケアに取り組んでいたかを把握し, その効果を評価することは, その後の患者教育に役立つ。個々

の患者に応じた支援を考えることが大切である。
- 多くの患者にとってつらいがん薬物療法を乗り越える原動力は，治療効果への期待である。そのため治療に対する期待や，同時に抱いている不安について確認する。

G. 今回の治療により出現している有害事象と患者が行っているセルフケア

- 今回の治療によって出現している有害事象と重症度を確認する。
  - 出現する有害事象は抗がん薬ごとに特徴があるため，使用する薬の主な有害事象を理解し，出現時期を予測して観察する。客観的な重症度だけではなく，患者の主観的評価も確認する。
- 有害事象の重症度は主に有害事象共通用語規準（CTCAE）[3]で判断される。Grade が高いと休薬もしくは投与量の減量が必要な場合がある。正確に評価するために，看護師の観察は重要である。
- 患者が有害事象に対して行っているセルフケア方法とその効果を確認する。
- 患者が出現する可能性がある有害事象を理解し，治療日誌などを用いたセルフモニタリングを行っているかを確認する。
- 患者はどのような日常生活を過ごし，どのように医療者が説明した予防法・対処法を行っているか，また自らが工夫をしていることなど，行っているセルフケアの方法とその効果を確認し，セルフケア支援のアセスメントにつなげる。

2. ケアの視点

A. 患者・家族が治療法を理解し，治療に参加できるための支援

- ここでは，有害事象の予防と出現時の援助に関連すると考えられる点について，患者・家族の治療目的や計画に関する理解の促進と，主体的な治療参加を支援するためのケアの視点について述べる。

1) 医師からの説明の理解を補強する

- 薬物療法の開始前には，医師から治療の目的・目標，治療計画について説明される。薬物療法の目的やどの程度の治療効果が期待されるかをもとに，患者・家族が治療の目標や計画をよく理解できるよう，以下のような説明内容の理解を補強する援助を行う。
  - 医師からの説明に同席する。あらかじめ，医師と説明内容の確認をし，同席する看護師自身も内容を把握しておくことが大切である。
- 説明前に患者・家族の不安や疑問点を確認する。共感的に傾聴することによって，説明前のさまざまな不安や戸惑う気持ちを表出してもらう。
- 説明前には，感情表出を促すと同時に，医師に伝えておきたいことや質問したいことなどを具体的に確認して，患者・家族と一緒にその内容を整理する。
- 説明後は理解を確認して，必要な説明を追加する。薬物療法の内容や期待される効果，治療効果の評価時期などに関心が集中しやすくなるが，予測される有害事象やその予防・対処方法に対する理解を確認することは，治療継続を支える重要な要素である。
- 予定されている治療に対する不安や思いの言語化を助ける。初めての薬物療法の場合や病状進行による治療レジメンの変更などの場合は，治療効果や有害事象に対する見通しがもちにくいため，面談などによる援助も考慮する。

- 医師やその他の職種にさらに聞きたいことや伝えたいことを確認し，必要に応じ調整する。治療が開始された後に生じた疑問や不安などに対しても，対応できる体制があることを説明する。

2）使用されるレジメン，抗がん薬の理解を助ける

- 患者・家族が使用されるレジメンおよび抗がん薬に特徴的な薬物有害反応について理解していることは，症状の早期発見やセルフケアのためにも重要である。患者・家族の理解力や日常生活の中での実施可能性を考慮して，以下のような患者・家族の理解を助ける援助を行う。
  - 治療目的，治療計画と予測される経過，治療効果判定時期などについての理解を確認する。医師から説明を受けていても，すべてを正確に理解できない場合も予測される。治療開始前には，家族も一緒に，説明時に用いた資料を活用して，予定されている治療計画の振り返りを行う。治療の目的・目標も含め，治療経過の見通しを立てることが必要である。
  - 使用される抗がん薬の特徴や予測される有害事象について説明する。
  - 予測される薬物有害反応に対して，どのように対処することができるのかを説明する。特に，外来治療となる場合，自宅での有害事象のモニタリングや，症状出現時の対処についての理解を具体的にしておくことは，治療継続に影響するだけでなく，セルフケアの動機づけと患者・家族の安心感にもつながる。
  - パンフレットなどの説明資材を活用して，患者の理解，再学習を助ける。

3）治療経過に合わせたセルフケアの指導

- 治療開始前から，治療経過に合わせて必要となるセルフケアの指導を行う。治療目的を理解し，経過中に生じる有害事象に応じてセルフケアを実行できるよう指導を行う。
- 患者自身にできる治療前の準備を始めてもらう。例えば，喫煙や飲酒を控えること，身体・口腔の清潔保持，栄養状態を維持することなどは，有害事象を軽減するために治療前から患者自身が取り組みやすい準備である。
- 治療開始後に患者にできる有害事象対策を説明し，実践できるように準備する。事前に用意できるケア用品などの入手方法，使用方法などについて情報提供する。
- 予測される有害事象について，具体的症状，出現時期などを説明し，患者・家族にも症状をモニタリングできるように指導する。治療日記を用いることも有効である。

4）主体的な療養姿勢を育む

- 患者・家族が主体的に治療に参加するために，治療に対する理解を助けると同時に，治療に向き合う姿勢を育むことが重要である。それぞれの患者・家族の治療・病状に対する理解や思いを受けとめながら，主体的な療養姿勢を育む支援を考慮する。
- 治療に対するアドヒアランスに影響する要因をアセスメントし，適切な支援を行う。アドヒアランスに影響する要因は表Ⅱ-3-1のとおりである。これらの要因を活用したり，あるいは除去することによって，治療に対するアドヒアランスを高める。
- 患者・家族の療養生活上の体験や工夫について話を聞く機会を設ける。その内容に応じて，適切にフィードバックすることは，患者・家族自身のとらえた療養生活とその取り組みの成功体験を積み上げ，自己効力感を高めることにつながる。
- 患者・家族が治療や自分自身に生じた変化について観察したり，医療者に適切に報告したりできるように活用した資料などを用いて，治療経過を一緒に振り返ることや次回の治療に備えて準備できることを具体的に考える。

表Ⅱ-3-1　アドヒアランスに影響する要因

要因	概要
保健医療システム・ヘルスケアチーム側の要因	・患者，家族，医療者の三者の信頼関係 ・患者・家族への十分な指導と理解の確認 ・患者・家族が希望している，信頼できる人への指導 ・患者・家族とうまく協力するための対話のスキル ・関係する医療者間での情報共有・役割分担
健康関連の(病態に関連した)要因	・患者自身が現時点で体験している身体症状や苦痛(体力が消耗した状態でないか，痛みはないか) ・病状進行により，患者自身が自立性を失っていくこと ・助けを求める気力・意欲・体力が低下すること
社会的・経済的要因	・医療施設・機関と自宅との距離(遠方だと交通費負担は大きくなる) ・発病急性期の働けなかった期間分の賃金などの損益 ・使用薬が高価で，長期間負担が続くこと ・日常生活のスケジュール
治療関連の要因	・治療や投薬の計画が複雑であること ・1日のスケジュールと服薬時間などがかみ合わない(通勤時間と服薬時間が重なる，など) ・薬の有害反応や相互作用により苦痛を伴うこと ・1日に何度も服薬時間などをつくらなければならないこと ・治療の効果がみられないとき ・新しい治療法を提案されるとき
患者関連の要因	・自身の病気や治療に対する姿勢 ・自身の要望 ・自身が活用できるサポート源 ・心理社会的ストレス ・過去の成功体験あるいは不安要因となる経験 ・身体の変化を観察し報告できる力 ・患者自身の前向きな姿勢や回復への意欲

- 患者向けの集団指導，患者教室などの機会を活用する。集団指導や患者教室では，治療レジメンを特定することは難しいが，ほかの患者・家族が同席し孤独感が軽減されたり，別の対処方法を発見したりして，主体的な治療参加態度につながることが期待される。
- 治療経過中に困ったことが生じた時，つらい症状が出現した時などに相談対応できる体制について伝えておく。特に，外来での治療の場合や次回治療までの退院期間中は自宅でのセルフケアが中心となるが，自己判断するだけでなく，医療者に適切に報告・相談することができるようにしておく。

B. 有害事象を予防し，身体状態をよりよく保つケア

- がん薬物療法では，使用される薬剤に応じた有害事象対策を講じることになるが，予測される有害事象を予防し，発生した場合でも症状の苦痛を最小限にするために，患者の日常生活の中で身体状態の準備や調整を図ることも大切である。

1) 感染予防の対応策をとる

- 多くの抗がん薬の有害事象に骨髄抑制が挙げられる。治療期間中の骨髄抑制時の感染予防策は，患者の内因性・外因性の感染による感染症や敗血症の発生予防につながる。
- 外因性の感染症を予防するために，含嗽・歯磨きなどの口腔ケア，手指衛生，身体の清潔保持などの個人衛生行動を習慣化することは大切である。治療前にう歯，痔，副鼻腔炎などの感染巣があれば，その治療を済ませておく必要がある。
- 医療者が患者のケアや処置を行う場合に，スタンダード・プリコーションを遵守し，感染対策

を徹底することも外因性感染の予防策として重要である。

2）栄養・水分摂取を適切に管理する

- 身体の基本的な防御機構，身体活動，各種臓器機能の状態を維持するために，栄養状態や水分出納バランスが適切に管理されることは重要である。栄養状態を良好に保つことは，好中球減少期の感染に対する身体の抵抗性を維持することにつながる。また，適切に水分摂取できることは，腎機能の維持・改善にも関係する。
- 栄養や水分の摂取量の具体的な目安を示すこと，悪心・嘔吐のコントロールを図り，経口摂取を維持できるよう対処すること，食事や水分の摂取内容の工夫と具体的な方法，味覚障害への対処法を伝えること，などが必要である。経口で栄養・水分摂取が維持できない日が続く場合は，経静脈的補液を行う必要もある。

3）適度な運動と休息のバランスを保つ

- がん薬物療法中に患者が苦痛を感じ，症状マネジメントが難しい症状に「倦怠感」「消耗性疲労」がある。薬物有害反応としての肝機能障害や骨髄抑制による貧血，随伴して生じる気力・体力の低下などが原因として挙げられる。これらの改善策の1つとして，適度な運動と睡眠・休息のバランスを保つことがある。
- 毎日無理なく継続できる簡単な運動内容や，室内で坐位や臥位のままでもできるストレッチ方法について，患者の身体状況に合わせて紹介する。睡眠や休息については，1日の活動内容を振り返り，休息時間の確保を一緒に考える。睡眠を維持するためには睡眠導入薬の使用だけでなく，呼吸法や漸進的筋弛緩法などのリラクセーション法を活用することもできる。
- 仕事や家事が負担にならないよう，他者の力を借りることも身体的負荷を軽減し，休息を取り入れるために大切であることを伝える。

4）スキンケア

- 多くの薬物の有害事象として皮膚障害が生じるが，生命予後に直接影響しない症状のため，医師にも患者にも緊急性や重要性が認識されにくい。しかし，基本的スキンケアを行っておくことは，皮膚をより健常で良好な状態に保ち，皮膚障害が出現しても早期発見・早期対応し，症状の重症化を防ぐことにつながる。
- 基本的なスキンケアとして「保湿」「清潔保持」「刺激の除去（保護）」を維持するようにする。必要性を説明した上で，できるだけシンプルな方法を紹介し，実際にその技術を習得してもらうことが必要である。
- 薬物特有のメカニズムで皮膚障害を発症することもあり，原因に応じた対処法やケアを行うことになる。使用薬に合わせた皮膚障害の予防策と発症時の対処方法について知識を得ておくことも必要である。
- また，薬物によっては，治療効果と皮膚障害の程度が相関するため，皮膚状態をよりよく保つ基本的スキンケア，症状に早期対応できるようセルフモニタリングと医療者への報告について指導し，治療をできるだけ継続できるよう支援する。

5）重要臓器の機能維持と臓器障害の予防

- 肝機能，腎機能は，がん薬物療法を行う際に治療効果と有害事象リスクに影響する重要なものである。また，心機能や呼吸機能も全身状態に関連し，治療の実施・継続に影響するため，これらの重要臓器機能を維持し，臓器障害を予防することは重要である。
- 有害事象として生じる症状以外の症状や機能障害，併存疾患のコントロールを図ることも全身状態を安定させ，治療を安全に行い，有害事象による苦痛を軽減することにつながる。疾患から生じている，痛み，しびれ，悪心・嘔吐，食欲不振などの症状を把握し苦痛緩和を図る。

C. 治療を安全・安楽・適正に遂行するための管理

- ここでは，有害事象予防と有害事象出現時の援助の視点から治療を安全・安楽・適正に遂行するための投与管理面のポイントを述べる。

1）抗がん薬を安全に投与管理する

●**レジメンの登録と遂行を管理する体制がある**
- 院内に採用レジメンの管理を担当する委員会などが設置され，安全に実施できるレジメンであることを監査する。また，そのレジメンが計画通りに遂行されるように，処方や投与間隔などが管理されていることは，有害事象を最小限にする上でも重要である。

●**身長，体重などに基づく体表面積計算が正確に行われる仕組みがある**
- 抗がん薬の投与量は，体表面積から算出されることがほとんどである。長期に繰り返し行われる治療経過中に体重減少が著しい場合に開始時体重のままで投与量が設定されると，実質的に過量投与の状態になり，有害事象を生じやすくなってしまう可能性があるので，大幅な体重変化に応じて，投与量の変更が検討される仕組みが必要である。

●**投与ルートを適切に管理する**
- 抗がん薬の投与ルートは薬剤の性質に合ったものを選択する。また，スタンダード・プリコーションに留意して清潔に取り扱い，カテーテル関連の血流感染を予防する。

●**血管外漏出を予防し，適切に対応する**
- 血管外漏出が発生しないよう，血管確保時の血管選択から慎重に行い，刺入部のライン固定やその後の観察，刺入部の安静保持に留意する。使用される抗がん薬の組織傷害の程度分類を確認し，リスクの高い起壊死性抗がん薬（vesicant drug）については特に注意して観察する。発生時には速やかに対応できる準備を整えておく。

●**過敏症，インフュージョンへの対応体制がある**
- 抗がん薬ごとの発生リスクを確認し，症状の早期発見と早期対応ができるよう，対応体制を決めておく。また，患者側のリスクを把握しておく。発生が予測される患者には，初期症状や医療者への伝え方，対応策を指導して備える。

●**緊急時の対応をトレーニングする**
- 呼吸・循環や意識レベルに関する急激な有害事象の出現を想定し，いつでも速やかに落ち着いて対応できるようにトレーニングしておく。

2）抗がん薬治療を適正に行う

●**投与計画を十分に把握する**
- 治療計画を正確に把握し，適正に治療が行われるように管理することは重要である。
- 使用される抗がん薬の特性によって，投与時間に留意が必要なもの，投与速度の厳密な管理が必要なものなどがあるので，十分に情報を得て，適正に投与管理する。
- また，24時間持続投与する抗がん薬の場合，その薬剤の血中濃度を安定させることが，治療上重要な意味をもつことを理解しておく。

●**併用薬の相互作用や配合変化に対応する**
- 多剤併用の治療レジメンの場合，抗がん薬の投与順序の注意を要する場合がある。薬物相互作用によって，有害事象の発生に影響を与えることがあるので確認しておく。
- また，薬剤間で配合変化が生じると，それぞれの抗がん薬の薬効が減弱されてしまう場合やルートトラブルを引き起こす場合もあるため，薬剤間の相互作用や配合変化に注意する。

II がん薬物療法看護

●投与上の留意事項や抗がん薬の保存・管理方法に対応する

- 抗がん薬ごとに投与上の留意事項があることを確認しておく。また，抗がん薬の保存・保管の際の温度管理，遮光管理が必要になるものにも留意する。薬効の減弱や有害事象を防ぐために遮光が必要になるものや調製後の経過時間を短くする必要があるものには，適切に対応する。
- 調製後の経過時間が長くなるほど薬効が減弱するものや抗がん薬の性状が変化してしまうものがある。調製後速やかに投与することが必要なものは調製担当者と投与担当者での連携が必要になる。調製に使用する溶解液が限定される抗がん薬についても把握し，適切に対応する。

3) 投与中の薬物有害反応に対応する

●投与中の薬物有害反応モニタリング

- 投与中の急性期に生じる薬物有害反応を確認し，可能性のある症状に応じたモニタリングを行い，早期対応につなげる。予防できる薬物有害反応は支持療法薬をあらかじめ予防投与した上でモニタリングを継続する。

●可能性のある薬物有害反応に対して準備する

- 発生する可能性のある薬物有害反応に対して適切に速やかに対応できるよう，必要になる処置物品や薬をあらかじめ準備しておく。また，それらの使用上の注意事項を確認しておく。

●症状の報告についての患者教育を行う

- 患者には自覚的な身体の異常や変化を早期に報告してもらうための患者教育を行う。また，適切に対処する方法があることを伝え不安を軽減するとともに，医療者に早期に報告することが症状の重症化を防ぐことを伝える。

D. 在宅での抗がん薬治療のための支援

1) がん薬物療法に関連する医療器具の自宅での取り扱い

- 携帯型ポンプによる薬物療法を行う場合など，患者が自宅で医療器具を取り扱わなければならない治療法の場合は，使用する医療器具の仕組みや取り扱い方法を説明し，取り扱いの練習を行う。必要な学習資料を提供し，患者の習得を助けるようにする。
- 正しい取り扱い方法を習得できているか継続的に確認する。
- 医療器具取り扱いに必要な物品（病院から提供するもの，患者が購入・準備するもの）について説明し，自宅で不足のないようにする。
- 自宅で取り扱い方がわからなくなった時や，不具合が発生した場合，対応法の資料を渡したり，病院の相談できる連絡先を伝えたりしておく。

2) 経口薬物療法薬の管理

- 近年，経口薬物療法薬による治療が増加している。経口薬物療法は方法が簡便であるが，一方で確実な投与となるかどうかは患者のアドヒアランスに左右される側面があるため，治療を行う際には，経口薬物療法薬を適切に自己管理する必要性を患者に説明し，患者が主体性をもって治療を受けられるように支援する。
- 具体的な説明内容は，以下のとおりである。服薬記録を記載するなど，処方通りに確実に服薬するための方法について患者と話し合っておく。
  - 内服方法（服薬時間，服薬期間，服薬方法など）
  - 内服を忘れた時や，処方と異なる飲み方をした時，嘔吐してしまった時などの対応方法
  - 薬の保管方法
  - 起こりうる薬物有害反応とその対応方法
  - 周囲への曝露予防方法
- 食事との間隔に注意が必要なもの，血中濃度変

化に影響する食品を避けることなどについては，あらかじめ患者に指導する。
- 薬のシートを開けられない，視力低下などで薬の識別が難しいなどの服薬管理を妨げる要因がある場合，それを解決する方法を工夫する。あるいは，家族の支援を得るなどの代替手段を検討する。
- 正しい服薬ができているか，継続的に確認し，適宜，理解内容の修正や，適切な服薬方法の相談を患者・家族と行う。必要に応じて，病棟と外来，病院と地域医療スタッフ（訪問看護師，訪問薬剤師など），看護師と薬剤師など，部署間や病院と地域間，職種間の連携を行う。

E. 有害事象を軽減する個別的ケア

- がん薬物療法の有害事象を軽減するための標準的ケアは第2章(p.135)に示した。一方，それらの提供にあたっては患者の個別性を考慮する必要がある。ここでは，どのような点から患者の個別性をとらえるか，また，注意が必要な患者の個別性とはどのようなものであるのかについて述べる。

1) 症状のモニタリングをどのように行うか

- 症状のモニタリングに対する理解力や実施能力を把握し，それらに合わせた説明や実施方法を考慮する。
- 認知機能障害によりモニタリングを習慣化できない場合，ほかの身体症状の苦痛により患者自身のみでは確認できない場合などは，家族の協力を得ることも必要である。

2) 栄養状態へのケア

- 患者の原疾患により，栄養不良状態となっている場合がある。また，消化器がんで臓器切除を行っている場合は，それによる栄養面の消化・吸収能力に障害をきたしている場合がある。有害事象を軽減するためには，それぞれの病態に適した方法で栄養状態の改善を図る必要がある。
- 抗がん薬の有害事象で口腔粘膜傷害を生じている場合，食道がんなどで放射線療法を併用して上部消化管にも粘膜傷害をきたしている場合などは，その程度によって食事摂取や水分摂取が困難になる。治療開始前からの粘膜傷害予防のための口腔ケア，食事摂取方法の指導，悪心・嘔吐対策などが重要である。
- 粘膜傷害の程度に応じて，適切に疼痛コントロールを行うことも必要である。

3) 消化器症状へのケア

- 薬物療法に伴う悪心・嘔吐は，制吐薬のみでコントロールできない場合があり，その要因を個々の患者に応じて検索する必要がある。
- 過去の治療経験や周囲の人の治療体験からの情報などが悪心・嘔吐に対する不安を助長し，悪心・嘔吐症状に伴う苦痛を強めてしまうこともある。過去の治療経験がどうであったのか，悪心・嘔吐に対してどのような情報をもっているのかを把握する。リスクの高い患者に対しては，適切にコントロールすることを説明しておくこと，実際の治療中にはその効果を一緒に確認することも必要である。
- 抗がん薬による薬物療法中に，疼痛コントロールのためにオピオイドを併用している場合も悪心・嘔吐，便秘などの消化器症状が発生しやすくなる。また，消化管に狭窄部位がある場合も悪心・嘔吐などを生じる。これらの併用薬や患者の病状にも留意することが必要になる。

4) 感染リスクを減らすケア

- 治療経過中の骨髄抑制期に患者が過ごす生活環境について情報を得て，感染のリスクを考慮した対処方法を指導する。

- 家族背景として，伝染性ウイルス感染症発症リスクの高い同居家族がいないか（ワクチン接種前の乳幼児など），家族の学校・職場などで流行性の感染症が発生していないかなどを確認し，感染予防策を徹底するよう指導することも必要である．
- 個人衛生（うがい，手洗い，身体の清潔保持など）は重要な基本的セルフケアとなるが，患者個々の生活習慣，仕事，学校などの状況を考慮した指導を行う．

5）排泄を調整するケア

- 日常的な排泄習慣や食習慣について情報を得て，行われている治療によりどのような影響が生じるかを考慮する．
- ストーマ保有患者においては，治療薬の影響により，便性状や排泄状況の変化が生じる可能性があり，使用するストーマ装具や皮膚保護剤を変更することもある．
- 悪心・嘔吐や粘膜傷害の状況により，食事や水分の摂取に変化が生じる場合もある．また，内服困難となれば，経口薬による排便調整も難しくなる．原疾患による影響，ほかの併用薬の影響，有害事象の程度などをふまえ，排泄を調整した結果を評価する．

6）皮膚，粘膜へのケア

- 基本的スキンケアや口腔ケアを行う習慣について確認する．特に男性では清潔や保湿などのスキンケアを日常的に行う習慣がないことが多く，予防的スキンケアに対する動機づけが重要になる．口腔ケアも同様である．
- 喫煙歴があった場合，口腔粘膜傷害が悪化しやすいことがある．より口腔ケアをていねいに行う必要があると同時に，粘膜傷害出現時の疼痛緩和を早期から考慮する必要がある．
- 皮膚障害は外見上の変化に直結し，その患者の社会的役割や人間関係に影響する場合がある．個々の患者にとっての皮膚障害の影響についてよく傾聴し，対処方法をともに考えることが患者の社会生活を支えることにもつながる．
- 口腔や咽喉頭，食道などの粘膜傷害は，食習慣や他者との会話にも影響を及ぼすことがある．粘膜傷害がその人の社会生活にどのような影響を及ぼしているかを把握し，早期から適切に対処できる方法を提示する．

7）その他の不快症状に対するケア

- がん薬物療法により引き起こされる不快症状には個人差があり，それらは各重要臓器の状態が影響を及ぼす．このため，各重要臓器の状態を把握し，引き起こされる不快症状を予測することが重要である．また，その状況やそれに応じた対応を講じていることを患者にも伝えることで，標準的な経過と異なる自己の不快症状について理解と協力を得ることができる．
- 患者の理解力やセルフケアを遂行する能力について，症状に対する認知，症状の程度の評価，症状によって影響を受けていること，症状に対する対処方法などの側面から，患者がどのように取り組んでいるかを確認する．その上で，必要最低限の知識の提供と技術習得の機会を提供し，患者自身がセルフケアを継続し，症状緩和を図ることができるように助言やフィードバックを継続する．

8）生活の安全；末梢神経障害による転倒予防など

- 末梢神経障害や重篤な皮膚障害に伴い，手足の運動障害や感覚鈍麻が生じている場合，日常生活上の安全を確保することが必要になる．
- 患者の日常生活環境や職場・学校などの社会生活の中の行動内容を確認して，身体損傷のリスクを回避する対処方法を考慮する．
- 家庭や仕事での役割に応じて利用する道具類，移動するときの動線上の障害物，支えになる柱

や手すりなど，環境上の留意点を患者個々の症状と日常生活・社会生活に合わせて情報提供する。
- 更衣や食事など，日常生活動作においてもどのような動作が障害されているかによって，工夫できる補助具や改良品を提案する。

F. 治療継続のための支援

1）治療が始まる時，有害事象報告の意味を伝える

- 有害事象の出現やその程度によって治療が休止されたり，薬物の投与量が減量されたりすることは，患者にとっては「病気と闘う手段を弱める」ように受けとめられることがある。そのように受けとめられると有害事象の報告が遅れたり，行われなかったりする。患者や家族が気づいた有害事象についてきちんと報告してもらうことは，治療を安全に継続し最大限の治療効果を得るために重要になる。

2）有害事象に対するコントロール感覚を得られるようにする

- 生命予後に大きく影響しないが，患者の主観的苦痛の強い症状として，外見変化，味覚障害，しびれなどが挙げられる。これらがうまくコントロールされることや患者自身がうまく対処できている実感を得ることは，治療やセルフケアの継続を支える。また，治療前からアピアランス支援を開始することは，治療継続中の患者と社会をつなぐ意味をもつ。
- 有害事象による苦痛が強い場合は，治療を中断し，身体をよい状態に維持することが病気とうまくつきあうために意味があることを理解してもらう。

3）治療効果判定のときの支援

- 治療中には適切な時期に画像評価などによってその治療効果を判定し，その後の治療方針を検討する。そして，治療効果の有無と有害事象の程度をどう判断するかを患者に伝えることになる。
- 治療効果が得られている場合は，その治療を継続したり，予定通り完遂をめざしたりすることになる。患者には効果が得られていることを伝えて，治療継続とセルフケアを改めて動機づける。
- 治療効果が得られず，PD（progressive disease；進行）判定となった場合には，十分に配慮した説明と支援が必要になる。全身状態やパフォーマンスステータス（PS）が維持されていれば，レジメンを変更し，セカンドライン，サードラインの治療に移行する。これまでの治療経過や有害事象対策のセルフケアを行ってきた患者の努力をねぎらい，次の治療に気持ちを切り替えていけるよう，患者の思いを受けとめた上で，新しい目標設定を話し合い，これからできることを確認し合う。
- 標準治療の効果が期待できず，臨床試験かベストサポーティブケア（BSC）の意思決定が必要とされる時もある。患者にとっては，これまで乗り越えてきた治療経過が無に帰すような気持ちになったり，これからの人生に希望を見い出せなくなったりする衝撃の大きな出来事となる。「治癒や延命を目的とした治療の中止」という悪い知らせを伝えることとなり，その伝え方と伝えた後の患者・家族へのサポートが重要である。
- 悪い知らせの伝え方や患者の感情表出を促すコミュニケーション・スキルについては，SPIKESやNURSEなど，医療者側の関わり方をガイドするコミュニケーション・スキルが紹介されている。これらの技法を活用し，患者・家族が厳しい状況を受けとめ，理解すること，気持ちを整理すること，納得した意思決定ができることなどを支援していくことが大切なケアとなる。

4）治療を継続するかどうか考えるときの支援

- 治療目的を把握し，目的が症状緩和であるのに有害事象による苦痛が強い場合は，治療継続を検討する。必要なときには治療の中止について話し合う。

G. 適切な治療遂行や有害事象予防・軽減のための継続看護/多職種連携

1）看護師間の連携

- 薬物療法を受けるがん患者の療養の場は，病院だけでなく，自宅・地域社会など広い範囲でとらえる必要がある。特に，経口抗がん薬による薬物療法では，自宅で内服管理を行い，有害事象の予防策や症状出現時の対応策を患者・家族が自己管理することが多くなっている。
- 病院内では病棟と外来の看護師間の連携，病院と地域の場では看護師間あるいは看護師・保健師間の連携など，がん患者・家族を取り巻くさまざまな看護職が連携し，ケアを継続させることで確実な投与管理を行い，有害事象の予防や症状の苦痛を軽減することが重要である。
- 患者の治療の受けとめ方，治療による身体的・心理的影響，今後予測される経過，必要と考えられる対処，緊急時の対応などについて，病棟・外来間，病院・地域間で情報共有しておくことが必要である。
- 非常に重篤な有害事象の発生が予測される場合には，救急集中治療部門との連携を図る。呼吸・循環管理を要する有害事象リスクや人工透析管理を要する急性腎不全のリスクなどをアセスメントし，緊急時に対応できるよう情報共有しておく。
- 患者の症状や患者・家族の状態に応じて，専門的な知識・技能をもつ専門看護師，認定看護師と連携することも有効である。

2）多職種間の連携

- がん薬物療法においては，医師，薬剤師，栄養士，リハビリスタッフ（理学療法士，作業療法士，言語聴覚士など），検査部門スタッフ，医療ソーシャルワーカーなど，さまざまな職種が専門的役割を発揮している。これらの職種のそれぞれの役割を理解しておく。
- 治療継続や有害事象の予防・軽減においては，患者の病状や治療計画・経過，治療効果判定，有害事象判定などに基づいて，それぞれの役割発揮の方向性が決まる。そのため，治療中の患者についての情報共有が適切に行われることが必要である。患者や患者にとっての治療目標について，関わる職種が共通理解することは，それぞれの職種がそれぞれの役割に基づいて効果的に機能するために重要である。
- 多職種が集まった話し合いの場（カンファレンスなど）だけでなく，診療記録を通じた情報共有も重要である。そのためには，治療計画内容について共通理解できる知識をもつこと，日々の全身状態を評価する検査結果や治療効果判定の方法や結果の意味を知ること，有害事象の判定基準を共通理解することなども必要である。
- 患者の状態が変化した場合には，患者の状況に合わせて目標を再設定し，それまで継続してきたそれぞれの職種の役割を再調整する。
- 看護師は，それらの全体像を把握し，必要時に話し合う場を設けたり，状況を確認したりする調整役を担うことが多い。各職種とのコミュニケーションを良好に保ち，他職種の役割や専門性を尊重した態度が大切である。

H. 有害事象に対する救急体制の整備

1）病棟や外来における体制整備

- 抗がん薬投与中に起こりうる状態変化や投与終了後の身体臓器機能への影響に早期対応できる

ように病棟や外来での体制を整備する。
- 患者の状態の急変に適切に対応できるよう，救急カートや初期対応物品の準備と日々の点検，状態変化時を想定した救急トレーニングを行っておくことも必要である。
- 全身状態や治療計画をアセスメントし，合併症の急激な発症や悪化が予測される場合は，急変時に備えて救急部門や集中治療部門（ICU）との連携体制を調整しておくことも必要な場合がある。

2）緊急時の外来受診の体制

- 緊急時，休日・夜間などの体制については，初期対応者や各部門・職種の役割分担など，院内で統一した対応ができるよう，わかりやすく十分な周知が必要である。
- あらかじめ想定される有害事象については，症状や合併症ごとの判断基準や対応についてのマニュアルやフローチャートなどを用意しておくとよい。
- 診療録などによる情報共有は重要であり，速やかに，かつ適切に記録を残せるよう，発生頻度の多い急性症状や合併症についてはテンプレートなどを活用しておくとよい。
- 患者・家族にもどのような体制になっているか伝えておく。どのような時に連絡が必要なのか，連絡先，伝える項目・内容などの判断基準について指導しておく。

3）電話での相談対応窓口の設置

- 入院期間の短縮化，外来薬物療法の拡大に伴い，自宅で次回治療までの療養生活を送る患者が増加したことにより，電話相談窓口を設置する施設が増えてきている。
- 「外来化学療法ホットライン」のような名称で，相談窓口となる電話番号が患者に情報提供され，患者や家族が自宅で困った際に連絡ができるようになっていると，退院後の生活や自宅療養中の安心感も得られる。
- 電話対応では，患者の様子を直接見たり，触れたりすることなしに情報を得て，事態を判断することになる。対応者には，相談者から適切に情報を引き出す対話能力，状況判断できる知識やアセスメント能力，他職種に情報共有して適切な対応につなげる調整力などが求められる。
- 対応者が代わった場合でも，適切な判断と対応が可能となるよう，情報収集のためのテンプレート，各症状・合併症に対する対応マニュアルやアルゴリズムなどを準備しておくとよい。

文献

●引用文献
1) ECOG の Performance Status（PS）の日本語訳（JCOG 版）．http://www.jcog.jp/doctor/tool/C_150_0050.pdf ［2016 年 8 月 2 日］
2) 日本肝臓学会肝炎診療ガイドライン作成委員会（編）：B 型肝炎治療ガイドライン（第2.2版）．2016 https://www.jsh.or.jp/files/uploads/HBV_GL_ver2.2_May30.pdf ［2016 年 8 月 2 日］
3) 有害事象共通用語規準 v4.0 日本語訳 JCOG 版（略称：CTCAE v4.0-JCOG）［CTCAE v4.03/MedDRAv12.0（日本語表記：MedDRA/J v19.0）対応-2016 年 3 月 10 日］ http://www.jcog.jp/doctor/tool/CTCAEv4J_20160310.pdf ［2016 年 8 月 2 日］

II がん薬物療法看護

第4章 がん薬物療法を受ける患者の生活支援

1. アセスメントの視点

A. がんや治療についての説明内容と理解・受けとめ

- 以下の内容を把握する。
  - 病名告知から現在にいたるまでの経過
  - 病状，治療目的，治療方法，治療に伴う有害事象とその対策についての説明内容と理解・意味づけ
  - 過去の治療経験における苦痛や生活に影響したことがら
  - 患者ががん薬物療法に対し抱いている思いや印象
  - 今後の治療生活についての具体的なイメージ

B. 今までの生活状況

- がん薬物療法では有害事象を抱えながらの生活となることが多く，患者のセルフケアが重要となる。
- 患者の生活状況を把握して，治療を継続できる生活状況であるかのアセスメントを行い，ライフスタイルを見直す必要性や役割を喪失せずに治療生活を送るための方策について患者とともに考えることが大切となる。
- 以下の内容を把握する。
  - 元々の日常生活状況（食事，排泄，睡眠，休息，清潔など）
  - 仕事の有無と仕事内容，家庭内や社会生活での役割
  - 家族構成や同居人の有無，治療生活において直接的/精神的にサポートしてくれる人の有無
  - 患者に対する家族の思いや考え，家族の健康上の問題，患者へのサポート力，家族を支える重要他者の存在

C. がん薬物療法の影響による体力・ADLの低下

- がん薬物療法中の患者は，悪心・嘔吐，下痢，貧血などが生じたり，有害事象に伴う疼痛や感染症，栄養不足，睡眠障害，倦怠感，身体活動量の低下，体力の低下からADLやパフォーマンスステータス(PS)の低下を招き，生活に影響を及ぼす。
- がん薬物療法が体力やADLに影響を及ぼしている程度をアセスメントするとともに，影響を及ぼしている要因を明らかにする。
- 体力やADLの低下が，患者のQOLに与えている影響をアセスメントする。

D. セルフケア能力

- がん薬物療法では，患者が有害事象についてセルフモニタリングすることが重要である。患者にセルフモニタリング能力があるかを査定し，患者に合わせたセルフモニタリングの手法をアセスメントする。

- 用いられるレジメンと患者に生じることが予測される有害事象から，患者に必要と考えられるセルフケア内容をアセスメントする。
- セルフケアにおける患者のレディネスを把握する。
- 患者に合わせた教育内容や指導方法をアセスメントする。
- 患者の生活にセルフケアを取り入れていく方法をアセスメントする。
- セルフケアスキルの習得状況や実施状況を確認する。
- セルフケアスキル習得や実施を妨げている要因を把握する。
- セルフケアスキル習得や実施を妨げている要因を取り除き，問題を解決あるいは改善できる方法をアセスメントする。
- 患者がセルフケアを十分行えない場合は，家族のサポート能力やレディネスを把握する。

E. 有害事象に対する対処の仕方とその効果

- 有害事象に対する患者の対処行動とその効果を把握し，患者個々に合わせたセルフケア支援につなげる。
  - 生じている有害事象に対して行っている対処行動をアセスメントする。
  - 医療者から指導されたケア方法を正しく実践できているかを把握する。
  - 医療者から指導された服薬方法で正しく服薬できているかアセスメントする。
  - 対処行動の効果をアセスメントする。

F. サポート資源

- サポート資源の存在とその活用は患者・家族の生活を支える上で大変重要な位置づけにある。
  - 患者に必要なサポート資源の内容と優先性をアセスメントする。

- 患者が適切なサポート資源を活用できているかをアセスメントする。
- サポート資源を活用するための手段をアセスメントする。

G. がん薬物療法が心理・社会面・生活面に及ぼす影響

1）心理面

- がん薬物療法が患者・家族の心理面に及ぼす影響をアセスメントする。
- 通院や治療のたびに仕事や学校を休まなければならない場合や，業務内容の変更を余儀なくされる場合など，患者の思いや受けとめを把握する。
- むくみ，爪障害，皮膚障害，脱毛など，治療におけるボディイメージの変容に対する患者の思いや受けとめ，また，周囲の重要他者の受けとめを把握する。
- うつや適応障害，せん妄など精神科の専門家に相談すべき状態であるかをアセスメントする。

2）社会・生活面

- がん薬物療法が患者・家族の社会・生活面に及ぼす影響をアセスメントする。例えば，指先や足先を使う仕事，冷たいものを扱う仕事，車の運転を要する仕事や料理人であるなど仕事内容を把握し，事故や怪我のリスク，熱傷のリスクをアセスメントする。
- がん治療によって変化した，患者の家庭内/社会的役割を理解する。
- 患者の家庭内/社会的役割の変化に対する本人の受けとめ，また家族など重要他者の受けとめを把握する。
- 患者自身が望む家庭内/社会的役割と，変化した役割について，患者がどのように折り合いをつけているのかを理解する。
- 患者が治療を生活の中に取り入れ，無理のない

状態で生活できているか確認する。
- 治療と社会生活の両立が困難となるような要因（例えば頻回な出張，勤務時間・勤務形態の問題，乳幼児の世話，本人の認識の問題など）がないかアセスメントする。
- 治療と社会生活の両立が困難となるような要因に対する解決方法（内服時間の変更が可能か，会社の理解を得るための方法など）をアセスメントする。
- 就労支援の必要性をアセスメントする。
- がん治療が患者の経済状況に及ぼしている影響，医療ソーシャルワーカーの紹介の必要性をアセスメントする。

H. 意思決定に影響を与える要因

- 治療開始や治療の継続，有害事象の程度に応じた薬物の減量や治療中止にいたるまで，その背景には患者自身の生命と生活が関わっており，患者本人による意思決定が不可欠である。
- 意思決定には，本人のこれまでの生き方や価値観，家族など重要他者の価値観，物理的・精神的なサポート力の存在の有無が影響し，有害事象や問題が生じた時の受けとめや治療を継続する力にも関係する。
  - 患者の疾患や治療の受けとめ，理解度をアセスメントする。
  - 患者のこれまでの生き方や価値観，今後の人生において望む生き方，大事にしたい考えについて把握する。
  - 誰がどのように意思決定したのかを確認する。
  - 必要十分な情報が正確に提供されているか，情報を正しく理解した上での意思決定なのかをアセスメントする。
  - 患者と家族あるいは重要他者との関係性を把握しておく。
  - 家族など重要他者による，疾患や治療の受けとめ，理解度をアセスメントする。
  - 家族など重要他者と患者の考えにずれがないか，一致した意思決定ができているかをアセスメントする。
  - 意思決定した内容に，本人ならびに家族など重要他者が納得できているかを把握する。

2. ケアの視点

A. 必要なセルフケア内容とスキル習得を促すケア

1）有害事象のセルフモニタリング

- 現在，多くのがん薬物療法は外来あるいは短期入院で行われている。患者は自宅で有害事象を経験し，症状を判断し，対応しなければならないため，的確なセルフモニタリング方法を習得する必要がある。用いられる抗がん薬やレジメンにより有害事象は異なるため，どのような有害事象が発生するのかを患者が理解できるよう説明を行う。
- 患者がセルフモニタリングを行えるように，起こりうる有害事象の発生時期や継続期間，具体的な症状や徴候，症状が発生する理由を系統立てて説明する。自覚症状があまりない有害事象もあるため，有害事象に関連する検査データとその読み方を説明するなどにより，患者が自分の身体の状態を自分で把握できるようにする。
- 必要なセルフモニタリングについて，観察や（血圧や体温などであれば）測定の頻度，観察部位，観察・測定方法などを説明し，的確にセルフモニタリングができるようにする。
- モニタリングした内容は，治療日記などに記載するよう説明し，外来診察の際に提示すれば，短時間で簡潔に，自宅で出現した症状を医療者に伝えることができるという記録の意義を説明

する。
- 治療日記を患者が提示した際は，必ず医療者が目を通すことが重要である。医療者が目を通すことで，患者はセルフモニタリングの動機づけを高め，また，医療者に自分の状態を理解してもらえているという安心感をもつことができる。

2) 有害事象に対し実践する セルフケア内容

- セルフモニタリングと同様，セルフケアの実施も薬物療法を行う患者には必須である。自らが主体的に有害事象対策を行うことが，安全な薬物療法の実施や継続につながることを説明する。
- 各有害事象に対して行う必要がある行動や避けるべき行動について，実施する時期や期間，頻度やタイミングなどを具体的に説明し，患者が実際に行動できるようにする。
- セルフケア方法の指導は一度で終了するのではなく，継続的にセルフケアスキルの習得や実施の状況を評価し，より適切な方法となるよう，またそれを続けられるよう支援を行う。患者のセルフケア実施への努力や工夫を認めて，自己効力感を高めるようにしたり，セルフケアスキル習得や実施を妨げている要因があれば，それを明らかにし，取り除く方法を検討したりすることも重要である。患者のレディネスや習得状況に合わせて，適宜，教育の内容や方法を修正し，あるいは，代替手段を提示することで，より効果的なセルフケアの習得を図る。
- 患者がセルフケアを十分行えない時，周囲の人のサポートが必要な時は，家族にもセルフケア方法を説明し，家族に協力を得たい点を伝える。社会資源を活用することが望ましいと考えられる場合は，その必要性や活用するための手段や内容を，患者や家族と話し合う。
- 病院・医療者に連絡すべき有害事象についてはその内容と，連絡方法を伝えておく。また，有害事象に対して服薬する必要がある時(制吐薬，抗菌薬など)は，服薬のタイミングや，服薬継続期間などを説明する。患者は時に，薬をあまり飲みたがらなかったり，症状が軽減するとすぐに服薬を中止したりすることがあるが，予防的な服薬や継続した服薬が必要な場合は，その理由を説明し，理解を得ておく。

3) 有害事象の対処方法を患者自身の生活 に取り入れるケア

- 患者がセルフモニタリングやセルフケアを毎日の生活の中で確実に実施できるよう，意識や動機づけを高め，患者自らが生活の中にどう取り入れるとよいか考えられるよう図る。
- 患者が対処方法を生活に取り入れるよう支援するためには，患者がどのような生活をしているのか，何を大事にし，何に価値をおいているのか，患者が疾患や治療をどのように理解しているかなどについて患者から確認しておく必要がある。
- 必要なセルフケアは何か，それを具体的にどのように生活に取り入れるといいか患者と話し合う。セルフケアを生活に取り入れづらい時は，生活スタイルを変更することができるか，あるいはセルフケア方法を変更して生活に取り入れることができるか相談する。

B. 効果的な患者・家族支援

1) 患者のニーズや生活状況を引き出す コミュニケーション

- 患者を1人の生活者としてとらえ，治療中のよりよい療養生活を支援するためには，普段のコミュニケーションの中で患者の価値観や大事にしていることを把握しておく。患者が医療者に自分の状態を理解してもらえていると感じることは，安心感やセルフケアの動機づけを高めることにつながる。
- 治療を継続する上での患者の気がかり，困りご

とについて確認する。有害事象による苦痛の程度や対処の方法，睡眠状況，家庭や仕事での役割遂行について患者の体験をていねいに聴いて確認する。
- 治療前に問診を行う際には，単に有害事象の有無を確認するだけでなく，日常生活やQOLへの影響も把握する。患者がセルフモニタリングした内容を既製の治療日記に記載している場合は，これを活用してコミュニケーションをとることができる。
- 患者には具体的に質問する。例えば末梢神経障害が出現している場合に「家事で困ることはありませんか？」「歩く時はどうですか？」など質問し患者の表現を助ける。治療に伴う症状が患者の生活に与えている影響や，気がかりを引き出すきっかけになる。

2) 効果的なコーピングを支援するケア

効果的なコーピングのための支援

- 患者が効果的なコーピングを行うためには，ストレッサーが自分にとって害や脅威ではなく対処できるものであるという認知的評価が行えるよう，また，コーピングがより効果のあるものとなるよう支援する必要がある。
- 患者がより適切な認知的評価を行うための援助
  - 事前の情報提供などにより，ストレッサーに対し，挑戦可能なものであるという認知的評価ができるよう支援する。
  - ストレッサーを脅威と評価することに影響している個人的要因（価値観や信念）や環境要因（状況がもたらす圧力や強制など）が軽減されるようにする。
  - ストレッサーに対して適用できそうなすべてのコーピング方法を患者とともに検討する。
- 患者が効果的なコーピングを行うための援助
  - コーピングのための資源を患者とともに探り，コーピングの原動力（問題解決能力とソーシャルスキルなど）となる資源を増やす。
  - コーピングの原動力を妨害する要因を取り除いたり改めたりする。
  - どんな情動中心型コーピングあるいは問題中心型コーピングが効果的かを患者とともに検討する。
  - 情動中心型コーピングと問題中心型コーピングをどのように取り入れれば問題解決につながるかを検討する。

がん薬物療法を受ける患者がより適切な認知的評価を行うための援助

- 一般に，がん薬物療法は薬物有害反応がつらいなど否定的なイメージであることが多いため，脅威と認識されやすい。患者ががん薬物療法についてどのように認識しているのか，医師の治療についての説明をどのように理解しているのかを確認する。
- がん薬物療法への不安が強く，それが認知的評価に影響を与えている場合は，不安を軽減するための心理的支援を実施する。
- 行われるがん薬物療法について，どのような薬物有害反応や生活への影響があるのか，それに対してどのようなコーピング方法があるのかを事前にわかりやすく情報提供する。
- がん薬物療法に関連する患者の個人的要因や環境要因を検討し，がん薬物療法を脅威と評価することに影響している要因が軽減されるよう試みる。例えば，身近な人ががん薬物療法の有害事象で苦しんでいたという経験は脅威という評価につながりやすいが，患者の場合も同様のことが起こりうるのか，情報を提供して話し合う。
- 薬物有害反応や生活への影響に対して患者が行えそうなコーピング方法をともに検討することで，患者がコントロール感覚をもてるように関わる。
- 行ったコーピングについて肯定的なフィードバックを行い，患者が肯定的な再評価ができるようにする。

がん薬物療法を受ける患者が効果的なコーピングを行うための援助

- がん薬物療法による薬物有害反応や生活への影響に対し，患者がコーピングを行うための資源を患者とともに探り，コーピングの原動力となる資源を増やしたり強められたりするよう支援を行う。
- コーピングの原動力となる資源を充足するための社会資源を紹介，調整する。
- がん薬物療法を受けているほかの患者がどのようにコーピングしているのかについて情報を提供する。
- コーピングの原動力を妨害する要因に関して患者や家族と話し合うことで，妨害する要因を改善できるよう図る。
- 薬物有害反応や薬物療法を受けながら生活を維持することなどに対してどんな情動中心型コーピングあるいは問題中心型コーピングが効果的であるか，患者の生活にどのように取り入れれば問題解決につながるかを患者とともに検討する。

3）患者をエンパワーメントするケア

がん薬物療法におけるエンパワーメントとは

- 看護の援助としてのエンパワーメントとは，「人々が自己の生活をコントロールし，決定する能力を開花させていくプロセス」を意味し，看護職が看護の対象となる人々とパートナーシップを形成し，そのもつ力を引き出し，自己決定・実行できるよう関わることを指す[1]。
- がん薬物療法におけるエンパワーメントとは，がん薬物療法を受ける患者やその家族が，治療や療養生活について自己決定し，決定を実行することを通して，がんの罹患やがん薬物療法により影響を受けた生活をコントロールできるよう，患者や家族が本来もつ力を引き出し，さらに強化されるよう関わる患者・家族との協働のプロセスといえる。

エンパワーメントの支援のプロセス

- エンパワーメントのプロセスには4つの局面があるといわれている。それぞれの局面への看護

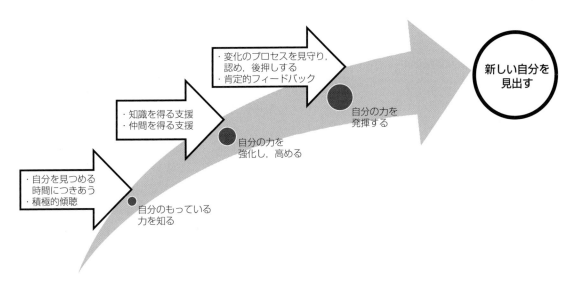

図Ⅱ-4-1　エンパワーメントと支援のプロセス
〔森文子：患者の心理的支援とエンパワーメント，小澤桂子，足利幸乃（監），理解が実践につながるステップアップがん化学療法看護，pp.173-178, 学習研究社，2008より一部引用改変〕

師の関わりを図Ⅱ-4-1に示す[1]。

がん薬物療法を受ける患者・家族のエンパワーメントの支援

- がん薬物療法はがんの発病や再発などにより行われる。また，効果が不確実で治癒を望めることは少ない，有害事象が発生するなど，患者や家族に衝撃や苦悩，不安などをもたらしやすい治療法という特徴がある。看護師は，患者や家族に寄り添い，思いを傾聴することにより，患者や家族が，看護師をはじめとする医療者は自分たちの支援者であることを感じられるようにする。また，患者や家族が語ることで現状の理解を深め，現状に向き合うための自分自身の力を感じられ，治療や療養生活について主体的に自己決定ができるよう支援する。
- がんやがん薬物療法に関する情報を，患者や家族のレディネスに合わせてわかりやすく提供し，患者や家族が自信をもって治療法を選択し，治療中に起こりうる問題に対処できる力を強められるよう支援する。個室での入院生活や外来での治療の場合，ほかの患者の様子を見たり交流を行ったりする機会が少なくなるため，看護師は，患者や家族が自分を支えてくれる人や仲間を見出せるよう，意識的に働きかけるようにする。
- 患者や家族が薬物有害反応や生活の変化に対して行う対処行動や工夫を行うプロセスを見守り，実行した内容や努力を肯定的にフィードバックすることで，患者や家族が，自分たちが力を発揮し，状況をコントロールできていることを感じられ，自信をもてるようにする。
- がん罹患やがん薬物療法を受けるという体験の中で，継続してエンパワーメントすることで，患者や家族が自身の潜在的な力に気づき，がんや治療とともに生きる新しい自分を見出せるよう支援を行う。

4）患者の意思決定を支援するケア

- がん薬物療法における意思決定は，初めてがん薬物療法についての説明を聞いて治療を受けるかどうか決定する時，今まで行っていた治療の効果がなくなる，あるいは，再発や転移により再びがん薬物療法を行うかどうかを決定する時，がん薬物療法の効果がなくなり，緩和医療へ移行するかどうかを決定する時などに行われる。
- がん薬物療法は繰り返し行われることが多いため，意思決定も何度も行われることとなる。看護師は，患者が情報や自分の希望を吟味し，納得できる意思決定が行われるよう，その時々の患者の状況に合わせて支援することが重要である。

感情表出を促し，気持ちを整理できるようにする支援

- がん薬物療法についての説明を受けて，患者がどのように理解しているか，どのような思いでいるか確認する。
- 患者が病気や治療を受け入れることができない場合，混乱している場合などは，まず患者の思いを受けとめ，混乱や受け入れのできない理由を明らかにしたり，患者の価値観を確認したりすることで，患者の思いや考えの理解に努める。患者の感情表出を促し，思いを傾聴することを通して，患者が徐々に自分の状況を落ち着いて見つめ，整理することができるよう支援する。
- 患者の不安感や混乱が強い場合やそれが続く場合は，不安や混乱を落ち着けるための心理的援助を行う。必要に応じて専門職に相談することや，医療チームで患者への関わり方を検討する。
- 適切な治療の時期を見据えながらも，意思決定をせかすことは可能な限り避け，できるだけ患者のペースで意思決定ができるようにする。

必要な情報を十分に理解するための支援

- 患者ががん薬物療法に関するどのような情報を

どの程度理解し，何を知りたいのか，何をしなければならないのか理解できているか，治療に関すること以外に気になっていることはないかなどを確認し，患者が現在抱えている課題を整理し，意思決定のための道筋をつけていく。
- 説明を十分理解できていない時は，言葉をわかりやすく言い換えたり，説明を補足したりする。小児や高齢者などで理解が難しい場合は，図や絵を取り入れたりするなど説明方法を工夫する。
- 必要に応じ，再度医師から説明を聞く機会を設ける。患者が医師に聞きたいことを質問したり，自分の思いを医師に伝えたりすることを通して，治療法について医師と話し合いができるよう支援する。患者がうまく伝えられないような時には，言葉を足す，代弁するなどにより，円滑に話し合いが行われるように図る。
- 情報過多の場合は，患者が何を知りたいのか，何が意思決定のポイントとなるのかを話し合いながら情報を整理する。
- 身近な人のがん薬物療法の効果や，薬物有害反応の様子を見聞きした経験が，患者の治療を受けるかどうかの意思決定に影響することが多い。身近な人と患者の相違点を整理し，治療の影響や効果が異なる場合は，それを患者が理解した上で意思決定できるようにする。
- 薬物有害反応をおそれて治療を受けたくないという患者もいるため，使用する抗がん薬や個人差により薬物有害反応の種類や程度は異なること，症状を予防・軽減する方法があることを説明し，それを患者が理解した上で意思決定できるようにする。

患者が行う意思決定を支える支援

- 患者が今までにもがん治療経験がある場合は，どのような意思決定をしてきたのか，患者の意思決定の基準やプロセス，価値を置いていることなどの情報を得る。
- 患者が意思決定に必要なリソース（家族，各専門職種，情報リソース，セカンドオピニオンなど）を活用できるよう支援を行う。
- 患者がなぜその意思決定を行ったのか，大事にしている価値観や希望している生活はどのようなものかを確認しておく。
- 医療者が，患者が行った意思決定を尊重すること，患者の選択を支えていくことを伝える。
- 意思決定に迷いが生じた場合は，いつでも医療者に相談できることを伝えておく。
- 患者と家族のがん薬物療法についての考えが異なる場合，それぞれの考えを聞いて，調整を行う。がん薬物療法を受けるのは患者自身であることを前提としながら，家族の思いを受けとめ，家族が患者を支えていけるよう支援を行う。
- 患者が効果のあるがん薬物療法を拒否する場合は，患者の理解や誤解を確認し，誤解がある場合は修正を行う。がん薬物療法をすること／しないこと，それぞれの利点や不利益な点を理解した上で，悔いの残らない選択ができるよう支援を行う。

5）過去の有害事象への患者の対処行動を活用するケア

再びがん薬物療法を受けることについての患者の思いを確認する

- 患者に再び治療を受けることに対して否定的な感情がある時は，思いを受けとめ，傾聴する。過去の治療やその時の体験が無意味であったわけではないことを患者が認識できるよう支援する。
- 以前の治療経過を振り返り，つらいことに対処できていたこと，患者につらさを乗り越える力や乗り越えるための周囲のサポートなどがあったことに気づけるよう関わり，今回の治療に対して自己効力感をもてるよう支援する。

過去のがん薬物療法の際に行った対処行動とその効果を活用する

- 以前のがん薬物療法の時の体験を患者とともに振り返り，今回のレジメンで発生しうる有害事象との共通点，相違点を整理する。
- 以前のがん薬物療法の時の対処行動とその効果を確認する。患者が効果的な対処行動を行えていたことを気づけるように関わる。
- 以前のがん薬物療法の時の対処行動で，今回も行えそうなものをともに検討する。
- 前回の治療から時が経ち，患者を取り巻く状況が変化していると，以前できていたことが難しくなっていたり，活用していたソーシャルサポートが使えなかったりする場合もある。今回も以前と同じように対処できそうか，ソーシャルサポートを活用できそうか確認する。
- 以前と同じようには対処できない，ソーシャルサポートを活用できない場合は，代替手段を検討する。

6）家族を巻き込んだセルフケア教育

- 有害事象による苦痛が強いなどの要因で，患者のセルフケア能力が十分発揮できない場合がある。患者が自身でニーズを満たすことができない場合は，周囲の人のサポートが必要である。
- 患者にとっての重要他者の多くは家族であるため，家族にセルフケアに参加してもらえるよう説明し協力を求める。患者の有害事象や体調の変化に関心を向けてもらい，具体的に支援して欲しいポイントを説明しておく。
- 医療者からみて家族の心身の負担が大きく社会資源の活用が望ましいと考えられる場合は，患者を支援する家族の労を十分ねぎらいつつ，社会資源の存在と活用について患者や家族と話し合う。
- 家族が患者のセルフケアを代償している場合でも，患者が主体性をもって治療を受けられるようにする視点は忘れてはならない。医療者は患者のセルフケア能力を見極め，家族の協力を得ながらでも患者が自分でできることは続けられるように支援する。そのことが，治療継続の意欲を高めることにもつながる。

C. 有害事象の出現時期を予測し，生活への影響を考慮した患者教育

- 薬物有害反応の出現時期はおおよそ決まっていることが多いが，抗がん薬により出現時期や期間には多少違いがある。患者に使用する抗がん薬（レジメン）ではどの時期・期間にどのような薬物有害反応が発生するのか，あらかじめ患者に資料などを用いて伝えておく。
- 各薬物有害反応に関連して患者にどのような生活への影響が起こるのか，一般的なことに加え，職業や生活の仕方など，患者の個別の状況も重ね合わせて患者と確認する。
- 生活の工夫や対処行動により，患者の生活への影響が回避あるいは軽減できるのか検討し，その方法を説明する。
- 家族や周囲の人に有害事象と生活への影響の出現時期を伝え，適切な時期に患者の支援が得られるようにする。患者にも，周囲の人に有害事象の出現時期を伝えておくことで，周囲の人が患者の状況を理解し，どの時期にどういうサポートをすればいいのか理解できること，また，それにより患者の生活への影響が小さくなることを説明しておく。
- 予測される時期を越えて生活に影響が出る時には医療者に伝えるよう説明し，生活の工夫や対処行動の効果を評価し，修正する。

D. 治療を受けながら日常生活を営む意欲を維持するための支援

- がん薬物療法は治療効果が不確実であったり，効果がある限り治療を続けることも多いため，

先の見通しが立ちづらいことがある。このような治療を受けながら日常生活を営む意欲を長期的に維持できるよう支援することは重要である。

1）薬物有害反応の予防・軽減と生活への影響を最小限とする援助

- がん薬物療法を受けながら日常生活を営む意欲を維持するためには，薬物有害反応をできる限り予防・軽減し，生活への影響を最小限とすることが重要である。第2章，第3章の内容を参照し，症状と生活への影響を最小化するよう努める。
- 具体的な生活への影響を明らかにし，対策を検討する。必要に応じて社会資源などの活用や家族の援助を得て日常生活を維持するための支援を行う。

2）患者が治療を続ける力を取り戻すための援助

- 治療効果を確認し，効果がある時はともに喜ぶ姿勢で関わる。治療目標が「現状維持」であれば，変わらないということは効果がでているということを患者が認識できるようにする。
- 患者の感じている苦悩や不安などを聴く機会を定期的に設け，苦悩と闘っていることを認め，相談できる存在がいることを認識してもらえるようにする。
- 患者が大事にしたい生活とそれを続けるために治療を行っているということ，今，その生活ができているかなどを振り返り，がん薬物療法を受ける意思決定をした時の思いに立ち戻ってみる。
- 患者が行っている対処の効果や努力を肯定的に評価することで，自己効力感が高められ，日常生活をコントロールできている実感や自信をもつことができるよう関わる。
- 治療を続けるにあたって，家族など，患者をサポートしてくれる人たちがいることに気づけるようにする。

- 日常生活の中で，あるいは治療の休薬期間などに気持ちを休めたり気分転換できたりする方法を患者とともに検討する。

E. 治療を受けながら日常生活を営むための心理的ケア

1）心理面の問題発生を予防する

- 患者の不安，心配ごとについて話し合っておく。
- 薬物有害反応や生活への影響について，事前に説明することで患者が備えておけるような内容についてはあらかじめ説明し，心の準備を促す。
- 多くの患者が体験する心理面への影響について情報提供し，このような体験をするのは自分だけではないことの理解を促す。
- 薬物有害反応などの身体症状をできるだけ軽減することで，身体症状に起因する心理面の問題発生の予防を図る。

2）心理的苦痛軽減のための援助を行う

- 安全で心地よく支持的な環境を提供し，患者が話をしやすいようにする。
- 患者の話に耳を傾け，支持・共感の態度を示す。
- 未知の治療や薬物有害反応に対する不安や恐怖感を軽減するために，今後の経過，起こりうることや対処法などについて，患者がイメージしやすい資料を用いて説明する。
- 毎日の生活の中で，あるいは治療と治療の合間に，どのような気分転換やリラクセーション法が行えるか患者と検討する。
- 効果的なコーピングをめざした患者教育と，患者の実施した対処への肯定的評価により，患者ががん薬物療法における苦痛を軽減でき，苦痛を乗り越える力が自分にはあるという自己効力感を高められるようにする。
- がん薬物療法においては，薬物有害反応の予防や軽減のためにセルフケアを実施することが重要であるが，心理的苦痛によりセルフケアが困

難な場合は，日常生活の介助を行い，患者の負担感や薬物有害反応の悪化を軽減するようにする。
- 現在外来でがん薬物療法が行われることが多い。自宅で心理的苦痛が高まった時に相談できる窓口・リソースを伝えておく。
- 家族や周囲の人に，患者にどのように接すればいいか説明し，患者がより適切なサポートを得られるようにする。
- 心理面への薬物療法を行っている場合は，その効果と有害事象を観察・評価する。
- 必要に応じて，精神科の専門家に相談する。
- 必要に応じて，患者会やサポートグループを紹介する。

F. 治療を受けながら社会生活を営むためのケア

1) 社会面の問題発生を予防する

- 患者の不安，心配ごとについて話し合っておく。
- 薬物有害反応や生活への影響について，事前に説明することで患者が備えておけるような内容についてはあらかじめ説明し，準備を促す。
- 多くの患者が体験する社会面への影響について情報提供し，このような体験をするのは自分だけではないことの理解を促す。
- 薬物有害反応などの身体症状をできるだけ軽減することで，身体症状に起因する社会面の問題発生の予防を図る。
- 利用できる制度などはあらかじめ説明し，必要時に活用できるようにしておく。

2) 日常生活復帰への支援を行う

ADLの維持・向上

- 症状によって日常生活のどのような行為，行動に問題が生じているかを明らかにし，ADLの維持・向上に向けて工夫や調整を行う。

- 倦怠感による活動レベルの低下は，身体能力の低下につながりやすい。倦怠感が身体面，精神面，日常生活にどのように影響しているかを把握し，患者のセルフケアとリハビリテーションの継続を支援する。
- 倦怠感とうまくつき合うためのセルフケア支援として，次のようなことを行う。
  - エネルギー温存療法：体力消耗を避けるための意図的なエネルギー消費の調節，活動と休息のバランス，エネルギーレベルの高い時間帯に優先度の高い活動を行う，など[2]。
  - 倦怠感の変化（出現期間，程度，エネルギーレベル）をモニタリングし，エネルギー温存療法に役立てる。
  - 家族や周囲の協力が不可欠であることを説明し，患者のエネルギーが低下している時のサポート体制を構築しておく。
- 自宅でのリハビリテーションとして，次のような点に注意する。
  - 定期的な運動療法は，身体活動性や身体機能の向上だけでなく，倦怠感の改善やQOLへの効果が報告されている[3]。
  - 骨髄抑制などほかの症状や体調に配慮し，無理のないペースでどのような運動をどのくらい取り入れるかを考え支援する。
- 歩行・移動に関しては，末梢神経障害が出現している場合，歩きづらさや転倒のリスクが高まるため，生活環境の調整が必要となる。障害物の除去や補助具の使用を勧め，ADLを補うようなセルフケアの実践を援助する。
- 食生活に関する支援は，治療継続に必要な栄養の摂取のみならず，仕事や人間関係に影響するため社会的意味においても重要である。食生活に影響する有害事象の適切な支持療法を行い，栄養士などのリソースと連携して生活の中でできることを取り入れる。

生活再構築への支援

- がん薬物療法によって，治療前にはなかった症

状や身体機能の変化が生じる。変化は身体的なものだけでなく精神的,心理社会的影響を含み,変化に合わせた新しい生活の再構築が必要となる。
- 生活の再構築とは,患者が変化に慣れる努力をしながら新たな価値観を身につけ,自分らしく生きていく方法を取り戻すことであり,看護師はその過程を支援する必要がある。
- それまでの生活習慣,価値観,社会的役割,家族構成,仕事内容,今後の生活設計などを把握し,患者の生活の視点に立った適切な情報を提供する。治療前からの情報提供は治療後の状況をイメージでき,患者が体験する不安や恐怖を軽減させることに役立つ。
- 外見の変化を伴う脱毛や皮膚障害は,社会生活に及ぼす影響が大きく,患者の多くが苦痛や不安を感じる。治療前の生活を知り,外見上の変化によって生じる支障を予測し,患者に合ったアピアランスケアを見つけて支援していく。
- 患者と家族のオープンなコミュニケーションを奨励し,社会生活への復帰を促進する。外見,身体機能,生活習慣の変化について,場合によっては社会福祉サービスの紹介を行う。

社会的役割を継続するための援助を行う

- がんに罹患したことや治療を受けることで,今までの社会生活継続をあきらめなくてもよいこと,続けていく方法を検討できることを伝える。
- がんやがん薬物療法がその患者の仕事や社会生活に与える影響について患者と検討する。
- がん薬物療法を受けることによる家庭への影響などの社会的苦痛について,家族からも情報を得る。
- がん薬物療法を受けることで影響を受ける患者の社会的役割のうち,患者が継続して果たす役割,ほかへ委託してもいい役割について話し合い,整理する。
- 患者が果たしたい役割をどのようにすれば果たせるか検討する。例えば,がん薬物療法を受けながら仕事を継続する方法,家庭内での役割を継続する方法などを具体的に検討する。
- 患者の今までの役割を,ほかの家族や協力者,社会資源などで代行できないか検討し,活用する。
- 患者が適切なソーシャルサポートを得て社会的苦痛にうまく対処するために,適切な対人コミュニケーションが行え,ソーシャルスキルが発揮できるよう支援する。
- 可能であれば,治療日や治療開始時間などを患者の社会生活に合わせて調整する。
- 社会的苦痛を軽減するために活用できる専門職や制度,社会資源の支援を受けられるよう調整する。

治療と仕事の両立への支援

- がん治療と生活を両立させるために患者はさまざまな困難を抱える。短期的または長期的に出現する有害事象への対処,セルフケアの継続,定期的な通院や緊急時の診察などの時間管理,治療に合わせた生活スタイルへの変更を余儀なくされる。
- がん治療や有害事象が及ぼす日常生活や社会生活への影響を理解した支援が必要であり,とりわけがん患者の就労に対する支援は重要となる。
- 仕事の継続は単に経済的な問題だけではなく,患者によっては仕事が人生の中で大きな位置を占めている場合がある。患者の職業や就労に対する価値観を理解し,できるだけ仕事に支障が少ない状況で治療を継続できるような支援を行う。
- 治療スケジュールや有害事象について早期に情報提供を行い,症状の出現時期や時間経過から,予測される仕事への支障を考え調整に役立てる。外見や身体機能の変化は直接的な影響を及ぼすため,患者の職務内容を把握し必要な支援を検討する。また,これまでの生活習慣にはない新たなセルフケアの獲得が必要な場合は,患者が日常生活に取り入れて継続できるように支援する。

- 患者によっては，職場の上司や同僚に病気や治療のことを伝えられず悩んでいることがある。上司の理解が得られそうか，会社から就労面での配慮があるか，配慮が必要かどうかを一緒に考え，状況に応じて医療ソーシャルワーカーや社会保険労務士などの資源を紹介したり，必要な情報を産業医，産業看護師などの関係者と共有したりする。

G. 活用できる社会資源・制度へつなげるケア

- がん薬物療法の継続とよりよい療養生活を送るために，看護師は患者のソーシャルサポートの状況を確認し，活用できる社会資源について情報提供を行う必要がある。
- 社会生活への復帰に向けて患者の希望，心身の状態，セルフケア能力をアセスメントし，医療ソーシャルワーカーなどと連携して必要な時に速やかに地域の社会資源が使えるように調整する。市区町村の地域包括センターや介護保険担当窓口に相談すると，介護保険の申請，ケアプランの作成やサービスの手配，訪問看護・訪問診療など医療資源に関する情報などが得られる。
- 患者会やがんサロン，サポートグループは相談支援，ピアサポート，情報交換の場としての機能や効用があり，各地域や医療機関ごとにさまざまな活動が展開されている。
- 患者会やがんサロンなどの情報を早期に提供することで，患者がピアサポートを受けながら治療を乗り越え，社会生活への復帰を前向きに考えられることにつながる。

H. 経済問題に関する社会資源の紹介

- 新規の抗がん薬や支持療法薬は高価なものが多く，高額な費用の負担が治療選択や療養生活に影響を及ぼす。看護師は治療にかかる費用の目安を知っておく必要がある。その上で，患者が抱える経済的問題を把握し，必要に応じて活用可能な社会資源を紹介したり，医療ソーシャルワーカーなどの専門職へ介入を依頼したりする。
- 患者が必要な治療を継続できるように医療ソーシャルワーカーと情報共有し，社会資源や制度の活用のために調整を行う。がん患者に対する経済的側面からの支援は，①医療費助成制度，②所得保障制度，③生活保障制度から構成される。これらの制度を利用するにあたっては，いずれも患者やその家族の加入保険の種別や保険料の納付状況などの要件を満たす必要がある[4]。

◆**医療費助成**：高額療養費制度，石綿（アスベスト）健康被害救済給付，高額医療・高額介護合算制度など

◆**所得保障**：傷病手当金，障害年金，生活保護など

◆**生活保障**：身体障害者手帳，生活福祉資金など

I. 挙児希望者への支援

- がん薬物療法に伴う生殖機能障害は，治療内容や治療期間，年齢によって治療後の生殖機能回復の可能性が異なる。女性患者の場合，卵巣機能障害が起こってからの治療は限られているため，挙児希望がある場合は治療開始前に情報提供を行い，妊孕性温存の対策をとる必要がある。
- がん治療開始前に情報提供すべき内容は以下の点が挙げられる。
  - 診断時の一般的な妊孕性評価（年齢，不妊治療歴など）
  - がん薬物療法による妊孕性の低下，恒久的な妊孕性の喪失の可能性
  - 至適治療期間後における妊孕性の低下，喪失の可能性
  - 妊孕性温存方法の概要と原疾患の治療に与える影響
  - 妊孕性温存の時間的許容度
  - がん・生殖医療専門医へのアクセス方法

- 妊孕性温存の選択肢は受精卵凍結保存，卵子凍結保存，卵巣凍結保存，卵巣保護，精子保存などがあるが，がん治療の緊急性，予後，パートナーの有無など個々の患者の状況を考慮し考えていく。ただし，がん患者に対する妊孕性温存治療は原疾患の治療を第一に考え，原疾患の治療を遅らせるようなことは避ける必要がある。
- 大切なことは生殖年齢にあるすべてのがん患者に対して，がん治療による生殖機能への影響と妊孕性温存治療の可能性を本人と家族に伝えることである。治療開始前に医療者と妊孕性について十分に話し合い，納得した意思決定ができたかどうかは，治療後の女性としてのサバイバーシップに大きな影響を与える[5]。

J. 将来起こりうる支障と対応への情報提供

1) 性機能障害，セクシュアリティ

- がんの治療開始時は心身ともに余裕がなく，性行為への関心が一時的に低下したり，性的問題にまで考えが及ばない場合が多い。心身の状態が落ち着いてくると，患者は自身の問題としてだけではなく，パートナーとの関係においても悩み始める。がん治療によって起こりうる性的問題や対処方法について，医療者が正確な情報を提供することは極めて重要である。
- 性機能障害への対応において医療者に求められるのは，答えを与えることよりも，患者とパートナーが自分たちなりの答えを見つけるための支援である。特に，①起こりえる性的変化の基本情報をわかりやすく提供すること，②患者とパートナー双方の視点から問題点を整理すること，③カップルのコミュニケーションを促すこと，の3点は重要である[6]。
- 情報提供のタイミングは可能な限り治療選択の時点であることが望ましく，年齢や婚姻状況によって患者を取捨選択せず，すべての患者への基本情報として位置づけられるとベストであ

る。情報提供媒体は，繰り返し読めるような書籍や小冊子などがよい。
- 医療者は患者だけでなく，パートナーの苦悩にも目を向け支援する姿勢が重要である。診察時にできるだけパートナーの同席を勧め，治療の計画，有害事象，日常生活上の制限などについて情報提供し，患者がパートナーとともに考えられるように支援する。

2) 発達・成長への影響

- 晩期合併症は年齢に伴い発症しやすくなり，治療終了後何十年も経過してから症状が現れ問題になることもある。
- 成長障害に関しては，低身長，筋・骨格・軟部組織への影響，認知機能障害，学習障害などがあり，治療終了後も全身の発育状態の継続的な観察と専門医による治療が必要である。また，生殖障害に関しては，第二次性徴に関する適切なアセスメントを行い，問題を早期に発見するとともに，10代の患者に対して十分な説明を行い治療に対する理解を促す必要がある[7]。
- 治療終了前より晩期合併症のリスクをふまえた健康教育や定期的な健康診断，がんスクリーニングなどの計画を立て，情報提供や教育を段階的に行う必要性がある。日本では，小児がん治療終了後5年で小児慢性特定疾患の受給期限が終了することなどから，経済的支援も重要となる[8]。
- 晩期合併症に対する長期間のフォローアップは必須であり，患者・家族が困った時に相談できるように，フォローアップや相談の体制が整っている専門施設の情報提供は非常に重要である。

3) 二次発がん

- 二次発がんはがんサバイバーにとって最もつらい出来事の1つである。医療者は十分な知識をもち，患者教育や適切な検診を行っていく必要がある。二次発がんのリスク，発症までの一般

的な期間，徴候，症状，長期フォローアップの重要性について情報提供する。
- 二次発がんには，遺伝的素因，喫煙やアルコール多飲などのリスクファクターが関与するといわれている。医療者は二次発がんのリスクを正しく理解し，適切な患者教育を行う必要がある。
- 晩期合併症と同様に，長期間のフォローアップと支援が必須である。

文献

●引用文献

1) 森文子：患者の心理的支援とエンパワーメント．小澤桂子，足利幸乃（監），理解が実践につながるステップアップがん化学療法看護．pp.173-178，学習研究社，2008
2) Barsevick AM, Dudley W, et al : A randomized clinical trial of energy conservation for patients with cancer-related fatigue. Cancer 100(6) : 1302-1310, 2004.
3) 日本リハビリテーション医学会がんのリハビリテーション策定委員会（編）：がんのリハビリテーションガイドライン．pp.120-128，金原出版，2013
4) 坂本はと恵：がん患者が活用することができる社会資源—経済的問題への対応．がん看護 20(2)：223-227，2015
5) 渡邊知映：妊孕性を支える看護．日本がん看護学会（監），鈴木久美（編），女性性を支えるがん看護，p.70，医学書院，2015
6) 髙橋都：性機能障害．日野原重明（監），山内英子，松岡順治（編），実践 がんサバイバーシップ．p.90，医学書院，2014
7) 丸光惠，前田留美：長期フォローアップ．日本小児がん看護学会（編），小児がん看護ケアガイドライン2012，p.65，2012
  http://jspon.sakura.ne.jp/download/jspon_guideline2012/
  〔2016年8月2日〕
8) 前掲7），p.66

●参考文献

II-4-1
- 濱口恵子，本山清美（編）：がん化学療法ケアガイド（改訂版）．中山書店，2015
- 小澤桂子，菅野かおり，他（監）：理解が実践につながるステップアップがん化学療法看護．学研メディカル秀潤社，2008
- 日本リハビリテーション医学会がんのリハビリテーション策定委員会（編）：がんのリハビリテーションガイドライン．pp.120-130，金原出版，2013

II-4-2-B-2)
- Lazarus RS, Folkman S（著），本明寛，春木豊，他（訳）：ストレスの心理学—認知的評価と対処の研究．実務教育出版，1991

II-4-2-B-4)
- 本山清美：治療を受ける意思決定のプロセスを支援する看護．濱口恵子，本山清美（編），がん化学療法ケアガイド（改訂版）．pp.61-68，中山書店，2012
- 川崎優子：がん患者の意思決定の実際．臨床で活用できる意思決定支援ツール．日本看護協会がん医療に携わる看護研修事業特別委員会（編），看護師に対する緩和ケア教育テキスト（改訂版），pp.30-42，2014

II-4-2-D-2)
- 小松浩子，矢ヶ崎香：先の見えない道を歩む患者を導く看護の力．がん看護 21(1)：60-66，2016

II-4-2-F-2)
- 秋月伸哉：化学療法が患者に与える影響2 心理面について．小澤桂子，菅野かおり，他（監），理解が実践につながるステップアップがん化学療法看護（第2版），pp.76-80，学研メディカル秀潤社，2016
- Grimm PM：コーピング：心理社会的問題．Itano JK, Taoka KN（編），小島操子，佐藤禮子（監訳）：がん看護コアカリキュラム．pp.24-47，医学書院，2007

II-4-2-G〜J
- 「乳癌患者における妊孕性保持支援のための治療選択および患者支援プログラム・開発ガイドラインの開発」班，日本がん・生殖医療研究会（編）：乳がん患者の妊娠出産と生殖医療に関する診療の手引き（2014年版）．金原出版，2014
- 佐藤まゆみ，小澤桂子，他（編）：がん化学療法看護のいま—ケアの質を高めるためのエッセンス．がん看護 19(2)，南江堂，2014

第5章 がん薬物療法の実践における患者・医療者の安全

1. 知識・理論

A. Hazardous drugs(HD)の定義

- 抗がん薬は，日本では投与を受ける患者にとっての安全性に焦点を当て，毒薬・劇薬，あるいはハイリスク薬として取り扱われている。しかし海外では，取り扱う医療者側の安全性に焦点を当てた hazardous drugs(HD)という概念が一般化しており，曝露によって健康への影響をもたらすか，または疑われる薬品[1]として位置づけられている。

- 米国労働安全衛生研究所(NIOSH；National Institute of Occupational Safety and Health)は，「①発がん性，②催奇形性またはほかの発生毒性，③生殖毒性，④低用量での臓器毒性，⑤遺伝毒性，⑥上記基準によって有害であると認定された既存の薬剤に類似した新薬の化学構造および毒性プロファイルのうち1つ以上に該当するもの」[2]をHDと定義している。

- NIOSH は，取り扱いに注意を要する抗がん薬および抗がん薬以外の薬，主として生殖毒性を有する抗がん薬以外の薬の3つから構成される「医療現場におけるHDリスト」を2年ごとに公表しており，2016年版には日本で承認されている159種類が含まれている[1]。HDに位置づけられる薬を表Ⅱ-5-1に示す。

B. Hazardous drugs を扱う医療者の健康へのリスク

- NIOSH は「医療現場において HD を使用したり，その近くで作業したりすると，皮膚発疹，不妊症，流産，先天性異常，白血病やその他のがんを発症する可能性がある」[2]と警告しており，抗がん薬をはじめとする HD を取り扱う医療者は，職業性曝露による健康へのリスクを理解し，安全な取り扱いを実践する必要がある。

1) 生物学的影響

- 抗がん薬の取り扱いによる生物学的影響として，尿中変異原性，DNA 損傷，染色体異常などが報告されている。

- Falck ら[3]は，抗がん薬を取り扱うがん病棟の看護師と事務職員(対照群)の尿中変異原性物質をエームス試験で測定し，看護師の尿は事務職

表Ⅱ-5-1 HDに位置づけられる薬

取り扱いに注意を要する広義の抗がん薬	狭義の抗がん薬	アルキル化薬
		抗がん抗生物質
		白金製剤
		代謝拮抗薬
		トポイソメラーゼ阻害薬
		微小管作用抗がん薬
		その他の抗がん薬
	分子標的治療薬	
	その他の腫瘍用薬	
取り扱いに注意を要する抗がん薬以外の薬剤		
主に生殖毒性を有する抗がん薬以外の薬剤		

〔日本がん看護学会，日本臨床腫瘍学会，日本臨床腫瘍薬学会(編)：がん薬物療法における曝露対策合同ガイドライン(2015年版)．p.3，金原出版，2015〕

員に対して有意に高い変異原性を示したことを報告した。

- Sasaki ら[4]は，看護師と事務職員の DNA 損傷レベルをコメットアッセイで測定し，抗がん薬を取り扱っている看護師は取り扱っていない看護師や事務職員と比べ DNA 損傷のレベルが高かったことを報告した。
- McDiarmid ら[5]は，医療者の染色体異常の程度を調査し，抗がん薬を取り扱う医療者は取り扱っていない者と比べ，骨髄異形成症候群や治療関連白血病の発症に関係するとされる5番または7番染色体，および5番染色体のみの損傷の頻度が有意に高かったことを報告した。

2) 健康に及ぼす影響

- HD の職業性曝露が健康に及ぼす影響には，急性症状と長期的な影響がある。急性症状はさまざまな臓器に対する短期的な影響として現れ，休日など曝露の回避により改善する。長期的な影響としては悪性腫瘍の発生と生殖への影響が挙げられる。HD の職業性曝露による有害な健康影響を表Ⅱ-5-2 に示す。

表Ⅱ-5-2　HD の職業性曝露による健康への有害な影響

急性症状	
過敏反応	喘息発作，皮疹・目の刺激など
皮膚・粘膜反応	皮膚刺激，接触性皮膚炎，咽頭痛，脱毛など
消化器症状	食欲不振，悪心・嘔吐，下痢，便秘など
循環器症状	息切れ，不整脈，末梢浮腫，胸痛，高血圧など
呼吸器症状	咳嗽，呼吸困難など
神経症状	頭痛，めまい，不眠，意識消失など
長期的な影響	
悪性腫瘍	白血病，非ホジキンリンパ腫，膀胱がん，肝臓がんなど
生殖への影響	不妊症，妊娠までの期間延長，早産，低出生体重，子宮外妊娠，自然流産，流産，死産，子どもの学習障害

〔日本がん看護学会，日本臨床腫瘍学会，日本臨床腫瘍薬学会（編）：がん薬物療法における曝露対策合同ガイドライン（2015年版）．p.16，金原出版，2015〕

3) 職業性曝露に影響を及ぼす要因

- 前述のように，HD の職業性曝露は生物学的影響，健康への影響をもたらすリスクがあるが，一方で職業性曝露に影響する要因として，HD を取り扱う状況（調製，運搬，投与，廃棄），調製された HD の量，HD を取り扱う頻度および期間，患者の体液への接触，安全キャビネットの使用，個人防護具（PPE；personal protective equipment）の使用，作業訓練の有無が挙げられている[2]。
- Kopjar ら[6]は，抗がん薬取り扱い者の DNA 損傷は対照群と比べて有意に高かったが，より多くの PPE や適切な安全キャビネットを使用していた者では損傷の程度が低かったことを報告した。
- Jakab ら[7]は，4 病院の血液病棟の看護師と対照群との間で末梢血リンパ球の遺伝毒性を比較し，安全キャビネットが未設置または不適切な装置であった病院では姉妹染色分体交換頻度などが有意に高かったことを報告した。
- これらの結果からも PPE や安全キャビネットを適切に使用するなど，「職業性曝露に影響する要因」への対策を図ることで生物学的影響，健康への影響のリスクを低下させることが期待できる。

C. 抗がん薬曝露の経路

- 抗がん薬が人体に入る経路としては，皮膚からの吸収，吸入，経口摂取，針刺し事故などが挙げられる[1]。曝露は抗がん薬そのものだけではなく，抗がん薬投与を受けた患者の排泄物・体液や，それらにより汚染された環境・物品（リネン類含む）などによっても生じる。
- 主要な経路は，接触による吸収，気化あるいはエアゾル化（飛沫，微粒子など）した抗がん薬成分を吸い込むことによる吸入である。経口摂取は，抗がん薬で汚染された飲食物を摂取する

表Ⅱ-5-3　HD 曝露の機会

1. HD バイアルの粉末や溶解液，HD アンプル液，経口 HD などへの接触や吸入時
   - 製造の過程でバイアルの外側やパッケージに付着した HD への接触
   - HD アンプルのカットや HD バイアルの開封操作時
   - 経口 HD をパッケージから取り出す時
   - HD 錠剤を破砕，粉砕，または溶解する時，HD カプセル薬の中身をカプセルから取り出す時（本来，破砕や粉砕および脱カプセルは行ってはならず，密閉容器を用いた簡易懸濁法を採用する）
2. 調製や投与の際に生じるエアロゾルやこぼれて気化した HD の吸入時
   - HD を充填した注射器から排出された空気の吸入
   - HD 入りの輸液バッグに輸液チューブのビン針を刺入する時，および輸液チューブ内を薬液で満たすプライミング作業時（本来，HD 入りの輸液によるプライミングは行ってはならない）
   - HD 入りの輸液ボトルへのエア針の刺入（HD 入りの輸液投与の際はエア針を用いてはならない）
3. HD 汚染された環境表面との接触時
   - HD を置くテーブルやワゴン，輸液スタンド，治療室のカウンターや椅子，治療室や調製室の床，電話台や電話機
   - 輸液バッグやシリンジの表面に付着した薬剤との接触
4. HD を充填した輸液バッグやシリンジ，輸液チューブから薬液がこぼれた時
   - 輸液チューブの接続や取り外し時にこぼれた薬液との接触
   - 輸液チューブ接続部のゆるみやスパイクした部位からの薬液のこぼれ
   - こぼれて気化した HD の吸入
   - 汚染エリアが乾燥した後に空中に浮遊している HD の吸入
5. HD を投与された患者の排泄物や体液，使用後のリネン類の取り扱い時
   - HD を投与された患者の尿や便，唾液，汗，血液，乳汁など，すべての排泄物や体液の取り扱い時
   - 排泄物や体液によって汚染された衣類やリネンの取り扱い時
6. 調製や投与の過程で生じる HD 汚染された廃棄物の取り扱いや運搬廃棄作業時
7. 腔内投与や局所注入投与など，手術室や造影室内での専門的な手技の実施時
8. HD の取り扱いや HD 汚染された廃棄物などを処理したあとに個人防護具（PPE）を取り外す時
9. HD 取り扱いエリア内での飲食
   - HD の調製や投与作業を行うエリア内での飲食物の準備や保管および摂取時
   - 同エリア内でのガムの摂取や化粧，喫煙など

〔日本がん看護学会，日本臨床腫瘍学会，日本臨床腫瘍薬学会（編）：がん薬物療法における曝露対策合同ガイドライン（2015年版）．p.28，金原出版，2015〕

場合と，汚染された手指でつまんで食べたり，汚染された物（食器，ペンなど）が口に入ったりすることで生じる。業務上，曝露が生じうる機会を表Ⅱ-5-3に示す。

D. 必要な個人防護具

- 個人防護具（PPE）は，抗がん薬やその成分を含む排泄物・リネン類を取り扱う際，皮膚や粘膜への曝露を直接防ぐ役割を果たす。抗がん薬を取り扱うすべての職員は，PPE の装着が必要である。特に抗がん薬の調製，投与，こぼれた抗がん薬の処理時には，抗がん薬耐性試験済み，または ASTM 規格（米国試験材料協会）に準拠した PPE を選択する。患者の排泄物・体液やそれらで汚染したリネン類の取り扱い時に着用する PPE は一般のものでよい。いずれの場合も PPE は使い捨てとし，適切な方法で着脱を行う。主な業務で着用が必要な PPE を表Ⅱ-5-4〜6に示す。

1）手袋

- 抗がん薬の取り扱い時は，ASTM D6978-05「医療用手袋の化学療法薬剤の透過に対する抵抗性の評価基準」に準拠し，パウダーフリー（手袋のパウダーは汚染物質を吸収，分散し，表面汚染を増大させる可能性があるため）で，ニトリル製・ネオプレン製・ポリウレタン製・ラテックス製のものを選択する。装着前に，目で見える破損がないか確認し，2枚着用する場合は，1枚はガウンの袖の内側に，1枚はガウンの袖口を十分覆うように装着する。

表Ⅱ-5-4　HD取り扱い作業に必要なPPE

剤型		業務	手袋 (◎二重　○一重)	ガウン	保護メガネ	マスク (◎N95　○サージカルマスク)
注射剤		調製	◎	○	○	◎*1
注射剤		投与*2	◎	○	○	◎*3
経口薬	錠剤・カプセル	内服介助	○*4	×	×	×
経口薬	錠剤・カプセル	簡易懸濁	○	×	×	×
経口薬	錠剤・カプセル	経管注入	○	○	○	○
経口薬	散剤	調製	○	○	○	◎
経口薬	散剤	内服介助	○	○	○	◎*5
吸入剤		調製	○	○	○	◎
吸入剤		吸入介助	○	○	○	◎
軟膏		塗布	○	○	×	×
坐剤		挿入	○	×	×	×
すべての剤型		運搬	○	×	×	○

○：必要，×：通常は不要
- *1 適切な調製手技を前提に，安全キャビネットやアイソレーター，CSTDを使用して行う場合はサージカルマスクが許容できる可能性がある
- *2 静脈，皮下，筋肉内投与，腔内注入
- *3 適切な投与手技を前提に，CSTD投与システムを使用する場合はサージカルマスクが許容できる可能性がある
- *4 一重手袋をするか，直接手で触れないように扱う
- *5 やむを得ずサージカルマスクを使用する場合は，吸気による吸引を避けるため，顔に近づけないようにして取り扱う

〔日本がん看護学会，日本臨床腫瘍学会，日本臨床腫瘍薬学会(編)：がん薬物療法における曝露対策合同ガイドライン(2015年版)．p.45, 金原出版, 2015〕

表Ⅱ-5-5　HD投与患者のケア時に必要なPPE

ケア内容	手袋 (◎二重 ○一重)	ガウン	保護メガネ	マスク (◎N95 ○サージカルマスク)
排泄物や吐物の取り扱い	○	○*1	○*2	○
排泄物や吐物で汚染されたリネン類の取り扱い	○	○*1	○*2	○
リネン類の取り扱い	○	×	×	○

- *1 液体物質の浸透を防げるものであれば可
- *2 特に飛散の可能性がある場合はフェイスシールドを選択する

〔日本がん看護学会，日本臨床腫瘍学会，日本臨床腫瘍薬学会(編)：がん薬物療法における曝露対策合同ガイドライン(2015年版)．p.45, 金原出版, 2015〕

表Ⅱ-5-6　HD投与環境の清掃などに必要なPPE

ケア内容	手袋 (◎二重 ○一重)	ガウン	保護メガネ	マスク (◎N95 ○サージカルマスク)
こぼれ(スピル)時*1の片づけ	◎	◎	◎	◎
通常の室内清掃	○	×	×	×
HD廃棄物の運搬	○	×	×	○

- *1 汚染状況によりこのほか靴カバーを追加する

〔日本がん看護学会，日本臨床腫瘍学会，日本臨床腫瘍薬学会(編)：がん薬物療法における曝露対策合同ガイドライン(2015年版)．p.45, 金原出版, 2015〕

2) ガウン

- 抗がん薬の取り扱い時(内服介助・簡易懸濁・坐薬挿入時を除く)およびこぼれ処理時は，糸くずが出ず，低浸透性の繊維製，長袖，後ろ開きで前が閉じており，袖口が絞ってあるものを選択する。一度脱いだガウンを吊るして再着用することは，汚染を拡大する危険があるため行ってはならない。

3) 保護メガネ

- 視野が十分に確保でき，顔面にフィットするものを選択する。抗がん薬の腔内注入の介助時など，飛散の可能性がある場合は，より広い範囲を防御するフェイスシールドを選択する。普段から眼鏡をかけている場合でも，自分の眼鏡の汚染を防ぐために保護メガネを着用する。

4) マスク

- 注射薬・散剤・吸入薬の取り扱い時およびこぼれ処理時は，NIOSHのN95規格に準拠したものを選択する。ただし，適切な手技を前提に，安全キャビネットや閉鎖式薬物移送システム（CSTD；closed system drug transfer device）を使用して調製を行う場合や投与を行う場合はサージカルマスクが許容できる可能性がある。N95着用時は毎回フィットテストを行う。

5) その他

- 靴カバーやヘアキャップなどがある。業務内容に応じて必要なものを選択する。なお，PPEを外す際は，表面が抗がん薬で汚染しているという前提で，表面に接触しないよう中表（なかおもて）にして外す。二重手袋を着用している場合は，①外側手袋，②保護メガネ，③ガウン，④マスク，⑤内側手袋の順で外す。一重手袋を着用している場合は，①手袋，②保護メガネ，③ガウン，④マスクの順で外す。外したPPEはジッパー付きプラスチックバッグに入れ密封して廃棄する。

E. 抗がん薬調製時の安全な取り扱い方法

- 抗がん薬の調製は曝露のリスクが高い作業であり，適切な調製環境や物品を整える必要がある。基本的には施設内1か所で安全キャビネット（図Ⅱ-5-1）を用いて調製し，複数箇所で行う場合は最小限の箇所で行う。
- 安全キャビネットはクラスⅡタイプB2が推奨される。これはキャビネット内部の汚染した空気が調製者側に流出しないようエアーバリアで遮断され，かつキャビネット内の空気は吸引後HEPAフィルターを通して100％室外に排気されるものである。キャビネット内部はHEPAフィルターを通した清浄な空気が供給され，無菌状態が保たれている。
- 作業エリアには調製者以外の立ち入りを制限する。調製の際は適切なPPE（表Ⅱ-5-4）を装着し，シリンジはルアーロック式のものを使用する。
- 抗がん薬を調製・投与する際に外部の汚染物質がシステム内に混入することを防ぐと同時に，液状あるいは気化/エアロゾル化した抗がん薬が外に漏れ出すことを防ぐ器具であるCSTDを可能な限り使用する。
- 調製後の輸液バッグは，汚染防止のため，安全キャビネットから薬を運び出す前に，ゴム栓の口にキャップまたはシールを貼り，ジッパー付きプラスチックバッグに入れて払い出す。

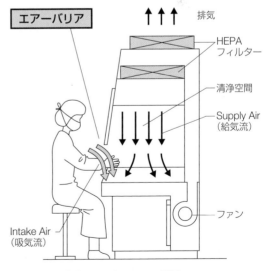

図Ⅱ-5-1 安全キャビネットの構造
〔日本病院薬剤師会（監），遠藤一司，他（編）：抗悪性腫瘍剤の院内取り扱い指針 抗がん薬調製マニュアル（第3版），p.75，じほう，2014より転載〕

1) 注射薬

- バイアル調製時は，エアロゾルや漏れを生じさせないため，常に陰圧操作で行うこと，注射針はゴム栓の中央付近または指定された位置に垂直に刺し途中で回転させないこと，ゴム栓への穿刺回数は最小限にするが2回目以降の穿刺は同一か所を避けることなどが重要である。アンプル調製時は，アンプルカットの際滅菌ガーゼであらかじめアンプルの頸部を包み，薬液の飛散や指先の外傷を避ける。

2) 経口薬

- 原則として，脱カプセルや錠剤の粉砕は空気中に飛散するリスクがあるため行ってはならない。やむを得ず実施する場合は，安全キャビネット内で実施する。

F. 抗がん薬投与時の安全な取り扱い方法

- 抗がん薬の投与は，投与場面だけではなく，調製/調剤後から運搬，投与準備，投与，廃棄までのプロセスを含んでいる。また，投与中～後の患者の排泄物・体液やそれらで汚染したリネン類を取り扱うこともある。そのため，投与場面の前後を含めた一連の流れとして曝露の機会（表Ⅱ-5-3）を認識し，各場面で安全に取り扱う必要がある。ここでは投与前後も含めた一連の流れでの安全な取り扱い方法を概説する。いずれの場面でも適切なPPEを装着する（表Ⅱ-5-4～6）。

1) 運搬

- 調製済の抗がん薬はほかの薬剤との識別のためにラベルをつけ，ジッパー付きプラスチックバッグに入れる。運搬の際は，落としても内容物が破損しないよう発泡スチロール製材などの適切な容器に入れ，容器には万一の漏れに備えて吸収性素材を内貼りしておくとよい。

2) 投与管理

- 投与経路ごとに必要なPPEを装着する。
- 静脈内投与時は，CSTD投与システム使用の有無により取り扱い方法が異なる（5章3-A, p.226）が，すべての作業は目の高さより低い位置で行うこと，抗がん薬入りの輸液バッグにエア針を刺入しないことは共通している。
- 経口薬投与時は，患者自身で投与管理を行うことが基本であり，患者が適切に投与管理できるよう患者教育を行う。必要に応じて内服介助を行う時は，適切なPPEを着用する。

3) 廃棄

- 静脈内投与時は，投与を終了した抗がん薬入り輸液バッグの接続は外さず，メインルートと一体のままジッパー付きプラスチックバッグに入れて密封し，蓋つきの専用廃棄物容器に廃棄する。
- 投与時に着用していたPPEも同様の方法で廃棄する。

4) 患者の排泄物・体液などの取り扱い

- 抗がん薬投与後の患者の排泄物・体液には，一定期間，抗がん薬の残留物と薬の活性代謝物が含まれる。抗がん薬の排泄率は薬により異なり，投与量・経路などの影響を受けるため個人差があるが，一般に薬の大半は投与後48時間以内に排泄される。そのため，患者の排泄物・体液，およびそれらで汚染されたリネン類を取り扱う際，投与後最低48時間は曝露対策が必要である（5章3-C, p.228）。

G. 抗がん薬がこぼれた(スピル)時の対応方法

- 抗がん薬を取り扱う際は、前提として、こぼれないように適切な手技で取り扱うこと、適切なPPEを装着していることが重要である。しかし、医療者・投与中の患者のいずれにおいても予期せぬこぼれ(スピル)が生じる可能性は常にあり、抗がん薬を取り扱うすべての場所に、抗がん薬のこぼれ処理に使用する物品一式(スピルキット)を設置し、適切な処理方法を訓練しておく必要がある。スピルキットに推奨される内容を表Ⅱ-5-7に、抗がん薬のこぼれ処理の流れを図Ⅱ-5-2に示す。なお、アルコールは揮発性があるため、こぼれ処理時には使用しない。

H. 曝露時の対応方法

- あらゆる場面で抗がん薬の曝露を予防することが最も重要であるが、万一曝露してしまった際は、直ちに適切な対応を行い、曝露による影響を最小限にすることが大切である。抗がん薬を取り扱う場所には、曝露時の応急処置用品を設置し、いつでも正しく利用できるようにしておく。

1) 曝露直後の対応

- 汚染を拡大しないよう注意しながら、汚染したPPEと衣服を直ちに脱ぐ。
- 曝露された部位を直ちに洗浄する。
  - ◆皮膚：石けんと水でよく洗浄する。
  - ◆眼球：水または等張性洗眼薬または生理食塩液で少なくとも15分間すすぐ。
  - ◆針刺し：作業を中断し、流水下で血液を絞り出す。
- 各施設の取り決めに従い、できるだけ速やかに受診する。

表Ⅱ-5-7 スピルキットに推奨される内容

- マスク(N95)
- 手袋2枚(外側/内側用)
- 保護メガネ
- ガウン
- 吸収性シートまたはスワブ
- ガラス破片の清掃用具(スコップ状のもの)
- 廃棄物処理バッグ(警告ラベル付き)2枚
- 耐貫通性容器
- 警告標識
- 洗浄用の洗剤、水、拭き取り用のタオルなど
- 一部のHDを不活化(アルカリ処理)する薬液(次亜塩素酸ナトリウム溶液、水酸化ナトリウム溶液など)およびそれらをしみこませる布・ワイプなど

〔日本がん看護学会、日本臨床腫瘍学会、日本臨床腫瘍薬学会(編)：がん薬物療法における曝露対策合同ガイドライン(2015年版). pp.68-69, 金原出版, 2015〕

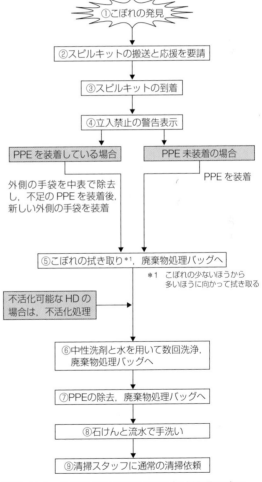

図Ⅱ-5-2 抗がん薬のこぼれ(スピル)処理の流れ
〔日本がん看護学会(監)、平井和恵、飯野京子、他(編)：見てわかる がん薬物療法における曝露対策. p.111, 医学書院, 2016より一部改変〕

2) 曝露後数日間の対応

- 急性症状（表Ⅱ-5-2）に留意して，曝露した部位や全身状態の変化を注意深く観察する。

2. アセスメントの視点

A. 曝露対策の現状把握

1) ヒエラルキーコントロールの理解

- 施設内での曝露対策の現状を把握するためには，危険物質への職業性曝露防止に関するリスクマネジメントの概念であるヒエラルキーコントロール（hierarchy of controls）[8-10]を理解しておく必要がある（図Ⅱ-5-3）。
- ヒエラルキーの最上階に位置し，最も曝露防止効果が高い「除去/代替」は，危険物質を除去あるいは毒性のない代替物質に置き換えることを意味するが，抗がん薬は除去や代替が困難であるため現実的ではない[9,10]。
- 次の階層に位置する「エンジニアリングコントロール」は労働環境の物理的な変更を行うもので[8]，具体的には危険物質を封じ込めたり，適切な換気を行うよう設計されている安全キャビネットやCSTDを使用することである[9]。
- 「作業実践を含む組織管理上のコントロール」は，抗がん薬曝露防止のための安全プログラムの根幹をなすものであり[4]，指針や手順の整備[9,10]，職員の教育・訓練[9,10]などである。
- 最下層に位置する「個人防護具（PPE）」は，個々の職員を職業性曝露から保護するものであり，マスクや手袋，ガウン，保護メガネなどを指す[9,10]。

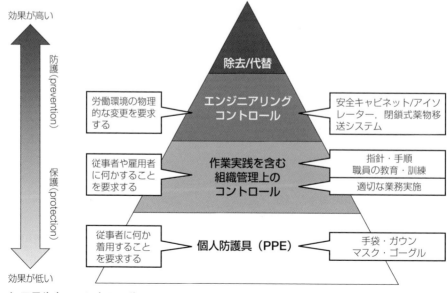

図Ⅱ-5-3　ヒエラルキーコントロール
〔米国労働安全衛生庁：Hierarchy of Controls. https://www.osha.gov/dte/grant_materials/fy10/sh-20839-10/hierarchy_of_controls.pdf ［2016年5月6日］をもとに作成〕

2) ヒエラルキーコントロールに基づく曝露対策実施状況の把握

- 施設内での曝露対策実施状況を把握する上で必要となるアセスメントの視点を表Ⅱ-5-8[11]に示す。
- 1回だけの状況把握ではなく，それが遵守されているか継続的にアセスメントを行うことが重要である。

B. 緊急時の対応システム

1) 抗がん薬のこぼれ（スピル）に備えた対応システム

- 抗がん薬のこぼれ（スピル）に備えた対応システムのアセスメントのポイントを表Ⅱ-5-9に示す。

2) 抗がん薬曝露に備えた対応システム

- 抗がん薬曝露時の対応システムのアセスメント視点としては，①抗がん薬曝露事故発生時の対応について，明文化されたマニュアルなどが施設内に整備・周知されているか，②曝露事故発生に備えて定期的な教育・訓練が実施されているか，③眼や皮膚への曝露時に備え，眼科や皮膚科などの協力体制が整備されているか，④曝露報告書またはインシデントレポートにより，抗がん薬曝露の事実と詳しい曝露状況を報告するシステムが整備されているか，などが挙げられる。

C. 抗がん薬投与方法や使用器具

- 抗がん薬投与方法や使用器具に関するアセスメントの視点としては，①施設内のマニュアルにそった調製・投与・廃棄物や汚染リネンなどの処理が励行されているか，②施設内のマニュアルは最新の勧告やガイドラインに基づき改訂されているか，③必要な器具の供給不足や使用上の困難・不具合がないか，などが挙げられる。

表Ⅱ-5-8 ヒエラルキーコントロールに基づく曝露対策実施状況のアセスメントの視点

1. エンジニアリングコントロール
1) 抗がん薬の調製は基準*を満たした安全キャビネット内で例外なく実施されているか
2) 特に危険性が高い抗がん薬の調製・投与の際にはCSTDが使用されているか

2. 作業実践を含む組織管理上のコントロール
1) 抗がん薬曝露防止のため，作業手順や必要物品，着用すべきPPEが明示されたマニュアルが施設内に整備されているか
2) 抗がん薬をはじめ，取り扱いに注意が必要な医薬品である hazardous drugs のリストが施設内に整備・周知されているか
3) 看護師，看護助手，医師，薬剤師，薬剤搬送担当者，廃棄物運搬・処理担当者など，抗がん薬および関連廃棄物，投与患者の排泄物やリネンの取り扱いに関わるすべての職員に対し，業務に応じた教育や研修が行われているか
4) 抗がん薬がこぼれた（スピル）時の対応について，明文化されたマニュアルなどが施設内に整備・周知されているか
5) 抗がん薬曝露事故発生時の対応について，明文化されたマニュアルなどが施設内に整備・周知されているか

3. 個人防護具（PPE）
1) 業務内容に合わせた適切なPPEがマニュアル通りに装着されているか
2) PPEの正しい着脱方法について，教育・研修が行われているか

*「NIOSH Alert」，「がん薬物療法における曝露対策合同ガイドライン（2015年版）」など

表Ⅱ-5-9 抗がん薬のこぼれ（スピル）時の対応システムへのアセスメントの視点

1) 明文化されたマニュアルなどにそった汚染除去作業の手順が施設内で定められているか
2) 抗がん薬を取り扱う各部署に，抗がん薬がこぼれた（スピル）時の処理に必要な物品を一式にまとめた「スピルキット（5章1-G, p.223）」が常備されているか
3) 抗がん薬がこぼれた（スピル）時の対応について，抗がん薬を取り扱うすべての職員を対象とした訓練が定期的に実施されているか
4) 抗がん薬の運搬や患者の移送時など，通常の取扱場所以外で生じたこぼれ（スピル）に対応する部門が明確に定められているか

D. 必要な個人防護具

- 個人防護具（PPE）のアセスメントの視点としては，各施設内において，①調製や投与，リネンや排泄物，廃棄物の取り扱いなど，主なHD取り扱い作業ごとに装着すべきPPEがマニュアルなどに明文化されているか，②適切なPPEの選択と正しい装着方法，廃棄方法に関する実技を含めた研修が行われているか，③マニュアルに定められたPPEの装着が遵守されているか，などが挙げられる。
- 施設内で評価の高い熟練職員がほかの職員のロールモデルとなるような行動を行えているかアセスメントすることも有用である。

E. 患者・家族に対する曝露対策支援状況の把握

- がん薬物療法中の患者と同居している家族の曝露対策について，患者・家族に対して必要な教育的支援が行われているか把握する。
- 教育的支援の内容については，①同居家族に対する曝露対策の必要性，②特に注意が必要な曝露経路，③妊産婦や小児など特に注意が必要な家族員，④自宅で持続投与される抗がん薬のこぼれ（スピル）発生時の対処方法，④患者以外の家族が触れたり口に入れたりしないなど経口抗がん薬の管理や取り扱い方法，⑤患者の吐物や排泄物による室内汚染や衣類・寝具類の汚染時の処理方法，などが含まれているか把握する。

3. ケアの視点

A. 投与経路別（経静脈・経口）の管理

1）経静脈投与の管理

- 経静脈投与において汚染が生じるのは，輸液バッグを取り出す際，輸液チューブのビン針を輸液バッグに刺入する際，プライミングする際，ワンショットの際，輸液バッグからの輸液チューブの抜去，抜針，廃棄などの際である[11]。これらの機会すべてに注意が必要であることをふまえ，一連の管理を安全に確実に実施する必要がある。

● 全体を通しての手順
- 投与に必要な物品を事前に備えておく（抗がん薬が漏れた場合のスピルキット含む）。
- 装着する前に手洗いを行う。適切なPPEを選択し，適切な手順で着用する。
- 抗がん薬の輸液バッグの外装の汚染も考慮した取り扱いをする。運搬用容器から輸液バッグを取り出す際は，先にPPEを装着し，運搬用容器と輸液バッグなどに損傷のないことを確認してから取り扱う。
- プライミング，接続時に曝露予防をふまえた器具を用いたり，適切な手順を遵守したりする。
- 投与管理後，石けんなどを用いて流水で手を洗う。アルコールベースの速乾性手指消毒は，汚染を揮発させる可能性があるため用いない。
- 作業はすべて目の高さよりも低い位置で行う。

● プライミング時の曝露を低減・防止するための方策
- 投与時に接続部用CSTDを用いる場合は，製品に応じた方法を用いる。この場合，適切な手技が重要であることに注意する。
- 曝露予防に配慮したプライミングを行う。
  ◆プライミング後に調製し投与部門に運搬：抗がん薬を調製する前に，輸液バッグに輸液チューブのビン針を先に刺しておき，プライミング後に調製する方法が最も曝露を防ぐことにつながる。調製は薬剤部で実施することが推奨

されているために，薬剤部との連携が不可欠である。

◆**輸液バッグにビン針刺入後調製し投与部門に運搬**：抗がん薬調製時にプライミングを行わない場合は，調製前に，輸液バッグに輸液チューブのビン針をあらかじめ刺しておくことで穿刺時の曝露を防ぐことができる。プライミングは，投与部門で実施する。プライミング時には側管より接続し，バックプライミングを実施する。

- 上記のいずれかが推奨されているが，困難な場合は，目の高さより低い位置での作業を徹底する。

●接続・ルート交換時の曝露を低減・防止するための方策

- 接続部にCSTDを用いる場合は，製品に応じた方法を用いる。この場合，適切な手技が重要であることに注意する。
- 接続部には，ルアーロックを使用し確実に固定する。
- 上記に加え，輸液チューブは輸液バッグから外さずに，一体化のまま廃棄する。やむを得ず，側管から外す場合は，バックプライミングを行い，抗がん薬をウォッシュアウトした上で，接続部をガーゼで覆い接続を外す。

●廃棄・後片付け時の曝露を低減・防止するための方策

- 汚染している可能性のある物品はすべて密封し（例：ジッパー付きプラスチックバッグ），専用の廃棄容器へ入れる。
- 手順にそってPPEを外し，再利用せず密封し，手洗いをする。

2）経口薬管理時の曝露対策

- 経口薬は，患者が自分で内服できるように指導する。具体的には，薬に触れないように注意深く開封し，内服する。
- 看護師や家族が介助する場合は，一重の手袋を着用するか，または，薬に触れないように介助する。
- 散剤は，飛散による曝露が予測されるために，二重手袋，N95マスクを装着する。やむを得ずサージカルマスクを使用する場合は，吸気による吸引を避けるため，薬を顔に近づけないようにして取り扱う。
- 内服介助の後は，PPEを外し，石けんなどを用いて流水にて手を洗う[11]。

B. 適切な血管確保やデバイスの取り扱い

1）血管確保

- ルート固定が容易な位置を選択し，確実に固定することで抗がん薬の漏れによる曝露を防止する。

2）インフューザーポンプの取り扱い

- インフューザーポンプを用いて抗がん薬を投与する場合は，患者・家族にも曝露予防の指導を行う。
- 曝露が問題となるのは，インフューザーポンプのバルーンの破損時，抜針時である。
- バルーン破損時は，可能な限り抗がん薬に直接触れないようにしながら，速やかに医療従事者に連絡するように伝える。
- 抜針時は，速やかに密封できる容器（例：ジッパー付きプラスチックバッグ）に入れて医療機関に持参してもらう。一般ごみに廃棄しないように指導する。いずれも手袋を装着して作業を行い，手袋を再利用しないよう指導する。

C. 適切な曝露予防行動

1）ヒエラルキーコントロールにそった曝露予防行動

- 曝露の危険性を最小限に，または排除するための概念であるヒエラルキーコントロール（5章2-A，図Ⅱ-5-3，p.224）にそった予防行動を実施する。
- 汚染の発生源の封じ込めとして，抗がん薬の調製・投与管理に，曝露を防止する設備や物品を用いることは，「エンジニアリングコントロール」として，まず重要である。
- しかし，抗がん薬の曝露は，すべての部門で取り組まなければ関連する部門にも汚染が波及する。そこで，「作業実践を含む組織管理上のコントロール」にあるとおり，準備から廃棄までのすべての部門，在宅治療の指導部門も含めた組織全体で，曝露対策に取り組むことが重要である。そのためには，指針の整備，研修の実施などが求められている。
- 各部門においては，指針をふまえ「作業実践を含む組織管理上のコントロール」として，確かな知識・技術のもと，適切な業務を実践する。
- そして，個々の曝露対策の要は，「PPE」の適切な装着である。適切な製品を適切な着脱の手順をふまえて用いることで曝露を低減・除去できる。

2）投与管理における曝露対策

- 投与管理時の対策については，5章3-A（p.226）に示した。

3）排泄物・リネン取り扱い時の曝露対策

- 排泄物や体液に抗がん薬の成分が残留していることがあり，患者の排泄物やリネン類の取り扱いに注意を要する。
- 排泄時の周囲への飛散を最小限にするためには，可能なら男女とも洋式便器を使い，排尿時は男性も坐位で行うことを推奨し，水洗便器の蓋を閉めてからフラッシュするとよい。また，可能ならHD投与患者専用のトイレを区別する。蓄尿や尿量測定は可能な限り避け，体液モニタリングは体重測定などほかの方法で行うことが推奨されている。
- リネン類については，抗がん薬を投与した後最低48時間以内であっても，排泄物などによる明らかな汚染のない場合は，施設における通常の方法（手袋・マスクなど）で取り扱い，洗濯の際も区別する必要はない。
- 抗がん薬の投与を受けた患者の便・尿・吐物，胸水や腹水，血液，乳汁，大量の発汗などで汚染した場合はほかの洗濯物と区別してビニール袋に入れ，洗濯は二度洗いする[11,12]。

D. 患者・家族教育

1）患者・家族教育の必要性

- 曝露対策は，抗がん薬を用いる患者・家族の協力が不可欠である。具体的には，患者が抗がん薬の投与を受けている時の異常の早期発見，経口薬の管理，排泄物・体液・リネン類の取り扱いに関することなどにおいて患者・家族が理解し，適切に対処することが必要である。
- 薬物療法のオリエンテーション時には，薬の効果ともに，毒性についても触れることで取り扱いなど注意を促すことが重要であるが，患者や家族の認識や理解を確認しながら過度に恐怖心を抱いていないか理解度を確認する。誤解をしているようであれば，訴えをよく聞き，必要な説明を追加する。

2）経口薬を服用する患者に対する指導

- 経口薬の製造のプロセスで微量に抗がん薬の成

分が付着している可能性をふまえ，カプセルや錠剤には，直接触れないように自分自身で内服するよう説明する。

3）経静脈投与を受けている患者に対する指導

- 曝露の予防と早期発見のために，抗がん薬の投与中は，ルート類が引っ張られたり接続が緩むことがないように，特に注意する。万が一，薬液が漏れたらすぐに報告するように伝える。
- 抗がん薬の投与管理において，看護師は職業性曝露を防ぐために PPE を着用しているという理解を患者や家族に求めることも必要である。

E. 医療者などへの教育

- 近年，抗がん薬曝露に関する通知や，ガイドラインなどが発行されており，それらに準じて，各施設でマニュアルを作成すること，さらに，それにそった教育・研修を実施する必要がある。
- 曝露の危険性を教育するだけではなく，正しい知識をもって適切な取扱いをする重要性についての意識が高まるよう教育を行う。
- 抗がん薬を直接取り扱う者だけでなく，管理者においても，十分に曝露予防対策を行うことが，施設や職員管理上重要事項であることが認識されるよう働きかける。

- 寝具類の洗濯や院内清掃などを担う医療関連サービス業者にも教育を行う[11]。

F. 他職種との協働

- 抗がん薬の準備から廃棄，排泄物の取り扱いまで，関わる職種は協働して曝露予防に取り組む必要がある。
- 地域でケアを継続する場合には，曝露に注意すべき薬についても引き継ぐ必要がある。

G. がん薬物療法を安全に行うための院内システムづくり

- 曝露対策は，個人の努力のみでは限界があり，職種を超え，ケア提供の場を超えた協働が必要であるために，そのシステムづくりが重要である。
- 具体的には，個々の職員や部門で検討するのではなく，組織内で曝露対策に意欲があり，知識のある者が集い，ワーキンググループや委員会などを構成して検討し，組織の管理者に働きかけることが挙げられる。組織横断的な活動をしているがん看護専門看護師/がん化学療法認定看護師などや，医師や薬剤部門などのキーとなる職種が連携して多角的に検討することで院内全体のシステムを構築する。

文献

●引用文献

1) NIOSH：NIOSH List of Antineoplastic and Other Hazardous Drugs in Healthcare Settings, 2016
http://www.cdc.gov/niosh/docket/review/docket233a/pdfs/2016-161finalpublication.pdf ［2016 年 11 月 1 日］

2) NIOSH Alert：Preventing occupational exposures to antineoplastic and other hazardous drugs in health care settings. U. S. Department of Health and Human Services, 2004
http://www.cdc.gov/niosh/docs/2004-165/pdfs/2004-165.pdf ［2016 年 8 月 2 日］

3) Falck K, Gröhn P, et al：Mutagenicity in urine of nurses handling cytostatic drugs. Lancet 313(8128)：1250-1251, 1979

4) Sasaki M, Dakeishi M, et al：Assessment of DNA damage in Japanese nurses handling antineoplastic drugs by the comet assay. J Occup Health 50(1)：7-12, 2008

5) McDiarmid MA, Oliver, et al：Chromosome 5 and 7 abnormalities in oncology personnel handling anticancer drugs. J Occup Environ Med 52(10)：1028-1034, 2010

6) Kopjar N, Garaj-Vrhovac V：Application of the alkaline comet assay in human biomonitoring for genotoxicity：a

study on Croatian medical personnel handling antineoplastic drugs. Muragenesis 16(1) : 71-78, 2001
7) Jakab MG, Major J, et al : Follow-up genotoxicological monitoring of nurses handling antineoplastic drugs. J Toxicol Environ Health 62(5) : 307-318, 2001
8) 米国労働省労働安全衛生庁：Hierarchy of Controls. https://www.osha.gov/dte/grant_materials/fy10/sh-20839-10/hierarchy_of_controls.pdf［2016年8月2日］
9) Polovich M (eds.) : Safe handling of hazardous drugs (2nd ed). Oncology Nursing Society, 2011
10) International Society of Oncology Pharmacy Practitioners (ISOPP) : Standards of practice. Safe handling of cytotoxics. J Oncol Pharm Pract 13(Suppl) : 1-81, 2007
11) 日本がん看護学会，日本臨床腫瘍学会，日本臨床腫瘍薬学会（編）：がん薬物療法における曝露対策合同ガイドライン（2015年版）．金原出版，2015
12) 日本がん看護学会（監），平井和恵，飯野京子，他（編）：見てわかるがん薬物療法における曝露対策．医学書院，2016

● 参考文献

Ⅱ-5-1
- 日本がん看護学会（監），平井和恵，飯野京子，他（編）：見てわかるがん薬物療法における曝露対策．医学書院，2016
- 日本がん看護学会，日本臨床腫瘍学会，日本臨床腫瘍薬学会（編）：がん薬物療法における曝露対策合同ガイドライン（2015年版）．金原出版，2015

Ⅱ-5-2
- 日本がん看護学会（監），平井和恵，飯野京子，他（編）：見てわかるがん薬物療法における曝露対策．医学書院，2016
- 日本がん看護学会，日本臨床腫瘍学会，日本臨床腫瘍薬学会（編）：がん薬物療法における曝露対策合同ガイドライン（2015年版）．金原出版，2015
- NIOSH Alert : Preventing occupational exposures to antineoplastic and other hazardous drugs in health care settings. U.S.Department of Health and Human, 2004 http://www.cdc.gov/niosh/docs/2004-165/pdfs/2004-165.pdf［2016年8月2日］

Ⅱ-5-3
- 医療安全全国共同行動技術支援部会（編）：医療安全 実践ハンドブック．pp.307-314, 医療安全全国共同行動，2015
- 日本がん看護学会（監），平井和恵，飯野京子，他（編）：見てわかるがん薬物療法における曝露対策．医学書院，2016
- 日本がん看護学会，日本臨床腫瘍学会，日本臨床腫瘍薬学会（編）：がん薬物療法における曝露対策合同ガイドライン（2015年版）．金原出版，2015

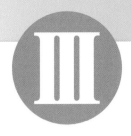

がん放射線療法看護

第 1 章 ● がん放射線治療と使用される放射線の特性

第 2 章 ● 放射線が人体に与える影響

第 3 章 ● 放射線療法に伴う急性有害事象と晩期有害事象

第 4 章 ● 放射線療法に伴う有害事象出現時の援助

第 5 章 ● 放射線療法を受ける患者の生活支援

第 6 章 ● 放射線療法の実践における患者・医療者の安全

第1章 がん放射線治療と使用される放射線の特性

1. 放射線療法の歴史的変遷

- レントゲンがX線を発見した翌年となる1896年に手術不能の咽頭がん患者に対してX線を用いた放射線治療が行われ，疼痛の寛解が得られた。さらに1898年，キュリー夫妻が発見したラジウムによるγ線は，当時のX線よりもエネルギーが高かった。ラジウムによるγ線は発見から2〜3年後には治療に用いられたが，ラジウムの希少価値が高く，本格的な放射線治療開始にはいたらなかった。
- その後，いくつかの放射線治療機器の開発が進み，1951年にカナダでコバルト遠隔照射装置が完成し，急速に世界的に普及した。現在も汎用されているリニアック（直線加速器）は1953年にイギリスにて臨床応用された。
- 放射線治療の有害事象は，放射線の医学利用の早期から人類が経験していた。放射線の線量を標的に限局することができれば，周囲の正常組織への影響を減らして有害事象を減少低減させることができる。さらに，有害事象が低減できれば，標的への線量を増加させることができるので，結果として抗腫瘍効果を高めることができる。
- 放射線物理学の発展と放射線治療機器の進歩によって，腫瘍に線量を集中させる方法が開発されてきた。この方法は定位放射線治療や強度変調治療などに発展してきた。また，粒子線など，物理的に線量を標的に集中させることができる放射線を治療に利用する方法も発展してきた。
- 放射線治療単独だけではなく，手術療法や薬物療法と併用する集学的治療もさかんに行われ，治療効果を上げるようになってきた。抗がん薬の中には，腫瘍の放射線感受性を増感するものも見つかっている。
- このように，放射線治療は，関連する学問分野（放射線生物学，放射線物理学など）の進歩・発達に伴って発展してきた。
- 今後は，新たに治療に導入された粒子線や中性子を利用した治療および分子標的薬を含めた薬剤を併用して行った放射線治療の晩期有害事象を長期的にみていく必要がある。

2. 治療に用いられる放射線の種類と特徴

A. 放射線の単位

- ベクレル（Bq）は，放射性同位元素という放射線を出す能力のある物質がもつ，放射線を出す能力の単位である。グレイ（Gy）は，物質が照射された放射線をどれだけ吸収したかを表す単位で，吸収線量とも呼ぶ。シーベルト（Sv）は，人体が放射線を受けたことによる影響の度合いを示す単位である。
- これらの違いを気象現象に例えると，Bqは雲が雨・雪・ひょうを降らせた降水量，Gyは人

が濡れる水分量となる。Svは雲から降った物質が人体に当たったときの影響で、同じ水分量（放射線では吸収線量、すなわちGy）でも、雨とひょうの違い（放射線では線質の違い）によって人体への影響は異なる。

- 放射線療法の分野では、Gyが重要であり、一般に放射線療法における「線量」はGyを指す。

B. 深部線量曲線とビルドアップ

- 放射線は、物質を透過する（通り抜ける）ことができ、深部に向かって進むにつれて吸収される線量は、線質やエネルギー量によって異なる（図III-1-1, 2）。

- 図III-1-1, 2は深部線量曲線といい、放射線が物質の表面に当たった後、内側で吸収される線量が、表面から深くなるにつれてどのように変化するかを示している。グラフの横軸は表面からの深さ、縦軸は吸収線量の一番高い値を100%とし、それぞれの深さにおける吸収線量を割合で示している。深部線量は、実際には水槽などへの照射実験による実測によって得るものであり、図III-1-1はそれぞれの放射線の傾向を模式的に表している。同じ種類の放射線であれば、エネルギーが高いほうが、吸収線量のピーク（最大値）は深くなる。図III-1-2は電子線の実測値であり、電子線のエネルギーが大きくなるとピークが深くなることがわかる。

- がんの治療に使用するX線や電子線は、ある一定の深さで吸収線量が最大となり、その後、減衰するという特徴がある。このように表面よりも深い位置で放射線の吸収線量がピークに上昇することをビルドアップと呼ぶ。

C. 放射線の種類と特徴

● X線
- X線による外照射（人体の外部から放射線を照射する方法）は世界的に多くの施設で行われており、現在、最も一般的な放射線療法の方法である。

● γ線
- γ線は、コバルトやイリジウムなどの放射性同位元素（RI核種）から放出される。γ線のがん細胞への作用は、X線に類似している。

● 電子線
- 電子線は、X線同様に自然には存在せず、X線と同じ装置で発生させることができる。電子線は皮膚表面に近いところに吸収線量のピークがあるので、表在性腫瘍への治療に適している。

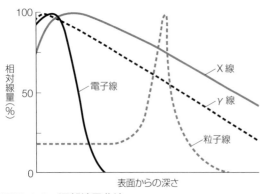

図III-1-1 深部線量曲線

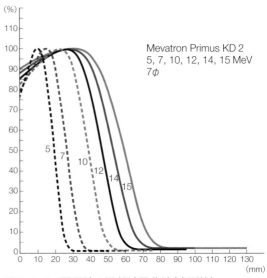

図III-1-2 電子線の深部線量曲線（実測値）

● 粒子線（陽子線・重粒子線）
- 陽子線や重粒子線による放射線治療は，粒子線治療と呼ばれる。これらの放射線は，皮膚表面から一定の深さで急激に吸収線量が高くなり，急速に減弱する。そのため，深部の腫瘍に線量を集中して周囲の正常組織への影響を少なくする治療が可能である。これらの治療機器は特殊で大きく，限られた施設のみで利用されている。

D. 半減期

- RI核種には，半減期があり，時間の経過とともに放射能（放射線を出すことができる能力）が低下してくると機器に使用されているRI核種の線源交換が必要となる。同じ線量を照射する場合，半減期により放射能が低下している際には，照射に必要な時間が長くなる。

3. がん治療における放射線療法の位置づけ

A. 集学的治療

- 保険診療として国が認めるがん治療は，手術療法，薬物療法と放射線療法であり，がん治療の3本柱ともいわれる。一般に，がんの根治性を増すためには，過去の研究などにより，それぞれの療法を単独で行うよりも，適切に組み合わせること（集学的治療）が効果的であることがわかってきている。
- 集学的治療の中で放射線療法は，手術の際に細胞レベルで切除できなかった部位へ局所再発予防として行われたり，医学的または患者自身の価値観で手術が選択されない場合に薬物療法と併用して実施されたりする。
- 集学的治療は，がんの種類や進行度によって，その患者に最善と思われる組み合わせを医師が提示し，患者自身が納得して受けることが重要である。なぜならば，どの療法にも合併症・副作用・有害事象が存在し，併用することで治療に関連する患者の不都合が増大する可能性をもっているからである。

B. がん放射線治療の動向

- がん治療の中でも放射線療法は，機能や形態を温存することができ，全身への有害事象が少ない。高齢がん患者は，精神疾患や内科疾患などの既往を併発していることも多く，今後，医学的にも患者の価値観としても放射線療法の選択が増加すると推測されている。
- コンピュータ技術を含む医学物理学の進歩によって，高精度な放射線治療を行える機器が開発されてきた。さらに，分子生物学も発展し，生物学的に放射線療法の効果を高める方法が臨床に導入され，治療効果を上げている。
- 放射線療法は，あらゆるがん種のさまざまな臓器に対して，また，根治から再発・転移予防および症状緩和にいたるすべての病期が対象となる。前述のように，併発疾患をもつ高齢患者を含むさまざまな患者に対して高精度の放射線治療が行われる際には，専門的な知識と技術に基づいた看護が，放射線治療の効果を最大限にし，有害事象を最小限にするためには重要となる。

4. 放射線療法の目的と適応

A. 放射線療法の原理

- がん細胞は正常細胞と異なり，酸素や栄養の供給環境が整えば無秩序・無限に増殖する。さらにさまざまな手段で転移をし，そこでも増殖することで，正常組織が傷害され苦痛症状や機能障害を引き起こし，最終的には宿主を死にいたらしめる。
- このようながん細胞に対して放射線療法が標的とするのは，DNAである。がん治療として用いられる放射線は，遺伝子を損傷することによって，結果として細胞死を導く。これが正常細胞に起これば有害事象となり，がん細胞に起これば治療効果となる。したがって，治療効果を最大にして，有害事象を最小とするための種々の工夫が行われている。

B. 放射線療法の目的

- 放射線療法の目的は，ほかの療法と併用した根治治療，再発・転移の予防治療，患者の苦痛症状の緩和など，多岐にわたる。
- 根治をめざす治療の場合は，より多くの線量を腫瘍に集中して照射することで治療の効果を高める。そのため治療期間は長期にわたり，また，毎回の治療における再現性を保つための治療体位保持など，患者にとっては負担となることもあるため工夫が必要である。
- 苦痛症状緩和を目的とした放射線治療を行う場合は，放射線治療を実施することで患者の苦痛を増大させないために，治療期間・回数を少なくするなど，照射に必要となる患者の負担を最小限にして，放射線治療に伴う苦痛を可能な限り緩和する工夫が実施される。

C. 放射線治療の適応

- 放射線治療の適応は，治癒をめざす治療，局所の腫瘍増大を制御するために行う治療，術前後の補助（アジュバント）として行われる治療，症状緩和を目的とする治療など，幅広い。
- 薬物療法を併用することにより治療効果を高め，治癒をめざす治療を行うがん種には，頭頸部がんや子宮頸がんなどがある。治療は長期にわたり，治療完遂に向けた援助が重要である。
- 腫瘍のダウンサイジングを目的とした術前補助療法には，抗がん薬を動注併用した放射線治療後に手術を行う上顎がんへの適応や，術前照射を行う直腸がんへの適応がある。また，頭頸部がんや乳がんでは術後補助療法として放射線治療が行われる。
- 転移巣の治療はその後の予後を左右し，QOLにも大きく影響するため，緩和的放射線治療の役割は大きい。乳がんや前立腺がんの骨転移では放射線治療により予後の延長がかなり期待できる。
- 脳転移における放射線治療の目的は，頭蓋内圧亢進症状や神経症状の改善が主となる。照射方針は，がんの進行度，予想される予後，症状の苦痛や現在のQOL状態，本人の考えなどにより異なる。
- 代表的な緊急照射は，脊髄圧迫が最も多く，次いで上大静脈症候群，脳圧亢進，出血，気道狭窄，出血などがあり，いずれも症状出現から照射開始までの時間が早いほうが症状改善を期待できる[1]。原発は肺がん，前立腺がん，乳がんが多い。

5. 放射線を使った治療と特徴

A. 外部照射

- 光子線（X線やγ線），電子線，粒子線（陽子，重粒子）などの放射線を，体外から照射することを総称して外部照射という。
- 外部照射で一般的に広く使用されている機械は，X線を発生させるリニアック（直線加速器）である（図Ⅲ-1-3）。
- リニアックは，高周波を当てて電子を加速し，必要なエネルギーまで高め，ターゲットと呼ばれる部分と作用して，X線を発生させる装置である。放射線の出口には，マルチリーフコリメータというビームの形を変える装置が取り付けられており，周囲の正常組織に放射線が当たらないよう工夫されている。
- 通常のリニアックでは，X線のほかに電子線を照射することが可能である。電子線は，X線に比べると浅い部分でエネルギーが高いため，皮膚表面の病巣の治療に用いられることが多い。
- 一般的に用いられる外部照射では，照射範囲を設定しやすいという長所がある。一方で，X線は，まっすぐに体を突き抜けて進む特徴があるため，通り道にある正常組織も照射されてしまうという短所がある。
- 外部照射の照射方法では，X線を当てる方向のことを「門」と呼ぶ。例えば，180°向き合う2方向から当てる方法は「対向2門照射」，4方向からの場合は「4門照射」という。さらに，X線の方向を増やした多門照射により治療部位への均一な線量の分布を作成することができる。
- 近年では，正常組織への線量を低減するための工夫として，高精度放射線療法が行われている。従来の照射方法に比べ，治療したい部分に放射線をより集中させて行う治療のことで，強度変調放射線治療（IMRT；intensity-modulated radiotherapy）や画像誘導放射線治療（IGRT；image-guided radiotherapy），定位放射線治療などを指す。
- 強度変調放射線治療では，照射門から強弱を調整した不均一のビームを照射することができるため，従来の照射方法では困難であった凹みのある照射野を作成できる（図Ⅲ-1-4）。
- 定位放射線照射（SRI；stereotactic irradiation）とは，従来の照射方法よりも，比較的小さな病変に対して大量の線量を照射する方法で，多方向から，かつ正確に照射する技術が用いられている。
- 1回照射で治療を行う定位手術的照射（SRS；stereotactic radiosurgery）と数回の照射を行う定位放射線治療（SRT；stereotactic radiotherapy）がある。定位放射線治療では，肺や肝臓などの体幹部に対する治療が行われ，定位体幹部治療（SBRT；stereotactic body radiotherapy）と呼ばれる。
- SRSに用いる装置の代表的なものがガンマナイフである。ガンマナイフは脳を対象とした特殊な装置で，コバルト60（^{60}Co）を線源としている。^{60}Coからのγ線が半球状に配置された201個の穴を通過し，病巣に対してピンポイントに集中して照射することができる。
- 小型のリニアックを使用した特殊な装置としてトモセラピー（Tomo Therapy®）やサイバーナイフ（Cyber Knife®）という装置がある。

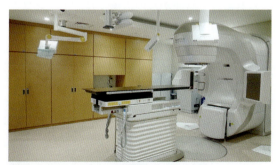

図Ⅲ-1-3　リニアック装置（バリアン社）

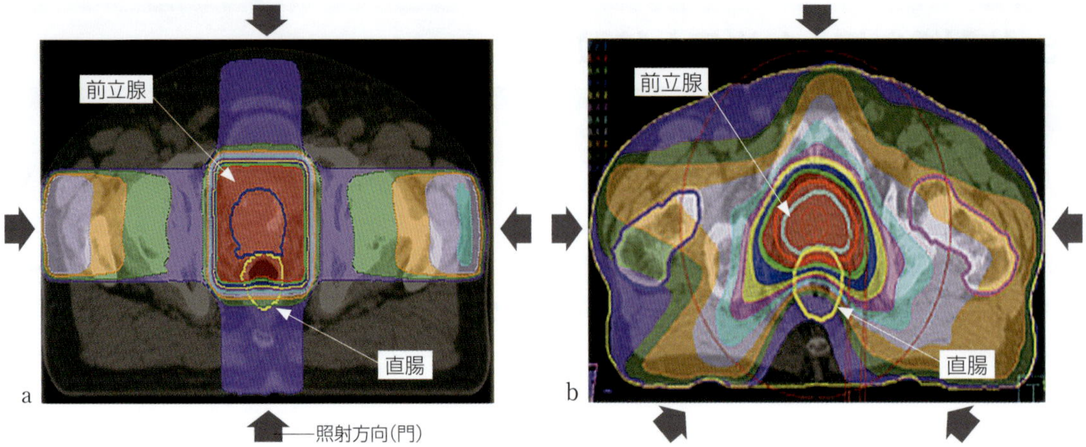

III がん放射線療法看護

図Ⅲ-1-4 前立腺の治療計画
a：4門照射，b：IMRT
IMRTは，aの4門照射に比べて，複雑な形状の標的にそった線量分布ができる。前立腺に隣接する直腸部分にくぼみをつくり，直腸への線量を下げることができる。

- トモセラピーでは，小型直線加速器が回転しながら照射範囲と照射線量を変化させることによって，複雑な形の照射が可能となった。サイバーナイフは，高精度のロボットアームに小型のリニアックを搭載した装置で，多方向から照射することが可能である。呼吸による腫瘍の動きに合わせて装置が移動し，肺や肝臓の追尾照射が可能である。
- 粒子線治療は，サイクロトロンやシンクロトロンという加速施設で治療に必要なエネルギーまで粒子を加速して，粒子線を発生させ，病巣に精密に照射する治療方法である。X線を用いるリニアックに比べて建設費・維持費が高く，国内では限られた施設で運用されている。

B. 密封小線源治療

- 体の内部から放射線を照射する方法で，カプセルや管，ワイヤーなどの形状の容器に密封された小線源（放射性同位元素）を挿入して行う治療を小線源治療という。
- 適切な放射性同位元素を用いて，周囲の正常組織の被曝を極力抑えながら病巣に大量の放射線を照射することが可能である。
- 腫瘍や周囲組織に対して直接的に小線源を刺して照射する方法を組織内照射といい，舌，乳房，前立腺などに対して行われる。
- 腔内照射は，体内の腔内にあらかじめアプリケータを挿入し，その後放射線源を装着して照射を行う小線源治療の1つで，子宮，気管支，食道などの管腔臓器に対して行われる。子宮頸がんでは，腔内照射と外照射を併用した根治療が一般的に行われている。
- 使用する線量の線量率の違いによって，より短時間でたくさんの放射線を当てる「高線量率」と，比較的長い時間をかけてじわじわと放射線を当てる「低線量率」に分けられる。
- 高線量率の治療では放射線治療従事者の被曝が問題となるため，遠隔操作密封小線源治療（RALS；remote after loading system）が用いられる。子宮頸がんの治療では，イリジウム192（^{192}Ir）を線源とし，アプリケータを用いて，高線量率の治療を行う（図Ⅲ-1-5）。
- 時間による分類として，線源を治療部位に一定の時間のみ近づける「一時的挿入法」と線源を病巣に挿入したままにする「永久挿入法」に分類できる。永久挿入法の代表的な治療として，数十個のヨウ素125（^{125}I）カプセルを永久的に前立腺に刺入留置するという前立腺がんに対する治療がある。

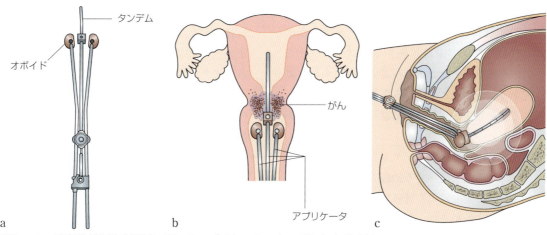

図Ⅲ-1-5　子宮頸がん腔内照射に用いるアプリケータ：タンデムとオボイド

C. RI（放射性核種）治療

- RI治療とは，内服や注射などで非密封のRI（radioisotope；ラジオアイソトープ；放射性同位元素；放射線同位体）を体内に投与して行う放射線治療である．投与した薬剤が特定の部位に集まる性質を利用している．

- 治療による正常組織への悪影響が軽いことが特徴で，日本では，3種類の薬剤〔ヨウ素131（^{131}I），ストロンチウム89（^{89}Sr），イットリウム90（^{90}Y）〕による治療が行われている．

- ^{131}Iを用いた治療は，甲状腺機能亢進症と甲状腺がんが対象となる．経口薬による治療で，甲状腺にヨウ素が集まりやすいという性質を利用している．

- ^{89}Srを用いた治療は，がんの骨転移による疼痛が対象となる静脈からの注射による治療である．カルシウムと似た性質をもつストロンチウムが骨代謝のさかんな場所に集まり，そこで放出された放射線が骨転移巣に作用するため，疼痛を軽減することができる．骨髄機能が十分にあり，生存期間が1年程度見込める患者が対象となる．

- ^{90}Yは，悪性リンパ腫が対象の注射薬による治療で使用される．悪性リンパ腫細胞表面のCD20抗原に対して特異的に結合する性質をもつ抗CD20モノクローナル抗体に^{90}Yを結合させた薬剤を注射で投与する．

- 投与されたRI治療の薬剤のうち，標的となる治療部位に取り込まれなかった薬剤は，血液内に存在した後，尿として体外へ排出される．排泄までには数日間かかるので，投与後数日間は体液内に放射性同位元素が存在する．そのため，患者の血液や尿の付着した衣類の取り扱いに注意が必要となる．

D. IVR

- IVR（interventional radiology）は従来画像診断に用いられていた装置（X線透視や超音波画像，CT）を用いて画像誘導下に治療を行うもので，外科的に身体を開くことなく，体内に細いカテーテルを挿入して病気を治す方法である．

- がん自体の治療を目的とするIVRとがんによって生じた病態や症状の改善を目的とするIVRに大別できる．

- がん自体に治療を行うことを目的とするIVRには，血管系IVRの動注化学療法，動注化学塞栓療法や，非血管系IVRの経皮的腫瘍凝固療法などがある．

- 経皮的腫瘍凝固療法は，画像誘導下で腫瘍内に経皮的に針を刺し，組織凝固効果をもたらす処

置を行うものである。肝細胞がんに対しては，1980年代には紅斑からのエタノール注入が広く行われたが，1990年後半以降は，ラジオ波凝固療法が標準治療となっている。これは，針先からラジオ波と呼ばれる電磁波を発生することで熱を発生させ，腫瘍を壊死させる方法である。

- 動注化学療法は，カテーテルを用いて腫瘍の支配動脈に薬剤を投与する治療方法で，これに薬物の停滞や乏血による腫瘍壊死効果の増強を図る目的で塞栓術を加えた場合を動注化学塞栓療法という。

- がんによって生じた病態の改善を目的とするIVRには，体腔液貯留に対するドレナージチューブの挿入やシャント術などが挙げられる。また，管腔臓器の狭窄・閉塞に対する治療としては，上大静脈症候群に対するステント治療や気道狭窄部への金属ステント留置があり，症状を改善する目的で行われる。

- 疼痛に対する治療としては，有痛性骨腫瘍あるいは，骨転移に対して，経皮的骨セメント注入術が行われる。これは，腫瘍の存在で脆弱化した骨組織がセメント注入により強化されることで疼痛が軽減すると理解されている。

6. 放射線治療計画（外部照射）の理解

A. シミュレーション

- 治療方針が決定したら，放射線を照射する範囲の設定や照射線量を計算するための治療計画を立てる。
- 治療計画専用の装置で治療部位の画像を撮影する。最近では，CT装置を用いたCTシミュレーションで治療計画を立てることが一般的で，フラットパネルと呼ばれる硬い台の上で，照射する部位のCT画像を撮影する。このCT画像をもとにして，治療すべき腫瘍範囲や避けるべき正常組織を同定してコンピュータ上で線量分布を計算する（図Ⅲ-1-7b，p.242）。
- 正確な患者の体位の再現と照射中の患者移動を抑制する目的で，CT撮影時から，体の位置を固定するための固定具を作成する必要がある。頭頸部では，シェルと呼ばれるマスクの形をした固定具を作成し，それを専用の枕と固定して撮影を行う。定位放射線療法ではよりピンポイントで照射するため，より精密で特殊な固定具を使用することが多い。
- 腫瘍進展範囲を同定する目的で造影剤を使用して治療計画CTが撮影されることもある。

B. 再現性とマーキング

- CT撮影により画像が取得できたら，そのままの体位で，体や固定具にマーキングを行う。通常，特殊なインクを用いて，直角に交わる2本の直線で体の正面と左右の3か所にマーキングが行われる。施設によっては油性マジックやシールを使用することもある。
- 患者の体に書き込まれたマークは，実際の治療時の位置合わせに使用するので，治療が始まるまでの期間に消さないように患者に注意を促す。
- 外部照射で重要なことは，治療計画と実際の治療が毎回同じになるように体の位置を再現すること（再現性の確保）である。毎回の治療を同じ姿勢で受けるための固定具や体に書かれるマークは，照射位置を合わせて再現性を高めるために重要な役割を果たすので，患者にその重要性を十分に説明する。

C. 放射線治療計画：標的体積と線量分布図

- 撮影されたCT画像を用いて標的体積を決定した後に，治療範囲，照射線量，照射回数などを，コンピュータ（放射線治療計画装置）を用いて計算を行う。三次元放射線治療計画では，標的体積およびリスク臓器の輪郭を入力し，その後，ターゲットおよびリスク臓器の線量分布などを確認して最適な治療計画を選択する。IMRTでは，輪郭を入力する作業が最も重要といわれている。
- 標的体積とは照射する範囲のことで，実際の治療計画では立体（三次元）で扱われるが，便宜上平面（二次元）に模式化されている。
- CTなどの画像や触診視診で確認できる腫瘍体積である肉眼的腫瘍体積（GTV；gross tumor volume）に加えて，その周辺の顕微鏡的な進展範囲や所属リンパ節領域を含んだ体積を臨床標的体積（CTV；clinical target volume）という。CTVに加えて，体内臓器の動きによって変動する範囲を考慮した体積を体内標的体積（ITV；internal target volume）という。ITVに加えて，再現性を高めたとしても位置合わせの際に生じる誤差を考慮した体積を計画標的体積（PTV；planning target volume）という（図Ⅲ-1-6）。
- 放射線治療においては，計画標的体積に対し，必要な放射線線量をしっかりと当てて，周囲の正常組織にはなるべく線量を少なくするようにコンピュータ上で治療計画を立てる。
- 線量分布図は，治療計画装置により線量計算され，放射線を照射することにより体内にどのように線量が広がるのかを図示したものである。
- 線量体積ヒストグラム（DVH；dose volume histogram）とは，ターゲットや重要なリスク臓器の照射線量について，各臓器別に線量と体積の関係を示したものである。これにより，治療部位（ターゲット）には十分な線量が照射され，リスク臓器には最小限の線量で抑えられるよう

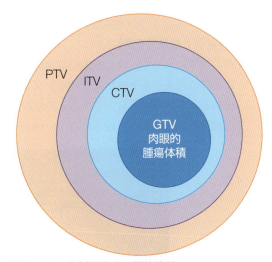

図Ⅲ-1-6　放射線治療の標的体積

計画されていることが確認できる。

D. 照合

- 治療計画CTの際に身体や固定具に書き入れたマークと治療計画装置で作成した照射野が実際に一致しているかを確認するための位置合わせを行い，照合する。
- 初回治療時や，治療期間中に計画が変更された場合は，必ず照合を行う。また，高精度の放射線治療の場合は，毎回治療台でCT撮影を行い，照射位置を調整した上で照射する場合もある。

E. 照射

- 照合が行われると，日々の放射線治療が開始される。体のマークに合わせて位置合わせをしたら治療スタッフは部屋から退室するので，治療室に患者は1人になる。その間，スタッフがモニターで確認していることを伝え，患者が安心して治療を受けられるように配慮する。

III がん放射線療法看護

【治療計画と線量分布図】

- がん治療において，放射線治療計画は手術における術式や薬物療法におけるレジメンと同じように重要なものである。治療計画は部位や病期により異なるため，一例として右乳房全摘出術後の治療計画における線量分布図(a)と線量体積ヒストグラム(b)を提示する（図Ⅲ-1-7）。

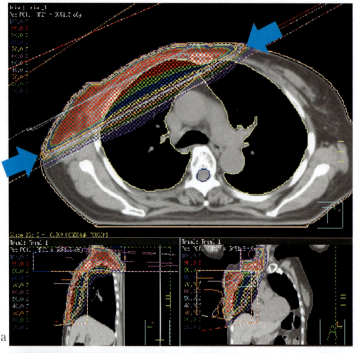

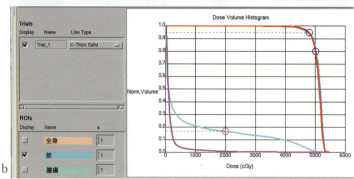

図Ⅲ-1-7　線量分布図と線量体積ヒストグラム（DVH）

a：治療計画における線量分布図：右乳房全摘出術後の治療で，照射範囲は右胸壁と右鎖骨リンパ節である。乳房を切除した右患側胸壁に均一に（赤く）放射線が照射され，リスク臓器である肺に可能な限り放射線が当たらないように左斜め上方と右腋，双方から照射されていることがわかる。

b：DVH（dose volume histgram）：横軸が照射線量（Gy）を示し，縦軸は対象臓器の全体の体積の割合を示している。例えば，右上の赤い線は，ターゲットのうち 48 Gy 照射される体積は全体の 95％，50 Gy 照射される体積は全体の 80％ であることがわかる（青の丸）。一方で，水色の線は，肺に対する線量の割合を示すもので，20 Gy 照射される肺の体積は，18％ 程度に抑えられていることがわかる（赤の丸）。

（東京大学医学部附属病院　放射線治療部門　提供）

7. 主要な疾患のがん放射線療法の動向と標準治療

A. 頭頸部がん

- 日本放射線腫瘍学会（JASTRO）（編）『放射線治療計画ガイドライン（2016年版）』[2]では、頭頸部の治療として、眼・眼窩腫瘍、上顎がん、舌以外の口腔がん（口腔底、頬粘膜、歯肉・歯槽、硬口蓋）、上咽頭がん、中咽頭がん、下咽頭がん、喉頭がん、唾液腺腫瘍、甲状腺がん、舌がん、原発不明頸部リンパ節転移に分け記載されている。
- 頭頸部は摂食・嚥下、味覚、視覚、嗅覚、発声など治療により大きく QOL が左右される部位のため、機能温存しながら根治的治療をめざせる治療として放射線療法が第一選択とされることも多い。
- 頭頸部がん放射線治療では照射部位により器官の障害が生じるが、代表的な急性有害事象として放射線皮膚炎、口腔・咽頭粘膜炎、唾液腺への照射により唾液分泌障害、照射部位の脱毛などがある。晩期有害事象としては、皮膚萎縮、顎骨への照射による顎骨壊死や開口障害、口腔乾燥、眼球への照射による白内障やドライアイなどがある。
- 主な頭頸部がんの放射線療法の概要をまとめると、次のとおりである。

眼・眼窩腫瘍

- 眼・眼窩腫瘍はまれな腫瘍であり、標準治療は確立されていない。視力温存しながら局所制御することが治療目標となる。悪性黒色腫では、プラーク小線源治療（一時的に小線源を強膜に固定する治療）や視神経や水晶体などの正常組織への線量を抑えることを期待して粒子線治療が選択される[3,4]。

上顎がん

- 上顎がんは、進行がんの場合には手術、放射線治療、抗がん薬を併用した集学的治療が標準治療である。浅側頭動脈にカテーテルを留置した動注化学療法併用では 50 Gy/25 回が最も多く用いられるが、術後に肉眼的腫瘍の遺残がある場合には 66〜70 Gy が照射される[5]。

口腔がん

- 舌がんでは、T1-2（UICC-TNM 分類 2009 年度版）症例では、70 Gy の小線源治療、T3 では 30〜40 Gy の外部照射で腫瘍を小さくしてから 40〜50 Gy の組織内照射、T4 では原則、手術が選択される[6]。歯肉がんや臼後部がんでは外部照射が主体となるが、頬粘膜がんや口腔底がんでは組織内照射が有効である[7]。

咽頭がん

- 上咽頭がんでは解剖学的に脳や脳神経、頸動脈に隣接しているため根治的手術は困難であるが、放射線感受性が高いため遠隔転移のない上咽頭がんでは病期に関わらず放射線治療を含む治療が標準的である。このうち、Ⅰ期は放射線治療単独、Ⅱ〜ⅣB 期は同時化学療法治療が標準的である[8]。
- 中咽頭がんは複雑な解剖および機能を有するため、喉頭機能が温存できる放射線治療の役割は大きい。
- 下咽頭がんは、T1-2 症例が放射線治療の適応となる。放射線治療により発声と嚥下機能温存ができる意義は大きい。

その他

- 聴覚器がんや鼻腔がんも放射線治療の対象である。

B. 肺がん

- 小細胞がんと非小細胞がんで治療方針が異なる。
- 腫瘍が5 cm以下で,リンパ節転移や遠隔転移がないⅠ期肺がん,腫瘍最大径が5 cm以内で3個以内の他臓器転移のない転移性肺がんに対しては,体幹部定位放射線治療が行われる場合もある。また,重粒子線治療,陽子線治療なども肺がんの放射線治療として行われている。
- 急性期有害事象として,放射線皮膚炎,食道炎,咽頭炎など,晩期有害事象として,放射線肺臓炎,肺繊維症,肋骨骨折,食道潰瘍,心膜炎などが照射部位に相応して生じる可能性がある。

非小細胞肺がん

- がん薬物療法と根治的胸部放射線治療の併用療法が可能な局所進行非小細胞肺がんには,白金製剤を含む化学放射線療法が推奨される。高齢者でも全身状態が良好であれば化学放射線療法は選択肢の1つとなる。
- 化学放射線療法の通常分割照射法(1回1.8～2 Gy 週5回法)では最低合計線量が60 Gyとなることが望ましい。
- 化学放射線療法の適応とならないⅢ期非小細胞肺がんには,無症状であっても根治的放射線単独療法の適応がある。放射線治療単独の場合,Ⅲ期非小細胞肺がんでは通常,線量分割で60 Gy/30回/6週が推奨される。
- 化学放射線療法,放射線単独療法では,休止期間をおかずに放射線治療を継続して行う。

小細胞肺がん

- 手術可能なⅠ期症例を除く限局型小細胞肺がんに関しては,化学放射線療法が標準治療となっている。
- 小細胞肺がんに対する胸部照射の線量分割法として,全照射期間を短縮する加速分割照射法45 Gy/30回/3週(1日2回照射)が推奨される[9]。
- 初期治療で完全奏効(CR)が得られた症例には,予防的全脳照射(PCI;prophylactic cranial irradiation)を早期に行うことで,3年脳転移再発率を有意に低下させ,3年生存率を有意に向上させる。

C. 乳がん

- 乳がんでは,局所病変による再発のリスクがある程度高い場合に放射線治療が適応される。術後の局所制御は長期生存に影響するため,再発のリスクの高い患者には集学的治療の中で積極的に放射線治療が行われる。がん薬物療法を併用する場合,どちらを先にするほうが有効かについては明確な指針はない[10]。
- 急性有害事象として,放射線宿酔や放射線皮膚炎,肺臓炎が,晩期有害事象として上腕浮腫,腕神経障害,心膜炎などが照射範囲,線量に相応して生じることがある。

1) 乳房温存術後の放射線治療

◆**全乳房照射**:原発腫瘍とその周辺組織を摘出し,全乳房組織をターゲットとして術後照射を行う。通常は50 Gy/25回/5週のX線照射が多い。

◆**ブースト照射**:全乳房照射後に乳房内再発のリスクの高い切除腔およびその周辺組織(腫瘍床)に追加照射を行う。電子線での追加照射(10 Gy/5回/1週～15 Gy/8回/1.6週)が代表的処方線量である。

2）乳房切除後の放射線治療

- 乳房温存療法不適応の局所進行乳がんでは，再発のリスク軽減のために，胸壁および所属リンパ節への照射が行われる．X線あるいは電子線との併用で照射される．50 Gy/25 回/5 週で照射の後，電子線で 10 Gy/5 回/1 週の追加照射が代表的である．

3）乳房再建後の放射線治療

- 乳房再建術が保険適応となり，乳房切除術と同時に再建を行う症例も増えてきている．
- 自家組織による再建，インプラントによる再建どちらも再建後の放射線治療は細心の注意のもと行うことが推奨されている[11]が，ティッシュエキスパンダー挿入中の放射線治療は有害事象が増えるため，インプラントに置換してからの放射線治療が望ましい．
- 放射線治療後に乳房再建，乳房再建後に放射線治療，どちらの順番でも治療可能とされるが，放射線治療後の再建では照射による皮膚機能が低下するため，感染，壊死などに注意が必要である．

D. 消化器系がん

食道がん

- 放射線治療により病巣の制御が期待できる疾患である．根治的放射線治療のよい適応となるのは，T1-4N0-3M0（UICC-TNM 分類 2009 年度版）および鎖骨上窩リンパ節転移（M1）までの局所進行例である[12]．がん薬物療法を併用できる全身状態が良好な症例では放射線単独療法より化学放射線療法が標準治療である．
- 化学放射線療法では 60 Gy/30 回/6〜8 週のがん薬物療法併用が標準的に行われている．フルオロウラシル＋シスプラチンのレジメンを使用することが多い．
- 放射線治療単独では，60〜70 Gy/30〜35 回/6〜7 週で行われる治療が標準的である．
- 急性有害事象は，放射線皮膚炎，放射線食道炎，放射線肺臓炎など，晩期有害事象では食道穿孔，食道潰瘍・出血，放射線心外膜炎，放射線胸膜炎などを，照射部位，線量に相応して生じることがある．

胃がん

- 根治療法の第一選択は，手術療法である．原発巣の切除ができない場合や合併症，全身状態の問題で手術ができない場合に，原発巣からの出血や腫瘍による疼痛や通過障害などの症状緩和目的として，放射線療法が行われる．

直腸がん

- 直腸がんの根治治療は手術療法が第一選択であるが，治療効果を高めるために術前・術後に放射線治療が行われることがある．
- 術前照射としては，1.8〜2 Gy/総線量 40〜50 Gy，25 Gy/5 回行う場合があり，前者は薬物療法併用が一般的である．術後照射としては 1 回線量 1.8〜2 Gy，総線量 45〜50 Gy で照射後，手術所見により 10 Gy 前後のブースト照射が行われる[13]．
- 急性期有害事象は，放射線皮膚炎，放射線腸炎，放射線膀胱炎など，晩期有害事象では，腸管障害（排便時出血，腸閉塞，狭窄，潰瘍，壊死），膀胱出血，リンパ浮腫などを照射範囲に相応して生じることがある．

肛門管がん

- 根治治療の第一選択は手術療法とされていたが，近年は扁平上皮がんにおいては化学放射線療法が第一選択となっている．
- 照射線量は，45 Gy/25 回/5 週での照射が推奨

- されている[14]。
- 急性有害事象は放射線皮膚炎，放射線腸炎，放射線膀胱炎など，晩期有害事象として便意切迫，頻便，会陰部の皮膚炎・皮膚萎縮，性交時痛，肛門潰瘍・壊死などを生じる可能性がある。

結腸がん・小腸がん

- 小腸・結腸がんの根治治療は手術療法が第一選択であり，放射線療法が単独で根治目的で行われることは少なく，切除不能進行がんや緩和照射で行われる場合がある。

膵がん

- 局所進行手術不能膵がんに対しては化学放射線治療が行われることがある。抗がん薬と併用する場合には，フッ化ピリミジン系抗がん薬やゲムシタビン塩酸塩との併用が標準的であるが，具体的なレジメンにはさまざまな考え方がある。
- 併用治療における急性有害事象は，悪心・嘔吐，下痢，腹痛，白血球減少，晩期有害事象では，消化管の出血，潰瘍，穿孔などを，照射範囲や線量に相応して生じる可能性がある。

胆管がん

- 手術療法が第一選択とされることが多いが，予後の改善を期待して術後放射線治療，または化学放射線治療が行われることもある。
- 手術不応例では，経皮経肝胆管ドレナージを行い，その管腔を利用して，イリジウム192(^{192}Ir)による高線量率管腔内照射と外照射を併用することもある。

E．泌尿器がん

前立腺がん

- 根治目的での放射線治療としては，さまざまな方法があり，外部照射，組織内照射の中でもさまざまな照射方法がある。
- 無治療経過観察や手術療法を含め，さまざまな選択肢のある疾患のため，侵襲や治療期間，入院の必要性，治療費用などを十分に説明した上で選択してもらうことが重要である。

●外部照射

- X線による外部照射には，通常照射，立体的に照射すべき範囲を認識できる三次元原体照射(3D-RCT)，複雑な腫瘍の形に合わせビームの強度を変えて多方向から照射できる強度変調放射線治療(IMRT)がある。
- IMRTは3D-RCTの次の世代の高精度放射線治療であり，放射線直腸炎や尿道狭窄などの有害事象を軽減できる照射法として標準治療になりつつある。
- 通常の外部照射では70 Gy程度の線量が必要で，高リスクでは70〜78 Gyが照射されることもある。
- 外部照射の急性有害事象は，照射方法により異なるが，放射線皮膚炎，頻尿，排尿困難，尿失禁，尿閉，下痢，肛門痛などがある。晩期有害事象では，頻尿，尿失禁，尿道狭窄，血尿，放射線直腸炎などが起こる可能性がある。

●組織内照射

- 組織内照射ではヨウ素125(^{125}I)というシード線源を永久挿入する低線量率小線源治療，および穿刺によりアプリケータを経由した^{192}Irによる高線量率小線源治療がある。
- 低線量率小線源療法は腫瘍が局所に限局している場合に適応となり，長所として低侵襲，短期間で治療可能(1週間程度の入院は必要)，性機

能への影響が少ないことが挙げられる。短所は，線源が永久挿入となるため周囲への被曝への配慮，排尿困難が長期的になることが挙げられる。
- 高線量率組織内照射は，腫瘍が被膜外浸潤している場合にも適用される。長所は医療者の被曝が皆無であること，高リスク例では外部照射と組み合わせることで高い治療効果が期待できることである。短所は，アプリケータは5日程度留置が必要であり患者の負担が大きいこと，性機能への影響があることなどが挙げられる。
- 粒子線治療は治療施設が限定されるほか，2017年1月現在保険適応となっておらず適応者が限られる。

膀胱がん

- 根治治療の第一選択は手術療法であり，放射線治療の適応は手術不適応や拒否例である。放射線治療を行う場合はシスプラチンなどの抗がん薬を併用することが勧められる。
- 放射線治療単独の場合には，総線量60～66 Gy，がん薬物療法併用の場合には総線量50～60 Gyで照射される。
- 急性有害事象は，放射線皮膚炎，頻尿や排尿時痛，血尿などで，晩期有害事象は血尿，排尿障害，膀胱萎縮，尿道狭窄，直腸出血，腸閉塞，性機能障害が，照射範囲や線量に相応して生じる可能性がある。

F. 子宮がん

- 子宮がんの放射線治療の急性有害事象は，放射線皮膚炎，下痢，頻尿などがあり，晩期有害事象では放射線直腸炎，膀胱出血，腸炎，下肢浮腫，直腸腟瘻，膀胱腟瘻，イレウスなどが照射方法や線量により起こる可能性がある。

子宮体がん

- 子宮体がん治療の第一選択は手術療法であり，根治的放射線治療の適応は高齢や合併症などによる手術不適応例や切除不能な進行がんとなる。
- 全骨盤照射と腔内照射の併用が一般的だが，標準的な方法はまだ確立されていない。

子宮頸がん

- 子宮頸がんではすべての病期で放射線治療が適応であるが，日本では現在（2017年），Ⅰ～Ⅱ期には手術療法が第一選択とされることが多い。
- 根治的放射線治療では，20～50 Gyの外部照射の後，腔内照射を行うことが標準的である。日本では高線量率腔内照射が多く実施されている。また，根治手術後に再発予防目的の放射線治療が，再発やリンパ節転移が疑われる場合には化学放射線療法が行われる。局所進行がんであるⅢ期，ⅣA期ではシスプラチンを中心とした同時化学放射線治療が標準的である。
- 通常，外部照射は全骨盤照射で行われるが，途中の20 Gy程度から直腸・膀胱への影響を軽減するために中央遮蔽（幅3 cm程度）を設置して照射を行う方法も多く行われている。
- IMRTでは，急性有害事象，晩期有害事象を軽減することが可能である。

G. 悪性リンパ腫

- 悪性リンパ腫は放射線感受性の高いがんであり，古くから放射線治療が適用され，治癒率も高い。
- ホジキンリンパ腫は，縦隔・頸部・鎖骨上窩に初発が多く，隣接するリンパ節領域に進展していくため，それらのリンパ節領域を含めて照射することで治癒が可能である[15]。
- Ⅰ～Ⅱ期では，20～40 Gyの照射で高い治癒率が期待できる。

- 晩期有害事象や二次がんの発生を抑え，長期予後を期待してがん薬物療法と併用することが多い。
- 非ホジキンリンパ腫は，放射線治療単独で行われることも多く，限局型の低悪性度群では，20〜30 Gy，中等度から高悪性度で40〜50 Gyの照射が行われる[16]。
- 中〜高悪性度ではがん薬物療法後に放射線治療を行うことで高い治療効果が期待できる。
- 照射による有害事象は，照射範囲により異なるが，該当照射部位における粘膜炎や皮膚反応が急性有害事象として挙げられる。また薬物療法後に放射線治療を行う場合，骨髄抑制が遷延した場合の感染症や帯状疱疹が見られることがある。
- 晩期有害事象としては，口腔が範囲に含まれる場合の唾液分泌障害や胸部が照射野に含まれる場合の肺臓炎，照射範囲が広い場合の放射線性脊髄症などがある。

H. 骨転移，脳転移，オンコロジーエマージェンシー

骨転移

- 疼痛の原因病変に対する放射線治療として，外照射が世界的に汎用されている。そのため，骨転移による疼痛緩和目的の放射線治療は外照射で実施することが一般的である。
- 多発的骨転移により，複数部位に難治性の疼痛がある場合には，ストロンチウム89(^{89}Sr)を経静脈投与して，骨転移部のごく近傍からβ線を照射し，疼痛緩和をめざす治療を行うこともある。

脳転移

- 脳転移への治療は，血液脳関門により抗がん薬が到達しにくいことが知られている。単発の脳転移に対しては手術療法が有用だが，より侵襲の少ない放射線療法が選択されることも多い。特に，65歳以下，全身状態良好，頭蓋外活動病変がない予後良好群においては，積極的な脳転移への治療が予後を改善する可能性も指摘されている。
- 国内外の臨床研究の結果，単発または少数個の腫瘍の場合など，比較的長い予後が期待できる症例に対しては定位放射線治療による局所に限定した放射線治療が考慮される。頭蓋内の転移数が4個以下の症例が定位照射の適応とされることが多いが，施設によって基準は異なる。
- 多発脳転移やがん性髄膜炎は全脳照射の適応で脳転移による症状の緩和が期待される。

オンコロジーエマージェンシー

- オンコロジーエマージェンシーとは，がんに関連した原因により，急速に全身状態の悪化をきたし緊急的な治療を必要とする状態で，がんの進行によるもの，がん治療に関連したものなどさまざまな病態がある。放射線治療が対症療法的に適応されるのは，上大静脈症候群，脊髄圧迫などである。
- 上大静脈症候群では，肺がんの縦隔や肺門部の病変による気道や血管の狭窄に対して根治的放射線治療に準じた線量分割を用いた照射が行われる。喀血，咳嗽，胸痛，呼吸困難などの症状緩和目的では30 Gy/10回/2週程度が用いられる。
- 脊椎骨の骨転移による病的骨折や腫瘍形成による脊髄圧迫，脊髄への直接浸潤などが生じると，麻痺，知覚障害，膀胱直腸障害などの脊髄神経障害を引き起こす。放射線治療は，腫瘍の縮小により脊髄の圧迫を解除し，神経症状を改善して生活レベルを改善することを目的として行われる。放射線治療開始のタイミングは，脊髄圧迫症状出現後，可及的速やかに開始することが症状改善のために大変重要である。

8. 治療効果判定

A. 治療目的ごとの効果判定

- 放射線治療の効果を判定する時期は，治療の目的や病状により異なる。放射線治療の効果が出てくるまでにはある程度の時間がかかるので，治療終了後1か月ほど経過してから効果判定することが一般的である。
- 治療評価に用いる画像の例を図Ⅲ-1-8に示す。
- 一般的には，進行が早いがんは比較的早期に，遅いがんは長い経過を経て効果を確認する。
- 根治目的の照射では病巣の消失が治療目的となる。術後照射では，再発予防を目的とするため，無再発であることを確認する。また，準根治目的として局所再発の病巣を制御する目的の場合は，病巣の縮小を確認する。
- 治療効果の判定だけでなく，有害事象の判定を行う必要がある。特に治療終了後数か月以降に起こる晩期有害事象を早期に発見するためには，放射線治療終了後も2，3か月ごとの定期的な経過観察が必要である。

B. 効果判定の時期と方法

- 治療効果を判定する方法としては，主に画像検査（CTやMRI，PET-CT，内視鏡，エコーなど），病理組織検査，腫瘍マーカーなどの血液検査，自覚症状などが挙げられる。画像検査では，治療前の画像と比較して，病巣の大きさの変化を確認する。画像上に影が残っていても，その後の経過で消失する場合やがんは消失しても傷跡のように変化せず残る可能性もある。
- 放射線治療中や治療終了直後は，照射による炎症や浮腫があるため，治療効果を判定することが難しい。視診や喉頭鏡，内視鏡で確認できる口腔がん，咽頭がん・喉頭がん，食道がんでは，炎症が治まる1～2か月後に観察して判定する。
- 前立腺がんでは，血液検査で腫瘍マーカー（PSA）を調べることで治療効果を判定する。NCCNガイドライン[17]によれば，前立腺がんの初回根治治療後に対して，PSA検査を最初の5年間は6～12か月ごと（ただし，特に高リスク患者の場合は疾患の状態を明らかにするために3か月ごとのPSA検査が必要になる場合がある）に実施するとされている。

III がん放射線療法看護

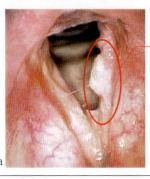
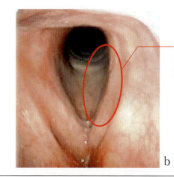

a：病変部位
b：目視により腫瘍の消失が確認できる

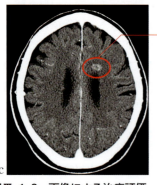
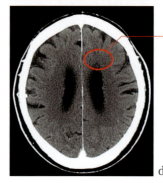

c：左小脳に23 mmの転移
d：ほぼ消失している

図Ⅲ-1-8 画像による治療評価
a, b：喉頭がん(声門部)の根治治療, 放射線治療単独(喉頭ファイバー)〔a. 治療前, b. 治療後(1か月経過)〕
c, d：肺小細胞がんの脳転移に対する緩和照射(30 Gy/10 Fr)〔c. 治療前, d. 治療後(半年経過)〕
(東京大学医学部附属病院　放射線治療部門　提供)

文献

●引用文献

1) 井上俊彦, 小川和彦, 他(編)：放射線治療学(改訂5版). p.363, 南山堂, 2014
2) 伊藤善之, 中村聡明, 他：頭頸部. 日本放射線腫瘍学会(編), 放射線治療計画ガイドライン(2016年版), pp.83-141, 金原出版, 2016
3) 前掲1), p.151, 南山堂, 2014
4) 日本放射線腫瘍学会, 日本放射線腫瘍学研究機構(編)：臨床放射線腫瘍学―最新知見に基づいた放射線治療の実践. pp.226-227, 南江堂, 2012
5) 前掲2), pp.87-90
6) 唐澤久美子, 藤本美生(編)：がん放射線治療. p.86, 学研メディカル秀潤社, 2012
7) 前掲2), p.94
8) 前掲2), p.103
9) 加賀美芳和, 早川和重, 他：胸部. 前掲2), p.153
10) 日本乳癌学会(編)：科学的根拠に基づく 乳癌診療ガイドライン1 治療編(2015年版). pp.298-305, 金原出版, 2015
11) 前掲10), pp.342-345
12) 日本食道学会(編)：食道癌診療ガイドライン(2017年度版). pp.72-85, 金原出版, 2017
13) 前掲1), pp.213-218
14) NCCN Guidelines Version2. 2017：NCCN腫瘍学臨床診療ガイドライン―肛門癌(第2版). 2017
15) 前掲4), p.416
16) 前掲6), pp.144-150
17) NCCN Guidelines Version2. 2016：NCCN腫瘍学臨床診療ガイドライン―前立腺癌(第3版). 2016

●参考文献

Ⅲ-1-1〜4
- 平岡眞寛, 小久保雅樹, 他：放射線治療の歴史を踏まえて. 大西洋, 唐澤久美子, 他(編), がん・放射線療法2010, pp.3-9, 篠原出版新社, 2010
- 祖父江由紀子：治療に用いる放射線の種類と特徴① 概説. 久米恵江, 祖父江由紀子, 他(編), がん放射線療法ケアガイド―病棟・外来・治療室で行うアセスメントと患者サポート(新訂版). pp.24-32, 中山書店, 2013

Ⅲ-1-5, 6
- 池田恢(監), 阿南節子, 井関千裕, 他(編)：イラストでよくわかる放射線治療・放射線化学療法とサポーティブケア. じほう, 2015
- NCCN Guidelines Version2. 2016：NCCN腫瘍学臨床診療ガイドライン―前立腺癌(第3版). 2016
- 日本放射線腫瘍学会(編)：患者さんと家族のための放射線療法Q&A 2015年版. 金原出版, 2015
- 大西洋, 唐澤久美子, 他(編)：がん・放射線療法2010. 篠原出版新社, 2010

Ⅲ-1-7
- 井上俊彦, 小川和彦, 他(編)：膀胱癌. 放射線治療学(改訂5

- 井上俊彦, 小川和彦, 他(編)：胆管癌. 放射線治療学(改訂5版). pp.233-235, 南山堂, 2014
- 井上俊彦, 小川和彦, 他(編)：前立腺癌. 放射線治療学(改訂5版). pp.279-286, 南山堂, 2014
- 木村智樹, 国枝悦夫, 他：緩和. 日本放射線腫瘍学会(編), 放射線治療計画ガイドライン(2016年版), pp.355-369, 金原出版, 2016
- 日本肺癌学会(編)：非小細胞肺癌―切除不能Ⅰ-Ⅱ期非小細胞肺癌. EBMの手法による肺癌診療ガイドライン(2016年版). 金原出版, 2016
- 日本肺癌学会(編)：限局型小細胞肺癌. EBMの手法による肺癌診療ガイドライン(2016年版). 金原出版, 2016
- 日本泌尿器科学会(編)：前立腺癌診療ガイドライン(2012年度版). 金原出版, 2012
  http://minds.jcqhc.or.jp/n/med/4/med0032/G0000435/0064 [2016年7月26日]
- 日本婦人科腫瘍学会(編)：子宮頸癌治療ガイドライン(2017年版). 金原出版, 2017
- 日本放射線腫瘍学会, 日本放射線腫瘍学研究機構(編)：臨床放射線腫瘍学―最新知見に基づいた放射線治療の実践. 南江堂, 2012
- 日本膵癌学会膵癌診療ガイドライン改訂委員会(編)：膵癌診療ガイドライン(2016年版). pp.148-166, 金原出版, 2016
  http://www.suizou.org/pdf/pancreatic_cancer_cpg-2016.pdf [2018年8月6日]
- 日本婦人科腫瘍学会(編)：子宮体がん治療ガイドライン(2013年版). pp.91-93, 金原出版, 2013
  http://jsgo.or.jp/guideline/taigan/02.pdf [2016年11月7日]

Ⅲ-1-8
- 池田恢(監), 阿南節子, 井関千裕, 他(編)：イラストでよくわかる放射線治療・放射線化学療法とサポーティブケア. じほう, 2015
- 日本放射線腫瘍学会(編)：患者さんと家族のための放射線治療Q&A 2015年版. 金原出版, 2015
- 大西洋, 唐澤久美子, 他(編)：がん・放射線療法2010. 篠原出版新社, 2010

III がん放射線療法看護

第2章 放射線が人体に与える影響

1. 細胞に対する放射線照射の効果と作用機序

A. 細胞内標的：放射線によるDNAへの直接作用と間接作用

- がんの放射線療法の標的は細胞の染色体内にあるDNAである。
- DNAを損傷させる作用には直接作用と間接作用がある。
- 放射線が人体に照射された場合，相互作用によって細胞内から電子が飛び出し，その電子が直接DNAに損傷を与える。これを直接作用という。
- 一方，放射線照射によって飛び出した電子は，生体内の水と反応してフリーラジカルを生成する。体液中で，そのフリーラジカルが化学反応を起こして活性酸素が生じ，間接的に細胞膜やDNAの傷害，タンパク質やコレステロールなどの酸化を引き起こす。その結果，最終的に細胞に損傷を与える作用を間接作用と呼ぶ（図Ⅲ-2-1）。
- 通常の外部照射法に用いられるX線や電子線では，直接作用が3分の1の割合で起こり，3分の2が間接作用によるものとされる。重粒子線ではこの逆の割合といわれる。

B. 細胞周期と放射線への影響

- 細胞周期とは，細胞が分裂を繰り返して増殖するとき，細胞の分裂から次の分裂までの周期をいう。細胞が分裂するM期，DNAが合成されるS期，M期とS期の間のG1期，S期とM期の間のG2期からなる（図Ⅲ-2-2）。
- 細胞周期全体の長さはG1期の長さに依存する。増殖が開始すると，G1→S→G2→M→G1→…と規則正しく進行していく。
- ヒトの細胞は，常に増殖している細胞，条件により増殖する細胞，全く増殖しない細胞に分類

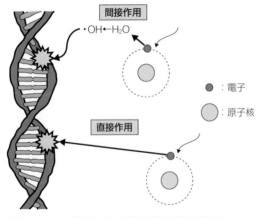

図Ⅲ-2-1　放射線による直接作用と間接作用

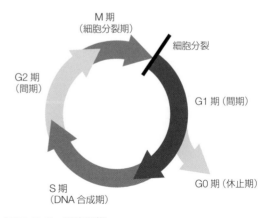

図Ⅲ-2-2　細胞周期

される。増殖の進行を調整する時点がG1期の終わり近くにあり，これをR(restriction point)点という。増殖していない細胞は，R点を通過せずG1期にとどまり，静止期に入る。静止期は細胞周期から外れて増殖を休止している時期であり，この時期をG0期という。

- 「放射線感受性」とは細胞の放射線に対する感じやすさのことであり，少ない放射線量で細胞死を起こすものを放射線感受性が高いという。
- 増殖を続けている細胞は，その細胞が細胞周期のどの時期に放射線を照射されたかによって，放射線による感受性に違いがあるとされる。細胞の種類により多少の差はあるが，細胞周期においてG1後期からS期の初期，G2後期から

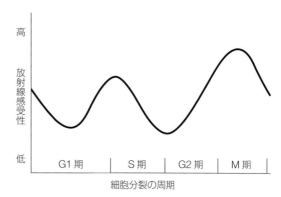

図Ⅲ-2-3　細胞分裂周期と放射線感受性

M期の細胞は放射線感受性が高く，G1初期，S期後期では抵抗性である(図Ⅲ-2-3)。

2. 放射線感受性

A. 分割照射：「4つのR」

- 放射線療法は通常，正常組織の損傷を最小限に抑えるために少量の線量を数週間かけて照射する分割照射という方法をとる。分割照射が生物学的効果に影響する因子を「4つのR」という。
- 4つのRとは，正常組織の放射線損傷からの修復(repair)，細胞再増殖(repopulation)，低酸素腫瘍細胞の再酸素化(reoxygenation)，照射による細胞周期の再分布(redistribution)，各々の頭文字を示している。

1) 修復(repair)

- 放射線を人体に照射した場合，正常組織とがん細胞では，正常組織のほうが早く回復するという特徴がある。
- 分割照射での治療効果は，同じ線量では1回照射の場合に比べて低くなるが，分割回数を増やすことにより，正常組織の損傷からの回復ががん細胞よりも早くなる。

- がんの放射線療法ではこの原理を利用して，放射線の損傷を受けた正常組織のほうが先に回復し，回復の遅れるがん細胞をさらに次の照射で損傷を与えることを繰り返し，治療効果を得る。

2) 細胞再増殖(repopulation)

- がん細胞は正常組織よりも遅れて再増殖が始まり，その再生速度も遅いとされる。また，放射線照射間隔が短いほど再増殖の速度は遅くなり，照射間隔が長くなれば細胞は回復する。
- したがって，がん細胞の再増殖を抑え治療の効果を得るためには照射間隔を短くする必要がある。通常の分割照射では，月曜日から金曜日まで5日間連続照射する方法がとられる。

3) 再酸素化(reoxygenation)

- 細胞の放射線感受性は酸素分圧が上昇するにつれて増加する。細胞内にわずかでも酸素が存在すれば，酸素がない状態に比べ放射線感受性は高くなる。

- 毛細血管を多く含むがんの病巣は酸素分圧が高いため，放射線感受性は高くなり，度重なる照射によって損傷する。その結果，組織中の毛細血管は低酸素状態のがん細胞の周辺に集まり，酸素が到達できるようになる。
- がん細胞の放射線感受性の低い部分が高い放射線感受性に変わっていくことを再酸素化といい，これによってがんは放射線照射によって徐々に縮小していく。

4) 再分布（redistribution）

- 放射線は細胞周期を変化させる。さまざまな細胞周期にあるがん細胞の集団に放射線が照射されることによって，同調化（徐々に同じ細胞周期に近づいていくこと）が生じる。これが再分布といわれるものである。
- 高い放射線感受性の時期にあるG2期からM期までの細胞は損傷を受けるが，感受性の低いS期の細胞は生き残る。しかし，生き残ったS期の細胞は，その後高い放射線感受性のM期へと移行する。そこで放射線照射を受ければ，損傷を受ける割合が増えていく。つまり，放射線照射の間隔を空ける分割照射によって再分布を促し，がん細胞の放射線感受性を高めていることとなる。

B. がん細胞と各組織の相対的放射線感受性

- 哺乳動物の細胞における放射線感受性はその種類と状態で異なっている。
- 一般則としてラットの精巣の各種細胞を用いた照射実験によって導かれたベルゴニー・トリボンドーの法則（1906年）がある。これは，①細胞の分裂頻度の高いものほど感受性が高い，②将来行う細胞分裂の数が多いものほど感受性が高い，③形態および機能が未分化なものほど感受性が高い，という法則である。
- 分裂増殖のさかんな，あるいは未分化ながん細胞，細胞分裂のさかんな骨髄，生殖腺，粘膜・皮膚上皮細胞，毛根細胞，成長期にある小児の正常組織細胞は放射線感受性が高い。例外として，分裂をしていないリンパ球は非常に放射線感受性が高く，また分化の進んでいる卵母細胞の放射線感受性は比較的高いなど，この法則に当てはまらないものもある。
- 正常組織における放射線感受性は，細胞動態からみて以下の3つに分類される。
  - ◆**恒常的細胞再生系**：常に細胞分裂を繰り返し，脱落・死滅する細胞数とのバランスをとっている組織で，皮膚，造血組織，精巣，水晶体上皮などがある。これらは全体的に放射線感受性が高い。
  - ◆**緊急的細胞再生系**：加齢とともに細胞数が増加し，その後分裂を停止するが傷害を受けると分裂増殖して再生する。肝臓，腎臓，唾液腺，甲状腺上皮細胞などがある。この組織は放射線に対して比較的抵抗性である。
  - ◆**非細胞再生系**：組織の完成によって分裂を停止するもので，筋肉，脳・脊髄などがあり，放射線抵抗性の組織で傷害を受けても再生をしない。
- また，がん細胞に対する放射線療法の効果は，がん細胞のもつ放射線感受性とがんの広がりや発生部位，宿主であるヒトの全身状態などによって異なる。

表Ⅲ-2-1 組織と放射線感受性の例

細胞分裂の頻度	組織	放射線感受性
高い	造血組織，精上皮，卵胞上皮，腸上皮など	最も高い
かなり高い	皮膚上皮，咽頭口腔上皮，食道上皮，水晶体上皮，膀胱上皮など	高度
中等度	結合織，成長している軟骨，骨組織など	中程度
低い	成熟した軟骨，肺上皮，腎上皮，肝上皮，下垂体上皮，甲状腺上皮など	かなり低い
細胞分裂をみない	神経組織，筋肉組織	低い

- がんの発生した部位自体の放射線感受性が高い悪性リンパ腫，精上皮腫などは高感受性であり，反対に部位自体の感受性が低い神経膠腫，骨肉腫や平滑筋肉腫などは低感受性である．一方，小児腫瘍には成人の腫瘍と比較して高感受性のものが多くみられる．
- がん細胞の分化度も放射線感受性に関与しており，未分化あるいは低分化のがんは高分化のものよりも放射線感受性は全般に高い(表Ⅲ-2-1)．

3. 放射線の人体への影響

- 放射線の人体への影響は，照射の線量に依存し，照射の線量・反応によって身体的影響（確定的影響）と遺伝的影響（確率的影響）に区分される．

A. 身体的影響（確定的影響）

- 細胞が放射線によって傷害を受けると，その細胞の関与する組織や臓器に異常が出現し，主として身体に急性障害として現れる．例えば骨髄細胞が重篤な傷害を受けると骨髄死を起こし，皮膚細胞が傷害を受けると皮膚に発赤や紅斑，びらん，潰瘍が生じる．
- 回復・再生が可能な障害や，死滅にいたる細胞が少ない程度の障害であれば問題とならないため，ある線量を超えて被曝を受けない限り症状は現れない．この一定の線量を「しきい値」と呼ぶ．
- しきい値より少ない線量の被曝であれば，障害はほぼ完全に修復されるが，それを超えると線量の増加とともに障害が現れ，身体的な症状の重症度が増す．
- 身体に現れる影響が先行する放射線の線量によって必然的に確定する性質をもつため，これを確定的影響という．

B. 遺伝的影響（確率的影響）

- 放射線による影響のうち，遺伝的影響と発がんは確率的影響と呼ばれている．これらにはしきい値が存在せず，放射線量が増加すればするほど影響が大きくなる．すなわち，傷害を受けた組織や臓器の回復がなく，受けた放射線量に比例して障害の発生する確率が増加するという意味である．
- 確率的影響は放射線に曝露された後，比較的速やかに生じて因果関係が明らかな確定的影響とは異なり，線量の大小と重篤度には関係がないとされる．
- 確定的影響は，ある線量以上を浴びなければ予防できるが，確率的影響については予防する手段がない．
- 確率的影響には，体細胞の変異によって被曝した個人に生じる「発がん」と，生殖細胞の変異によって被曝した個人の子孫に生じる「遺伝的影響」が当てはまる．ただし，ヒトにおける遺伝的影響はこれまでに報告されていない．

4. 各組織，臓器における放射線障害

- 放射線療法は，腫瘍と正常組織の放射線に対する感受性の差を利用し治癒に導く治療法である．そのため，放射線による各組織や臓器における障害はある意味不可避ともいえる．放射線療法に伴う正常組織のダメージを総称して，「有害事象」もしくは「有害反応」と呼ぶ．

- 放射線療法開始から終了後およそ3か月以内に発症するものを「急性有害事象」，終了後約6か月から数年を経過して発症するものを「晩期有害事象」と呼ぶ。
- 放射線による有害事象は臓器の特性によって大きな影響を受けるとされ，脊髄などのように一部でも障害が現れると機能を失ってしまうものもある。このように有害事象の発生を許容できない臓器を含め，臓器ごとに耐容線量が示されている(表Ⅲ-2-2)。
- 急性有害事象は細胞再生系の細胞や組織の反応であり，粘膜，皮膚，骨髄，腸上皮，生殖腺などが標的となる。発現時期や重症度，反応の持続期間は，組織を構成する細胞の寿命の長短によって左右される。その特徴は，照射期間中に生じ，線量の増加とともに増強するが，照射が終了すれば一定期間を経て容易に回復できることである。
- 晩期有害事象は，急性有害事象が軽快した後2～4か月の潜伏期を経て，照射終了後6か月以降に発症することが多いが，必ずしもすべての患者に出現するとは限らない。しかし，発症した場合，回復が難しいといわれている。
- 晩期有害事象は，微小血管系や間質結合織の反応とそれに続く不可逆的な変化であり，組織の放射線感受性や組織特異性はあまり関与しない。
- 障害が発生した場合，肺や肝臓のように一部の機能が喪失してもほかで代償できる臓器と，腸管のように一部の障害で全体の機能が障害される臓器がある。いずれの場合も，照射された線量と容積，患者個人の有する体質などに起因するといわれている。

文献

●参考文献
- 青木学，氏田万寿夫，他：系統看護学講座別巻 臨床放射線医学．医学書院，2016
- 窪田宣夫(編)：新版 放射線生物学．医療科学社，2015
- 久米恵江，祖父江由紀子，他(編)：がん放射線療法ケアガイド(新訂版)―病棟・外来・治療室で行うアセスメントと患者サポート．中山書店，2013
- 丹生健一，佐々木良平(編)：目で見て学ぶ放射線療法の有害反応―多職種チームで実践する治療と患者支援．日本看護協会出版会，2011
- 日本放射線腫瘍学会(編)：放射線治療計画ガイドライン(2016年版)．金原出版，2016

表Ⅲ-2-2　通常分割照射における正常組織の耐容線量

		TD5/5 (5年間で5%に有害事象を生じる線量)			TD50/5 (5年間で50%に有害事象を生じる線量)			判定基準
	体積	1/3	2/3	3/3	1/3	2/3	3/3	
骨	大腿骨頭	—		52 Gy	—		65 Gy	壊死
	顎関節	65 Gy	60 Gy		77 Gy	72 Gy		著明な開口障害
	肋骨	50 Gy	—		65 Gy	—		病的骨折
皮膚		10 cm²	30 cm²	100 cm²	10 cm²	30 cm²	100 cm²	毛細血管拡張
		—	50 Gy		—	65 Gy		
		70 Gy	60 Gy	55 Gy	—		70 Gy	壊死, 潰瘍
脳・神経	脳	60 Gy	50 Gy	45 Gy	75 Gy	65 Gy	60 Gy	壊死, 梗塞
	脳幹	60 Gy	53 Gy	50 Gy	—		65 Gy	壊死, 梗塞
	視神経	50 Gy 体積効果なし			—		65 Gy	失明
	視交叉	50 Gy 体積効果なし			65 Gy 体積効果なし			失明
	脊髄	5 cm	10 cm	20 cm	5 cm	10 cm	20 cm	脊髄炎, 壊死
			50 Gy	47 Gy	70 Gy		—	
	馬尾神経	60 Gy 体積効果なし			75 Gy 体積効果なし			臨床的に明らかな神経損傷
	腕神経叢	62 Gy	61 Gy	60 Gy	77 Gy	76 Gy	75 Gy	臨床的に明らかな神経損傷
	水晶体	10 Gy 体積効果なし			—		18 Gy	手術を要する白内障
	網膜	45 Gy 体積効果なし			—		65 Gy	失明
頭頸部	中耳・外耳	30 Gy		30 Gy*	40 Gy		40 Gy*	急性漿液性耳炎
		55 Gy		55 Gy*	65 Gy		65 Gy*	慢性漿液性耳炎
	耳下腺	—	32 Gy*		—	46 Gy*		口内乾燥症 (TD100/5は50 Gy)
	喉頭	79 Gy*	70 Gy*		90 Gy*	80 Gy*		軟骨壊死
		—	45 Gy	45 Gy*	—		80 Gy*	喉頭浮腫
胸部	肺	45 Gy	30 Gy	17.5 Gy	65 Gy	40 Gy	24.5 Gy	肺炎
	心臓	60 Gy	45 Gy	40 Gy	70 Gy	55 Gy	50 Gy	心外膜炎
	食道	60 Gy	58 Gy	55 Gy	72 Gy	70 Gy	68 Gy	臨床的狭窄, 穿孔
腹部	胃	60 Gy	55 Gy	50 Gy	70 Gy	67 Gy	65 Gy	潰瘍, 穿孔
	小腸	50 Gy		40 Gy*	60 Gy		55 Gy	閉塞, 穿孔, 瘻孔
	大腸	55 Gy		45 Gy	65 Gy		55 Gy	閉塞, 穿孔, 潰瘍, 瘻孔
	直腸	100 cm³ では体積効果なし		60 Gy	100 cm³ では体積効果なし		80 Gy	高度の直腸炎, 壊死, 瘻孔, 狭窄
	肝臓	50 Gy	35 Gy	30 Gy	55 Gy	45 Gy	40 Gy	肝不全
	腎臓	50 Gy	30 Gy*	23 Gy	—	40 Gy*	28 Gy	臨床的腎炎
	膀胱	—	80 Gy	65 Gy	—	85 Gy	80 Gy	症候性の膀胱萎縮・体積減少

＊：50%以下の体積では明らかな変化は認めない
注意：(1) 本表で示される耐容線量はあくまでも臨床経験を元にした参考値にすぎず，合併症が起こらないことを保証する線量ではない
　　　(2) 化学放射線療法における耐容線量は本表の値よりさらに低下すると予想される
　　　(3) 正常組織に変化がみられた場合にはCTCAEに従って正確に重症度を評価する必要がある
　　　(4) 本表の利用により生じたいかなる損害についても「放射線治療計画ガイドライン」作成ワーキンググループはその責を負わない
〔放射線腫瘍学会(編)：放射線治療計画ガイドライン2016年版, pp.390-391, 金原出版, 2016 より転載〕

第3章 放射線療法に伴う急性有害事象と晩期有害事象

1. 有害事象評価規準

- 放射線療法における有害事象は，発症する時期により急性（急性期・早期）有害事象と晩期（遅発性）有害事象に大別される。急性有害事象は治療中から治療終了後約3か月程度の時期に発症する有害事象で，晩期有害事象は，治療開始後約3か月から数年にかけて発症する有害事象である。それぞれの特徴について，表にまとめた（表Ⅲ-3-1）。
- 急性有害事象は，増殖が活発な組織や細胞に起こりやすく，治療中に発症することが多いが，治療が終了し一定期間が経過すれば回復する。有害事象が重症化することにより，治療継続が困難となるなどの問題を生じ，治療効果に影響を及ぼすことがある。
- 晩期有害事象は，増殖が比較的緩慢な組織や細胞に起こるが，発症すると回復が困難な場合がある。症状によっては，患者のQOLを著しく損なうこともある。
- がん臨床試験の有害事象評価規準として，米国国立がん研究所（NCI）が発表しているCommon Terminology Criteria for Adverse Events（CTCAE）を，日本臨床腫瘍研究グループ（JCOG）が翻訳した有害事象共通用語規準日本語訳JCOG版がある。現在は2010年に発表されたv4.0が最新である[1]。臨床試験だけでなく，臨床でも幅広く使用されている。有害事象評価規準は，多職種で有害事象の程度を情報共有できるメリットがある。
- CTCAEのGrade分類では，"Nearest match"の原則[1]を適応し，特に何らかの治療的介入が必要となった場合は，なぜその治療を行ったのか，その時の症状や状態に基づいた評価を行う。
- "Nearest match"の原則に基づいた評価の例として，口腔粘膜炎の場合に，看護ケアとして粘膜炎が出現することを予測し早期に食事内容を軟食へ変更した場合や患者の希望で予防的に補液を行った場合などでは，G2やG3と評価されてしまうおそれがあり，実際の症状を総合的に評価する必要がある（表Ⅲ-3-2）。
- CTCAEのGrade分類は医療者の主観的な評価であるため，近年，患者主体の評価であるPRO（patient-reported outcomes）が重要であ

表Ⅲ-3-1　急性有害事象と晩期有害事象

	急性有害事象	晩期有害事象
発症時期	治療開始後数週間～約3か月	治療開始後約3か月後～数年
発症臓器	細胞の分裂が早い臓器（骨髄・皮膚・粘膜・生殖腺など）	分裂が緩やかまたは欠如する臓器や組織（骨・腎・肝・肺・心臓・中枢神経系など）
回復の可否	回復する	回復が困難または不可能

表Ⅲ-3-2　CTCAEのGrade分類

	Grade 1	Grade 2	Grade 3	Grade 4
口腔粘膜炎	症状がない，または軽度の症状がある；治療を要さない	中等度の疼痛；経口摂取に支障がない；食事の変更を要する	高度の疼痛；経口摂取に支障がある	生命を脅かす；緊急処置を要する

〔有害事象共通用語規準 v4.0 日本語訳 JCOG 版（略称：CTCAE v4.0-JCOG）［CTCAE v4.03/MedDRAv12.0（日本語表記：MedDRA/J v19.0）対応-2016年3月10日］http://www.jcog.jp/doctor/tool/CTCAEv4J_20160310.pdf［2016年7月26日］〕

ることが指摘されている。PRO-CTCAEも現在日本語版が開発中である[2]。これにより，患者の症状に合った評価を行えることが期待される。

- CTCAEのGrade分類のみでは表現できない詳細な症状を評価するには，症状に特化して開発されているスケールや評価尺度を利用することも検討する。

2. 急性有害事象

A. 放射線宿酔・倦怠感

機序

- 放射線宿酔や倦怠感の機序については，十分に解明されていない部分が多い。
- 上腹部への照射時に起こる症状として，正常細胞や腫瘍の分解物質が遠隔的に粘膜を刺激すること，脳への照射時は，照射により化学受容体引き金帯（CTZ；chemoreceptor trigger zone）からセロトニンが放出されることで嘔吐を引き起こすと考えられている[3]。
- 倦怠感は，治療によるインターロイキン6などのサイトカイン産生や貧血[4]との関係，日々の通院治療などが倦怠感の原因と考えられている。
- 同時および逐次化学放射線療法を行うなど，がん薬物療法と併用する場合は，抗がん薬の有害事象との鑑別が困難ではあるが，宿酔症状が出現しやすい。

症状

- 倦怠感，悪心・嘔吐，気分不快，食欲不振などが主な症状である。
- 倦怠感は放射線療法を行っている患者の約40％に出現する[4]といわれている。約半数と比較的多くの患者に症状が出現しているが，疲れやすい，集中力がないなどといった症状で表現されることもあり，医療者が認識しにくい場合もある。
- 悪心・嘔吐は約30％で，悪心のみは約20～40％，嘔吐のみは1～10％程度の患者に発症するという報告[3,5]があり，発症の照射部位別リスク因子としては，全身・上腹部・胸部・頭頸部などが高リスクである[3,5]。
- 上記に挙げた特定の部位がリスク因子として挙げられるが，基本的にはすべての照射部位で発症する可能性がある。

発症時期と経過

- 放射線宿酔は治療初期に起こりやすいといわれているが，それを示す具体的なエビデンスはない。
- 治療が開始した当初に宿酔に関連した症状が出現しやすく，治療終盤になると落ち着いてくることが多い。
- 倦怠感は，放射線療法が開始してから徐々に出現し，治療が経過するにつれて増加していく傾向がある[6]。治療が進むにつれて，疲労が蓄積されることも関与している。
- 悪心・嘔吐は，全身照射など治療部位によっては，治療直後に症状が出現し始める場合や，治療開始後数日から生じる場合もある。
- 悪心・嘔吐については，2-E（p.263）も参照されたい。

B. 放射線皮膚炎

機序

- 放射線治療により，分裂がさかんな表皮の基底

細胞が傷害され，幹細胞がダメージを受け，基底層での正常な皮膚再生と皮膚表面の落屑とのバランスが崩れること，ヒスタミンやセロトニンの産生による炎症反応，毛細血管外細胞や毛細血管の拡張といった血管の反応が引き起こされることによって生じる[7]。
- 皮膚の統合性が低下した状態では，摩擦や湿潤環境変化などによって皮膚炎が悪化することがある。

症状

- 皮膚の紅斑，乾燥，瘙痒感，熱感，湿性落屑，乾性落屑，色素沈着，色素変化，びらん，出血，疼痛，脱毛などの症状が中心であり，潰瘍などの重症な症状が出現する場合もある。
- 皮膚への放射線量（総線量），分割回数（1回線量）や照射角度，治療部位（皮膚に近い）などの治療による要因だけでなく，患者自身の合併症や皮膚の状況，物理的，化学的刺激などによっても症状の程度が変化する。
- 放射線療法を受ける約95％の患者が何らかの皮膚変化を生じる[8]。高精度治療により皮膚への線量を低減する取り組みは行われているが，線量を集中させることにより，皮膚に近接した腫瘍への照射の場合には，強い皮膚炎を生じることがある。
- 摩擦を生じやすい部位や皮膚が重なり合っている部位，皮膚と粘膜の移行部である内外眼角部，肛門，口角などは，皮膚炎が悪化しやすい（図Ⅲ-3-1）。
- 脱毛に関しては，総線量として55 Gy以上照射された場合には，永久脱毛となる。また，治療終了後2か月以降には再生が開始する[7]。
- 皮脂腺や汗腺は30 Gy程度で永久的に破壊され，乾燥や瘙痒感を生じる[7]。
- がん薬物療法を併用する場合には，皮膚症状が単独照射よりも早めに，また強く出現すること

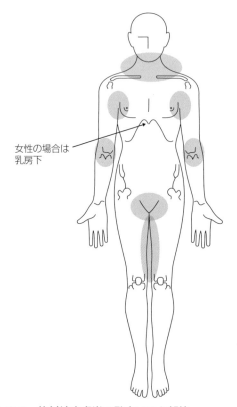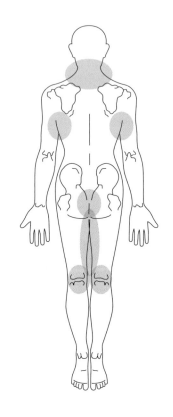

図Ⅲ-3-1　放射線皮膚炎の発症リスク部位

が多い。
- 頭頸部などの外見に影響する部位の皮膚炎や脱毛が生じた場合には，照射部位に一致した変化が起きるため，一過性ではあるもののボディイメージが変容する。
- 皮膚を放射線が通過する外部照射の場合には，上述したように，線量などによって程度の差はあるが，何らかの皮膚反応が生じる可能性がある。

発症時期と経過

- 放射線療法開始後，総線量約 20～30 Gy（2～3週間）程度から乾燥・紅斑・脱毛などの症状が発症する。
- 続いて，皮膚の強い発赤が生じ，その後根治治療相当の線量（50 Gy 以上）が皮膚に照射されることによって，水疱やびらん，潰瘍などが生じることがある。
- 放射線治療終了後約 1 か月程度持続し，徐々に回復する。

C. 放射線粘膜炎

機序

- 粘膜炎は，放射線治療による直接的な粘膜への刺激のほかに，二次的に誘導されたサイトカインによる炎症や細菌感染による炎症が引き起こされる。
- 病理生物学的に粘膜炎の発症機序は開始期，シグナル誘発期，シグナル増幅期，潰瘍期，回復期の 5 段階のプロセスが関与しているといわれている[9]。

症状

●口腔，咽頭，食道

- 口腔・咽頭粘膜炎は，口腔内の発赤，違和感，潰瘍，乾燥，出血，疼痛などの症状が出現する。

また，咽頭粘膜炎においては，発声にも影響を及ぼし，コミュニケーションの変調をきたす場合もある。
- 頭頸部放射線治療を行うほとんどすべての患者に口腔・咽頭粘膜炎が生じる。
- 喫煙や飲酒は症状を増強させるリスクがある。
- 食道粘膜炎は，食物の通過障害，嚥下困難感，嚥下時痛，食道狭窄などがある。
- 口腔・咽頭・食道粘膜炎による疼痛は食事摂取に直接影響し，栄養状態や免疫力の低下，体重減少などが二次的に生じる。
- 食道粘膜炎は，食道がんの治療や，肺がん，縦隔腫瘍といった胸部で食道が照射範囲に含まれる場合に発症リスクがある。

●直腸

- 直腸粘膜炎は，排便時の違和感（不快感），便意切迫，疼痛，出血，分泌物の増加，テネスムスなどがある。また，肛門周囲の皮膚まで粘膜炎が広がると，坐位をとることも困難となる場合がある。
- 骨盤の照射を受ける約 75％ に直腸粘膜炎が生じる[10]という報告もあり，非常に高い割合で症状が出現する。
- 子宮がんなどの婦人科系腫瘍や前立腺がんなどの泌尿器系腫瘍，直腸がんなど，直腸が照射野に含まれる場合に発症する可能性がある。

発症時期と経過

- 口腔粘膜炎は化学放射線療法を行う患者では，治療 1 週間目の終わり頃から紅斑やひりひり感といった症状が出現し始め，治療 2 週目が終了する頃には潰瘍が形成され始めることにより強い痛みを生じ，治療後 3～4 週間頃まで症状が持続する[8,9]。
- 食道がんでは，10 Gy 程度から，肺がんでは 14 Gy 程度から食道炎が出現し，治療終盤に向けて症状が悪化する[11]。
- 直腸炎も治療開始後 2 週間頃から出現し，治療

III がん放射線療法看護

が終了する頃には症状が落ち着いてくる[9]。

D. 放射線肺臓炎

機序

- 肺への照射の反応として，細胞のDNA損傷や，サイトカインの分泌により，低酸素，換気量低下，浮腫などが引き起こされることが関連していると考えられている[12]。
- 放射線肺臓炎は間質性肺炎の一種であり，Ⅱ型肺胞上皮細胞が障害されることによって生じる[13]。

症状

- 中等度から重度の呼吸困難が最も一般的な症状であり，乾性咳嗽，発熱なども頻度の高い症状である[12]。
- 軽度の場合には，自覚症状はないが，画像診断上では放射線肺臓炎が生じている場合も多いため，症状だけではなく画像診断も重要である。
- 重度の放射線肺臓炎の場合には，非常に強い呼吸困難や換気不良，チアノーゼによって肺高血圧症や急性肺性心となる場合もあり[12]，このような場合には致死的にもなりうる。
- 肺臓炎は，放射線量などの放射線治療による因子はもちろんのこと，患者側の要因である，間質性肺炎や膠原病の既往や，抗がん薬の併用などがリスク因子となる。
- 正常な肺に20 Gy以上照射される範囲が，中等度以上の肺臓炎の発症に関与している[13]といわれているが，現在は高精度治療によって低線量が広く照射されることも問題となっている。
- 肺がんはもちろんのこと，乳がんや食道がん，縦隔腫瘍，悪性リンパ腫，肝細胞がんなど，肺が照射野に含まれる放射線治療の場合に，放射線肺臓炎が出現する可能性がある。
- 基本的には照射野に一致した部位に放射線肺臓炎が生じるが，ごくまれに照射野外に起こる肺炎もあるため，注意が必要である。

発症時期と経過

- 放射線治療開始後1〜3か月頃に発症することが多く，その後数か月の間に症状が改善される。
- 軽症の場合には自覚症状がなく，画像診断で肺臓炎の症状が確認されても，自然に数か月の間に改善する。

E. 消化器症状

機序

- 消化器官は放射線感受性が比較的高く，照射による影響を受けやすい。特に，小腸の感受性が高いことが知られている。小腸は細胞動態が活発に新陳代謝を行っている再生系組織のため，極めて特徴的である。小腸の絨毛には，幹細胞が存在し，放射線の影響を受けやすい。胃は食道よりも感受性が高く，小腸よりは抵抗性である。大腸には絨毛がないため副作用の出現に大きな違いが出る。大腸は胃よりも放射線への抵抗性がある。
- 放射線照射がなされると，消化器官の腺窩にある粘膜上皮細胞の幹細胞が傷害され，絨毛の細胞の寿命とともに絨毛が消滅し，絨毛の機能が消失する。さらに，血管内皮細胞が傷害されて血管浸透圧が亢進し，消化管の浮腫と炎症が生じる。消化管粘膜の損傷，および浮腫と炎症に起因して，悪心・嘔吐および下痢が認められる。
- 腹部への放射線照射により腸クロム親和性細胞が刺激され，セロトニンの分泌が促進してCTZの活性化を引き起こす。また，照射部位の炎症によりヒスタミンやプロスタグランジンが放出される。こうした化学的刺激のほか，胃内容停滞，消化管の伸展・捻転，漿膜の伸展・刺激，頭蓋内圧亢進，さらには心理的な要因に

より，迷走神経，嘔吐中枢などが刺激されることによっても，悪心・嘔吐，および下痢症状が現れる。

症状

●悪心・嘔吐

- 照射部位の粘膜が発赤，充血し浮腫状となる。それに伴い，咽頭部の違和感，心窩部不快感，嚥下時つかえ感，悪心・嘔吐，下痢といった症状が現れる。
- 照射量の増加に伴い粘膜傷害が強くなり，白苔，斑状潰瘍，さらには広範囲の偽膜や融合した潰瘍，出血が生じる。嚥下時の疼痛，悪心・嘔吐が増悪すると，経口摂取困難となり，体重減少や栄養状態の低下を引き起こす。

●下痢

- 下腹部への照射においては，難治性下痢が生じる。小腸が全体的に照射された場合と部分的に照射された場合で症状の出方が異なり，全体に照射された場合では症状が遷延する場合が多い。

発生時期と経過

- 放射線療法に伴う悪心・嘔吐は，治療後30分〜数時間後に出現する可能性があるが，出現時間には個人差が大きい。
- 10〜20 Gyの照射量で，粘膜の乾燥，粘稠感が出現する。20〜30 Gyでは粘膜発赤，違和感，嚥下困難感が出現し，悪心・嘔吐，下痢症状を伴う。30〜40 Gyでは粘膜炎，疼痛の増強，40 Gy以上ではさらに症状の悪化がみられる可能性が高い。いずれの症状も照射終了後2〜3週間程度で軽快する。

F. 膀胱炎

機序

- 膀胱も消化管と同様に内腔は粘膜で形成されているため，放射線照射による影響を受けやすい。照射により粘膜細胞が傷害を受け，腺窩にある幹細胞が新しい細胞をつくることができなくなる。絨毛の細胞の寿命とともに絨毛が消滅する結果，絨毛の機能が消失する。さらに血管浸透圧の亢進により，膀胱の浮腫と炎症が認められる。

症状

- 放射線照射による粘膜傷害が生じ，膀胱粘膜の伸展に破綻をきたす。そのために頻尿，排尿時痛，残尿感，血尿などの放射線膀胱炎が生じる。

発生時期と経過

- 照射量が20〜30 Gyでは粘膜発赤，違和感が出現し，頻尿，残尿感が出現する。
- 30〜40 Gyでは粘膜炎の増強，疼痛の増強，40 Gy以上ではさらに症状の悪化がみられる可能性が高い。
- いずれの症状も照射終了後1か月程度で軽快するものである。

G. 脱毛

機序

- 毛髪も皮膚と同様に，表皮の深部（基底層）に幹細胞（基底細胞）がある。放射線照射により幹細胞が傷害を受け，分裂し新しい細胞をつくることができなくなる。表皮の細胞の寿命とともに毛が消滅する結果，脱毛が生じる。

症状

- 放射線照射した部位にのみ脱毛が起こる。

発生時期と経過

- 照射開始後 20 Gy を超えると脱毛が出現しやすい。
- 全脳照射の場合、一部分に照射した場合には部分的な脱毛となる。頭部全体の場合には照射終了時には頭皮が光ってみえるようになる。
- 治療終了後、2〜3か月で傷害を受けた細胞が回復する。毛が生え始め、半年〜1年半程度で生えそろう。最初は細く柔らかい毛であるが、次第にもとの髪質に戻る。

H. 頭蓋内圧亢進症状

機序

- 脳は微小血管が豊富な臓器であり、放射線照射により微小血管の浸透圧が亢進し脳全体に浮腫をきたす。浮腫によって脳の容積が増えたとき、頭蓋骨という閉鎖空間の中で脳圧力が高まり、頭蓋内圧亢進の状況が生じる。

症状

- 頭痛、悪心・嘔吐、視力障害(うっ血乳頭)、ふらつき、眠気などの症状が生じ、さらに精神症状やけいれんを伴う場合がある。激しい場合には、大後頭孔ヘルニア、テント切痕ヘルニアを起こす場合もある。

発生時期と経過

- 初回照射の数時間後から、脳浮腫、頭蓋内圧亢進症状がみられることがある。特に放射線照射開始後の2〜3日は注意が必要で、脳ヘルニアを起こし生命に関わることがある。
- 症状の出現は頭痛から始まることが多く、悪心・嘔吐、眩暈、ふらつき、眠気などを伴う。

I. 骨髄抑制と感染

機序

- 骨髄の幹細胞は放射線の感受性が高い。特に造血器細胞の幹細胞は非常に放射線感受性が高いとされている。
- 赤血球はほかの血球に比べて寿命が約120日と長く、放射線治療単独では貧血をきたすことはない。
- 末梢血中の白血球と血小板は放射線に抵抗性であるが、寿命が短い細胞であり2週間程度で自然に消滅する。放射線照射後7〜10日経過すると、造血器細胞の幹細胞からは新たな機能細胞の補充がなされないため、末梢血中の白血球や血小板が減少する。
- 白血球は、大きくは顆粒球(好中球、好酸球、好塩基球)、リンパ球、単球に分類される。リンパ球、特に小リンパ球は放射線の感受性が極めて高い。放射線照射による白血球減少では、抗体産生などの免疫機能に関連するリンパ球が影響を受けている場合が多く、易感染状態となる。

症状

- 頭頸部がん、消化器がんでは粘膜炎を生じ、疼痛のために清潔を維持することが難しくなり、骨髄抑制が加わることでさらに感染が生じやすくなる。感染の症状として、呼吸状態、咳嗽、喀痰、発熱などが挙げられる。
- 血小板減少から、出血傾向が見られる場合がある。

発生時期と経過

- 局所の照射では骨髄抑制が生じる可能性は低い。しかし、近年は薬物療法と併用する治療が増えており（化学放射線療法），薬物療法による全身の骨髄機能の低下が生じるため，放射線治療中に骨髄抑制をきたす場合も多い。
- 移植前の全身照射，全脳前脊髄照射においては，骨髄抑制が生じるため，経過観察が必要である。
- 放射線照射による骨髄抑制の場合，放射線治療期間が終了すると2〜3週間で機能回復する。

3. 晩期有害事象

A. 皮膚症状

機序

- 微小血管系や間質結合織の反応と，それに続く不可逆的な変化[14]により生じる。
- 皮下組織では，後期の血管透過亢進が生じ，皮下浮腫が生じる。また，線維化が進み，皮膚の萎縮や皮下硬結が生じる。血流障害が強い場合や，幹細胞が回復できない程度までのダメージを受けた場合には，上皮組織の修復ができず難治性の皮膚潰瘍や皮膚壊死が生じることがある。
- 放射線により，基底層のメラノサイトのチロシンキナーゼが活性化され，メラニンが産生される[15]ことで一時的に色素沈着が生じる。

症状

- 色素沈着，皮脂腺分泌低下による皮膚乾燥，毛細血管拡張，皮膚温の上昇，皮下硬結，皮膚萎縮や皮膚潰瘍，皮膚の壊死などが起こる。
- 皮膚に関連した晩期有害事象のGrade分類を表Ⅲ-3-3[1]に示す。

頻度

- 高エネルギーX線が汎用されたことや，多門照射が普及したことにより，現在は，通常の放射線治療により重症な皮膚障害（皮膚潰瘍や皮

表Ⅲ-3-3 皮膚に関連した晩期有害事象のGrade分類

	Grade				
	1	2	3	4	5
皮膚萎縮	体表面積の<10%を占める；毛細血管拡張または皮膚色の変化を伴う	体表面積の>10〜30%を占める；線条を形成する，または皮膚付属腺の消失を伴う	体表面積の>30%を占める；潰瘍を伴う	-	-
皮膚硬結	軽度の硬結．皮膚を水平に動かす（横滑り）ことができ，垂直に動かす（つまみ上げる）ことができる	中等度の硬結．皮膚を横滑りできるがつまめない；身の回り以外の日常生活活動の制限	高度の硬結．皮膚を横滑りできないまたはつまめない；関節の動きや開口部の制限（例：口，肛門）；身の回りの日常生活活動の制限	全身性；呼吸困難や嚥下障害の徴候や症状を伴う	死亡
皮膚潰瘍形成	潰瘍部の径が<1 cm；押しても消退しない浮腫や熱感を伴う紅斑	潰瘍部の径が1〜2 cm；真皮までの皮膚欠損．皮膚あるいは皮下組織におよぶ損傷	潰瘍部の径が>2 cm；皮膚の全層欠損または皮下組織から筋層におよぶ損傷または壊死	大きさを問わず皮膚の全層欠損の有無も問わない，筋，骨，支持組織におよぶ広範囲の破壊/組織壊死/損傷を伴う潰瘍	死亡

〔有害事象共通用語規準 v4.0 日本語訳 JCOG 版（略称：CTCAE v4.0-JCOG）[CTCAE v4.03/MedDRAv12.0（日本語表記：MedDRA/J v19.0）対応-2016年3月10日] http://www.jcog.jp/doctor/tool/CTCAEv4J_20160310.pdf［2016年7月26日］〕

膚壊死)が生じることは，ほとんどみられなくなっている。

- 難治性の皮膚障害は70 Gy以上の線量を照射した場合や，感染症，糖尿病，膠原病(リウマチを除く)などの基礎疾患が背景にある患者に起こる可能性が高いといわれている[16]。
- 通常分割照射における正常組織の耐容線量(TD；tolerance dose)の指標として，TD5/5(照射後5年間で5%に副作用を生じる線量)とTD50/5(照射後5年間で50%に副作用が生じる線量)が用いられる。この値は参考値であり，合併症を起こさないことを保証するものではない。
- 皮膚(壊死・潰瘍)のTD5/5は照射体積1/3, 2/3, 3/3で各々70 Gy, 60 Gy, 55 Gy, TD50/5は照射体積3/3で70 Gyである。皮膚(毛細血管拡張)のTD5/5は50 Gy, TD50/5は65 Gy(照射面積100 cm^{2}当たり)である[17]。

発症時期と経過

- 晩期の皮膚障害は，照射終了後，数か月から数年にわたって出現する可能性がある。不可逆性の変化であり，いったん生じると完全に治癒することは難しい。
- 色素沈着は，皮膚のターンオーバーにより，メラニン色素を蓄えた細胞が落屑するので，数か月で自然に消失するが，わずかに痕跡が残ることもある。
- 真皮内の汗腺細胞は放射線の影響を受けやすく，汗腺からの発汗作用は低下するため，皮膚温の上昇や皮膚乾燥感が持続する。皮膚温の上昇や皮膚紅斑は1年程度でわからなくなるが，血行がよくなる条件下では一時的に認められる[15]こともある。
- 放射線治療終了後に，抗がん薬などの投与をきっかけに，以前の照射部位の皮膚炎，粘膜炎など，放射線照射の影響が呼び戻されるリコール現象(recall phenomenon)と呼ばれるものがある[18]。

B. 粘膜症状

機序

- 急性有害事象としての粘膜炎が一旦改善しても，照射部位の粘膜は菲薄化しているため，バリア機能が低下し出血しやすくなる。外傷や感染をきっかけに粘膜炎や潰瘍が再燃することがある。
- また，毛細血管の損傷により局所の血流低下が持続し，組織が線維化する。口腔粘膜，咽頭粘膜および食道粘膜が萎縮，潰瘍や壊死にいたることもある。

症状

- 粘膜の萎縮，潰瘍・壊死などが生じ，出血や疼痛が起こる。
- 義歯を装着している患者では，口腔粘膜と義歯が接触する部位に難治性の潰瘍が生じやすい。
- 食道粘膜が萎縮・線維化すると，食道狭窄が生じ，食事摂取時のつかえ感や痛みを伴う。

頻度

- 晩期の口腔粘膜の潰瘍などについての発生頻度は，口腔環境などさまざまな要因が絡むため明確なデータはみあたらない。
- 咽頭粘膜(潰瘍，粘膜炎)のTD5/5は60 Gy, TD50/5は75 Gy(照射面積50 cm^{2}当たり)である[19]。
- 食道(臨床的狭窄，穿孔)のTD5/5は照射体積1/3, 2/3, 3/3で各々60 Gy, 58 Gy, 55 Gy, TD50/5は各々72 Gy, 70 Gy, 68 Gyである[17]。

発症時期と経過

- 粘膜萎縮や潰瘍は放射線治療終了後，数か月～数年してから発症する可能性がある。難治性で

あり治癒は難しい。
- 皮膚炎と同様に，放射線治療終了後に，リコール現象が生じることがある[18]。

C. 口腔機能

唾液分泌障害（口腔乾燥）

機序

- 唾液腺には大唾液腺と小唾液腺があり，大唾液腺には耳下腺，顎下腺，舌下腺の3種類がある。小唾液腺は口腔粘膜下に広く散在している。唾液腺に放射線が照射されると唾液の分泌量が減少し，口腔乾燥が生じる。
- 放射線照射により，唾液腺組織の線維化，脂肪変性，腺房萎縮が起こるために生じる。

症状

- 漿液腺は，粘液腺より放射線感受性が高く，漿液性の唾液分泌が初めに低下するため，唾液の粘稠度（ねばつき）が増す。さらに放射線治療を継続することで唾液分泌が低下し口腔内が乾燥する。
- 唾液分泌低下により，唾液による自浄作用や免疫作用が失われるため，口腔内の細菌感染やう歯が生じやすく，さらに短期間で進行しやすくなる。
- その他，味覚障害や咀嚼・嚥下障害，会話障害，睡眠障害なども引き起こす。
- 口腔機能に関連した晩期有害事象のGrade分類を表Ⅲ-3-4[1]に示す。

頻度

- 両側耳下腺の半分以上が照射されると，著明な口腔乾燥を生じるが，顎下腺と舌下腺のみの照射ではほとんど症状は認められない[20]。

表Ⅲ-3-4 口腔機能に関連した晩期有害事象のGrade分類

	Grade				
	1	2	3	4	5
口内乾燥	症状があるが，顕著な摂食習慣の変化がない（例：口内乾燥や唾液の濃縮）；刺激のない状態での唾液分泌量が＞0.2 mL/min	中等度の症状がある；経口摂取に影響がある（例：多量の水，潤滑剤，ピューレ状かつ/または軟らかく水分の多い食物に限られる）；刺激のない状態での唾液分泌量が0.1〜0.2 mL/min	十分な経口摂取が不可能；経管栄養またはTPNを要する；刺激のない状態での唾液分泌量が＜0.1 mL/min	-	-
味覚異常	味覚の変化はあるが食生活は変わらない	食生活の変化を伴う味覚変化（例：経口サプリメント）；不快な味；味の消失	-	-	-
嚥下障害	症状があるが，通常食の摂取が可能	症状があり，摂食/嚥下に影響がある	摂食/嚥下に重大な影響；経管栄養/TPN/入院を要する	生命を脅かす；緊急処置を要する	死亡
開口障害	摂食障害を伴わない可動域の減少	きざみ食/軟らかい食事/ピューレを必要とする可動域の減少	栄養や水分を十分に経口摂取できない可動域の減少	-	-
顎骨壊死	症状がない；臨床所見または検査所見のみ；治療を要さない	症状がある；内科的治療を要する（例：外用薬）；身の回り以外の日常生活動作の制限	高度の症状がある；身の回りの日常生活動作の制限；選択的外科的治療を要する；活動不能/動作不能	生命を脅かす；緊急処置を要する	死亡

〔有害事象共通用語規準 v4.0 日本語訳JCOG版（略称：CTCAE v4.0-JCOG）[CTCAE v4.03/MedDRAv12.0（日本語表記：MedDRA/J v19.0）対応-2016年3月10日] http://www.jcog.jp/doctor/tool/CTCAEv4J_20160310.pdf [2016年7月26日]〕

- 照射野および40〜50 Gyという照射線量から不可逆的な障害を受けると考えられており[21]，治療後2年以上経過しても，約85％が口腔乾燥の症状を有しているという報告[22]がある。
- 最近はIMRTにより唾液腺の照射線量を低減できるようになってきている。
- 耳下腺（口内乾燥症）のTD5/5は32 Gy，TD50/5は46 Gy（照射体積2/3または3/3）である[17]。

発症時期と経過

- 唾液腺は放射線感受性が高いため，放射線治療開始数日後より唾液分泌が低下し口腔乾燥感が生じる。
- 放射線治療を開始後，最初の1週間で唾液流量が5割減少，2週間で9割以上減少し[23]，最終的に治療前の10分の1以下に唾液分泌量が低下する。
- 口腔乾燥は照射後2年程度かけて徐々に回復するが，2年の経過で回復しなかった場合，その後の回復は難しい[24]。

味覚障害

機序

- 味蕾は舌だけでなく，軟口蓋，頬粘膜，咽頭および喉頭にも存在する。味蕾細胞の細胞周期は約10日であり，放射線の影響を受けやすい。そのため，口腔や舌が照射された場合に味蕾細胞の変性・脱落が生じ，味覚障害が起こる。
- 唾液分泌低下により，口腔内乾燥が持続し，味物質が唾液に溶けて味蕾にまで到達することが困難になることからも，味覚機能が低下する[25]。
- その他，味求心性神経の神経経路である末梢神経障害，味蕾や末梢神経の栄養血管への侵襲による循環不全などによっても引き起こされると考えられている[26]。

症状

- 甘味，塩味，酸味，苦味，旨味の5基本味の味覚のバランスが崩れ，特定の味を強く感じたり，わからなくなったりする。
- 味覚障害には，味の感じ方が鈍くなる（味覚鈍麻），味を感じなくなる（味覚消失），本当は甘いのに，苦く感じるなど違った味を感じる（異味症），何を食べても嫌な味になる（嫌味症），口の中に何もないのに苦みや渋みなどを感じる（自発性悪味症），ある特定の味がわからない（解離性味覚障害），味を異常に強く感じる（味覚過敏）などがある[27]。
- 「砂をかむような感じ」「全く味がしない」など，表現や感じ方はさまざまである。

頻度

- 口腔や舌，唾液腺が照射された場合には，程度の差はあれ，ほぼ100％生じる。
- その程度は照射野に含まれる舌の体積と照射線量による。化学療法併用時はより発生しやすく，長期化しやすい。

発症時期と経過

- 放射線治療開始から10日頃（20 Gy頃）より始まる。
- 味蕾の傷害はターンオーバーにより修復するため，約半年から1年後に味覚はほぼ回復する。しかし，味覚障害の原因は味蕾の傷害だけではないため，治療前の状態まで回復することが難しいこともある。

嚥下障害

機序

- 嚥下機能に関連する筋肉群の線維化と咽頭粘膜の線維化により，舌根部の出し入れ機能の低下，

喉頭挙上，閉鎖機能の低下，食塊の送り込み機能の低下などが生じ，嚥下障害や誤嚥が起こる[28]。
- 唾液分泌障害により唾液分泌量が低下することでも，食塊形成が困難となり嚥下障害が生じる。
- 放射線治療中から治療後に，咽頭喉頭粘膜炎により，経口摂取できない期間が長くなると廃用性の嚥下障害が生じることがある。

症状

- 食物が飲み込めない，食物が口の中に残る，むせるといった症状が起こる。

頻度

- 病期および腫瘍の位置によっても発生頻度や程度が異なる。
- 唾液腺や喉頭，嚥下関連筋群への照射線量によって障害は大きく異なる。実際にどれぐらいの線量でどの程度の障害が起こるのかは明確になっていない[28]。
- 粘膜炎や唾液分泌低下の程度，経口摂取できない期間や治療中からのリハビリ実施状況などにより，発生頻度は異なる。

発症時期と経過

- 放射線治療終了後半年から数年に生じることがある。
- 放射線治療終了後，粘膜炎や味覚が回復する時期に筋の線維化により，嚥下関連筋群の筋力低下，開口障害や食道狭窄などが生じ，不顕性誤嚥がみられることがある。

開口障害

機序

- 放射線治療の照射野内に含まれた咀嚼筋や顎関節周囲組織の線維化により生じる。
- 開口は翼突筋，閉口は咬筋によって行われるが，翼突筋は咬筋より照射による障害を受けやすい[29]。

症状

- 顎関節の可動制限により，思うように口を開けることができなくなる。十分な栄養摂取や言語機能の維持に影響を及ぼす。
- 上下顎中切歯切縁間距離をノギスで計測し3cm以内であれば開口障害を疑う[30]。

頻度

- 70 Gy までの照射線量であれば開口障害をきたすことは少ないが，1門照射などで翼突筋が高線量領域に含まれると開口障害のリスクが高くなる[29]。
- 頭頸部がんにおいて，根治線量の放射線治療を受けた患者の45%に開口障害が認められたという報告がある[31]。
- 顎関節（著明な開口障害）の TD5/5 は照射体積 1/3，2/3〜3/3 で，各々 65 Gy，60 Gy，TD50/5 は各々 77 Gy，74 Gy である[17]。

発症時期と経過

- 放射線治療終了後3〜6か月頃に出現することがあるが，数年経過した後に発症することもある。開口訓練を行わないと線維化が進行し開口制限が強くなる。

顎骨壊死

機序

- 顎骨へ放射線が照射されると，骨内の血管が狭窄し虚血が生じる。また骨の線維化が進み，骨新生が阻害される。このような状態になった骨

は，感染に対して抵抗力が落ちているため，抜歯や歯周病の増悪を契機に感染を起こし，骨髄炎から骨壊死へといたる。
- 顎骨は，もともと血流が乏しく，また抜歯により顎骨の骨面が露出し，露出面が常に口腔内常在細菌や食物残渣に曝露されるため，感染を起こしやすい。放射線治療による唾液分泌低下によりう歯が進行しやすい状況になっていることからも，ほかの骨より発症のリスクが高い。

症状

- 口腔粘膜の欠損や顎骨の露出が何か月も治癒せず疼痛を伴う。また，二次感染による瘻孔形成，排膿なども生じる。

頻度

- 上顎は下顎より血流が豊富なため，放射線性骨壊死の発症リスクが少ない。
- 下顎は放射線性骨壊死の発症リスクが高く，下顎骨への照射が 65 Gy 以上の場合，下顎臼歯の抜歯による放射線性骨壊死の発生率は 30～40% といわれている[32]。
- 組織内照射や化学療法の併用時はさらに発症リスクが上がる。

発症時期と経過

- 照射野内のう歯や残存歯根部の感染，抜歯を契機として生じるため，骨壊死のリスクは照射後何年経過しても変わらない。
- 照射後数か月から数年以内に出現し，抗菌薬などの保存的治療で症状が改善しない場合には，顎骨切除などの外科的処置が必要となる。

D. 呼吸器症状；肺臓炎，肺線維症

機序

- 放射線が照射された肺は，2～4 か月後に血管透過性亢進（後期血管透過性亢進）が出現し，線維素の析出，血管内の肥厚を起こし，肺臓炎を引き起こす。時に放射線肺臓炎が照射野外に広がる場合があり，重症化・遷延することがある。
- 放射線肺臓炎を経て，数年単位で結合組織の増生による肺線維症に移行する。

症状

- 照射野に一致した領域に，胸部 X 線や胸部 CT で陰影が認められるが，無症状であることが多い。しかし，照射体積が広い場合や重症化すると咳嗽，発熱，呼吸困難などが出現する。

頻度

- 放射線肺臓炎や肺線維症の発生頻度は，肺の照射体積や照射部位，線量分割，また，化学療法の併用などによって異なる。
- 30 Gy 以上が照射された肺では画像的には必発であるが，咳嗽，発熱，呼吸困難などの臨床症状を呈するのは，5～30% 程度である[33]。
- 局所進行肺がんにおける化学放射線同時併用療法においては，症状を有するのは 5～50%，その一部は重症化し，1～2% は致死的な肺臓炎を発症する[34]。
- 喫煙歴，低肺機能や間質性肺炎，膠原病などがあると，さらに発症率が高くなる。
- 肺では Grade 2 以上の放射線肺臓炎の発症リスクを低下させるためには，20 Gy 以上照射される正常肺の体積（V_{20}）が肺全体の体積の 40% を超えないようにすること，また，化学療法を併用する場合は 35% 以下に抑えることが推奨されている[35]。

発症時期と経過

- 肺は放射線感受性が高く，20 Gy程度の線量でも生じることがあるが，多くは放射線治療終了後，数か月経過した頃に生じる。照射後1〜3か月頃に照射野に一致した領域に，胸部X線や胸部CTで陰影が認められる。
- 放射線肺臓炎が生じた後に，6か月以降より線維化が始まり，肺組織が萎縮し肺線維症へ移行する。
- 放射線肺臓炎の多くは無治療あるいはステロイド療法で改善するが，肺線維症は不可逆的である。

E. 膀胱・直腸への影響

機序

- 下腹部の照射では，照射部位にある膀胱や尿路の粘膜が傷害を受け炎症が起きる。晩期有害事象は，照射された部位の組織の線維化や，リンパ管や血管が狭窄・潰瘍形成することで生じる。膀胱壁が硬化し容量が小さくなり，以前ほど尿意を我慢できず頻尿になることや，潰瘍からの出血で血尿が出ることがある[36]。
- 腸管への影響では，腸管狭窄による排便障害や腸閉塞，肛門括約筋が弱まることで便失禁を起こす。難治性の直腸炎では，出血や潰瘍，穿孔を起こすことがある。

症状

- 排便異常：血便，下痢，下腹部痛など。
- 排尿異常：排尿時痛，血尿，頻尿など。

頻度

- 放射線性直腸炎では，照射される線量や照射範囲，照射方法の違い，評価基準の違いなどにより，文献によっては2〜30％以上の大きな幅がある。前立腺がんのIMRT（強度変調放射線治療）を受けた症例では，症状があり大腸内視鏡検査にて放射線性直腸炎と診断されたのは6.6％で，治療終了後平均15.7か月（2〜29か月）で発症していた[37]との報告がある。
- また，早期直腸障害（Grade 2以上）を認めなかった患者が晩期直腸障害（Grade 2以上）を発症したのが9％であったのに対し，早期直腸障害を認めた患者で晩期直腸障害を発症したのは42％との報告もある[38]。
- 放射線性膀胱炎では，子宮体がん術後の化学放射線療法や子宮頸がんの化学放射線療法の後，数か月して尿道炎が3〜5％，排尿時痛などの膀胱炎が2〜4％にみられる[39]。

発生時期と経過

- 骨盤部，特にRALS（高線量率小線源治療）を併用した子宮頸がんの根治照射の6か月から数年後に直腸炎も膀胱炎も生じうる[40]。
- 出血性膀胱炎は，骨盤部に大量の放射線照射を受けた後，1〜20年後に起こる。血尿に対しては，経尿道的止血術や高圧酸素療法を，コントロール不良な血尿に対しては塞栓術や尿路変更が必要になることもある[41]。
- 直腸炎は，食事療法や薬剤投与による保存的治療，内視鏡下でのアルゴンプラズマ凝固術，高圧酸素療法などを行うが，重篤なものでは穿孔・腸閉塞をきたし，人工肛門造設などの外科的治療が必要となる[40]。

F. 性機能障害

機序

- 膣は照射により膣粘膜の瘢痕化が生じ，狭小化，弾力性の低下が現れる。また，粘液分泌減少による膣の潤滑の減少や，子宮側への癒着による

膣の短縮などがあり，手術療法よりも性機能障害の影響は大きい[42]。
- 卵巣は女性の年齢が高いほど，少量の薬剤や放射線量によって障害されやすい。放射線照射部位が腹部全体か片側のみかによって温存される機能に影響する[43]。また精巣の機能障害は照射線量に影響を受け，年齢に関係しない[43]。
- 男女ともに脳に多量の照射を受けると，性腺刺激ホルモンの分泌が低下し性腺機能不全となるリスクが高くなるが，一過性のこともある[43]。

症状

- 男性の場合，不妊，勃起障害，オルガズム障害，性欲低下などを生じる。
- 女性の場合，膣の潤いの低下，膣サイズの縮小，性交痛，性欲低下，オルガズム障害などを生じる。

頻度

- 精巣は10 Gy以上，卵巣は6 Gy以上照射されると永久不妊となる[40]。

発生時期と経過

- イットリウム125(^{125}I)挿入小線源治療後の前立腺がん患者で治療前に中等度以上のED(erectile dysfunction)がなく，かつ治療後も性生活の営みや性行為の機会を有すると思われる患者の半数では，治療後5年の長期にわたり勃起機能が維持されていたとの報告がある[44]。
- 欧米の報告では，性機能改善薬を併用すると，治療後5年目の評価で70〜80%に性機能が維持される[45]。
- 膣の瘢痕化による影響は，照射直後より時間の経過とともに状態が進む[42]。

G. 脳壊死

機序・症状

- 放射線による壊死の周辺に生じた浮腫が脳を圧迫し，認知障害や運動障害などを生じさせる。75歳以上の高齢者の脳全体に40 Gy以上の照射が行われれば，放射線脳壊死や白質脳症を生じ認知障害の発症リスクは高くなる[36]。
- 発生部位により症状が異なる。集中力低下・易疲労・意気低下・複視・記憶力減退・言語の統一性欠如・運動機能喪失など。

頻度

- 脳壊死は，耐容線量以上が照射された場合にのみ発生のリスクがある。例えば定位放射線照射や50 Gy以上の通常照射により生じる可能性がある[40]。
- 放射線量，照射部位，照射野の大きさにより発生頻度は異なる。

発生時期と経過

- 治療後6か月〜2年で生じやすい。画像で早期発見される場合と症状が出現して診断される場合がある[46]。
- 脳浮腫や出血に注意し，ステロイド薬投与や外科的治療が行われる。近年では，分子標的治療薬ベバシズマブによる治療が検討されている[47]。
- 悪性脳腫瘍の場合は再発の可能性もある。画像上の病変の拡大や新規病変が認められた場合は鑑別を要する[46]。

H. 二次発がん

機序

- 二次発がんは，照射部位から一定の潜伏期をおいて新たに発生した悪性新生物で，第一のがんとは病理組織像が異なるものと定義されている[48]。
- 放射線治療の数年から十数年後に白血病や骨髄異形成症候群を発症するものと，照射野内に腫瘍が発生するものがある。潜伏期間が長くなるため，若年者の放射線治療や十分な予後が見込まれるがん種で問題となる[40]。

頻度

- 放射線治療を受けた患者の約0.11%に二次がんが発症するという報告もある。小児では組織の放射線感受性が高いため，二次発がんの頻度は増え，成人に比べリスクは高くなる[49]。
- ホジキンリンパ腫の化学放射線療法では，治癒後10年以降に二次がん（主に乳がんや肺がん）を発症することがあり，心血管障害と併せて長期生存が15%落ち込む[49]。
- 子宮頸がんでは，20年後の累積発生率は約16%だが，年齢や性別をそろえた一般人の発がん率と比べて絶対リスクは3%である[50]。

発生時期と経過

- 固形がんは15～20年と長い潜伏期間を経て発生するが，白血病は早い段階で現れる[48]。
- 脳への放射線治療後の二次発がんについては，髄膜腫や肉腫，神経膠腫が多いといわれているが，頻度などに関する十分なデータはない[46]。

文献

●引用文献

1) 有害事象共通用語規準v4.0日本語訳JCOG版（略称：CTCAE v4.0-JCOG）[CTCAE v4.03/MedDRAv12.0（日本語表記：MedDRA/J v19.0）対応-2016年3月10日] http://www.jcog.jp/doctor/tool/CTCAEv4J_20160310.pdf［2016年7月26日］

2) Yamaguchi T: Development program for the Japanese Version of the PRO-CTCAE. Jpn Pharmacol Ther 41(s2): s79-82, 2013

3) Maranzano E, De Angelis V, et al: A prospective observational trial on emesis in radio therapy: analysis of 1020 patients recruited in 45 Italian radiation oncology centers. Radiother Oncol 94(1): 36-41, 2010

4) Pure G, Rankin J, et al: Cancer-related fatigue: A critical appraisal. Eur J Cancer 42(7): 846-863, 2006

5) Feyer P, Jahn F, et al: Radiation induced nausea and vomiting. Eur J Pharmacol 722: 165-171, 2014

6) Irvine D, Vincent L, et al: The prevalence and correlates of fatigue in patients receiving treatment with chemotherapy and radiotherapy. Cancer Nurs 17(5): 367-378, 1994

7) McQuestion M: Evidence-based skin care management in radiation therapy: Clinical update. Semin Oncol Nurs 27(2): e1-17, 2011

8) Villa A, Sonis ST: Mucositis: pathology and management. Curr opin Oncol 27(3): 159-164, 2015

9) Sonis ST: Mucositis: the impact, biology and therapeutic opportunities of oral mucositis. Oral Oncol 45(12): 1015-1020, 2009

10) Kennedy GD, Heise CP: Radiation colitis and proctitis. Clin Colon Rectal Surg 20(1): 64-72, 2007

11) 谷山奈保子，中島陽子，他：放射線治療を受けた食道癌・肺癌患者における放射線食道炎の実態と看護介入の検討. The Kitakanto Medical Journal 60(2): 105-110, 2010

12) Graves PR, Siddiqui F, et al: Radiation pulmonary toxicity: from mechanism to management. Semi Radiat Oncol 20(3): 201-207, 2010

13) 日本放射線腫瘍学会（編）：放射線治療計画ガイドライン（2016年版）．p.52, 金原出版, 2016 http://www.jastro.or.jp/guideline/child.php?eid=00007［2016年7月26日］

14) 前掲13），p.41

15) 関根宏：放射線治療の副作用とその対策．北原規，相羽恵介（編），化学放射線療法プラクティカルガイド，pp.33-47, 南山堂，2009

16) 石原武明：その他の晩期有害反応．丹生健一，佐々木良平，他（編），多職種チームで実践する 頭頸部がんの化学放射線療法，pp.61-64, 日本看護協会出版会，2015

17) Emami B, Lyman J, et al: Tolerance of normal tissue to therapeutic irradiation. Int J Radiat Oncol Biol Phys 21(1): 109-122, 1991

18) Mizumoto M, Harada H, et al: Frequency and characteristics of docetaxel-induced radiation recall phenomenon. Int J Radiat Oncol Biol Phys 66(4): 1187-1191, 2006

19) Hall EJ, Giaccia AJ: Radiobiology for the radiologist (6th ed). pp.334-335, Lippincott Williams & Wilkins, Philadelphia, 2006 (Table 19.2)

20) 新井香：頭頸部．久米恵江，祖父江由紀子，他（編），がん放射線療法ケアガイド―病棟・外来・治療室で行うアセスメントと患者サポート（新訂版），pp.148-161，中山書店，2013
21) 梅山雅祥，洲崎春海：放射線治療と味覚障害．JOHNS 18(5)：957-960, 2002
22) Jensen SB, Pedersen AM, et al：A systematic review of salivary gland hypofunction and xerostomia induced by cancer therapies：prevalence, severity and impact on quality of life. Support Care Cancer 18(8)：1039-1060, 2010
23) Eisbruch A, Ship JA, et al：Parotid gland sparing in patients undergoing bilateral head and neck irradiation：techniques and early results. Int J Radiat Oncol Biol Phys 36(2)：469-480, 1996
24) 唐澤久美子：放射線療法後の諸問題．癌と化学療 41(1)：27-30, 2014
25) 唐澤久美子：唾液分泌障害．大西洋，唐澤久美子，他（編）：がん・放射線療法2010．pp.123-125，篠原出版新社，2010
26) 岩井大：唾液分泌機能低下．耳鼻咽喉科・頭頸部外科 81(10)：677-682, 2009
27) 遠藤貴子：口腔・咽頭・皮膚ケア．井上俊彦，山下孝，他（編），がん放射線治療と看護の実践―部位別でわかりやすい！ 最新治療と有害事象ケア，pp.213-226，金原出版，2011
28) 全田貞幹：頭頸部癌放射線治療に伴う有害事象とその対策．臨床放射線 60(10)：1209-1214, 2015
29) 西山謹司：放射線治療に伴う晩期有害事象―頭頸部腫瘍．癌の臨床 53(5)：291-295, 2007
30) 高橋美貴：頭頸部がん患者へのチーム医療―それぞれの職種の立場から 言語聴覚士．丹生健一，佐々木良平（編），目で見て学ぶ放射線療法の有害反応―多職種チームで実践する治療と患者支援，pp.118-129，日本看護協会出版会，2011
31) Louise Kent M, Brennan MT, et al：Radiation-induced trismus in head and neck cancer patients. Sopport Care Cancer 16(3)：305-309, 2008
32) 上野尚雄：頭頸部がん化学放射線療法における歯科の役割と介入のポイント．浅井昌大，全田貞幹，他（編），頭頸部がん化学放射線療法をサポートする口腔ケアと嚥下リハビリテーション，pp.52-61，オーラルケア，2009
33) 三橋紀夫：放射線治療の有害事象．前掲25），pp.93-108
34) 辻野佳世子，川口弘毅，他：放射線肺炎で死なせないために．臨床放射線 60(10)：1215-1219, 2015
35) 前掲13），p.47
36) 池田恢（監），阿南節子，井関千裕，他（編）：イラストでよくわかる放射線治療・放射線化学療法とサポーティブケア．p.53．じほう，2015
37) 須古信一郎，江口洋之，他：強度変調放射線療法（IMRT）後における放射線性直腸炎24症例の臨床学的検討．日本消化器病学会雑誌 112(7)：1299-1308, 2015
38) Zelefsky MJ, Levin EJ, et al：Incidence of late rectal and urinary toxicities after three-dimensional conformal radiotherapy and intensity-modulated for localized prostate cancer. Int J Radiant Oncal Biol Phys 70(4)：1124-1129, 2008
39) 中川恵一（監），山下英臣（著）：放射線治療ケーススタディ．p.111，新興医学出版社，2014
40) 武本充広，片山敬久，他：放射線治療．岡山医学会雑誌 120(3)：313-320, 2008
41) 太田尚子，鬼武万由子：放射線治療の有害事象のケア―放射線性膀胱炎．泌尿器ケア 13(12)：54-55, 2008
42) 宇津木久仁子，清水敬生，他：婦人科がん治療は性にどのような影響を与えるか？．産科と婦人科 70(9)：1189-1194, 2003
43) 森明子：がん治療における生殖機能の保護．Nursing Today 25(4)：80-83, 2010
44) 丹治進，中村隆二，他：治療が性機能へ与える影響．Jpn J Endourol 26(2)：184-192. 2013
45) 前掲40），p.33
46) 北川善子：6章 照射部位に応じたケア 1.脳―有害事象．久米恵江，祖父江由紀子，他（編），がん放射線療法ケアガイド―病棟・外来・治療室で行うアセスメントと患者サポート（新訂版），p.143，中山書店，2013
47) 柴本雄太：脳腫瘍．がん治療レクチャー 2(1)：89-93, 2011
48) 芹澤慈子，喜多みどり：5章 おもな有害事象とケア 1.放射線療法による有害事象とは？―二次発がん．前掲46），p.101
49) 前掲39），p.101
50) Ohno T, Kato S, et al：Long-term survival and risk of second cancers after radiotherapy for cervical cancer. Int J Radiat Oncol Biol Phys 69(3)：740-745, 2007

●参考文献
Ⅲ-3-2-E～I
・濱口恵子，久米恵江，他（編）：がん放射線療法ケアガイド―病棟・外来・治療室で行うアセスメントと患者サポート．中山書店，2009
・井上俊彦，山下孝，他（編）：がん放射線治療と看護の実践―部位別でわかりやすい！最新治療と有害事象ケア．金原出版，2011
・唐澤久美子，藤本美生（編）：がん放射線治療．学研メディカル秀潤社，2012
・嶺岸秀子，千崎美登子，他（編）：放射線治療を受けるがんサバイバーへの看護ケア．ナーシング・プロフェッション・シリーズ がん看護の実践3，医歯薬出版，2009
・大西洋，唐澤久美子，他（編）：がん・放射線療法2010．篠原出版新社，2010

Ⅲ-3-3-A～D
・飯田善幸，鬼塚哲郎，他：上・下顎骨骨髄炎・壊死．耳鼻咽喉科・頭頸部外科 81(10)：683-687, 2009
・唐澤久美子：がんサバイバーの諸問題（長期）―放射線療法後の諸問題．癌と化学療法 41(1)：27-30, 2014
・師田まどか，伊丹純：口腔・咽頭粘膜病変．耳鼻咽喉科・頭頸部外科 81(10)：673-676, 2009
・師田まどか，小口正彦：放射線による有害事象とその対策．外科治療 99(4)：410-416, 2008
・丹生健一，佐々木良平（編）：目で見て学ぶ放射線療法の有害反応―多職種チームで実践する治療と患者支援，日本看護協会出版会，2011
・西尾正道，明神美弥子，他：放射線治療に伴う晩期有害事象―総論にかえて．癌の臨床 53(5)：271-276, 2007
・渡部昌美：唾液分泌障害，味覚障害．プロフェッショナルがんナーシング 4(3)：252-255, 2014

第4章 放射線療法に伴う有害事象出現時の援助

1. アセスメントの視点

A. これまでに受けていたがん治療とその反応

- 放射線療法はがん治療の初期治療から，緩和目的の治療まで幅広く用いられる。患者がそれまで受けてきたがん治療の経験を確認する。
- これまでに受けてきたがん治療の経緯を理解し，これから受ける放射線治療の目的に合致した患者ケアの方向性を導いていく。
- 過去に行われたがん治療の目的とその効果と有害事象，引き続いている有害事象の有無を確認する。
- 客観的に治療と治療効果の情報を得るとともに患者の主観的な思いを聴いていくことも重要である。過去に受けたがん治療への思いを探ることで，がんに対する向き合い方や，治療に対する期待や不安を知る一助となる。
- 過去に放射線治療を受けた場合は，放射線治療の部位，照射線量，回数，治療中の急性有害事象，晩期有害事象，治療効果を確認する。過去の放射線治療で起きた有害事象は，治療計画を立てる上で重要な情報となる。

B. 放射線治療に対する認識

- 放射線療法はほかの治療法に比較して医療者からの認知度が低く，放射線療法に関わる医療者以外からは見えにくい治療であり，医療者のイメージもさまざまである。放射線療法の情報は多くなっているが，患者にとってもわかりにくい治療法である。
- 患者が抱く放射線治療のイメージはさまざまであり，「自分は手術できない」とネガティブにとらえたり，日本が被爆国であることや原発事故に関連して，「髪が抜ける」「家族への被曝の可能性がある」など漠然とした恐怖があったり，放射線治療で得られるメリットよりも過剰な不安や恐怖をもっている場合もある。
- 陽子線治療や重粒子治療など新しい治療法も開発され，治療の可能性が拡大し期待が高まっている。患者は治癒できるという過大な希望をもつ場合がある。しかし適応疾患が限定され高額な医療費がかかる場合もある。さらに特殊治療を提供できる施設が少ないなど，治療を受けるには地理的な問題や経済的なハードルも存在する。
- 放射線治療を行う前には，放射線治療医から治療の目的や有害事象についての説明がされるため，患者はこれらの認識を修正できることが多いが，説明後患者の認識を再度確認する。

C. 放射線治療の目的と患者の理解

- 放射線治療の目的は根治であるか緩和であるかに分けられる。目的によってケアの方向性は違ってくる。
- 根治療法はがんを消失させることを目的とし，そのためには計画された放射線量が照射される

必要がある。つまり治療を完遂することが重要となる。患者ケアは治療を完遂することができるように治療継続への意識と患者のセルフケアを高めていくための支援が重要となる。

- 一方，緩和目的の放射線治療は毎日の治療に苦痛が少ないことを主眼に苦痛緩和への支援を行っていく。
- 治療目的を患者がどのように理解しているかは，治療中のセルフケアや治療意欲にも影響する。途中でやめることは治療効果が得られないばかりでなく無益な被曝をしてしまうこととなるため，継続治療の必要性を理解しているかを確認する。
- 治療に対する理解が得られていても，有害事象が増強すると，治療をやめたいと考える患者もいる。ゆえに有害事象に対する理解と対処方法を実践することが重要である。

D. 放射線治療に影響を与える身体所見

1）血液データ

- 治療部位に関連する検査データを確認する（例：白血球数，血小板数，ヘモグロビン，感染徴候，栄養状態，腎機能，肝機能など）。血小板数の低下は，放射線治療継続の判断に重要なデータである。
- 広範囲の脊椎，骨盤骨への照射においては，骨髄抑制の可能性があり，データの把握が必要である。

2）既往歴

- 血糖コントロールが不良である糖尿病は，有害事象が出やすいため，糖尿病の有無だけでなくコントロールされているか否かを確認する。
- 肥満患者は皮膚の接触による摩擦が起きやすいため，皮膚障害が悪化しやすい。

3）身体的所見

- 頭頸部領域への治療においては口腔・食道粘膜炎が出現することにより，食事摂取が困難となり栄養状態の低下がみられるため，栄養状態，脱水の有無などを把握する。
- 照射部位の照射前の皮膚，粘膜の観察を行う。皮膚の異常がないかを確認する。放射線治療前から皮膚疾患で外用薬を用いている場合は，治療部位に使用できるか否か医師と相談する必要がある。
- 口腔内が照射範囲に入る場合は，口腔内の観察をする。開口障害の有無，舌の動き，嚥下障害の有無の観察をする。口腔内が照射野に入る場合は，歯科受診をしてチーム医療を行う場合もある。治療中のう歯，歯冠（被せ物）の有無，義歯使用の有無を確認する[1]。金属歯冠周囲は散乱線により粘膜炎が早期に出現するので，症状出現時期のアセスメントに重要である。

4）手術による影響

- 手術後に放射線治療を行う場合は，創傷治癒の状態を確認する。乳がん術後にリンパ液の貯留があり穿刺を繰り返している場合は，治療中に再度貯留がないかの確認をする。リンパ液が多量に貯留することで，照射部位の形状変化をきたす場合は，照射線量が変化するため，穿刺する必要がある。

5）身体的苦痛の有無

- 照射体位が保持できるかのアセスメントを行う。関節可動域，治療体位をとった時の疼痛の有無を観察する。
- 治療中の体位保持ができないと，治療ができない場合がある。ベッド上で臥床安静が保持できていても，放射線治療中の体位保持ができない場合がある。治療中の体位保持ができるか否かのアセスメントをする必要がある。

- 緩和目的の治療においては，治療中に苦痛症状（痛みや呼吸困難感，意識レベルの低下）の軽快を目的とするが，時に病状が進行する場合もある。治療が開始された後においても，治療中の苦痛が増強し，生命の危険が懸念されるような状況であれば，治療自体が不利益になってしまうため，治療の中止の判断をする必要がある。苦痛症状は治療前，治療中の変化を観察していくことが重要である。苦痛症状に対するケアの内容を確認し，治療中の症状緩和に効果があるか否かを判断する。

E. 併用する治療法

1）薬物療法

- 併用される薬物療法は，放射線療法に先立って行われる導入化学療法（IC；induction chemotherapy），放射線療法と同時に行われる化学放射線療法（CRT；chemo-radiotherapy），その中でも特に放射線治療期間中に行われる化学放射線同時併用療法（CCRT；concurrent chemo-radiotherapy）とに分かれる[2]。
- 薬物療法を受けている場合は，そのレジメンと治療期間，薬物療法による有害事象を確認する（Ⅱ編2章4，p.136）。
- 末梢神経障害，手足症候群によるしびれは長期間継続し，放射線治療中も有害事象が残存している場合がある。しびれにより障害されている日常生活動作がないか，放射線治療に障害になっていることはないかを確認する。手足のしびれが強い場合は交通手段を検討する必要がある。
- 抗EGFR薬による薬物療法を受けている患者は，皮膚障害に対して軟膏処置を行っている場合がある。皮膚障害が出現している場所と照射部位が重なる場合は，皮膚処置のタイミングや方法を検討する。
- CCRTは入院して行うことが多い。レジメンの内容と，具体的な投与予定時間，点滴交換のタイミングを確認する。放射線治療時間が重複しないよう調整が必要となる。また，多量の輸液後や利尿薬使用後は排尿回数が頻回になるため，病棟看護師と時間調整を図る。
- 点滴による薬物療法後には，顔面を含む全身の浮腫をきたす場合がある。固定具を使用して放射線治療を受ける場合，浮腫により固定具が入らなくなることがあるため，輸液後の体重変化も確認が必要である。
- 抗がん薬による悪心・嘔吐の有無を確認する。放射線治療中に悪心・嘔吐が出ると，安楽が阻害されるばかりでなく誤嚥の危険がある。
- 抗がん薬投与後の吃逆の有無も確認する。吃逆により全身の動きが出てしまい，治療中の体位保持が困難となる。
- 抗がん薬投与後1〜2週間は骨髄抑制をきたし，発熱性好中球減少症による苦痛が出現する場合がある。放射線治療を行うか否かを確認する。
- 内服抗がん薬の場合，内服予定日，休薬期間の確認をする。レジメンによっては放射線治療を行う日に内服などの指示が出る場合もある。
- CRTを受けている患者の場合，抗がん薬の投与が終了すると，いったん退院し，次の抗がん薬治療まで通院放射線治療となることもある。退院予定日を確認し，通院治療へとスムーズに移行できるようにする。

2）手術療法

- 手術の前に行われる放射線療法は術前放射線療法といわれ，目的は腫瘍の縮小である。術前照射の場合は，放射線治療後のスケジュールを確認する。
- 術後に行われる放射線療法は術後照射といわれる。目的は術後の再発予防を目的に，腫瘍が残存している部位，残存リンパ節領域に対する治療である。手術の時期，手術方法，手術後の経過，手術創の状態，摘出臓器の病理結果を確認する。

III がん放射線療法看護

F. セルフケア能力

- 放射線治療は通院で可能な治療であり，患者は放射線治療に関連する有害事象とそのセルフケアの知識を得て，悪化しないような対処を自分で行うことが必要である。
- 効果的なセルフケアを行うためには，知識の獲得が重要であるが，患者の精神状況によっては，医療者からの情報提供が脅威と感じられる場合がある。セルフケアを進めていく上で，患者の精神状態を確認することは重要である。
- セルフケア能力には現状を正しく理解する力，患者が自分の症状を見つける力，自分に起こっている変化を表現する力，医療者に相談する力，自分に必要な対処を自分で行う力などが含まれる。
- これまでの困難をどのように乗り越えてきたか，つまりストレスをどのように認識し，どのような問題解決パターンをとるのかを確認する。
- 患者が1人で対処できない場合は，ほかにサポートしてくれる人がいるか否かを確認する。他者からサポートを得る場合，どの程度のサポートが可能なのかを確認する。例えば情緒的なサポート，具体的な送り迎えや，処置のサポートが得られるかを確認する。
- セルフケアを実践するためにはセルフケアができる身体状況にあるか，精神的な状況，経済的な状況，社会的役割など全人的な視点で情報を得る必要がある。

G. 放射線治療に伴う有害事象に影響を与える要因（放射線治療内容）

1）治療部位

- 線量分布図から急性有害事象の予測が可能である。
- 機械的刺激の多い部位，つまり常時摩擦が生じている部位の皮膚粘膜障害は増強する。治療部位を確認し，日常生活で機械的な刺激が多い場所か否かを確認する。
- 口腔内・食道が照射野に含まれる場合，咀嚼嚥下により粘膜は機械的刺激を受ける。
- 頭頸部の治療の場合，頸部の皮膚は襟のある衣服を着用することで機械的な刺激が多くなり，皮膚障害は増強する。
- 乳房への治療の場合，締めつけのある下着を着用することで，照射部位の皮膚刺激が増強する。腋窩は発汗で湿度が多くなり，皮膚の擦れが生じやすい部位なので皮膚障害が増強しやすい。
- 会陰部が照射野に含まれる場合，しわやたるみにより常時摩擦が生じる場所であり，かつ排泄後の清拭による機械的刺激が発生しやすい部位となる。
- 線量体積ヒストグラム（DVH；dose volume histogram）は，リスク臓器において，どれくらいの体積がどの程度の線量を受けるかを示されているので確認する。

2）治療体積・治療期間・照射線量の関係

- 放射線治療計画は，線量分布図に示された二～三次元の治療計画であるが，治療計画にはどれだけの線量をどれくらいの期間で行うかという時間的な計画も含まれている（1章6-C，p.241）。治療計画は放射線治療の目的，リスク臓器への照射線量の低減の必要性，患者の苦痛・予後などを考慮して立案されている。
- 治療計画を読む際は照射範囲，門数，1回線量，治療期間（何回照射か）を確認する。

3）標的臓器の放射線感受性

- 放射線治療の照射範囲（PTV；planning target volume）は，標的臓器と所属リンパ節やがんの進展が予測される範囲，さらに毎回のセットアップによる誤差などを含んでおり，周囲の正常細胞も含まれる（1章6-C，p.241）。

- 組織における放射線の影響の受けやすさ，つまり放射線感受性はそれぞれ違っており，それによって正常組織が耐えられる線量（耐容線量）が示されている。計画された治療は，耐容線量の範囲内で設定されている。DVHを確認することで，耐容線量上限までぎりぎりの計画なのか，それとも余裕をもった計画なのかを知ることができ，有害事象の予測につなげることができる。
- 急性期有害事象は，照射中から出現する反応であり，細胞分裂のさかんな臓器に生じるが，耐容線量内であれば，回復可能な反応である。一般的に1回線量を多くすると，正常細胞の有害事象は増強し，早期に症状が発現する。
- 晩期有害事象は，発生すると症状改善が困難であるため，QOLは著しく低下する。総線量は耐容線量を超えないことが大前提であるが，併用療法の有無や既往症によっても線量計算時に考慮される。

4）治療に用いる線種，エネルギー

- 一般的に電子線，X線が外照射に使用される。X線と電子線を両方使用する場合もある。小線源治療ではイリジウムやヨードなどγ線が使用される。治療の内容を見るときには，使用される線種とエネルギーを確認する。エネルギーは1つの治療器で複数選択でき，照射したい病巣までの距離がどれくらいあるかによって，最適なエネルギーが選択される。

2. 放射線有害事象に対するケア

A. 患者・家族が治療や有害事象を理解し，治療参加できるための支援

1）放射線治療に対する意思決定支援

- がん患者は，それぞれの診療科の医師から手術や薬物療法，放射線療法といった治療法に関する説明が行われ，それぞれの医療者の話を理解し，治療法を選択するといった重要な選択をしなければならないことが多い。
- がん治療に関する情報が増え，放射線治療を受けるがん患者数は増加してきている一方で，日本は被爆国という歴史的背景をもち，原子力発電所の事故といった出来事から，放射線に対する不安や誤解は少なからずあると考えられる。これらの放射線治療に対する思いやイメージを個別にとらえ，がんによる精神的苦痛を最小限にし，患者が納得した上で治療を開始できるように援助していく必要がある。
- 放射線治療に関わる不安は8つに分類することができる[3]。これらの内容を参考に4章1（p.275）をもとに患者・家族の放射線治療に対する思いや意思決定に影響を与える要因を明らかにしていく。
  - ◆被曝に関する漠然とした不安
  - ◆治療の副作用（有害事象）に対する不安
  - ◆治療の後遺症に対する不安
  - ◆機械や治療室に対する不安
  - ◆治療中の隔離に対する不安
  - ◆医療過誤に関する不安
  - ◆病気が進行しているという懸念
  - ◆治療効果に関する不安
- 放射線治療に対する意思決定の場では，患者・家族は，放射線腫瘍医から放射線治療について，治療の目的，具体的な方法（照射方法，1回線量，分割回数，総線量，照射日数），治療の効果，併用する治療方法，放射線の有害反応についての説明を受ける。看護師は，アセスメントの視点（5章1，p.292）をもとに，医師からの説明を患者，家族がどのように理解しているかを把握する。

III がん放射線療法看護

- 患者・家族が理解，納得していないと思われる時には，看護師からも補足説明を行い，必要に応じて再度医師からの説明の場を設けることも大切である。そして患者・家族が納得のいく意思決定ができるように話し合う。

2) 治療に関するオリエンテーション

- オリエンテーションは医療者サイドの一方的な説明ではなく，患者の理解度を確認しながらゆっくり進めていくことが大切であり，患者の具体的な不安内容を知り，これらを解消し，治療に臨めるように話し合い，説明する。
- 患者・家族に対するオリエンテーションにおいては，治療計画時の流れや治療の方法，具体的な有害事象と対処方法が治療前からイメージでき，治療が開始されてからも確認することができるよう，ビデオやオリエンテーション用紙などの媒体も活用し，わかりやすく正確に説明する。
- 放射線治療の流れにそって，治療計画がどのように立てられ，治療が始まるのかを説明する。一般的には，治療計画CT撮影時の体位や治療前の指示や制限（治療部位によって異なる），治療開始までにかかる期間，治療回数，治療日数，治療に要する時間，治療に伴う有害事象と対処，セルフケア方法といった内容を説明する。
- オリエンテーション時には治療計画画像を参照しながら，患者・家族が照射部位を確認し，有害事象が発生しやすい部位やセルフケア時に観察が重要な部位を確認できるように説明する。

B. 患者の有害事象や治療の受けとめへの支援

- 放射線治療の有害事象は治療開始後2週間程度から出現することが多いため，治療開始から経時的に治療や症状に対する患者の思いを確認し，話し合う。
- 治療や症状に対する患者の思いを把握し，患者がどのようにセルフケアや治療の継続について考えているか話し合う。

C. 治療を安全・安楽・適正に遂行するための管理

1) 治療中の症状マネジメント

- 看護師は，放射線治療を行う際に配慮が必要な患者の身体症状などのアセスメントを行う。
- 放射線治療が開始される前に，治療計画CTを撮影し，照射条件，照射範囲の決定が行われる。放射線治療のための寝台は，正確に治療を行うため，約50cm幅のフラットで硬い寝台である。治療の準備にあたり，患者は約20〜30分間同一体位をとることが必要である。患者ができるだけ苦痛なく安定した体位を保持できるようにあらかじめ寝台について説明し，体位保持が可能であるかアセスメントを行う。
- 疼痛がある患者の場合は，以下のような工夫を患者の症状と治療内容に合わせて実施する。
  - あらかじめ鎮痛薬を使用する：頓用で鎮痛薬処方がされている場合は，放射線治療の予約時間に合わせて30〜60分前に鎮痛薬の使用を検討する。
  - 治療に支障がない場合には骨突出部などに体圧分散マットを使用する：体圧分散マットに治療部位が近い場合は，体重により体が沈み毎回の治療部位合わせが困難になり使用が難しいため，医師や放射線診療技師と相談する。
  - 治療体位の工夫を行う：痛みや患者がとることができる姿勢をアセスメントし，医師や放射線技師と治療効果が維持できる患者にとって安楽な体位を検討する。
- 呼吸苦や咳嗽が生じる場合は，以下のような工夫を患者の症状と治療内容に合わせて実施する。
  - 呼吸困難感の軽減を図る：鎮咳薬の投与や酸素投与の必要性の検討を行い，呼吸状態が安定した治療体位がとれるように医師と相談する。

- 不安の軽減を図る：一時的な咳嗽は治療に影響がないこと，呼吸が苦しくなったり，咳が続きそうなときは治療をすぐに中断して対処が可能であることを伝え，患者の不安感の軽減を図る。

2）治療に必要な前処置の実施

- 放射線治療においては，治療部位に繰り返し同じように放射線が照射されることが重要であることを説明し，必要な治療前制限（指示）や身体を固定する専用の固定具を使用する必要があることを説明する。
- 照射部位によっては患者を固定する各自専用の固定具を作成する。安心して治療を受けられるよう固定具作成時には声かけなどの介入を行う。
  - 脳転移に対する全脳照射や頭頸部がん患者の場合は，顔面全体を覆うメッシュ状のプラスチックの固定具を用いて寝台に固定して治療が行われる。治療を受ける患者には，閉所恐怖症がないか，患者の状態をみながら放射線技師や医師と相談して治療が実施できるよう工夫する。
  - 体幹部の固定具を作成する際には，身体の露出をできるだけ避けるなど羞恥心への配慮を行う。
- 治療前制限（指示）は，正常臓器への照射線量を低減することが目的であることが多く，必要な指示を治療準備時から終了時まで継続できるよう説明する。
  - 胃や膀胱への照射の場合は，できるだけ照射体積を小さくするため，治療前の食事を制限したり，治療前に排尿をするなど治療範囲が小さくなるような工夫を行う。
  - 直腸や子宮，前立腺への照射では，膀胱に尿を溜めることで小腸など周辺のリスク臓器への線量の低減を図る工夫を行うことがある。

3）円滑な治療のための他職種との連携

- 放射線治療は通院で行うことが多く，孤独にならず長い治療を毎日続けられるようチーム全体で患者をいつも見守り，支えになっていくことを患者に伝える。
- 毎日の治療で患者に接している放射線技師が，症状を含め患者の小さな変化に気づくことは多い。医師や放射線技師とは患者を中心に情報を共有することで早期対処や円滑な治療が行える。
- 放射線治療に関連する他職種との連携を図る。
  ◆歯科医師や歯科技工士：口腔内が照射野に含まれる場合，治療前に粘膜炎のリスクを軽減するためにスペーサー（マウスピース）を歯科で作成することも多い。患者の口腔粘膜炎に対する治療や口腔ケア支援のためにも治療前から歯科と連携して，定期的な連携を図っていく。
  ◆医療ソーシャルワーカー（MSW）：がん治療に伴う経済的問題や仕事と治療の両立に関する困難さ，社会保障制度などについて患者の状況とニーズに合わせて必要時介入を依頼していく。

D. 有害事象を予防し，身体状態をよりよく保つケア

1）治療完遂のためのセルフケア支援

- 治療期間中は，目に見えない治療効果，有害反応症状の悪化，それに伴う日常生活上の制約（QOLの低下）などから，患者は不安，焦りを生じ，孤独に陥りやすい。治療中はいつでも担当医，看護師が相談など対応するという共感的，支援的な姿勢で患者を支える。
- 放射線療法の有害事象には，急性有害事象と晩期有害事象がある。急性有害事象は，治療開始から3か月頃までに生じる症状で，治療が進むにつれて徐々に症状が強くなってくる。適切な時期の介入とセルフケア支援により症状が重篤化することなく治療を完遂できることが看護の目標となる。

III がん放射線療法看護

- 放射線治療中に生じる急性有害事象は苦痛を伴うものであり，治療前から説明を受けていても新たな症状に戸惑い，治療継続に不安を抱くことも考えられる。放射線療法における有害事象は，治療部位によって症状が異なるため，患者個々の治療計画を理解した上で症状出現の予測を立てて介入していく。
- 患者と接する看護師や放射線技師が状態の変化に気づくことが多い。看護師は，患者の治療に関わる医療者と連携を図りながら，状態の変化を看護記録に残し，必要時医師に報告し診察を依頼したり，日常生活に支障がないようにセルフケア支援を行う。
- 照射時間の調整を行うなど，社会生活と両立できるようにしていくことが大切である。

2）症状の定期的なモニタリング

- 放射線治療の有害事象は，治療の経過により徐々に生じてくる症状がほとんどである。そのため，治療期間中の有害事象の評価は，治療内容と治療経過，患者の個別性（セルフケア状況など）を考慮して定期的に行う。
- 症状の評価については，客観的な評価指標としてCTCAEを用いることが多い。CTCAEの詳細と評価の原則については3章1, p.258に示す。

E. 急性有害事象を軽減する標準ケアと個別ケア，晩期有害事象への対応

- 放射線療法の有害事象は，照射部位や照射線量，使用するエネルギー，照射部位周辺のリスク臓器（OAR；organ at risk）となる正常組織への線量などを含めた治療計画のほか，併用されるがん薬物療法，既往歴（膠原病など），ライフスタイルなどの情報から有害事象出現の予測や増悪要因のアセスメントを行う。
- 急性有害事象では，患者のセルフケア能力を維持・向上させるため，症状の出現時期や程度，症状が変化していく時期などの経過予測を患者に伝える。治療中・治療後を通じて有害事象を予防・軽減させる対処方法や日常生活での注意点について，患者とともに話し合い，個々の患者が実践可能なセルフケアを見い出す支援が重要である。
- 慎重な治療計画立案と正確な治療実施に加え，近年の強度変調放射線治療（IMRT）や画像誘導放射線治療（IGRT；image-guided radiotherapy）の普及により晩期有害事象出現は，今後低下していくと予測される。しかし現時点で，そのリスクが皆無になるとはいえない。晩期有害事象は，放射線療法後も長期間にわたるフォローアップが必要な有害事象である。その一方で，患者のライフスタイル変化や転居などから，患者が放射線療法を受けた病院から疎遠になるケースも多い。そのため患者自身が出現する可能性のある晩期有害事象の症状とその対処方法を認識しているだけでなく，必要時には自己の放射線療法歴を医療機関に伝えることができるよう支援しておくことが重要である。

1）皮膚の破綻を予防・軽減するケア

- 放射線皮膚炎の予防・軽減には，皮膚の清潔と健全性を保つこと，日常生活や医療処置での物理的刺激，化学的刺激をできる限り回避することが必要である。

急性有害事象

- やわらかい下着，衣類を着用し，特に照射部位に刺激や摩擦を与える衣類（ワイシャツの襟，ワイヤーが入ったブラジャー，締めつけの強い衣服など）は避ける。
- 治療部位に直射日光が当たらないように帽子やスカーフなどで保護する。
- 洗浄剤による皮膚洗浄は放射線皮膚炎増強に影響を与えないため[4]，入浴時にはよく泡立てた洗浄剤の泡で照射部位をこすらないよう洗浄

し，水分は押さえるように拭き取る。
- 皮膚の剥離刺激を予防するため，照射部位に湿布や絆創膏などを貼らない。
- 化学的刺激となる制汗デオドラント剤，化粧水，香水，パーマや毛染めなどの照射部位への使用は避ける。
- 温泉や入浴剤の硫黄成分やプールの消毒薬なども化学的刺激となる可能性があるため，控えるほうが望ましいことを説明する。
- 放射線皮膚炎の治療にはステロイドを使用することが多い。また患部の保護や抗炎症効果に対し，ジメチルイソプロピルアズレン軟膏などが使用される。
- ヒアルロン酸クリームやキンセンカ含有クリームが放射線皮膚炎に有効であったという報告もある[4]。
- 軟膏などは，照射部位に擦り込まず，皮膚に乗せるように塗布するか，あらかじめガーゼにたっぷり塗布した物を照射部位に貼用する。
- 破綻した皮膚に軟膏などをガーゼに塗布して使用する場合，表皮剥離刺激の少ない非固着性ガーゼを使用し，照射部位に絆創膏を貼らない固定方法，もしくはネットなどを使用した(絆創膏を用いない)固定を検討する。
- 日々の照射前に塗布した軟膏が皮膚に多く残存している場合，軟膏がボーラス(線量分布のビルドアップにより，体表面線量を増加させることを目的に体表面に設置する体組成に近い材質)と同様の作用となり，皮膚線量が増加する可能性が懸念されるため，軟膏はていねいに押さえ拭きして取り除くか，軟膏処置の時間を照射時に軟膏が自然吸収される時間(放射線療法後や就寝前など)に調整する。
- 皮膚炎の熱感や瘙痒感に対し，照射部位の冷却が行われるケースがある。冷却することにより血管が収縮し血流量を低下させ，酸素供給量減少や，細胞活動の低下に関連した治療効果の低下が懸念される。このため治療直前，直後の冷却は避けるほうが望ましい。

晩期有害事象

- 薬物療法によりリコール現象(recall phenomenon)(3章3-A，p.266)が出現する可能性を説明し，過去の照射部位に急性放射線皮膚炎と同様の症状が再燃した場合には医療者に伝えるように指導する。
- 過去の照射部位に皮膚潰瘍などが出現した場合には，医療機関に受診し，放射線療法を受けたことを伝えるように指導する。
- 皮膚萎縮や色素沈着，色素脱失，毛細血管拡張などが生じた場合には，アピアランスケアについて患者とともに検討する。

2) 口腔粘膜の破綻，口腔機能低下を予防・軽減するケア

- 放射線粘膜炎や口腔機能低下を予防・軽減するためには，放射線療法開始前からの口腔ケア(清潔保持，保湿)が重要となる。

急性有害事象

- 放射線療法開始前に歯科を受診し，う歯や口腔疾患に対して必要な治療や抜歯，義歯の調整や口腔衛生改善などを事前に行う。
- 金属歯冠は散乱線による粘膜炎増悪の要因となるため，歯科医と協働し，一時的な非金属歯冠への交換やスペーサー(マウスピース)作成などの対処策を講じる。
- 歯科衛生士と協働し，個々の患者が実践可能な口腔清潔の保持，保湿方法について検討し，患者指導を行う。有害事象出現により患者のセルフケア能力が変化するため，放射線療法中，放射線療法後も口腔清潔の保持，保湿方法の検討と指導は継続的に行う。
- 喫煙，飲酒，香辛料など，刺激物による粘膜の刺激を避けるように指導する。
- 放射線療法開始前より保湿を目的とした含嗽を行い，粘膜炎による疼痛出現時には含嗽液に局

所麻酔薬(リドカインなど)を追加するといった個別対応を検討する。
- 粘膜炎による疼痛に対してはWHO方式3段階除痛ラダーに基づき，アセトアミノフェン，NSAIDs，オピオイドなどによる疼痛コントロールを行う。
- 放射線性口腔内乾燥に保険適用がある薬剤には，塩酸ピロカルピンがあり，市販後臨床試験では約50%の患者に有効と報告されている。
- 唾液減少による口腔乾燥に対し，市販の保湿剤(アルコールを含有しないもの)の使用や人工唾液，こまめな水分摂取，唾液腺刺激やガムなどの咀嚼は一時的ではあるが症状改善が期待できる。
- 唾液減少により口腔内の自浄作用，抗菌作用が著しく減少し，口腔内細菌が繁殖しやすい環境となりう歯になりやすい。近年ではう蝕予防処置としてフッ化物塗布が行われることもある。
- 唾液減少および薬物療法(抗がん薬)の影響による味覚障害に対しては，摂取可能な食材や調理方法を患者および調理者とともに検討する。入院中の患者では食事内容の変更を行う。
- 放射線療法前，放射線療法中もしくは終了後の経口摂取再開時には，反復唾液嚥下テストや改定水飲みテスト，嚥下造影検査(VF；video fluoroscopic examination of swallowing)などで嚥下機能評価を行い，誤嚥のリスクがあれば，間接訓練(基礎訓練)と直接訓練(摂食訓練)から構成される嚥下リハビリテーションを行う。
- 間接訓練には，頸部の筋組織の線維化を予防する頸部の運動や，咳嗽力を強化する呼吸訓練，舌根部の可動域を拡大し嚥下運動を強化する舌根部の運動，舌骨上筋群，喉頭挙上筋群の強化を図る頭部挙上訓練などがある[5]。
- 直接訓練には，VFで安全性が確認された摂食条件から開始し徐々に摂食機能を高めていく段階的摂取訓練や，咽頭残留物を除去するための複数回嚥下などがある[5]。
- 誤嚥や経口摂取時のむせがある場合には，水分や水分を多く含む食物にとろみをつけ，嚥下しやすい形態にする。

晩期有害事象

- 放射線療法終了後も組織の線維化により，嚥下機能障害が遷延することがあり，継続的なリハビリテーション(間接訓練，直接訓練)を行う。
- 開口障害を予防するため，口腔周囲の筋萎縮を予防するストレッチなどを励行する。
- 嚥下機能障害や開口障害出現時には，管理栄養士や言語聴覚士，摂食・嚥下障害看護認定看護師らと協働し，個別的な経口摂取方法や栄養補給方法を検討する。
- 嚥下機能障害では，食事時に少しでも頸部の拘縮が和らぎ，摂食嚥下しやすくするために，頸部の回旋や前屈，肩の上下運動を食事前に行う。
- 照射部位の抜歯は顎骨壊死をきたす可能性があり，歯科治療時には，放射線療法歴を医療者に伝えるように指導する。
- 長期的な唾液減少により口腔内の自浄作用，抗菌作用が低下した状態が続くため，継続的な歯科受診と口腔ケアの実施が必要となる。

3）栄養状態を維持・改善するケア

急性有害事象

- 頭頸部の化学放射線療法では，粘膜炎，味覚障害などの経口摂取に関わる重篤な有害事象が高頻度で出現する。経口摂取が継続できる支援はもちろん，経口摂取が困難となった場合には栄養状態の維持・改善のため，経管栄養などの使用を検討する。
- 経管栄養は，静脈栄養よりも生理的な栄養摂取経路であり，消化管の機能をより正常に維持することができる。粘膜上皮からの栄養吸収により腸管粘膜の廃用性萎縮を予防する[6]。これらの理由から，消化管機能に問題がなく，長期経管栄養が必要となる頭頸部の化学放射線療法による有害事象の栄養管理には胃瘻が用いられる

ことが多い。
- 早期より管理栄養士や栄養サポートチームなどとの連携を図り，栄養状態の評価を継続的に行う。
- 口腔粘膜炎出現時には，疼痛を誘発する酸味の強い食材や香辛料を避け，少量ずつゆっくり咀嚼することを指導する。また疼痛や嚥下障害の状態に合わせて，刻み食や流動食など食事形態の変更を行う。
- 味覚障害出現時には，摂取しやすい味について患者とともに話し合い，個別性に応じた対応を行う。
- 患者・家族と嗜好を含めた摂取しやすい食物について話し合い，時間帯や摂取量，摂取回数など個別性に応じた経口摂取方法を検討する。
- 継続的に栄養状態を評価し，高栄養ゼリーや高栄養飲料といった栄養補助食品などの使用を検討する。
- 経口摂取が困難となった場合，患者と相談しながら胃瘻などの経管栄養への移行を検討する。

晩期有害事象

- 粘膜炎改善後も嚥下機能障害などにより経口摂取困難が遷延した場合には，栄養摂取方法について患者・家族と相談し，経口摂取および経管栄養の管理方法の指導を行う。
- 唾液分泌障害による口腔乾燥や味覚異常といった晩期有害事象は，放射線治療後の食事の楽しみや食事摂取量に影響を与える。食事形態の工夫や水分摂取の工夫，味付けの工夫ができるよう生活に即したセルフケア支援を継続して行う。

4）消化器症状へのケア

急性有害事象

- 悪心・嘔吐は照射部位や範囲，1回線量や総線量などによって症状出現のリスクが異なる。このため照射部位や治療計画などから症状出現の

リスクを予測するとともに，放射線療法以外の因子（患者の特性や悪心・嘔吐の経験，がん薬物療法やオピオイドなどの使用薬剤，電解質など）を含めたアセスメントとケアを行う必要がある。
- 全脳照射を行った際，脳浮腫が一時的に増強し，悪心・嘔吐などの症状が出現することがある。予防のためステロイドや浸透圧利尿薬を使用し，症状や行動を十分に観察する。
- 悪心・嘔吐は，日常生活や社会生活，食事などに影響を及ぼし，QOLの低下をもたらす症状であり，QOL維持や治療完遂のため適切なケアが必要である。
- 放射線宿酔が引き起こされる原因は明らかでないが，症状は約1週間程度で軽快することが多いため，患者に予測される症状の経過をあらかじめ説明しておく。
- 宿酔症状は午睡などの休息により改善することもある。
- 全身照射や全リンパ節照射は高度催吐性リスク，上腹部照射や半身照射，上半身照射は中等度催吐性リスクに分類されており[7]，催吐リスクに応じた制吐薬を使用する。
- 日本では，5-HT$_3$受容体拮抗薬のうちグラニセトロンが放射線療法全般を対象とした消化器症状（悪心・嘔吐）に効能・効果を有すると認められている[7]。
- 予期性悪心・嘔吐が考えられる場合には，ベンゾジアゼピン系抗不安薬の使用やリラクセーションなどを試みる[7]。
- 予期性悪心・嘔吐を予防する最善策は，治療開始当初から適切な制吐薬使用による予防的ケアを行い，出現した症状を対処することにより悪心・嘔吐を経験させないことである[7]。
- 胃や食道など上腹部が照射野に含まれる場合は，粘膜保護薬や制酸薬が予防的に使用されることがある。
- 悪心・嘔吐を軽減させる非薬物療法（臭気対策や換気などの環境整備や締めつけのない衣服の選択，リラクセーション方法）の指導を行う。

- 日内変動などの悪心・嘔吐の出現パターンについて患者と話し合い，食事摂取や日常生活行動のスケジュールを検討する。
- 高脂肪食や固形食物は胃内停滞時間が長いため，摂取を控える。
- 悪心・嘔吐を誘発する食物(多くは果汁などの酸味や温かい米飯のにおいなど)について患者と話し合い，摂取を控えるよう指導する。
- 摂取可能な食物や時間について患者と話し合い，食材や調理方法，摂取方法(少量ずつ回数を分けて摂取するなど)の助言を行う。
- 食後は消化を助けるため，右側臥位のファーラー位で休息をとることを試す。
- 脱水症状についての指導を行い，症状出現時には受診するよう指導する。

晩期有害事象

- 消化管の晩期有害事象として，潰瘍や穿孔がある。嘔吐や出血，誤嚥などの症状が出現した場合，早期に受診するよう指導する。

5) 排泄に対するケア

急性有害事象

- 照射野に膀胱が含まれる場合，照射期間中に頻尿や残尿感などの膀胱炎症状が生じるため，以下のようなケアを患者の症状や生活習慣に合わせて実施する。
    - 尿意切迫や排尿時痛などの排尿障害は，日常生活へ大きな影響を及ぼす[8]。そのため，患者の生活習慣や社会的背景を確認し生活への支障度をアセスメントする。
    - $α_1$ブロッカー(タムスロシン塩酸塩など)を使用して排尿障害の軽減を図る。
    - 患者は頻尿を改善しようと自己判断で水分摂取を極端に控えてしまう場合がある。水分を控えると尿は濃縮され，尿路感染のリスクが高まるため，昼間の水分摂取は極端に控えないように説明する。しかし，夜間頻尿の原因となるため，夕食時や睡眠前の水分摂取は控えるよう説明する。
    - 夜間頻尿は，男性では下部尿路症状において最も日常生活への支障度が高い症状である[9]。そのため，夜間頻尿による睡眠への影響や苦痛の程度を把握する。
    - 頻尿による睡眠不足を自覚している場合は，昼間の睡眠を確保するなど生活パターンを患者とともに話し合い調整する。
    - コーヒーなどカフェインが入った飲み物やアルコールは膀胱を刺激し，排尿障害を悪化させる可能性があるため摂取は控える。
    - 尿意切迫によって仕事に支障がでたり，外出を控えたりする場合は，尿パッドなど患者に合ったケア商品の使用を検討する。ただし，患者の羞恥心や抵抗感に配慮して情報提供を行う必要がある。
- 骨盤や腹部で照射野に腸が含まれる場合，照射期間中に下痢が生じるため，以下のようなケアを患者の症状や生活習慣に合わせて実施する。
    - 軽度の場合は，収斂薬(タンニン酸アルブミン)や整腸薬を使用する。中等度以上の場合は，止痢薬(ロペラミド塩酸塩)を使用する。
    - 腹痛がある場合は，抗コリン薬を使用し，消化管運動の抑制を図る。また，上腹部痛が持続・増強する場合は，消化管潰瘍を疑って内視鏡検査を検討する。
    - 食事は粥やうどんなど消化がよいもの，少量で高タンパク・高カロリーのものを摂取するよう説明する。残渣が少ない食品が推奨されるが，水溶性繊維が含まれるトースト，じゃがいも，バナナなどは便の量を改善し栄養の吸収を助ける。香辛料，脂肪の多い食品は避ける。
    - 食事は一度に多く摂取するのではなく，少量を頻繁に摂取することを勧める。
    - 市販の栄養補助食品や電解質飲料を紹介する。栄養製剤の使用によって有害事象の下痢症状が改善する場合がある[10]。必要に応じて

栄養サポートチームの介入を依頼し，栄養状態の維持に努める。
- 重篤な下痢の場合は，腸管の安静保持のために絶食にすることも検討する。
- 飲酒や喫煙は症状を悪化させるため，治療前からやめるように説明する。
- 下痢や腹痛は体力を消耗させるため，必要に応じて安静を保持する。
- 腹部の温罨法は腸の蠕動を鎮静し，下痢による腹痛の緩和に効果的である。
- 不安は副交感神経を刺激し，消化管の蠕動運動や粘液の分泌を亢進させるため不安の軽減に努める。
- 下痢の増悪によって，肛門周囲の皮膚トラブルが生じる可能性がある。照射野に肛門が含まれる場合は，放射線皮膚炎と下痢による皮膚トラブルが重なって重篤化するため，スキンケアを強化する。
- 肛門周囲の皮膚の清潔を保つために，刺激の少ない石けんをよく泡立てて優しく洗う。排便後の温水洗浄便座による洗浄は，皮膚の刺激を防ぐため，強度を「弱」に設定し，1〜2回/日の使用にとどめる。

晩期有害事象

- 治療後，数年経過して生じた出血性膀胱炎に対しては，止血薬，ステロイド薬，高気圧酸素療法の治療を行う。
- 出血性膀胱炎の症状が出現しても治療の手段があることを説明し，精神的なサポートを行う。
- 下部消化管への照射による晩期有害事象として，潰瘍や出血，線維性狭窄，腸閉塞などがある。嘔吐や排便時の出血，排便状況などの観察を行い，異常の早期発見ができるよう指導する。

表Ⅲ-4-1 疼痛の悪化を防ぐための日常生活上の注意点

- 床から重いものを持ち上げる動作は避ける。
- 高い場所に荷物を載せる動作は避ける。
- 前かがみでの作業は避ける。
- 体をひねる動作が必要なスポーツ（ゴルフなど）は禁止する。
- コルセットやカラーを着用する。
- 杖や歩行器を使用する。

6）不快症状へのケア

がんや骨転移による疼痛

- 疼痛により日常生活のサポートが必要な場合は，家族や周囲のサポート状況を把握し，通院手段や治療時間を調整する。
- 日常生活行動に関する個別的な情報を収集して，疼痛の悪化を防ぐための生活指導を行う（表Ⅲ-4-1）。

●原疾患に伴う症状への放射線治療時のケア
- 積極的に薬物療法で疼痛コントロールを図り，安全・安楽に照射が受けられるように援助する。
- 治療計画時の体位が照射時の体位となることを説明し，診療放射線技師と一緒に安楽な治療体位を工夫する。固定具や枕などを使用して安楽な体位を調整する。
- 治療体位保持が困難と予測される場合は，照射前に疼痛のある部位のマッサージや温罨法が鎮痛緩和に効果的なことがある。
- 外来患者の場合，患者が取り入れることができる薬物の使用方法を検討し，セルフコントロールについて患者や家族に説明する。特に照射時間に合わせたレスキュードーズが使用できるように教育する。

●治療に伴う有害事象へのケア
- 骨転移に対しては，疼痛を軽減させる目的で緩和照射が行われる。しかし，有痛性骨転移に対する放射線療法開始後数日以内に一時的に疼痛が増悪してしまう pain flare という現象が生じることがある[11]。pain flare が出現すると，患

者はネガティブな感情を抱いてしまうため，疼痛緩和効果が期待できる時期とともに pain flare について患者に説明しておく必要がある。pain flare は一時的であるが，出現時は鎮痛薬を使用し対処する。

呼吸困難・呼吸苦

●原疾患に伴う症状への放射線治療時のケア
- 気道粘膜炎による咳嗽・血痰に対しては，鎮咳薬，去痰薬を使用する。室内の乾燥を防ぐため，加湿器で部屋を加湿し，マスクを着用するよう説明する。
- 頻繁に休息をとる，歩行や動作をゆっくり行う，頻回に使用する物を手の届く範囲に準備するなど，エネルギー保持または消費を低減する方法を教育する。
- 必要に応じて，日常生活動作をサポートする補助具(車いす，杖，歩行器など)を利用する。
- 在宅酸素を使用する場合は，取り扱いの注意点を説明し，適切に使用できているか確認する。

●治療に伴う有害事象へのケア
- 喉頭浮腫に対しては，酸素飽和度測定，呼吸状態の観察を行い，医師が内視鏡で確認する。必要時はステロイドの投与を行う。
- 上気道感染を予防するために，含嗽や手洗いの実施を勧める。
- 喫煙は症状を悪化させるため，必ず禁煙するよう教育する。
- 痰の貯留が多い場合は，照射前にネブライザーや吸引を行う。
- 呼吸苦の軽減，呼吸性移動を最小限にするために照射中の酸素吸入について医師に相談する。
- 肺が含まれる照射では，照射後の晩期有害事象として放射線肺臓炎や肺線維症が起こることがある。治療終了時には，症状(呼吸困難感，乾性咳嗽，微熱，頻脈，胸痛)，発症時期，医療機関の受診方法について指導する。

頭蓋内圧亢進症状

●原疾患に伴う症状への放射線治療時のケア
- 場合によっては，緊急に脳の CT 撮影が必要となる場合があるため，患者の症状を観察し，異常時は医師に報告する。
- 通院で治療する場合は，家族に付き添いを依頼し，安全な移動方法で通院をサポートしてもらう。

●治療に伴う有害事象へのケア
- 症状を予防するために，頭部を挙上させる。頭部を屈曲させるような体位は避ける。
- 症状出現時，または予防として，ステロイドや高浸透圧利尿薬の投与を行う。
- 激しい行動や怒責をかける行為は，悪心・嘔吐，頭痛などの症状を悪化させるため，緩下薬を用いて排便コントロールを行い，便秘を改善させる。
- 照明，音，室温などの環境を快適に整備し心身の安定を図る。
- 脳転移に対する全脳照射開始時には，一過性に脳浮腫が増強することがある。そのため意識レベルや頭蓋内圧亢進症状の観察を行う。
- 脳への照射の晩期有害事象としては，脳壊死や白質脳症，認知機能の低下などがある。これらの症状に対しては，対処療法と患者の日常生活に対する支援が主である。

7) 感染のリスクを減らすケア

- 照射部位，範囲，がん薬物療法の併用の有無や既往歴を確認して骨髄抑制のリスクを予測する。
- 白血球数が 1,500/μL 以下に低下した場合は，照射の中断を考慮するため医師に報告する[12]。
- 含嗽，手洗いを実施するよう説明する。
- 毎日入浴し皮膚の清潔保持を促す。皮膚は強くこすらず，傷つけないようにする。高温の湯は避けて長く入らないように説明する。
- 排便がなくても1日1回は温水洗浄便座を使用

して，肛門周囲を清潔に保つことを促す。
- 感染のリスクが高い場合は，生ものの摂取はできるだけ避けてもらう。
- 感染症状の面会者や小児の立ち入りを制限する。面会が必要な場合は，面会者に手洗い，マスクの着用を依頼する。
- 全脳全脊髄照射など高度な骨髄抑制の出現が予測される場合は，医師と採血検査の間隔を検討し，血液データの定期的なモニタリングを行う。必要に応じて個室の入院とする。

8）生活の安全を守るケア（転倒・転落予防）

治療開始前

- 治療環境に関する不安は，放射線療法を受ける患者に特有の不安である[13]。そのため，治療室の見学または写真・ビデオなどの方法を用いて，放射線治療の特殊な環境（閉ざされた治療室，硬く狭い治療寝台，放射線治療機器の動きや音など）を具体的に説明する。
- 正確に照射するために，照射中は同一の治療体位を保持する必要があることを説明する。
- 治療寝台への昇降は医療者の指示に従って行うよう説明する。
- ADL状況のアセスメントをもとに治療寝台への移動方法を検討し，診療放射線技師と共有する。
- 照射中は医療者が患者を観察するためにテレビモニターが使われることを説明する。異常時は，どのような方法でモニター越しのスタッフに伝えるのか患者と確認する。
- 治療計画CT撮影時に，照射時の治療体位保持を見据えて，患者の苦痛が最小限となる体位を診療放射線技師と工夫する。
- 疼痛などで治療中の体位保持が困難と予測される場合は，医師と協力して鎮痛薬の調整をする。
- 転倒のリスクを家族に説明し，リスクに応じて通院のサポートを依頼する。
- 日常生活に関する個別的な情報を収集して，転

表Ⅲ-4-2 転倒・転落を防ぐための日常生活上の注意点

- 足をひっかけやすい電気製品のコードはまとめておく。
- すべりやすく，つまずきやすい物は片づけて床に物を置かない。
- 裾の絡みやすい服装は避ける。
- 靴はすべりにくく，ヒールが低いものを選択する。
- ベッドは壁に寄せて転落を予防する。
- コルセットやカラーを着用する。
- ふらつきやすい人は杖や車いすを使用する。

〔日浅友裕：6章 照射部位に応じたケア7 骨転移．久米恵江，祖父江由紀子，他（編），がん放射線療法ケアガイド—病棟・外来・治療室で行うアセスメントと患者サポート（新訂版），p.210，表1，中山書店，2013を改変〕

倒・転落を防ぐための生活指導[14]を行う（表Ⅲ-4-2）。

照射時

- 高齢で皮下脂肪が少ない患者や骨転移がある患者の場合は，治療体位をとることで疼痛が増強することがあるため，治療時間に合わせて鎮痛薬を使用する。
- 患者の意識レベルや筋力低下など日々の変化や転倒・転落のリスクについて，医師や診療放射線技師と情報共有する。
- 患者の認知機能や不安の程度に応じて，セットアップ時は可能な範囲で患者に付き添う。
- パフォーマンスステータス（PS）やADLレベルを把握し，苦痛の少ない移動方法を選択する。体動時の骨折や疼痛増強のリスクが高い場合，治療寝台への移動が困難な場合は，ストレッチャーを使用し平行移動する。
- 疼痛がある患者の場合で，治療寝台で座位から仰臥位になる際は2人以上で介助し転落を防止する。介助の手を借りず日常生活の中で習得してきた移動方法がより安全な場合もあるため，患者の意向やこれまでの介助状況を考慮する。
- 脊椎転移を伴う場合は，回旋要素が強い寝返りや起き上がり動作を避け，脊椎転移部への荷重のゆがみや捻れを最小限にして介助する[15]。
- 固定具の使用により新たな苦痛が生じていないかを確認する。

- 治療体位保持が困難な患者（小児など）の場合は，安全ベルトを使用する。
- 治療体位保持が困難で，安全ベルトを使用しても照射精度が確保できない場合は，鎮静薬の使用を医師に相談する。
- 治療寝台への移動中に輸液ルートやドレーン類が引っ張られないように注意する。
- 閉所恐怖症の患者は，自分の身体が固定具で寝台に固定されることに強い恐怖心を抱くため，精神安定薬の内服を医師に相談する。また，好きなBGMを活用するなどリラックスが得られるよう工夫する。

9）心身の安定に向けたケア

- 治療開始前には患者に予測される有害事象やその対処について，具体的に平易な言葉でわかりやすく説明する。
- 治療の中断につながる可能性があるため，風邪を予防し，怪我をしないよう一般的な健康管理に留意してもらう。
- 栄養と睡眠を十分にとれるように指導する。低栄養がある場合や経口摂取量の低下が予測される場合は，栄養アセスメントを行い，栄養サポートチームの介入を検討する。
- 喫煙や飲酒が治療の効果や継続へ与える影響に応じて，生活習慣を改善する必要性を説明する。
- 治療の後半にかけて有害事象が強くなるため，患者に身体の変化および今後の見通しを伝え，エネルギーの消耗を最小限にする生活方法を一緒に考える。
- 有害事象が持続すると，治療を継続することへの自信や意欲が低下し，がんが進行しているのではないかと不安になる。そのため，患者と一緒に治療効果を確認し，治療継続の動機づけをしていく。
- つらい症状を抱えながら治療を継続している患者のがんばりを認め，治療完遂まで一緒に乗り越えようとする姿勢を示す。
- 困っていることや悩んでいることの相談に応じられる時間を個別に設ける。患者の思いに積極的に耳を傾け，不安やおそれなど感情の表出を促進する。
- 治療完遂までの取り組みに肯定的な意味を見い出すことができるように，できたことや成し遂げたことを一緒に振り返る。
- 抱いている希望の実現可能性に関わらず，患者が抱く希望を支持する。
- 治療を継続しながら日常の習慣を維持するために，ケアプランや療養の仕方について患者の意見を取り入れる。
- 二次発がんの不安に対しては，非常に低い確率で発生する可能性はあるが，現在あるがんを放射線で治療するメリットが大きいと考えられることを伝える。
- 医学的介入の必要性が生じた場合や疲労の蓄積がみられる場合は，通院から入院への切り替えを医師と相談する。
- 利用できる医療保険制度を活用するために，経済的な問題に応じて，医療ソーシャルワーカーを紹介する。
- 希望に応じて患者会やサポートグループに関する情報を提供できる場所を紹介する。

文献

●引用文献
1) 久米恵江, 祖父江由紀子, 他（編）：がん放射線療法ケアガイド―病棟・外来・治療室で行うアセスメントと患者サポート（新訂版）. pp.111-112, 中山書店, 2013
2) 丹生健一, 佐々木良平（編）：目で見て学ぶ放射線療法の有害反応―多職種チームで実践する治療と患者支援. pp.4-5, 日本看護協会出版会, 2011
3) 唐澤久美子, 藤本美生（編）：がん放射線治療パーフェクトブック. p.12, 学研メディカル秀潤社, 2016
4) Feight D, Bruce S, et al：Putting evidence into practice：evidence-based interventions for radiation dermatitis. Clin J Oncol Nurs 15(5)：481-492, 2011
5) 浅井昌大, 全田貞幹, 他（編）：頭頸部がん化学放射線療法をサポートする口腔ケアと嚥下リハビリテーション.

pp.62-73，オーラルケア，2009
6) 山東勤弥，幣憲一朗，他：レジデントのための栄養管理基本マニュアル—NSTディレクターになるための必読書．pp.5-6，文光堂，2008
7) 日本癌治療学会（編）：制吐薬適正使用ガイドライン（第2版）．pp.62-66，金原出版，2015
8) 西山雅子，萩原美知子，他：強度変調放射線治療（IMRT）を受けている前立腺癌患者の排尿障害と生活への影響．泌尿器ケア13(12)：101-105，2008
9) 本間之夫，柿崎秀宏，他：排尿に関する疫学的研究．日排尿機能会誌14(2)：1-12，2003
10) 南有紀子，宮田博志，他：栄養製剤（ラコール®）による食道癌に対する化学放射線療法施行時の副作用の軽減効果．癌と化学療法35(3)：437-440，2008
11) Hird A, Chow E, et al：Determining the incidence of pain flare following palliative radiotherapy for symptomatic bone metastases: results from three canadian cancer centers. Int J Radiat Oncol Biol Phys 75(1)：193-197，2009
12) 芹澤慈子，喜多みどり：5章 おもな有害事象とケア5 全身管理．前掲1），pp.127-130
13) 下津咲絵，唐澤久美子，他：放射線治療に関連する不安の検討と質問票作成の試み．精神科治療学21(2)：191-198，2006
14) 日浅友裕：6章 照射部位に応じたケア7 骨転移．前掲1），pp.204-210
15) 北原エリ子：脊椎転移の骨破壊が強い患者のADLとその対策．看護技術54(11)：45-47，2008

III がん放射線療法看護

第5章 放射線療法を受ける患者の生活支援

1. アセスメントの視点

- がん患者が放射線療法を受けながら，自身が望む質の高い生活を送ることを支援するために，以下の項目をアセスメントする。

A. がんや治療への理解・受けとめ

1) がん罹患に対する受けとめ

- 放射線治療の対象となる患者は，がんと診断されて間もない患者，再発が見つかった患者，根治が望めず症状緩和のために治療を受ける患者など多様である。がん罹患や再発による心理的な動揺が激しいと，治療に向き合えないことがある。また，がん罹患に対する思いは，患者ががんや治療に起因するさまざまな課題に取り組む姿勢に影響する。さらに，放射線療法に先行して受けた治療での体験をどのように意味づけたかによって，がんとともに生きることへの思いが異なる。したがって，看護師は患者ががんに罹患したことをどのように受けとめたかを理解する必要がある。
  - 放射線療法を受けるにいたった経緯を理解する。
  - 放射線療法に先行して受けた治療における体験をどのように意味づけたかを理解する。

2) 治療に対する理解

- 患者が治療の必要性を納得した上で治療に臨むためには，治療に関する適切な理解が必要である。また，有害反応への対処の仕方を理解することは，起こりうる症状に自分が対応できるというコントロール感覚を獲得する上で重要である。看護師は患者の治療に対する理解の状況を把握し，安全に治療が受けられるよう支援する。
- 治療目的，具体的な方法（照射方法，1回線量，分割回数，総線量，照射日数），期待される治療効果，併用する治療方法，起こりうる有害反応に関して，医師からどのように説明され理解したかを確認する。
- 昨今では図書やインターネットなどでさまざまな医療情報を，患者自身で得ることができるようになっている。患者がどのような情報を収集し，得られた情報をどのように解釈したかを理解する。
- 必要性を納得した上で治療を受けることを意思決定したか確認する。

3) 治療や効果に対する不安

- 被曝に関する疑念や誤解は，治療に対する不安を強める。また，放射線療法は手術療法のように患部を切除するわけではないので，治療効果の実感がないと「本当に効いているのか」と不安を抱きやすい。治療や効果に対する不安は治療を継続する意欲を低減させるため，患者が抱く不安の内容を確認する（4章2-A，p.279）。
- 「放射線」「被曝」に抱くイメージと不安を理解する。

- 治療を受けること，治療効果についてどのような不安があるか理解する。
- 画像検査を用いて腫瘍縮小が目に見える形で治療効果を説明することや，腫瘍縮小により身体症状が緩和することが，治療効果の実感と結びついているかを確認する。
- 腫瘍の縮小や消失といった放射線治療の効果発現には，治療期間中だけでなく治療終了後少なくとも1か月は要することが多い。放射線治療の特徴をふまえた効果判定について理解しているかを確認する（1章8，p.249）。

4）治療を受けることへの態度

- 放射線療法は休止期間があると治療効果が低下する。予定された治療計画を遂行するためには，患者自身が有害事象で生じた生活の支障に継続的に取り組む態度が必要である。放射線療法の有害事象は照射線量が増えるにつれて悪化する特徴をもつ。治療の進行に伴い患者の苦痛は増強し，取り組みを支える態度も揺らぎやすい。患者の治療に取り組む態度を常に観察し把握することは，治療継続を支援する上で重要である。
  - 治療に対してもつ希望の内容を理解する。
  - 治療にどのように取り組もうと考えているかを理解する。
  - 有害事象の発現や苦痛の増強によって，治療に取り組む態度が揺れていないか確認する。

B. 生活状況

1）患者にとって通常の生活の営みとは何か

- 放射線療法を入院しながら受けるのか，通院で受けるのかによって患者の生活の仕方は異なる。いずれにしても，治療一辺倒ではなく，患者の価値観や生きる上で大切にしていることを実現しながら，治療と両立できることが質の高い生活といえる。看護師は患者が考える通常の生活の営みとは何かを理解し，治療と両立できるよう支援する。
- 個人特性（年齢，性別），社会や家庭における役割，家族構成（家族の発達段階），1日の過ごし方，入院あるいは通院がん治療による生活の変化，生きる上で大切にしていること，治療を受けながらどのように生活したいと考えているかを理解する。

2）がんの症状による生活の支障や苦痛

- 原発巣や転移部位あるいは病巣の大きさにより，がん患者が体験する症状や生活の支障は個々に異なる。がん性疼痛，神経圧迫による麻痺，がんによる局所の狭窄や閉塞，倦怠感などの全身症状は，患者に多大な苦痛をもたらし生活の正常な営みを妨げる。症状による身体的苦痛は，放射線療法を受けることを困難にさせるだけでなく，がんがそこにあることを常に患者に意識させるため，死の不安やスピリチュアルペインを引き起こす。看護師は患者が体験する日常生活における苦痛を理解し，症状コントロールを図る必要がある。
  - がんによる症状と，症状が日常生活や精神面に及ぼす影響を把握する。
  - がんの症状が放射線療法を受けることの妨げ（照射時の体位の保持など）になっていないか確認する。
  - 放射線療法の治療効果により症状が緩和されたか確認する。

3）がん治療の有害事象による生活の支障や苦痛

- がん治療の有害事象には，放射線療法による有害事象，放射線療法に先行して行われた手術や薬物療法による有害事象，および化学放射線療法など併用による有害事象がある。看護師は患者の安楽な生活の支援に向けて，患者が有害事

象により体験する苦痛と生活の支障を把握する。
- 治療計画から起こりうる有害事象を理解し，患者の生活状況と照らし合わせてどのような問題が生じるかを予測する。
- 発現した有害事象の程度と，有害事象が患者の日常生活（呼吸，食事，排泄，活動と休息，移動，清潔）の維持に与える影響をアセスメントする。
- 治療を終えた患者が通常の生活を取り戻すことを妨げる有害事象をアセスメントする。

4）治療と生活の両立の仕方

- 通院で放射線療法を受ける患者は週5日の治療時間を確保するために，社会や家庭における役割の調整を余儀なくされる。また，有害事象を最小限に抑えるためのセルフケアを日々の生活に組み入れることは努力を要する。看護師は患者が治療と生活をどのように両立させようとしているかを理解する必要がある。
- 患者が治療と生活の両立において価値をおくことを理解する。
- 治療の時間を確保するために，患者が職場や家庭における役割の調整をどのように行っているか理解する。
- 職場の理解を得るために患者が病気や治療について説明した内容と，職場の反応が患者の心理面に与える影響を理解する。
- 患者が治療を受けることによる家庭への影響，ならびに家庭に及ぼす影響に関する患者の受けとめを理解する。
- スキンケア・口腔ケア，食事管理といった有害事象を最小限に抑えるためのセルフケアを生活にどのように組み入れようと考えているか，およびそのことを困難に感じていないかを確認する。
- 治療と生活の両立を実現させることに，患者が自信をもっているかを確認する。

C. セルフケア能力

- 予定された治療回数を完遂するためには，有害事象を最小限に抑えることが必要である。看護師は患者の個別性を配慮したセルフケア支援ができるように，治療開始にあたり患者がもつ力をアセスメントすることが重要である。
- 患者の個人特性〔年齢，認知機能，パフォーマンスステータス（PS）〕を理解する。
- これまでに受けたがん治療と有害事象への対処ならびに対処した経験から得た自信（自己効力感）の程度を理解する。
- 治療目的，治療期間，具体的な治療方法，期待される治療効果，予測される有害事象，有害事象への対処の仕方，絶食や排尿あるいは尿をためておくといった治療の前処置などセルフケア実施に必要な知識についてどの程度理解したかを確認する。
- セルフケアを妨げる身体・精神的症状（抑うつや適応障害など）の有無を確認する。
- 有害反応が生じた時に医療者に伝えることができるコミュニケーション能力を有するかを理解する。
- セルフケアが必要な慢性疾患（糖尿病や循環器疾患など）の既往歴があるか，放射線療法を行うことで慢性疾患に対するセルフケアの内容がどの程度煩雑になるかを理解する。

D. 有害事象への対処の仕方

- 予定された治療を完遂するためには，有害事象の発現を予防するケア，ならびに発現した症状への適切な対処が必要である。看護師は患者が実際に行っている対処の仕方を確認し，適切な行動がとれるよう支援する。
- 予測される有害事象を理解し，予防的ケアが適切に行えるか確認する。
- 症状発現の有無や程度についてセルフモニタリ

ングを適切にできるか確認する。
- セルフモニタリングの結果について，適切に解釈できるか確認する。
- セルフモニタリングの結果を必要に応じて記録し，医療者に伝えられるか確認する。
- セルフモニタリングの結果に基づいて，有害事象に応じた適切な対応がとれるか確認する。
- 不安や疑問に思うことを，医療者に相談できるか確認する。

E. 有害事象に対して行ったセルフケアの効果

- がん患者はがん罹患に伴うさまざまな問題に主体的に取り組むことで，エンパワーメントされる。
- エンパワーメントとは，人が自身の生活を適切にコントロールし責任を負うことができる力を自分がもっていることに気づき，さらにその力を発展させることである。看護師は，患者が有害事象に対して行ったセルフケアが症状の緩和のみならず，エンパワーメントにつながる経験となるよう支援する必要がある。
- セルフケアにより有害事象に対して予防的に働きかけ，症状の発現を最小限に抑えることができたか，またその自覚があるか確認する。
- 症状発現の程度と経過について有害事象評価規準（CTCAE）を用いて評価し，重篤化することなく経過したか確認する。
- 有害事象に対するセルフケアを通して，自信がついたか確認する。

F. サポート資源

1）人的資源

- 治療に伴うさまざまな問題に対して，患者個人の力で取り組み続けることは多大な努力を伴う。看護師はがん患者がもつ人的資源をアセスメントし，適切なサポートを得られるよう支援する必要がある。
- 治療の継続やセルフケアならびに自身の役割遂行において，家族や周囲の人々の協力がどの程度得られるかを確認する。
- 周囲の人々が放射線療法に対してもつイメージと患者への接し方および患者が周囲の人々の放射線に対する無理解により傷つき闘病意欲が低下することがないか確認する。
- 活用できるピアサポートやサポートグループが身近にあるか，患者がこれらサポート資源について知識を有し活用を希望するかを確認する。

2）経済的な資源

- がん治療に関連する費用の負担は患者の生活に影響を及ぼす。治療を安心して受け続けるためには経済的基盤があることが必要である。看護師は経済的な問題が患者の生活に及ぼす影響を理解し，社会資源を有効に活用できるよう支援する。
- 患者の生活に影響する経済的な問題を把握し，医療ソーシャルワーカー（MSW），社会保険労務士など専門職への紹介の必要性をアセスメントする。
- 利用している社会保障制度ならびに医療保険制度の内容を把握する。

G. 放射線療法が心理・社会・生活面に及ぼす影響

- 放射線療法は週5日の定期的な照射が必要であり，治療期間は数週間にわたる。患者は，有害事象に対するセルフケア，心理的適応，社会的な役割の調整，経済的基盤の確保などのさまざまな課題に取り組みながら治療と生活の両立を余儀なくされる。また，治療終了後も長引く有害事象の影響として，味覚障害によって食事を介した人付き合いが苦痛になったり，口腔乾燥に対して常に飲料を持ち歩くなどの工夫が必要

になったりする。看護師は放射線療法が患者の心理・社会・生活面に及ぼす影響を理解し、患者の望む生活が実現できるように支援する必要がある。

1) ボディイメージやセクシュアリティへの影響

- 脱毛や放射線皮膚炎などの有害事象による外見の変化が、患者のボディイメージに与える影響ならびに悲嘆反応を理解する。
- ボディイメージの変容による対人関係や社会復帰への影響を理解する。
- 放射線治療によるセクシュアリティ(脱毛・皮膚炎といった外見の変化や生殖器への照射による女性・男性らしさの喪失、照射部位の皮膚感覚の低下や皮膚の硬化による性感低下、全身倦怠感による性欲の低下)の変化が、患者の自尊心やパートナーとの関係に与える影響を理解する。
- 成人期にある患者で生殖器が照射野に含まれる場合、患者とパートナーの挙児希望の有無を確認する。

2) 社会的な役割への影響

- がん罹患や放射線治療を受けることによる社会的役割の変化、ならびに役割の変化が患者の自尊心に与える影響を理解する。
- 放射線療法の治療計画や有害事象による症状が及ぼす就労への影響を理解する。
- 就労を継続するための患者の対応(職場への説明内容、仕事内容の調整、療養休暇の取得など)を理解する。

3) 通常の生活を取り戻すことへの影響

- 長引く有害事象(体力低下、疲労、消化管への照射による低栄養、口腔有害事象である味覚障害や口腔乾燥など)の程度と、有害事象が社会復帰や人間関係に及ぼす影響を理解する。

2. 生活支援に向けたケア

A. 必要なセルフケア内容とスキル習得を促すケア

- 放射線治療では、外来通院で治療をする場合も多く、その場合は、特に、患者の生活の一部に治療があると認識をもつ必要がある。
- 当然のことながら、治療中も自宅で過ごす時間が圧倒的に多く、その中で治療によって起こる有害事象により、日常生活上の工夫や調整が必要となってくる。その中で、患者に必要なセルフケア内容を以下に示す。

●自分の身体に起こっている症状が、治療の影響で起こっているのかどうかを判断する力

- 放射線治療中は、有害事象に伴う身体症状を体験するが、その症状が放射線治療の影響かどうかをまず判断することが必要である。そのためには、治療中の有害事象について、症状経過などを含めて知識提供をすることで、セルフケアの力を高める。

●症状をモニタリングする力

- 自分が体験している症状に関心をもち、観察する力は、放射線治療においても重要なセルフケア内容である。モニタリングを行うことで、症状の変化(特に、重症化の場合)を早期に発見できれば、症状の重症化を軽減することにつながる。そのため、治療中の有害事象について、症状出現の時期や経過だけでなく、モニタリングする際のポイントについての知識を提供する。

- ●医療者に報告すべき症状の程度がわかり，必要に応じて報告できる力
  - 症状のモニタリングを行う中で，正常な経過と逸脱したことを理解し，早期に対処することは，症状の重症化を防止し，治療中であっても日常生活を滞りなく送るためには必要なセルフケアである。看護師は，正常な症状経過と予測される症状の程度を伝えるとともに報告が必要な症状に対する知識を患者が獲得することが必要である。

- ●急性有害事象に対する予防的，あるいは症状出現時のケアを実施，継続する力
  - 急性有害事象は発症することを完全に抑えることは難しいが，治療開始当初から必要な予防的ケアを行うことで症状の低減につなげることができる。そのため，患者には，治療開始の無症状の時からケアをすることの必要性を説明し，動機づけを行うとともに効果的なケアについては，意図的にフィードバックをすることで，患者のセルフケアの継続の意欲を高める支援を行う。症状出現時は，各症状の対処に必要なケアを行うための知識と技術を獲得できるような支援を行う。また，症状出現中は，症状の増悪に伴い，セルフケアのレベルの変動が起こることがあるので，適宜，セルフケアの査定を行い，適切な介入を行う必要がある。

- ●セルフケアを日常生活に取り入れていく力
  - 放射線治療は，根治治療では最低でも5週間の治療期間がある。その間，患者がセルフケアを継続することは重要である。だが，有害事象に対するセルフケアは，患者にとっては，新たに取り組まなくてはいけないことであり，その負担により継続が難しくなることがある。そのため，普段の生活のスケジュールの中に，うまく有害事象のケアを取り込むことで，ケアを習慣化し，継続的なケアが可能となる。看護師は，有害事象のケアをそのまま説明するのではなく，患者の日常生活の状況などをよく聴き，ケアを行うタイミングや方法をうまく，患者の生活に馴染みやすいように患者と相談しながら，決めていくというスタンスが大切である。

- ●治療と生活とを両立できるようにスケジューリングする力
  - 特に，通院で治療を行う患者では，仕事を継続しながら治療を受ける場合や育児や介護をしているなど，さまざまな生活がある。それらと治療をうまく調整する力があれば，治療によって生活が窮屈になる度合いも少なく，患者のQOLを保ちながら治療を行うことができる。看護師は，治療の所要時間や有害事象の出現時期や症状経過，予測される日常生活への支障について情報提供を行い，患者が調整する際にイメージしやすいように支援することや治療中でも実施可能なこと，調整を要することを一緒に考えることを通じて，スキル獲得の支援を行う。

- ●必要時は，他者に支援を求める力
  - 治療の経過に伴って，有害事象の程度が増悪してくると，今まで可能だったケアや日常生活が自力では難しくなることがある。その時に，周囲の他者にセルフケアの代償を求めることはとても重要なセルフケアの内容といえる。看護師は，患者に治療中に必要なセルフケアの内容を伝え，その内容がどの程度できなくなった時に支援を求めてほしいかを説明しておくことで，患者自身が支援の必要性に気づき，それを発信できるようにする。

B. 患者・家族指導

1）治療と有害事象に対する知識と理解，意欲

- 放射線治療での患者・家族指導は，予防のためのセルフケアと治療に伴う有害事象を最小限に，また，発症を遅らせることを目的に行う。

- 患者が最適なセルフケアを行うことで，治療の中断や処方線量の削減，入院期間の延長や緊急外来の受診や入院といったことも含んだ有害事象のマネジメントができ，そして，患者のQOLの向上に結びつく。
- 患者・家族への指導は，系統的・計画的に，患者・家族の個別性にそって行う必要があり，以下の内容を含む[1]。
  - 治療目的：根治目的か，症状緩和目的か
  - 治療のタイプ
  - 治療準備：目的や必要な準備，処置の説明，治療準備後の注意事項
  - 通常の外照射でのスケジュールや治療中に患者が体験する内容
  - 有害事象：一般的，あるいは照射部位特有の有害事象，出現する有害事象の症状経過と治療後の治癒過程の目安，症状の対処方法など
- 患者1人での実施が難しいセルフケアについては，家族のサポートが得られるように，その内容と実施方法について説明する。

2) 患者・家族の学習スタイルに応じた教育方法

- 患者・家族への教育に関しては，学習ニーズや学習スタイル，患者がもつ健康維持に関する知識や技術を含んだ能力についてのアセスメントが必要である。
- 学習スタイルは，情報を理解したり，処理したりする方法と定義され，多くのスタイルがあるが，1つの考え方として以下の感覚を使用したスタイルというものがある[1]。
  - 視覚的な学習者
  - 聴覚的な学習者
  - 触覚的な学習者
  - 言語的な学習者
  - 運動感覚的な学習者
- 実際に教育のツールとしては，パンフレットやフリップチャート，ビデオなどの視聴覚教材を用いたもの，音声を録音したもの，インターネット，模型を使用したものなどがある。
- 患者・家族がどの学習スタイルかをアセスメントし，そのスタイルに応じた教育ツールを使用する。例えば，視覚を駆使するスタイルであれば，ビデオなど視覚に訴えるツールを用いると効果的である。また，触覚であれば，模型など触れることができるものを通じて教育するという工夫がある。
- リテラシー（情報を適切に理解，解釈し，活用する力）が低い患者への教育については，提供する情報量をできるだけ小分けにして提供する，視覚的に色鮮やかな見た目にする，説明は例を交えて具体的に行う，ビデオの利用など，複数のツールと方法を駆使することが効果的であるとされている[2]。

C. 効果的なコーピングのための支援

- 放射線治療は，その治療目的がさまざまであるため，患者が体験する悩みや気がかりは，治療を受ける時の患者，あるいは病気の状況により，また，治療の進捗により異なることが予測される。
- どの時点でも共通する支援としては，以下のような内容が挙げられる。
  - 悩み，気がかりのように，がんによって，さまざまな問題が起こってくる可能性について患者，家族と話し合いをもつ。
  - 悩みや気がかりには，想いを伝えてもらうことが最もよい方法であることを伝える。
  - 患者・家族には，悩み，気がかりを発信することを保証する。
- がんの診断後，初期治療の段階では，患者にとっては放射線治療も有害事象の対策も，治療と生活の両立も初めての体験である。「未知なものへの恐れや不安を抱く体験」をする[3]。看護師は，患者が抱く感情は自然なものであることを伝えつつ，患者ができるだけ治療をイメージできるように情報提供を行う。また，治療が始ま

れば，体験を重ねることで「理解可能なもの」に変わり，患者は安堵するが[3]，ここでも看護師は患者が体験していることと情報提供した内容が結びつくように，改めて説明を加え，患者が心理的にも対処できるよう支援する必要がある。

- 根治目的の放射線治療では治療完遂が非常に重要であるが，治療の後半に有害事象が悪化してくると治療を続けることが苦痛に感じられる。看護師は，症状マネジメントを強化することに加え，患者の苦痛の体験を傾聴し理解を示すことで，患者が治療に対するネガティブな感情を安心して出せる存在となり，患者を心理的に孤独にさせないことが必要である。
- 再発，転移などの発見により治療を受ける場合もある。再発・転移などの悪い知らせは，患者・家族へ与える衝撃も大きく，その苦痛はさまざまな側面をもっている。看護師は，患者が体験する苦痛を全人的にとらえ，アプローチすることが必要である。加えて，治療を行うことが患者の希望になっていることも忘れず，治療により得られているよい反応をともに共有し，喜びを示すことで，患者が今後のことに目を向けるという対処ができるよう支援する。

D. 治療完遂への支援

1）納得して治療を開始できるような意思決定支援

- がん治療は，複数の治療方法から選択できることが多くなっている。また，放射線治療に対するイメージの悪さ，反対に，高齢でほかの治療が困難でも放射線治療は適応になることもあるので，治療に対する過剰な期待などがある中で，患者と家族の意向のズレが起こる場合もある。治療決定が患者の納得が得られているかどうかで，治療に向かう備えも変わってくるため，意思決定の支援が必要な患者には，納得した選択ができるように支援を行う。

- 放射線治療は，スケジュール通りに，なるべく休まずに行うことが重要であることを説明し，治療継続に対する動機づけを行う。

2）治療に伴う負担軽減への支援

- 通院治療を予定している場合は，あらかじめ，通院時間や手段，治療計画をふまえて，通院による負担の大きさの予測を行う。負担が大きいと予測される場合には，特に治療終盤での苦痛の変化に留意し，必要時は入院できる体制を整える。
- 照射計画時から有害事象のリスクアセスメントを行い，重症化リスクが高い場合には，症状のモニタリングを密に行う。治療中の有害事象のマネジメントについても，必要時は緩和チームなどの専門家チームと協働するなどの看護計画を立て，計画的に介入を行う。
- 治療中は，有害事象による身体的な苦痛に伴い，心理的苦痛も大きくなる。身体症状の緩和と併せて心理的支援を行う。実際には，コミュニケーションを通して信頼関係を深め，患者が体験している苦痛に対して，意図的に理解していることを伝えたり，患者が取り組んでいるセルフケアに対して，肯定的なフィードバックを行う。
- 患者に関心を寄せ，患者の生活や，今体験している症状，それによる苦痛を聴くことで，患者を孤独にさせず，ともに治療の完遂を支えていることを伝えていく。

3）エンパワーメント支援

- 患者の想いを傾聴する場をもち，治療完遂に向けて，患者が感じている問題と問題を解決するにあたっての重要な情緒的・社会的問題の有無を確認する。
- 患者と対話しながら，問題解決の優先順位をつけられるようにし，目標設定を行う。具体的な行動計画についても，患者とやりとりしながら検討できるようにサポートする。

- 患者が問題解決に向けての取り組みを行っている際，患者が困難な場面に出会った場合は，それを乗り越える方法を専門的な知識を活用しながら，ともに解決策を考えるなどのサポートを行う。

E. 治療に伴う不安・恐怖への支援

- 患者・家族が，治療に関するどのようなことに不安や恐怖を感じているのか，また，その程度について確認する。
- 放射線治療に関わる不安の8つの分類[4]（4章2-A，p.279）の内容にそった支援を行う。

◆被曝に関する漠然とした不安
◆治療の副作用（有害事象）に対する不安
- 治療中の副作用（有害事象）の発症は避けることはできないが，セルフケアを行うことで，症状の重症化を軽減することはできることを伝える。
- 症状が発症する時期や症状経過，治癒過程，医療者に報告すべき状況について説明することで，知識不足による有害事象への不安を軽減し，心の準備を促す。
- 有害事象の出現時期からは，モニタリングを定期的に行う。この時に，症状の程度が通常の経過をたどっている場合，その旨をフィードバックすることでも患者の安心感につながる。

◆治療の後遺症に対する不安
- 治療の後遺症については，治療終了時には必ず，予測される後遺症と一般的な出現時期などについて情報提供を行う。

◆機械や治療室に対する不安
- 治療開始当初は，治療室という慣れない環境に適応する必要があるため，意図的に面談する時間をもつことで，治療室の環境や治療中に患者が感じた疑問や気がかりを聴くことができる。必要時は，補足の説明を行う。
- 治療室の環境（治療台の状況や，治療の際に台が上昇すること，ガントリが必要に応じて回転することなど）を治療前のオリエンテーションで伝え，治療を受ける場所や状況をできるだけイメージできるようにする。

◆治療中の隔離に対する不安
- 照射中は治療室に患者が隔離される状況となるが，操作室のモニターで見守っていること，異常時の対応方法をあらかじめ伝えておく。

◆医療過誤に関する不安
- 医療過誤への不安の一端には，医療者の関わり方も影響するといわれており，自分の身体を任せられる人かどうか，医療者の人柄が判断材料の1つとなっている。事務的・機械的な対応は，患者の不安を増大させることがあることを理解しておく必要がある。

◆病気が進行しているという懸念
◆治療効果に関する不安
- 一般的に放射線治療は効果出現までに時間がかかることが多いことを伝え，効果判定の時期や方法について，可能な範囲で情報提供を行う。

F. 日常生活復帰への支援

- あらかじめ，患者の社会的側面に対する情報収集と患者がどのような日常生活を送っているのかを確認しておく。患者がどのような日常生活復帰に向けてのイメージをもっているのか，どこをゴールと考えているのか，についても併せて確認しておく。
- 治療後の生活についての気がかり，不安の確認も行う。
- 治療計画や治療中の急性有害事象とその程度から，症状の回復過程のアセスメントを行う。その内容と患者のソーシャルサポートの量や質，上記の患者の復帰のゴールを鑑み，支援の計画を立案する。
- 上記の内容のほか，現在，残存している急性有害事象の症状経過（症状のピークは，治療終了

後2週間で，その後回復に向かうことなど），晩期合併症の大まかな発症時期を伝え，患者が今後，自分の身体に起こりえることについてイメージできるようにしておく。
- 急性有害事象の残存程度と患者のセルフケアの状況によっては，医療者の支援を継続して受けることができるように，受診の設定やかかりつけ医，訪問看護の導入などを検討する。
- 治療部位によっては，急性合併症の消失後も倦怠感などが持続する。徐々に体調は回復していくことを伝え，患者が焦らず，日常生活を過ごすことができるようにする。

G. 治療と生活の両立への支援

1）通院とケアのニーズに対応できるサポートシステムと患者の能力

- 通院での治療とフォローアップ期間中のサポートについては，院内外の医療者と連携し，システムを構築する必要がある。特に治療中は，有害事象のマネジメントをはじめとした身体管理が非常に重要である。また，治療完遂ができる環境整備として，経済的な問題，就労の側面へのサポートも重要となる。
- 治療前に，治療計画から予測される有害事象の程度と日常生活への影響，患者の身体・心理社会的側面，セルフケア能力からアセスメントを行い，必要なサポートシステムを整備する。
- 治療的な側面として，特に消化管への照射の場合は，有害事象により食事摂取への支障が生じる。また，全脳照射の場合も全身倦怠感などを含む宿酔症状から通院困難となるといった場合も多い。かかりつけ医や訪問看護師の連携体制を構築しておく。
- がん以外の疾患で通院している病院があれば，その施設での対応内容を把握し，必要時は患者情報の共有，あるいは医療，看護の連携を行う。
- 家族は，最も患者の身近なサポーターとなりうるが，家族が役割を果たすことができる状況かどうかをアセスメントする必要がある。その上で，患者のセルフケアを代償できるよう，治療や有害事象に対する知識の提供や技術の獲得について支援を行う。
- 経済的な問題については，MSWと連携を行い，経済面を含めた生活調整ができる体制をつくる。
- 通院距離や手段の把握を行い，移動距離が長ければ，可能な限り同伴者と来院できるよう協力者を求める。
- 頭頸部領域への照射など，治療部位によっては歯科・眼科での継続的なフォローアップが必要となる場合がある。治療後にかかりつけの医療機関をもってもらうように調整する。
- 有害事象をモニタリングし，必要なセルフケアを判断し，実施する力，そして，医療者の支援が必要な状況を判断できる力が身につけられるよう支援する。

2）がんと就労

- がん患者の3割程度が就労可能年齢である[5]ため，治療を受ける患者の就労の問題に対し，医療者が関心を傾けることは非常に重要である。
- まずは，がん治療のためにすぐに離職を検討しなくてもよいことを説明する。
- 患者に対して，以下の内容を確認し，アセスメントを行う。
  - 病状や治療計画がどのようになっているのか
  - 病気や治療により，就業にどのような影響を及ぼすことが考えられるか
  - 業種や就業内容
  - 患者の仕事に対する価値観や想い
  - 患者が受けている社会保障の有無
- 放射線治療は通院でも治療可能な場合が多く，また，治療時間も10～15分程度であるため，就業時間の調整が可能であれば十分に両立できる治療であることを説明する。
- 治療による有害事象について，予測される出現時期や程度，また，治療終了後の症状の治癒過

程について，生活への支障の程度がイメージできる形で情報提供を行い，それによって仕事にどのような影響があるかについて患者と確認し，一緒に対応策を考える。

H. 活用できる社会資源・制度へつなげる支援

1）地域社会で利用できる資源・サポートグループ

- サポートグループとは，患者グループに精神科医・看護師・カウンセラーなどが進行役として加わり，病気の体験や気持ちを語り合うもの，とされる[6]。
- サポートグループには，患者が抱える問題や悩みをほかの患者との話し合いの中で体験や気持ちを分かち合い，励まし合い，情報交換などを通じてストレスに対処する方法を見い出す効果が期待される。このような会合はほかに，患者同士の交流を主とした患者会，患者や家族などの同じ立場の人が語り合う交流の場を提供するがんサロンなどがある。
- サポートグループとして，特定非営利活動法人ホスピスケア研究会が1994年に日本で初めて開催し，現在も継続している「がんを知って歩む会」がある[7]。この会は，アメリカで開発された"I CAN COPE PROGRAM"（がん患者と家族のためのサポートプログラム）を日本の状況に合わせた，4回のセッションで構成されるプログラムである。看護師や心理士が同席したグループの話し合いを中心に，がんとの付き合い方を見つめ，がんをもちながら前向きに生活していく姿勢を強めることを目的としている。
- がん患者が地域社会で利用できるほかの活用資源として「がん相談」があり，がん診療連携拠点病院などに設置されているがん相談支援センターで受けることができる。患者・家族だけでなく地域の誰でも無料で利用でき，がんに関する治療・療養全般の不安や困りごと，地域の医療機関に関することなどを相談することができる。対応者は，看護師，医療ソーシャルワーカー（MSW），臨床心理士など，施設によって異なる。設置している医療施設は，国立がん研究センター「がん情報サービス」から検索可能である[8]。

2）放射線治療費用と公的医療保障（高額療養費）

- 国内で汎用されているX線や電子線での外照射による放射線治療は，保険診療の適用である。診療報酬の点数は照射方法によって異なり，IMRTなど複雑な治療は高い点数（照射1回につき3000点；3万円）が設定されている。
- 1日から末日までの暦月を単位として，収入によって一定額を超えた場合にその超えた金額を支給する「高額療養費制度」がある。放射線治療は毎日の治療であるため，外来通院治療患者の医療費は保険診療であっても負担となることもある。治療開始時には，公的医療保障についての情報提供を行い，不安なく治療を開始継続できるよう支援する。

I. 将来起こりうる支障と対応への情報提供

1）セクシュアリティ

- がんの診断時はさまざまな不安により，がんという疾患が心理的に影響を及ぼし，性欲が減退する患者は多いことが予測される。また，放射線治療に限らず，治療期間中は全身倦怠感などの症状により性行為への意欲が減退することが考えられる。
- 身体的にも放射線治療の有害事象として，粘膜の炎症や皮膚の硬化が起こると感覚が変化する。このことは性生活にマイナスの影響を及ぼす。
- がん医療の現場において患者の性に関する支援

は十分とはいえず，患者は「誰に相談すればよいかわからない」と困っている場合もある。できるだけ早い時期に，年齢に関わらず，また，相手からの相談を待たずに医療者側から情報提供を行うことが重要である。

- 情報提供時には患者とパートナーが同席していることが理想である。「性」に関する情報提供は，伝える側も受ける側も緊張するため，ほかの日常生活の情報と一緒に提供することで互いの緊張が緩和される。
- 骨盤部への照射により男女ともに不妊になる可能性がある。妊孕性に関する問題は放射線治療だけでなく，手術療法やホルモン薬を含むがん薬物療法によって起こることもある。将来的に挙児を希望する可能性のある年代の患者に対しては，たとえその時点でパートナーがいなくとも，妊孕性温存についての情報提供は必要である。
- 妊孕性に関するケアとして，必要な情報提供を適切な時期に行うために，治療前から，自施設あるいは近隣の施設で提供可能な妊孕性温存処置と患者を紹介する段取りを確認しておくことが重要である。
- 妊孕性温存の処置を行っても，必ずしも挙児にいたるとは限らない。しかし，治療開始前の適切な情報提供と看護師の適切な妊孕性温存に対するケアによって，患者は治療開始の時期を逸することなく，将来への希望をもってがん治療に臨める可能性がある。

2）発達・成長への影響

- 小児がん治療において放射線療法は，根治や再発時の局所制御などで大きな役割を果たしている。
- 看護師は，放射線療法を含めたがん治療を受ける患児に対して，子どもは悪性疾患に罹患しても，その治療を行っている間も，常に成長発達する存在であることを忘れてはならない。
- 放射線は細胞のDNAを損傷することで，抗腫瘍効果を発揮し，有害事象が発生する。放射線は未分化で将来分裂する回数が多い細胞ほど放射線感受性が高い。小児期の臓器や組織は未熟で成長過程にあるため，成人よりも放射線による影響を受けやすい。
- 放射線療法は小児がんを根治するために有用な手段であるが，同時に成長に伴う有害事象発生の可能性がある。小児治療の特徴として，発達段階によっては，長期的な利益と不利益を検討して治療の意思決定を患児自身が行うことは難しい。患児が放射線療法を受けることについて，生命の危機回避と成長発達の視点から，多職種が保護者とともに十分な検討を行うことは非常に重要である。
- 患児がコミュニケーションを図れる発達段階であれば，治療の意思決定に患児も参画できる工夫を行う。
- 女性の出産への影響では，腹部照射を受けた女性に低出生体重児や未熟児，あるいは先天異常の発生が多い傾向があり，特に25 Gy以上の腹部照射を受けた女性に頻度が高い。腹部照射で骨盤が照射野内に含まれない場合には妊孕性が保たれ，全腹部照射10.5 Gyまでの照射線量の場合にも妊孕性が保たれる可能性がある[9]。

3）二次がんの発生について

- がんの治療として行った放射線療法でも，照射野内に二次的にがんが発生することがある。これを二次性がんまたは二次がんと呼ぶ。二次がんは，放射線療法のほかにがん薬物療法や遺伝的要因など，さまざまな要因が関与している。
- 小児でも成人でも放射線療法後の晩期有害事象として二次がんは起こりうる。しかし，二次がんは，その時に罹患しているがんが治癒した数年から数十年後に起こることである。看護師は，現在治療が必要ながんの期待される治療効果と発がんを含めたリスクを理解し，患者にとってよりよい医療が選択できるように支援する。
- 現在のがんが治癒した後の平均余命の長い小児

では,発がんを含む晩期有害事象の影響が大きくなる。小児は復学・進学や就労,社会復帰,結婚,出産などの重要なライフイベントを数多く迎える。看護師は,治療の意思決定およびその後の経過において成長する生活者としての患者(患児)と家族(保護者)への支援を提供する。

文献

●引用文献

1) Iwamoto RR, Haas ML, et al(Eds):Ⅳ. General symptom management 6. Assessment. Manual for radiation Oncology Nursing Practice and Education(4th ed). p.47, Oncology Nursing Society, 2012
2) 7. Planning. 前掲1), p.47
3) 坂元敦子:放射線療法.近藤まゆみ,嶺岸秀子(編),がんサバイバーシップ―がんとともに生きる人々への看護ケア,p.161,医歯薬出版,2006
4) 唐澤久美子,藤本美生(編):がん放射線治療.p.12,学研メディカル秀潤社,2012
5) 厚生労働省:がん患者の就労や就労支援に関する現状.
http://www.mhlw.go.jp/file/05-Shingikai-10901000-Kenkoukyoku-Soumuka/0000043580.pdf［2016年7月27日］
6) 国立がん研究センターがん情報サービス:がんと上手につき合うための工夫.
http://ganjoho.jp/public/support/mental_care/mc03.html［2016年11月10日］
7) ホスピスケア研究会:「がんを知って歩む会」のご案内.
http://hospice-care.jp/hos/ICC.html［2016年7月27日］
8) 国立がん研究センターがん情報サービス:がん相談支援センターを探す.
http://hospdb.ganjoho.jp/kyotendb.nsf/xpConsultantSearchTop.xsp［2016年7月27日］
9) 淡河恵津世,大村素子,他:小児.日本放射線腫瘍学会(編),放射線治療計画ガイドライン(2012年版),pp.250-276,金原出版,2012
http://jastro.or.jp/guideline/child.php?eid=00007［2016年11月10日］

●参考文献

Ⅲ-5-2-H,I

- アメリカがん協会(編),高橋都,針間克己(訳):がん患者の〈幸せな性〉―あなたとパートナーのために.春秋社,2007
- 原田香奈,相吉恵,他(編):医療を受ける子どもへの上手なかかわり方―チャイルド・ライフ・スペシャリストが伝える子ども・家族中心医療のコツ.日本看護協会出版会,2013

第6章 放射線療法の実践における患者・医療者の安全

1. 放射線防護

A. 放射線防護の目的

- 国際放射線防護委員会（ICRP；International Commission on Radiological Protection）は，放射線防護の目的を以下のように定義している。
  - 放射線被曝を伴う行為であっても明らかに便益をもたらす場合には，その行為を不当に制限することなく人の安全を確保すること
  - 個人の確定的影響の発生を防止すること
  - 確率的影響の発生を減少させるためにあらゆる合理的な手段を確実にとること
- ICRPは放射線防護体系に，正当化，最適化，線量限度という3つの基本原則を導入することを勧告している。
  - ◆行為の正当化：放射線がプラスの効果を生むものでなければ使用してはならない。医療機関においては，放射線診療を受けることによって生じる利益が，放射線を被曝することによって生じる損益を上回るものでなければならない。利益が大きいと考えられる場合，線量制限はないが，必要のない放射線診療は行ってはならない。
  - ◆防護の最適化：目的を達成できる範囲で，可能な限り被曝を少なくしなければならない。正当化された行為を実施するにあたっては，必要な防護手段を講じる。この時に経済的・社会的な諸要因を考慮した上で，合理的に達成しうる限り損害を低く抑える。初期の防護体制の中で主張されてきた「可能な限り低く」とは異なり，「どこまで被曝の低減を図るか」を，経済的・社会的要因とのバランスを考慮して決定しようという考え方である。
  - ◆個人線量の限度：決められた限度の線量を超えてはならない。「線量限度」は，これを超えた被曝が続くと生じる損害が「容認できるレベル」を超えてしまう線量として設定されている。複数の放射線取扱いに携わる個人の線量の上限を規定し，防護の最適化を図る際の具体的な境界線を与えるものでもある。
- 2007年勧告（ICRP Publication 103）では，防護の最適化の考え方として，どんなに低い線量でも確率的影響（発がん）のリスクがあると仮定して防護活動を行う。平常時には線量限度（患者の医療被曝を除く）以下に線量拘束値を設定し，これを目安に合理的に可能な限り被曝を低減する（ALARA；as low as reasonably achievable）対策を講ずるのが最適化の基本概念である。
- 放射線有害事象には，急性，晩期有害事象，身体的，遺伝的影響もありうるため，放射線被曝について正しく理解することが大切であるが，必要以上に放射線をおそれたりあるいは無関心であったりすることが多い。患者が正当な放射線治療を受け，医療者自身の健康を守るためには，放射線防護の考え方を徹底することが重要である。
- ICRPは放射線防護に関する基本的な考え方や基準となる数値を検討し，ICRP勧告として提示している。放射線防護関連法令はこの勧告によって定められている（表Ⅲ-6-1）。

表Ⅲ-6-1　線量限度(年線量)：ICRP 勧告[60]1990 年

	職業被曝	公衆被曝
(1)実効線量	5年間につき 100 mSv(1 年当たり 20 mSv) ただし, 任意の1年間につき 50 mSv ＊女性：3か月間に 5 mSv ＊妊娠中の女性の内部被曝：1 mSv(妊娠がわかった時点から出産までの間につき)	1 年に 1 mSv
(2)年等価線量 ・眼の水晶体 ・皮膚 ・妊娠中の女性の腹部表面	150 mSv 500 mSv 2 mSv	15 mSv 50 mSv

〔日本アイソトープ協会(編)：ICRP Publ. 60 国際放射線防護委員会の 1990 年勧告. 日本アイソトープ協会, 1991〕

B. 放射線防護の3原則

- 放射線防護必須の留意事項は, 時間, 距離, 遮蔽の3つであり, 放射線被曝を最小限にすることである。

◆時間：被曝時間はなるべく短縮する。
- 被曝線量は被曝時間に比例する。
- 放射線源の近くにいる時間をなるべく短くする。
- 効率的に作業を行えるよう手順や作業内容を工夫する。
- 複数の人数で業務にあたる場合, ローテーションを行うなど被曝時間の低減を図る。

◆距離：線源からなるべく距離をとる。
- 被曝線量は距離の2乗に反比例し減少する。すなわち, 距離が2倍になると被曝線量は4分の1に減少する。作業中は, 可能な限り放射線源からの距離をとることを心がける。

◆遮蔽：遮蔽物で放射線を遮る。
- 一般的に放射線治療や診断においては, X線やγ線を用いることがほとんどである。X線やγ線は, 鉛による遮蔽が一般的であり, 放射線業務従事者は放射線防御のため, プロテクターを装着したり, 遮蔽板を介して業務にあたる。

2. 放射線防護関連法令

A. 放射線業務従事者の線量限度, 被曝管理, 放射線健康管理

- 事業者(病院長)は, 医療法放射線障害防止法, 労働安全衛生法, 人事院規則といった放射線防護関連法令に基づき, 放射線業務従事者に対し, 個人被曝管理, 健康診断, 教育訓練を行う必要がある。
- 放射線業務従事者とは, 放射線管理区域内に立ち入り, 放射線に関わる業務に従事する者をいう。
- 放射線発生装置のある場所や放射線同位元素を取り扱う場所は, 「放射線管理区域」とされ, 「放射線管理区域」を示す標識を掲示し, 一般者の立ち入りを禁止する。
- 放射線管理区域内では, サーベイメータやエリアモニタにて, 定期的に線量のモニタリングを行っている。
- 放射線業務従事者が放射線に関わる仕事に従事している間に受ける被曝線量の総和を職業被曝といい, 日本における放射線業務従事者の年間被曝線量限度は, 放射線防護関連法令により定められている。
- 線量限度は, ICRP 1990 年勧告を取り入れ 50 mSv/年かつ 100 mSv/5 年, 妊娠可能な女性については, 5 mSv/3 か月, 1 mSv/出産まで(妊娠中の女性)と定められている(表Ⅲ-6-1)。
- 放射線業務に従事する者は, 線量計を用いて個人の被曝測定(個人モニタリング)を行う。
- 線量計は, 毎月測定値をチェックするために交換し, 個人モニタリングを目的としているため, 各自のものを適切な部位に必ず装着する。モニタの装着部位は, 体幹部で男性は胸部, 妊娠する可能性がある女性は腹部である。

- 透視検査など放射線防護衣(プロテクター)を装着して業務に従事する場合は、防護衣の内(腹部・胸部)と外(頸部)に1個ずつ合計2個の個人線量計を装着して線量評価を行う。
- 個人モニタリングの結果で被曝線量の増加が認められた場合は、原因を調査し業務内容や作業手順の見直しを図ることが防護の最適化につながる。
- 定期的な健康診断を受け、被曝の影響が生じていないかどうか確認する。
- 放射線業務従事者に対する健康診断は、初めて管理区域に立ち入る前、および管理区域に立ち入った後に定期的に実施する必要がある。管理区域に立ち入った後に定期的に行う健康診断は、法令により実施時期が異なる。放射線障害防止法では「1年を超えない期間ごと」、労働安全衛生法(電離放射線障害防止規則)・人事院規則では「6月以内ごとに」と定められている。

B. 教育訓練

- 放射線障害防止法により、放射線業務に従事する者は教育および訓練が必要となる。
- 初めて管理区域に立ち入る前、および管理区域に立ち入った後1年を超えない期間ごとに行う。教育および訓練の項目と時間数については、平成3年科学技術庁告示第10号により示されている。
  - 放射線の人体に与える影響:30分
  - 放射性同位元素等又は放射線発生装置の安全取扱い:4時間
  - 放射性同位元素及び放射線発生装置による放射線障害の防止に関する法令:1時間
  - 放射線障害予防規定:30分
- 教育訓練では、実際の業務における放射線防護の知識や行動についての学習も重要であり、緊急時における他職種(医師や診療放射線技師など)との連携を含めた訓練も必要である。

文献

●参考文献
- 青木学,氏田万寿夫,他:系統看護学講座別巻 臨床放射線医学.医学書院,2016
- 濱口恵子,久米恵江,他(編):がん放射線療法ケアガイド―病棟・外来・治療室で行うアセスメントと患者サポート.中山書店,2009
- 井上俊彦,小川和彦,他(編):放射線治療学(改訂5版).南山堂,2014
- 厚生労働省:電離放射線障害防止規則(昭和47年9月30日労働省令第41号).第2章第4条の2.
  http://law.e-gov.go.jp/htmldata/S47/S47F04101000041.html
  [2016年12月28日]
- 小塚隆弘,稲邑清也(監),土井司,隅田伊織(編):診療放射線技術 下巻(改訂13版).南江堂,2012
- 百島祐貴:画像診断コンパクトナビ―医学生・研修医必携.医学教育出版社,2011
- 文部科学省(旧科学技術庁):教育及び訓練の時間数を定める告示(平成3年科学技術庁告示第10号).
  https://www.nsr.go.jp/data/000045600.pdf [2016年12月15日]
- 日本アイソトープ協会(編):放射線安全管理の実際(第3版).丸善出版,2013
- 日本アイソトープ協会(編):放射線障害防止に関する法令 概説と要点(改訂10版).丸善出版,2014
- 日本アイソトープ協会(編):ICRP Publ. 103 国際放射線防護委員会の2007年勧告.日本アイソトープ協会,2009
- 日本アイソトープ協会(編):ICRP Publ. 60 国際放射線防護委員会の1990年勧告.日本アイソトープ協会,1991
- 日本アイソトープ協会(編):2011年版 アイソトープ法令集Ⅲ―労働安全衛生・輸送・その他の関係法令.丸善出版,2011
- 日本アイソトープ協会(編):2014年版 アイソトープ法令集Ⅰ―放射線障害防止法関係法令.丸善出版,2014
- 日本アイソトープ協会(編):2015年版 アイソトープ法令集Ⅱ―医療放射線関係法令.丸善出版,2015
- 齋藤勉,平田秀紀,他(編):日常診療のための放射線被曝の知識.金原出版,2014

IV 緩和ケア

第 1 章 ● がん患者の QOL に配慮した早期からの緩和ケア

第 2 章 ● 緩和ケアにおけるトータルペインのアセスメント

第 3 章 ● がん患者のトータルペインを緩和する日常生活の支援

第 4 章 ● 身体的・精神的症状と看護

第 5 章 ● 緩和的治療

第 6 章 ● 緩和ケアにおける補完代替療法

がん患者のQOLに配慮した早期からの緩和ケア

1. 緩和ケアの歴史と発展

A. 緩和ケアの理念・定義

- WHO(世界保健機関)は，2002年に国際的な緩和ケアの定義を改訂し，公表した[1]。緩和ケアとは，生命を脅かす疾患による問題に直面している患者と家族に対して，痛みやその他の身体的問題，心理社会的問題，スピリチュアルな問題を早期に発見し，的確なアセスメントと治療を行うことによって，つらさを予防し，和らげることで，QOL(quality of life)を改善するアプローチである。

B. がん医療における緩和ケアの位置づけ

- がん医療における緩和ケアの役割は，がんの病期や診断からの時期に関わらず，がんに伴うつらさを和らげることであり，がんが進行した時期だけでなく，がんの診断から治療中も必要に応じて行われる。
- 緩和ケアのアプローチは，病期の早い時期に適応することができ，がん治療においては，延命を目的とする薬物療法や放射線療法とともに提供する必要がある[2]。
- がん自体の治療がなくなった場合でも，痛みや倦怠感，気持ちのつらさなどを緩和し，その人らしい生活が継続できるようにする。

C. 日本における緩和ケア

- 日本の緩和ケアは，ホスピスケアとして病院の入院施設において始まり，緩和ケアとして発展した。
- 1981年から悪性新生物が死因の第一位になり，がんの治療だけでなく，がんによって亡くなる人々に対しても国の施策が講じられるようになった。
- 2006年のがん対策基本法の成立は緩和ケアを推進する転換期となり，がんの医療政策において重点課題となった。
- その後緩和ケアの提供時期，提供形態，提供場所などが広がり始めた(表IV-1-1)。

表IV-1-1 日本における緩和ケア

年	
1977年	わが国に初めてホスピスが紹介される「日本死の臨床研究会」が発足
1981年	聖隷三方原病院にわが国初の院内独立型ホスピスが誕生
1984年	淀川キリスト教病院に院内病棟型ホスピス誕生
1987年	厚生省「末期医療に関するケアの在り方検討会」を設置
1989年	厚生省「末期医療のケア」報告書を発表
1998年	緩和ケア病棟設置基準の制定
1990年	緩和ケア病棟入院料の新設，医療保険システムの1つとして認められる
1991年	「全国ホスピス・緩和ケア病棟連絡協議会」が発足
1996年	「日本緩和医療学会」が発足
2002年	緩和ケア診療加算が新設
2006年	「がん対策基本法」成立，2007年より施行
2007年	がん対策推進基本計画策定

D. がん対策推進基本計画

- がん対策基本法は 2006 年 6 月に成立し,翌年 4 月から施行された。目的は,がん対策を総合的かつ計画的に推進することである。基本理念は,「1.がんに関する研究の推進と研究成果の普及」「2.がん医療均てん化の促進」「3.がん患者の意向の尊重,すなわちがん患者の置かれている状況に応じ,本人の意向を十分尊重して治療方法等が選択されるようがん医療を提供する体制の整備がなされること」[3]である。
- がん対策推進基本計画(以下,基本計画)は,がん対策基本法に基づき政府が策定し,この基本計画に基づきがん対策が進められている。2007 年に策定され,その後,新たな課題に対応するために,5 年ごとに見直しが行われている。
- 緩和ケアの推進は,基本計画の重点課題となっている。患者とその家族の状況に応じて,また,療養の場所を問うことなく,がんと診断された時から身体的・精神心理的・社会的苦痛等に対する適切な緩和ケアを提供できる体制の整備や,がん医療に携わる医療従事者への研修や緩和ケアチーム・緩和ケア外来等の専門部門の機能強化の継続が求められている。

2. 緩和ケアの提供場所による特徴

A. 施設緩和ケア

- 緩和ケアを専門的に提供する病棟として,厚生労働省が示す緩和ケア病棟承認基準を満たした専門病棟のある施設で提供される。一般病棟や在宅では対応困難な症状緩和,在宅療養の支援,エンドオブライフ・ケアを行う[4]。

B. 緩和ケアチーム

- 病院において,緩和ケアを専門とする医師,看護師などを含めた多職種によるチームにより緩和ケアを提供する形態である。緩和ケアを専門としない医療者では対応困難な患者への支援,医療者への教育やコンサルテーションを行う[4]。

C. 在宅緩和ケア

- 医療機関の外来や病棟ではなく,患者の自宅に訪問し,診療や看護を中心に緩和ケアを提供する形態である。在宅緩和ケアチームにより専門的な緩和ケアが提供され,症状緩和や療養支援を行う。

3. がん患者と QOL

A. がん進行に伴う QOL

- がん医療のアウトカムの 1 つとして,QOL がある。生活や症状に関して,健康関連の QOL として評価されている。
- QOL は患者の主観的アウトカム(PRO;patient reported outcomes)としてとらえることが重要である。例えば末梢神経障害などの症状は,医療者の評価と患者の評価に差があることが明らかになっている。患者の主観を評価するよう留意する。

- PROに特異的な現象として，レスポンスシフトがある。レスポンスシフトは，健康状態を自己評価する際に，自己内部にある基準を参照して判断するが，この内部基準が変化する現象である[5]。QOLを理解する際には，レスポンスシフトについても検討する。

B. トータルペインとQOL

- がん患者はがんとともに生活する人であり，疾患そのものや症状，治療により，身体的，心理社会的，スピリチュアルにさまざまな影響を受ける。医療者が患者の主観であるQOLを客観的に判断するには，身体的側面だけでなく多次元に，患者を全人的にとらえる必要がある。

4. がん医療と看護倫理

A. 緩和ケアに関する倫理的問題

1）倫理的問題とは

- 医療・ケアの質を上げるためには科学性と倫理性の両方を考慮する必要がある。
- 医療・ケアのすべてに倫理的側面が備わっている。
- 倫理原則には，「与益の原則(beneficence)」「無害の原則(non-maleficence)」「自律の原則(autonomy)」「正義・公平の原則(justice/equality)」がある。しかし臨床現場では倫理原則どうしが葛藤しており，倫理的ジレンマが生じる。

2）緩和ケアに関する倫理的問題の例

- がん治療は日々進歩しており，進行・終末期がん患者にもがん治療を行うことが可能になった。しかし，がん治療は患者の生活に影響を及ぼすことが多い。一方，緩和ケアを駆使することでその影響を最小限にとどめ，治癒・生存期間延長・症状緩和を期待できる可能性があるため，患者にとって何がよりよいのかの検討が不可欠である。
- 環境整備や清潔・排泄ケアなどの日常生活援助や苦痛緩和は"患者の尊厳"を守る行為でもある。そこで基本的な看護や，意思決定支援，がん治療看護，緩和ケアをきちんと実践すること自体が倫理的な行為である。
- 転倒リスクが高い患者がナースコールを押さず自分でトイレまで歩きたい場合の対応など，倫理的配慮は医療安全とも密接に関連する。
- 緩和ケアにおいて，日常的にさまざまな倫理的問題に直面する（表Ⅳ-1-2）。

3）倫理的問題への対応

- 倫理的問題に対応するためには，患者状況や治

表Ⅳ-1-2　緩和ケアにおける倫理的問題の例

- 治療方針決定における患者・家族・代理人と医療者との合意
- 緩和的治療の開始・継続・変更・中止
- 治療効果が不確かな高価な民間療法への希望
- 希死念慮・積極的な治療継続への願望
- 苦痛緩和
- 終末期の輸液やセデーション
- DNAR (do not attempt resuscitate)
- 意思決定の代理人 (proxy)
- 療養場所の選択
- 経済的な問題
- 患者の意向尊重と医療安全のバランス
  - 例：転倒リスク，症状悪化リスクの上昇と，トイレまで歩きたいという希望
  - 誤嚥リスクが高くても死んでもいいから経口摂取を希望する患者
- 希少資源と患者の意向尊重とのバランス
- せん妄などで危険行動をとる患者への身体拘束・鎮静
- 組織の倫理的価値観へのジレンマ

など

IV 緩和ケア

療・ケアなどに関するエビデンスや患者の価値観・生活状況などをナラティブに医療者が理解した上で，患者・家族・医療者間で個別的に包括的に話し合い，価値判断していく。つまり倫理的問題の解決には対話が不可欠となる。

- 倫理的行動とは，倫理的感受性，つまり，もやもや感，しっくりこない感じを大切にし，表IV-1-3に示す4つの要素をもとに行動していくことである[6]。

B. インフォームドコンセント (IC)

- がんの病いのプロセスは，がん治療や療養場所などに関する意思決定の連続であり，治療・ケア・療養場所などの選択により，患者の人生の質(QOL)と量(生存期間)の両方に影響するため，意思決定支援は重要である。
- インフォームドコンセント(IC；informed consent)は，人権・自己決定権・自律を尊重することであり，同意サインを得るという形式のことではない。
- 「ベルモント・レポート」では，自律性を尊重するということは，その人の選択を重要視し，明らかに他者を害する場合以外はその人の行動を妨げないとしている[7]。

1) IC はプロセスであり双方向

- IC は，医療者からの病状・治療などに関する説明に対して患者が選択・同意するという一方向・一場面で行われるものではない。
- 医療者からの情報提供の内容には，検査・治療・ケアの選択肢と各々の内容(方法・時間・治療場所・コストなどを含む)・経過観察(何もしなければどうなるか)・利益・リスクの可能性，およびそれらを行わないことによる利益・危険・結果などが含まれる。一方，患者からの説明，つまり，患者の価値観・生き方・生活事情などに関する語りを促し，その人を理解する努力をし続け，対話を重ねて(双方向)情報を共有し合意していく一連のプロセスである(図IV-1-1)[8]。
- 患者の価値観を尊重できるように患者が語れる場を設定したり，代弁・擁護したりする一方，セルフアドボカシー，つまり，窮地に追い込まれながらも自己コントロール感を取り戻し，自らのために自らの力で，自己を主張し，自分ら

表IV-1-3 倫理的行動の4つの要素

1. 倫理的感受性(moral sensitivity)
倫理的問題が生じていることに気づく力
・「あれ，おかしい」と感じたことをそのままにせず周囲に伝える
2. 倫理的推論(moral reasoning)
それが倫理的に問題である理由を説明できる力
・「おかしい」と思った理由を事実にそって説明できる
・倫理的知識に基づきどこが倫理的に問題であるかを指摘する
3. 態度表明(commitment)
さまざまな障害を乗り越えて，倫理的に行動しようとする力
・誰のどのような権利を優先すべきか，どのような立場をとるべきかを適切に判断し，解決の方向性を明確にする
4. 実現(implement)
倫理的行為を遂行することができる力
・その問題の解決に向けて何をしたらよいかを判断し実際に行動する

(日本看護協会：臨床倫理委員会の設置とその活用に関する指針．2006をもとに作成)

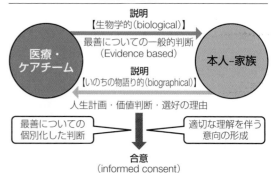

図IV-1-1 インフォームドコンセント(IC)のプロセス

〔清水哲郎：3. 意思決定プロセスこれからの考え方．臨床倫理オンラインセミナーパート1 臨床倫理の基礎 http://www.l.u-tokyo.ac.jp/dls/cleth/web_cleth/part1-3/now.html〔2016年9月14日〕図2を転載〕

しい生活や生き方を選択していくことができるように支援する[9]。

2）ICの主語は患者

- ICのプロセスの中で患者が自分の置かれた状況を理解した上で，選択・同意をすることであり，ICするのは患者である。

3）法律で定められている意思決定支援

- 医療法第一条の四　第二項に「医師，歯科医師，薬剤師，看護師その他の医療の担い手は，医療を提供するに当たり，適切な説明を行い，医療を受ける者の理解を得るよう努めなければならない」と定められており，意思決定を支援することは看護師の法的責任である。
- 厚生労働省はがん診療連携拠点病院の指定要件に「医師の病状説明には看護師が同席できるようにし，必要に応じて看護カウンセリング等を行う」と定めており[10]，さらにがん患者指導管理料が定められ，専門看護師や認定看護師が心理的ケアをしながら意思決定支援をすることに対して診療報酬が認められた[11]。

4）心理的支援とともに行う意思決定支援

- 患者の心理状況は意思決定に影響する。例えば，抑うつがあると治療を希望しない傾向，アドヒアランスが下がる傾向があることが明らかである。がんや再発・転移の診断，治療の継続困難すなわちBSC（best supportive care）などの悪い知らせによる患者の心理過程を理解し，治療の選択など人生の大きな決断を，医療者の関わりが少ない外来などでしなければならないことを理解して支援する。

5）意思決定支援における家族の位置づけ

- 医療者が対応する第一の当事者は患者である。

- 家族は患者の病気の影響を受けているため，ケアの対象者である一方，患者の療養生活を支えるケアの担い手でもある。また，多くの場合，家族は患者の価値観などを知っており，患者の意思を代行する候補になる。そこで，患者本人が意思決定できる時から患者-家族状況により家族が参加することが求められる。
- 時に，患者は医療者から家族などへの説明を拒否する場合がある。できるだけ患者にとって大切な人と一緒に病状説明を受けられるように患者の思いを確認しつつ調整するが，患者の意思を尊重する場合は，事前指示（p.316）を明確にしておく。

C. 自己決定，代理決定

1）自己決定

- リスボン宣言には，「情報の提供を受けること」と，判断能力がある成人は承諾あるいは拒否する権利，つまり自己決定権が尊重されることが示されている[12]。つまり患者に意思決定能力がある場合は，患者の意思を尊重する（自己決定）。
- 意思決定能力は，①理解，②認識，③論理的思考，④表明，つまり，情報を理解し認識できること，自分の選択を論理的に考え表明できることである。
- 意思決定能力はあるかないかの二者選択ではなく，段階的に低下し喪失していく。
- 意思決定能力を判断する場合は，脳転移やせん妄，認知症などの生物学的側面だけでなく，抑うつなどの心理学的側面の両方から個別に判断する。
- 意思決定能力がなければ情報提供をしなくてもよいというのではなく，1人の人間として尊重し，その人の存在に語りかけるという行為を続けていく。
- 通常，意思決定能力は6〜7歳程度で備わるとされているが，行為の内容（決定する内容）によ

り，意思決定能力があるかどうかは相対的に判断される。

2）患者に意思決定能力がない場合の対応：代理決定

- 代理決定の目的は，患者に意思決定能力がなくなっても，患者の意思を尊重した医療を選択し，患者にとっての最善の利益を考え続けることである。患者に代わって意思決定をする人を代理人という。
- 意思決定能力がない患者の対応については，厚生労働省の「人生の最終段階における医療の決定プロセスに関するガイドライン」[13]を参考にして対応する。
- 代理人はもし患者本人が意思決定できるとすればどうしているかを代弁することが役割であり，代理人の価値観を述べるのではない。
- 代理人を窓口として，ほかの家族らと医療チームメンバーとで一緒に患者の意思を推定していく。
- 代理人の意見と患者の事前意思が異なる場合，本人の意思を尊重するという原点にもどり，患者の事前意思が現状に合わないのかを慎重に検討する。
- 成年後見制度は高齢者の財産管理の代理などについての権限であり，成年後見人には医療上の代理権について権限はないと解釈されている。

D. 事前指示，アドバンス・ケア・プランニング，リビング・ウィル

- ACP（Advance Care Planning；アドバンス・ケア・プランニング）とは「今後の治療・療養について，患者と家族と医療者があらかじめ話し合う自発的なプロセスであり，将来起こりうる意思決定事項に関して，病状が安定している時期から話し合うこと」である[14]。
- 一方，事前指示（AD；Advanced Directive）は，

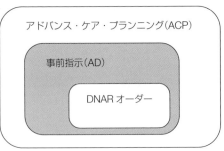

図IV-1-2　ACPとADの関連

将来，患者が判断能力・意思決定能力を失った時に，①治療・ケアなどに関して何をしてほしいか，してほしくないか（内容），②意思決定を誰に委ねるのか（代理人）についてあらかじめ話し合っておくことをいう。

- 事前指示の内容をそのまま当てはめるのではなく，患者が今この時点においても事前に指示した内容のことを本当に望んでいるかを代理人・家族・医療者で話し合い推定することが不可欠である。
- 事前指示を文章に表したものをリビング・ウィル（living will）という。
- 事前指示は結論に，ACPはプロセスに焦点が当てられている。その関係を図IV-1-2に示す。
- 患者の心身の状態や考えは時間経過とともに変化しうるので，いったん話し合ったらそれで終わりではなく，「理解しようとし続けるプロセス」である。このプロセスを通して，患者の人生観や価値観を理解する手がかりにする。
- 事前指示に関して法的に効力を定めた規定はない。リビング・ウィルを尊重することを定めた法制度は現時点ではない。

E. 治療の差し控えと治療中止

1）治療の差し控え

- 治療の差し控えとは，治療の選択肢として挙げられるものを患者の身体状況・価値観などによりあえて開始しないことである。がん治療や人

工呼吸器の装着，終末期の輸液に関すること[15]，DNAR（do not attempt resuscitation）などが含まれる。
- DNARは，がんの終末期などで心停止ないし呼吸停止した際に心肺蘇生を実施しないという患者の意思・事前指示に従って医師が出すオーダーのことである。
- DNARについて話し合う際，医療処置（人工呼吸器の装着，アンビュー換気，昇圧薬使用など）について，何をどこまでやるのか，またはやらないのか，家族などがそばにいない場合でも同じなのかを具体的に決めておく。
- DNARは，心肺停止した場合の心肺蘇生に関する意思決定に限定されているため，DNARの患者においても，症状緩和法や輸血といった治療・処置などに関しては通常のICに則って患者・家族と話し合いながら決定する。

2）治療の中止

- 治療の中止は，現在行われている治療を中止することであり，抗がん治療を中止すること，装着されている人工呼吸器をはずすことなどが含まれる。
- 患者の意思によるものであれば，欧米では「治療の差し控え」と「治療の中止」は同じ扱いをされるが，日本では大きく異なる。
- 死が予測される場合の人工呼吸器の中止に関するガイドライン・法律はない。

F. 鎮静

- 鎮静とは，呼吸困難，倦怠感など緩和困難で耐え難い苦痛症状を患者の意識を保った状態で緩和することが困難な場合で，患者・家族の希望がある場合に，苦痛緩和を目的として患者の意識を低下させる薬を投与することをいう。
- 安楽死と鎮静との違いを明確にする必要がある。安楽死は，たとえ苦痛緩和がきっかけであったとしても患者を死なせることを目的とした行為であるため，筋弛緩薬やカリウムなどの致死性の薬物を用い，結果として患者は死にいたる。一方，鎮静は苦痛緩和が目的であるためにミダゾラムなどの意識を低下させる薬を必要最小限に使用し，結果として患者の苦痛は緩和する。患者・家族・医療者が誤解しないよう注意する。
- 鎮静を判断するプロセス：鎮静は苦痛緩和としての最後の手段であるため，ほかの症状緩和方法がないか，緩和ケアチームなどのあらゆる専門家への相談により苦痛緩和の方法を駆使する。そして最初はできるだけ浅く（患者に声をかければ目覚める程度），短く（間欠的）行う。また，定期的に鎮静の継続・中止を評価し，鎮静中の患者の基本的なケアをしっかり行って，患者の尊厳を守る。詳細は日本緩和医療学会『苦痛緩和のための鎮静に関するガイドライン』[16]に譲る。

文献

●引用文献
1) World Health Organization : WHO Definition of Palliative care.
http://www.who.int/cancer/palliative/definition/en/ ［2016年7月21日］
2) 志眞泰夫，恒藤暁，他：緩和ケアの歴史と展望．日本緩和医療学会（編），専門家をめざす人のための緩和医学，pp.2-10，南江堂，2014
3) がん対策基本法
http://law.e-gov.go.jp/htmldata/H18/H18HO098.html ［2016年11月25日］
4) 前掲2），p.8
5) 鈴鴨よしみ：QOL評価研究と行動医学―レスポンスシフトの視点から．行動医学研究 21(1)：12-16, 2015
6) 日本看護協会：臨床倫理委員会の設置とその活用に関する指針．p.3, 2006
7) 生物医学および行動学研究の対象者保護のための国家委員会：ベルモント・レポート―研究対象者保護のための倫理原則および指針．1979
http://www.med.kyushu-u.ac.jp/recnet_fukuoka/houki-rinri/pdf/belmont.pdf ［2016年7月22日］
8) 清水哲郎：3．意思決定プロセス これからの考え方．臨床倫理オンラインセミナー パート1 臨床倫理の基礎，図2
http://www.l.u-tokyo.ac.jp/dls/cleth/web_cleth/part1-3/

9) 近藤まゆみ：第1-4章 対象である患者の力を捉える視点. 日本がん看護学会(監), 近藤まゆみ, 梅田恵(編), がん看護の日常にある倫理, p.39, 医学書院, 2016
10) 厚生労働省：健発0110第7号(平成26年1月10日)がん診療連携拠点病院等の整備について. pp.4-5, 2014
   http://www.mhlw.go.jp/bunya/kenkou/dl/gan_byoin_03.pdf ［2016年7月22日］
11) 厚生労働省：がん患者指導管理料. 特掲診療料の設置基準等. pp.4-6
   http://www.mhlw.go.jp/file/06-Seisakujouhou-12400000-Hokenkyoku/0000041272.pdf ［2016年7月22日］
12) 日本医師会(訳)：患者の権利に関するWMAリスボン宣言. 2005
   http://dl.med.or.jp/dl-med/wma/lisbon2005j.pdf ［2016年7月22日］
13) 厚生労働省：人生の最終段階における医療の決定プロセスに関するガイドライン. 2015
   http://www.mhlw.go.jp/file/06-Seisakujouhou-10800000-Iseikyoku/0000078981.pdf ［2016年7月22日］
14) 児玉美由紀：6 患者の意向を踏まえた治療の選択. 日本がん看護学会(監), 近藤まゆみ, 梅田恵(編), がん看護の日常にある倫理, p.97, 医学書院, 2016
15) 日本緩和医療学会緩和医療ガイドライン委員会：終末期がん患者の輸液療法に関するガイドライン(2013年版), 金原出版, 2013
   https://www.jspm.ne.jp/guidelines/glhyd/2013/pdf/glhyd2013.pdf ［2016年7月22日］
16) 日本緩和医療学会緩和医療ガイドライン作成委員会：4章 鎮静実施のフローチャート. 苦痛緩和のための鎮静に関するガイドライン(2010年版), 金原出版, 2010
   https://www.jspm.ne.jp/guidelines/sedation/2010 ［2016年7月22日］

●参考文献

Ⅳ-1-1-D
- がん対策推進基本計画
  https://www.mhlw.go.jp/file/06-Seisakujouhou-10900000-Kenkoukyoku/0000196975.pdf ［2018年8月6日］

第2章 緩和ケアにおけるトータルペインのアセスメント

1. 4つの視点でみるトータルペイン

- 患者は身体・精神・社会・スピリチュアルな苦痛をもち，それらの苦痛は相互に影響し合っているという考え方を「全人的苦痛（トータルペイン）」と呼ぶ（図Ⅳ-2-1）[1]。そのため看護師は，患者の苦痛を，これらの4つの視点からアセスメントし，さまざまな苦痛をもった1人の人間として全人的にとらえることが重要である。

- 緩和ケアにおいて患者の身体症状や日常生活動作は，病気の進行や治療の影響を受け，経時的に変化する。そのため，患者や家族は，それらの変化を経験するたびに揺れ，悲しみや怒り，不安などの苦悩を抱える。看護師は，このような患者の揺れる状況を理解し寄り添うことが重要である。

- 患者の揺れ動く状況を理解するためには，患者ががんと診断されてからたどってきた道のりを知ることが手掛かりとなる。患者の基本情報や現在の全身状態の把握と予後予測，病状についての本人や家族の認識を理解することが役立つ。

A. 基本情報（病状）とその認識

1）病期・診断，診断時期と治療経過，治療評価

- 患者の診断と病期の情報に加え，診断時期からどのくらい経っているのか，どのような治療経

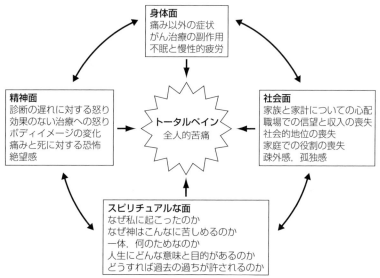

図Ⅳ-2-1 痛みを構成する4つの因子
〔Twycross RG, Wilcock A, 他（著），武田文和（監訳）：トワイクロス先生のがん患者の症状マネジメント（第2版）．p.14, 医学書院, 2010を一部改変し作成〕

過をたどってきているのか，そして受けたそれぞれの治療はどのような結果であったのかなどの客観的情報を診療情報などから把握する。

- 治療・療養の長い経過を経てきた患者は，これまでのいくつかの治療経験において，よかった経験もあれば悲嘆も経験しているであろう。診断されて間もない患者は，衝撃の回復過程であったり，急激な生活の変化に疲弊している状況かもしれない。
- 看護師は，患者の体験の語りや思いの表出などによる主観的情報を集め，患者の苦痛を理解する必要がある。例えば抗がん薬の副作用に苦しむ患者をアセスメントする場合，前回の治療効果がなかったために患者は新しい治療を受け始めた，という情報を事前に把握していれば，看護師は副作用の苦痛に関する情報に加え，治療効果がなかったことについての心理的苦痛やその程度についてもアセスメントする必要性に気づき，患者の苦痛により接近したアプローチを行うことができる。

2）現在の全身状態，治療の把握と予後予測

- 全身状態については，ECOGのパフォーマンスステータス(PS)の日本語訳(Ⅱ編1章 表Ⅱ-1-10，p.110)[2]など，客観的指標を用いて把握する。
- 予後予測については，PaPスコア(Palliative Prognostic Score)(表Ⅳ-2-1)[3]，PPI(Palliative

表Ⅳ-2-1　PaPスコア(Palliative Prognostic Score)

評価項目		スコア
臨床的な予後の予測	1〜2週	8.5
	3〜4週	6.0
	5〜6週	4.5
	7〜10週	2.5
	11〜12週	2.0
	>12週	0
Karnofsky Performance Scale	10〜20	2.5
	≧30	0
食思不振	あり	1.5
	なし	0
呼吸困難	あり	1.0
	なし	0
白血球数(/mm^3)	>11,000	1.5
	8,501〜11,000	0.5
	≦8,500	0
リンパ球%	0〜11.9%	2.5
	12〜19.9%	1.0
	≧20%	0

Karnofsky Performance Scale(KPS)

普通の生活・労働が可能　特に看護する必要はない	100
	90
	80
労働はできないが，家庭での療養が可能　日常生活の大部分で，症状に応じて介助が必要	70
	60
	50
自分自身の世話ができず，入院治療が必要　疾患がすみやかに進行している／動けず，適切な医療・介護が必要	40
／全く動けず，入院が必要	30
／入院が必要。重症，精力的な治療が必要	20
／危篤状態	10

(使用方法)
臨床的な予後の予測，Karnofsky Performance Scale，食思不振，呼吸困難，白血球数，リンパ球%の該当得点を合計する。合計得点が0〜5.5, 5.6〜11, 11.1〜17.5の場合，30日生存確率(生存期間の95%信頼区間)が，それぞれ，>70%(67〜87日)，30〜70%(28〜39日)，<30%(11〜18日)である。

〔二村昭彦：ガイドラインの使用上の注意．日本緩和医療学会緩和医療ガイドライン作成委員会(編)，終末期がん患者の輸液療法に関するガイドライン(2013年版)，p.4，金原出版，2013　https://www.jspm.ne.jp/guidelines/glhyd/2013/pdf/01_02.pdf［2016年12月13日］より転載〕

表IV-2-2　PPI（Palliative Prognostic Index）

評価項目		スコア
Palliative Performance Scale	10〜20	4.0
	30〜50	2.5
	≧60	0
経口摂取注	著明に減少（数口以下）	2.5
	中程度減少（減少しているが数口よりは多い）	1.0
	正常	0
浮腫	あり	1.0
	なし	0
安静時の呼吸困難	あり	3.5
	なし	0
せん妄	あり（原因が薬物単独，臓器障害に伴わないものは含めない）	4.0
	なし	0

（使用方法）
Palliative Performance scale，経口摂取，浮腫，安静時の呼吸困難，せん妄の該当得点を合計する．合計得点が6より大きい場合，患者が3週間以内に死亡する確率は感度80％，特異度85％，陽性反応的中度71％，陰性反応的中度90％である．
注：消化管閉塞のために高カロリー輸液を受けている場合は「正常」とする．
〔二村昭彦：ガイドラインの使用上の注意．日本緩和医療学会緩和医療ガイドライン作成委員会（編），終末期がん患者の輸液療法に関するガイドライン（2013年版），p.5，金原出版，2013 https://www.jspm.ne.jp/guidelines/glhyd/2013/pdf/01_02.pdf ［2016年12月13日］より転載〕

Prognostic Index）（表IV-2-2）[3]などを用い，さらに，画像データや，血液データ，医師，薬剤師，緩和ケアチームなど多職種からの情報を積極的に収集し，多角的な視点から総合的にとらえる．

3）病状についての本人の認識

- 患者が，どのように自分の病状を理解し，意味づけているかを理解することは全人的な苦悩を理解する上で重要な鍵となる．
- 今の病状について，患者がどのようにとらえているかを把握する．
- 患者が治療についてどのようにとらえているか把握する．

- 患者の認識が，QOLにどのような影響を与えているかをアセスメントする．

4）病状についての家族の認識

- 緩和ケアにおいては，家族もケアの対象としてとらえる．家族は患者が苦しむ様子を見ることによって同じように苦しみを体験し，自分を責めたり，無力感を感じ苦悩する．看護師は家族がどのように病状を認識しているかを把握し，患者の家族の苦しみを理解し，必要なケアを提供することが必要である．
- 家族は，患者の病状をどのようにとらえているかを把握する．
- 家族は治療についてどのように認識しているかを把握する．
- 家族の認識と患者の認識との間に差があるか，その差がQOLにどのような影響を与えているかを理解する．

B. 身体的苦痛のアセスメント

- 身体的苦痛とは，身体症状や身体機能の変化，日常生活動作の障害などによって生じる苦痛である．看護師は，患者が体験している身体的苦痛を理解し，さらに，その身体的苦痛が社会的側面，精神的側面，スピリチュアルな側面において相互にどのように影響し合っているかを含めてアセスメントすることが重要である．

1）原因，程度および治療（ケア）とその効果

苦痛の原因を探る

- がんによる身体的苦痛の原因は，①がん自体によるもの（例：腫瘍による消化管閉塞の痛みや通過障害など），②がんの治療によるもの（例：抗がん薬による末梢神経障害の痛みや機能障害

IV 緩和ケア

など），③がんと関係ないもの（例：長期臥床による筋肉拘縮の痛みや機能障害など）がある。また，がんの病変は全身に及ぶことがあるため，患者の主疾患と異なる部位の症状であっても，患者の訴えに耳を傾け，原因を把握することに努めることが重要である。

- そのために，全身の状態を把握するフィジカルアセスメントを用いることが役立つ。

フィジカルアセスメントを行う

- フィジカルアセスメントとは，全身の系統的・体系的アセスメントであり，主観的情報（問診）と客観的情報（身体検査技術）によって情報を収集する。
- 手順は，まず，ざっと全体を把握（スクリーニング）し，系統別（部位・器官別）に問診し，身体検査技術（視診，聴診，打診，触診など）を行うことによって全身を把握する。症状がある場合は，その部位・器官に焦点を当て，問診と身体検査技術を行って把握する。
- フィジカルアセスメントは，入院時や初回訪問（面接）時の初期アセスメントにおいてはもちろんのこと，新たな苦痛が生じた際や，定期的な観察として継続アセスメントに取り入れる。

症状のアセスメント

- がん患者にはさまざまな症状が出現する。また，その症状は継時的に発生頻度が増し，1人の患者にいくつもの症状が重複して存在し（図IV-2-2）[4]，QOLを低下させる。

●アセスメントの項目

- それぞれの症状に対し，次の点についてアセスメントする。

  ◆発症時期：症状はいつから始まっているのかを尋ねる。

  ◆部位：1か所だけか，複数か所か，増加してきているかを尋ねる。

  ◆症状パターン（持続性/突発性）：1日中持続しているのか，突発的に出現するのか，特定のパターンがあるのかなどを尋ねる。

  ◆性質：患者はどのように表現しているかを確認する（例：キリキリ痛む，など）。

  ◆程度：0〜10で苦痛を表現するNRS（Numeric Rating Scale）や，非常につらい，耐えられる程度のつらさ，少しつらい，全くつらくない，

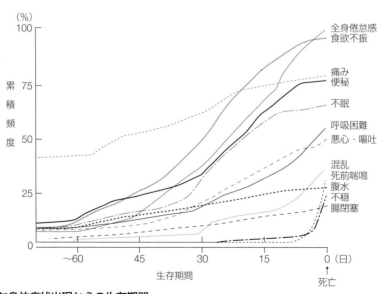

図IV-2-2 主要な身体症状出現からの生存期間
（恒藤暁：最新緩和医療学. p.19，最新医学社，1999より転載）

などといった語句スケール，フェイススケールなど，患者が表現しやすいものを利用して把握する。

◆増悪因子と軽減因子：症状を増悪させること（例：食事の後に症状が増悪する，など）や，軽減すること（例：あたためると和らぐ，など），患者の体験を尋ねる。軽減因子は，患者が自然と疼痛部位をかばうような姿勢をしたり，患者が意識していないことも多いため，注意深く観察する。

◆随伴症状：身体症状に伴って血圧の変化や食欲不振，また，不安などの症状が生じることがある。症状の有無とその程度，随伴症状に対する患者の反応（仕方ないと考えているのか，何とかしてほしいと考えているのかなど）を把握する。

◆患者（家族）の症状マネジメントの目標：患者は症状をどの程度軽減したいと考えているのか，また，症状を軽減することによってどんな希望をもっているのか，を尋ねる。

●チームでの共有
- アセスメントの記録は，カンファレンスや緩和ケアチーム回診などで活用できるように工夫する。
- 共有するためのツールとして，疼痛の初期アセスメントシート（図Ⅳ-2-3）[5]などを参考にするとよい。

2）日常生活への支障

- 看護のゴールは，できる限り可能なQOLを実現することである。苦痛症状によって影響を受けている患者個々の日常生活についてアセスメントし，その人らしい日常生活が送れるよう支援する。
- 身体症状が，患者が大切にしている日常生活の習慣や好みの活動に影響を及ぼしていないかを理解する。「苦痛が原因で，普段行っていたこと（例：朝の散歩など）に支障を生じたりしていませんか」などと尋ねるとよい。
- 病気をもちながらもどのように過ごしたいのか，という患者の意向や希望について理解する。
- 身体症状が，患者の人とのつきあいや社会的役割，人間関係などの社会的活動に影響しているかどうかを理解する。
- 患者が維持したいと考える日常生活の動作について理解する。そして，日常生活の自立度（立位，坐位，歩行，移動，食事，排泄，洗面，整容，保清）を高めるように支援する。
- 患者が希望する活動を実現できるかどうかの全身状態のアセスメント（呼吸器系，循環器系，消化器系，外皮系，内分泌系，筋・骨格系，感覚器系，脳・神経系の状態）を行う。

C. 精神的苦痛のアセスメント

1）原因（予測），程度および治療（ケア）とその効果

- 緩和ケア期のがん患者には不安，いらだち，孤立感，おそれ，抑うつ，不眠，希死念慮など多彩な精神症状がみられることがある。精神症状自体が患者にとって苦痛なので対処が必要だが，精神症状の背後にある原因ががん患者の真の精神的苦痛である場合が多い。
- まず，がん罹患前からの精神科や心療内科で治療歴およびその病名を確認する。精神疾患の既往歴がない場合には，現在の精神症状の発生時期を患者に尋ねる必要がある。例えば有効な治療法が尽きたという告知，疼痛など身体的苦痛症状の発現や悪化，トイレ歩行が困難になったなどADLの低下，病気による退職など，何かきっかけがあるものである。そしてそのきっかけが，がん患者にとっての真の精神的苦痛であると考えられる。
- 次に精神症状の程度を確認する。例えば激しい不安やいらだち，不眠，焦燥感は患者の苦痛が強く，今すぐ対処してほしい，と切迫した訴え

IV 緩和ケア

疼痛アセスメントツール _____

___ 年 ___ 月 ___ 日

患者名 _____ 年齢 _____ 病室 _____

診断名 _____ 担当医師 _____

担当看護師 _____

1. 部位：患者または看護師が記入する．

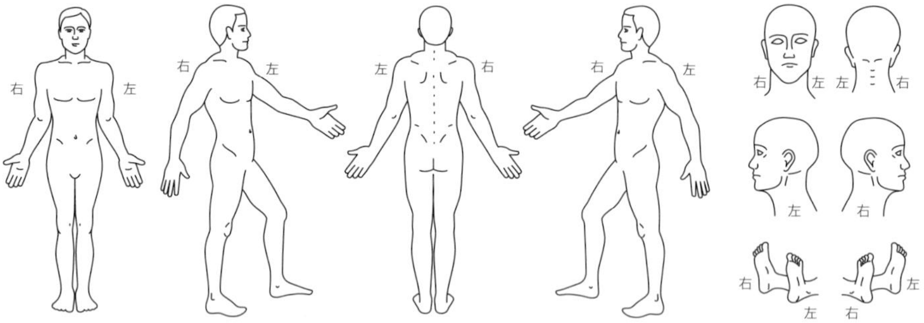

2. 強度：患者が疼痛の程度を評価する．用いたスケール _____
  現在：_____
  最も強い疼痛：_____
  最も軽い疼痛：_____
  痛みの許容レベル：_____

3. 疼痛の性質：（患者自身の表現を用いる．例えば，チクチク痛む，疼く，焼けるような痛み，ズキズキする，引きつるような痛み，鋭い痛み）_____

4. 発生，持続期間，種類，リズム：_____

5. 疼痛の表現方法：_____

6. 疼痛を緩和するもの：_____

7. 疼痛を引き起こすものまたは増悪させるもの：_____

8. 痛みの影響（機能を低下させ，クオリティ・オブ・ライフを低下させるものを特記する）_____
  随伴症状（悪心など）_____
  睡眠 _____
  食欲 _____
  身体活動 _____
  他者との人間関係（易興奮性など）_____
  情緒（怒り，自殺傾向，号泣など）_____
  集中力 _____
  その他 _____

9. その他コメント _____

10. 計画 _____

図IV-2-3 初期疼痛アセスメントツール
〔McCaffery M, Pasero C：Pain：Clinical manual(2nd ed.). St Louis, Mosby, 1999 をもとに作成〕

があることが多い。一方、患者は抑うつ気分や希死念慮に対して治療を希望していないこともある。そのような場合、「つらさと支障の寒暖計」[6]を用いて程度を確認してもよい。

- 看護師が緩和ケア期の患者の精神的苦痛に対して行えるケアは、①患者に寄り添うこと、②患者に共感すること、の2点である。そして患者に寄り添うには、ていねいな患者との対話が推奨される。
- 対話の際、患者の抑うつや不安など抽象的な気分を傾聴するだけでは十分な対話とはいえない。患者の話を聞いた看護師がそれに反応を示して感情、思考を伝えることで、真の対話(双方向性のあるコミュニケーション)が成立する。ただし看護師の気持ちを伝えるとは、患者の話を評価・査定したり、まして批判することではない。人と人の対話―すなわち患者になった人と看護師である人の対話が大切であり、対話は精神的苦痛への治療的効果をもつ。
- 対話の効果に関するエビデンスはまだ少ないが、①患者が自分に関心をもたれていることを実感でき、孤独感が低減する、②患者の真の問題が明確化される、③その結果、問題が自然に消失したり、解決の方向が明らかになる、④このプロセスを通じて精神症状が改善したり精神的に安定する、という効果がみられる。

2) 専門的介入の必要性の有無

- 前述したケアだけでは患者の精神症状や苦悩が改善しない時、あるいは自殺念慮など自傷他害の危険がある時には精神科・心療内科医の介入が必要である。その他、ケアしている看護師が対応に苦慮していると感じた時には、積極的に専門家の介入を要請すべきである。

3) 精神症状の誘因となる薬物使用

- 以下の薬剤は緩和ケア領域でもよく使用されるが、精神症状をきたす原因になりうる。

◆**医療用麻薬**:モルヒネ、オキシコドン、フェンタニル製剤のいずれも過眠、傾眠をきたすことがあり、ことに導入初期や短期間増量期には注意が必要である。またモルヒネ、オキシコドンは導入期や増量期に幻覚、せん妄を起こしやすい。

◆**ステロイド製剤**:ステロイド製剤は、興奮・覚醒作用があり、不眠を誘発しやすい。もともと不安や抑うつがある患者の場合には症状を増悪させることがある。またせん妄・支離滅裂・希死念慮を誘発することがある。

◆**ベンゾジアゼピン系薬**:抗不安薬や睡眠薬として用いられるベンゾジアゼピン系薬は、まれに脱抑制と呼ばれる興奮・多弁・躁状態をきたすことがある。超短期作用型催眠薬のトリアゾラム、ゾルピデムは夜間の中途覚醒時に朦朧状態を起こしたり、夜間の出来事を記憶していないという一過性の健忘を生じることがある。

◆**ハロペリドールなどの抗精神病薬**:ハロペリドールはオピオイド使用時のせん妄治療や制吐薬として広く用いられている。しかし、抗精神病薬をせん妄治療以外の目的で用いると、かえって悪夢、精神錯乱を引き起こすことがある。せん妄がない患者に制吐薬として用いる時には注意が必要である。

4) 心療内科・精神科の既往歴

- 精神症状のある患者では、精神科や心療内科での治療歴、治療開始時期と病名、服薬などの治療内容、治療結果を確認する。がん罹患以前から精神疾患があり治療継続中の場合には精神科・心療内科に介入を依頼し、その治療を中断しないで継続するべきである。
- 過去に精神科・心療内科治療歴があるが、現在は無治療の場合、がん罹患や緩和ケア期の精神的苦痛により精神症状が再燃することがある。過去の精神症状と現在生じている精神症状が類似しているかどうかを確認する。
- がん罹患後に初めて精神科・心療内科での治療

歴がある場合は，がんに関連した適応障害の可能性がある．適応が進むことで精神症状は改善していく可能性があるが，その場合にも薬物治療中の管理については，専門家に介入を依頼する．

5）日常生活への支障

- 精神的苦痛は各種精神症状を引き起こし，それがまた精神的苦痛となると同時に，さまざまな日常生活への支障を生じる．
- 不眠，食欲不振，意欲減退，興味や関心の減退，焦燥感などの精神症状は，著しく患者の日常生活を障害し患者のQOLを低下させる．もし日常生活の支障をきたすような身体的問題が確認されないのに，日常生活が障害されている時には，その背後に精神的苦痛が隠れている可能性がある．これを精神症状の身体化と呼ぶ．この場合には前述のように精神的苦痛のアセスメントとケアを進めていくことが重要である．
- ただし，日常生活の支障は，がん患者の場合には体調の悪化によることが多いので，安易に精神症状と関連づけることは慎まなくてはならず，また身体化された精神症状との区別は困難な場合が多い．しかし，前述の精神的苦痛のアセスメントとケアを進めていくことが両者の区別に役立ち，患者支援の第一歩となる．

D. 社会的苦痛のアセスメント

- がん療養過程で社会的な役割が変化したことで，患者には社会的な苦痛が生じる．看護師はがん患者の社会的な役割の変化をアセスメントし，その役割変化が仕事上の問題，家庭内の問題，経済上の問題，人間関係，相続問題にどのように影響しているのかをアセスメントしていく必要がある．

1）社会的役割の変化

- 厚生労働省は，国民の生涯を6段階に分けて年代別の健康課題を公表した[7]．患者はがんに罹患したことで健康課題に対応できずに社会的役割変化を余儀なくされることになる．したがって，看護師は世代別の健康課題を理解し，がん患者が療養過程でどのような社会的影響を受けてきたかを理解して関わる必要がある（表IV-2-3）[8]．

表IV-2-3 人生の各段階における特徴と健康課題，および療養過程への影響

人生の各段階	特徴と健康課題	療養過程への影響
幼年期（0～4歳）	生理的機能が次第に自立する時期，健康に関連した習慣を学ぶことが課題	健康観に関する保護者の影響が大きい
少年期（5～14歳）	社会参加への準備と精神神経機能の発達の時期，健全な生活習慣の獲得が課題	入院の長期化による発達への影響など
青年期（15～24歳）	身体的には生殖機能は完成し，大人へ移行する時期，壮年期以降の危険な生活習慣の始まりを改善することが課題	就職，結婚，出産などライフサイクルへの影響など
壮年期（25～44歳）	身体機能は充実して職業，子育てなど社会的活動が活発な時期，働けるということが健康という考えから，生活の中で自身の健康観を見直すことが課題	女性のライフサイクルの中で結婚，出産，育児などへの影響，がん罹患による生殖機能喪失，職業継続の困難や経済的な側面への影響など
中年期（45～64歳）	高年期への準備期で身体機能が徐々に低下していく時期，高年期における障害や生活の質を視野に入れて自らの健康を設計することが課題	壮年期の療養過程の影響に加え，高齢化する親の介護への影響など
高年期（65歳～）	人生の完成期であり，社会的な役割を終え，余生を楽しむ時期，老化による多少の病気や障害を抱えていても，生活の質を維持することが課題	家族の高齢化による介護力への影響，年金生活の場合は経済面への影響など

〔千﨑美登子，望月美穂：がん患者がたどる療養過程の特徴．濵口恵子他（編），一般病棟でできるがん患者の看取りのケア改訂版，p.57，日本看護協会出版会，2015より転載〕

- がんに罹患する前の患者の社会的役割を理解する。
- がんの治療期において変化した患者の社会的役割を理解する。
- 変化した社会的役割とどのように折り合いをつけてきたかを理解する。
- 患者の社会的役割の変化を患者自身，および患者の重要他者がどのように受けとめているかを理解する。

2）仕事上の問題

- 就労中の患者ががんに罹患した時，患者は職場の上司に報告し，話し合って職場での処遇を決めていく。がんと就労の問題が社会化し，「第2期がん対策推進基本計画」の改定[9]から国は働く患者への支援に取り組んでいるが，看護師は以下のことをアセスメントしておく必要がある。
- がん治療計画や症状が及ぼす就労への影響を理解する。
- 患者にとっての「職業」，「就労」への価値観を理解する。
- 治療を継続することで現れる症状から，就労への影響を予測する。
- 療養過程における患者の就労に対する心のもち方を理解する。
- 就労において患者が受けている支援について，患者がどのように受けとめているか理解する。

3）家庭内の問題

- がんの治療や病状で，患者が家庭内で今までの役割を果たせなくなったり，家族に負担をかけたりすることで問題が生じることがある。また，家族だからこそ，抱いている問題を言い出せずに対策が講じられず，家庭内の問題が潜在化している場合もあるので，看護師は以下のことをアセスメントし，必要であれば家族介入を行う必要がある。

- 患者の社会的役割の変化が，家庭内に及ぼしている影響を理解する。
- 療養過程における患者のキーパーソンとマンパワーを理解する。
- 患者が受けとめている家庭内の問題を理解する。
- 患者が受けとめている家庭内の問題への家族の受けとめを理解する。

4）経済上の問題

- 保険診療でまかなえるがん医療費から補完代替療法にいたるまで，費用の負担が療養生活に及ぼしている場合がある。看護師は，経済上の問題が患者・家族の療養生活に及ぼしている影響を把握し，適切な社会資源などの情報を提供する必要がある。
- 患者の療養過程に影響している経済上の問題を理解する。
- 適切な社会資源を受けているかをアセスメントする。

5）人間関係

- 患者はがんの告知を受けた後，これまでの人間関係においてがんに罹患したことを誰に告げるかを取捨選択する。そして，告げたこと，あるいは告げなかったことによって対人関係が変化する場合がある。また，患者の社会的立場，あるいは療養過程におけるボディイメージの変容から，今までの人間関係を制限している場合もある。看護師は患者・家族の価値観を理解して個人情報を保護し，必要があれば患者・家族が囚われている思いを癒やしていく必要がある。
- 人間関係の変化が，患者に及ぼしている看護上の問題を理解する。
- がんの病状や療養について説明している人間関係の範囲を理解する。
- 患者の人間関係において病状の説明内容に制限があるかを把握する。

6) 遺産相続

- 患者の遺産相続における問題が看護上の問題として生じることはまれではあるが，遺産相続に関する苦痛の有無を把握し，医療チームメンバー間でも情報を共有しながら適切な専門家からの支援の必要性をアセスメントする。
- 遺産相続に関しては，アドバンス・ケア・プランニングの一環として話題になることがある。最近では，法的効力はないが，葬儀，遺産相続，お墓など自分のエンディングに向けての希望を1冊のノートにまとめるマイ・エンディングノートの普及啓発活動も行われている[10]。

7) ソーシャルサポートの有無

- がん患者はソーシャルサポートによって，療養過程における健康行動を維持したり，ストレッサーの影響を緩和したりすることができる。したがって，看護師は患者のソーシャルサポートの有無を把握し，必要であれば社会資源の情報提供を行う必要がある。特に悪い知らせが伝えられた後や，日常生活動作に制限が出てきた時期のソーシャルサポートの有無の確認は重要である。
  - 患者の心理状態や，支障が出てきている日常生活動作を理解する。
  - 患者が受けているソーシャルサポートの有無把握し，その内容を査定する。

E. スピリチュアルペインのアセスメント

- スピリチュアルペインとはがんという病により"私の死"との対峙を余儀なくされ，自己の存在と意味の消滅がもはや現実のものとなったときに生ずる苦悩である。がんの療養過程において"私の死"を実感した患者のスピリチュアルペインは，その意識の志向性から，関係性・自律性・時間性の三次元に分類することができる。看護師は患者の訴えや語りに耳を傾けて，その患者のスピリチュアルペインをアセスメントする役割を担っている[11]。

1) 人生の意味への問い

- 人生の意味への問いとは自律性の苦悩であり，病により仕事や自分の役割などが遂行できないことや自分らしさを感じることができないために生きる意味や目的が見い出せない状態である。
- アセスメントに際しては，患者に対して「仕事や役割などができず意味がないなと思うことがありますか」「これまで楽しみにしていたことができず意味がないなと思うことはありますか」や「あなたの生き方や人生で大切にしていることが尊重されていると思いますか」などの質問を行う。質問に対して，患者が「生きていても何の意味もない」「私の人生は何だったのか」や「私の大切にしていることをわかってほしい」などと答える場合には，人生の意味への問いや自分らしさを失うなどの苦悩を感じていると推察できる。

2) 病気，苦しみの意味への問い

- 病気，苦しみの意味への問いとは時間性の苦悩であり，なぜ自分がこんなことになったのかという不公平感を抱いたり，納得のいかなさを感じたりする状態である。
- アセスメントに際しては，患者に対して「病気になって最もがっかりしたことは何ですか」などの質問を行う。質問に対して，患者が「治ると思っていたのに」「こんなに治療をがんばってきたのに何だったのか」「こんなことになったのは罰が当たったからだ」などと答える場合には，病気や苦しみの意味が見い出せず苦悩していると推察できる。

3）関係性の苦悩

- 関係性の苦悩には，家族や大切な人に対する心配やわだかまり，ほかの人にはわかってもらえないという孤独感，家族やほかの人に負担や迷惑をかけて申し訳ないという思いなどがある。
- アセスメントに際しては，患者に対して「家族のことで心配なことや気がかりなことはありますか」「（家族がいても）一人ぼっちだと思うことはありますか」や「家族に迷惑かけて申し訳ないという気持ちになることはありますか」「誰かの負担になってつらいと思うことはありますか」などの質問を行う。
- 質問に対して，患者が「残していく家族のことが心配」「自分が死んだ後，家族はやっていけるのだろうか」「誰もわかってくれない」や「みんなに迷惑をかけている」「人の世話にならないと何もできない」などと答える場合には，関係性の苦悩を感じていると推察できる。

4）死への恐怖

- 死へ恐怖とは時間性の苦悩であり，死に対するおそれや死んだらどうなるのかという不安を感じている状態である。
- アセスメントに際しては，患者に対して「死や死後について考えることはありますか」などの質問を行う。質問に対して患者が「死が怖い」「死にたくない」や「死んだらどうなるのだろう」「死んだら無になる」などと答える場合には，死への恐怖や不安を感じていると推察できる。

5）神や超越者への問い

- 神や超越者への問いとは関係性の苦悩であり，人間を超えた存在である神や仏，超越者との関係において苦悩を感じている状態である。
- アセスメントに際しては，患者に対して「人間を超えた力が働いていると感じることはありますか」などの質問を行う。質問に対して患者が「神も仏もない」「自然の力にはどうすることもできない」や「○○を信じていたのに」などと答える場合には，神や超越者への問いや信仰についての苦悩などを感じていると推察できる。

6）自律性の保持ができない苦悩

- 自律性の保持ができない苦悩とは，自分で自分のことが思うようにできないつらさやしっかりと考えることができないつらさ，自分の将来がどうなっていくのかわからず見通しや今後の計画が立たないことに関する苦悩などを感じている状態である。
- アセスメントに際しては，患者に対して「自分で自分のことができなくてつらいと思っているのはどんなことですか」や「病気はこれからどうなるのだろうかと思うことはありますか」などの質問を行う。質問に対して患者が「自分で自分のことができなくて情けない」「何もできなくなってしまった」「トイレも１人で行けない」「自分のことが考えられない」や「この先どうなるのかわからない」「先々のことを知って，自分で決めておきたい」などと答える場合には，自律性の保持ができない苦悩を感じていると推察できる。

7）気がかりになっていること

- 気がかりになっていることとは時間性の苦悩であり，家族や大切な人に伝えておきたいことや残しておきたいことがあるが，それができていない状態である。
- アセスメントに際しては，「何かしておかないといけないことはありますか」などの質問を行う。質問に対して患者が「まだしなければならないことがある」「仕事の引き継ぎをしておきたい」や「○○にお礼を言っておきたい」「葬儀や相続などの手続きをしておきたい」などと答える場合には，気がかりなことがまだできていないと推察できる。

F. アセスメントに必要なケア技術

- アセスメントにおいては，面接法の技術が必要である．

1) 全人的苦痛をもつ1人の人間としてのケアニーズの聞き取り

- まず初めに，患者・家族がその時に一番関心があり，知りたいことがらについて応答する．「今，一番気がかりなことは何ですか」「今，一番知りたいことは何ですか」などと，患者の関心事に注意を向ける．そして，その時にできる限り応答し，気持ちを汲む努力をする．人は，聞きたい・知りたいことを抱えている時は，ほかの話題について関心を向けにくくなる傾向がある．
- この時，「何が関心事なのかわからない」や，語る内容が混沌としている患者・家族にもしばしば出会う．がん医療を受けるプロセスで，自身に起きた現実に翻弄されることは当然である．強い混沌は，先へ進むことのできない状態であり，その時に必要な看護師の態度は，「圧倒的な混乱と苦しみの生を生きる」姿そのものに敬意を払おうとするものである[12]．
- 患者・家族が生活者として生きていくことに視点をおき，療養のプロセスに時間的・空間的視点を据え，援助を要するニーズを明らかにする患者・家族との共同作業をていねいに行う．
- 共同作業をていねいに行うとは，すでに患者・家族が迷いながらも考え対処していることを尊重し，さまざまな看護の場面で以下の項目について，患者・家族の日常生活に照らして，必要なケアとその具体的方法を一緒に知恵を絞り考え，ケアを実施するプロセスである．さらには，セルフケアできる，あるいは他者の支援を受けられるようにしていくことでもある．

◆**疾病管理**：診断に基づく治療の変遷，今後の治療方針，予後，併存する疾患の状態と治療，患者・家族の理解と意向

◆**症状マネジメント**：疾病管理に基づき，ケアを要する不快症状や機能障害・創傷，安全を脅かす要素，これらの対処方法とかかる労力

◆**心理的側面**：病むこと，苦痛症状や障害・創傷があることから生じる抑うつや不安，感情の揺れ動きなどの心理的な状態

◆**社会的側面**：文化的価値観や信念・人間関係や役割，経済的状態，法的な問題の有無や家族のあり方の影響

◆**スピリチュアルな側面**：患者・家族の今ここにあることの根幹を支える信念や価値，人知を超えた大いなるものとの関係や自身の中での統合性の変化，スピリチュアルペイン

◆**喪失・悲嘆の側面**：病むことや治療のプロセスで生じた，患者・家族の喪失・悲嘆

◆**社会資源**：日常生活を成り立たせていくための社会資源と活用へのアクセス

◆**回復が困難な時期**（看取りを考慮した）：予後予測・脆弱な心身のケア・家族ならではのケア

- ケアのニーズを引き出すには，専門領域の知識・技術・態度をもった看護師が，理解するにあまりある苦悩を抱いた独自の存在である人と，信頼に基づく率直な対話のできる関係性を築くことが前提となる．

2) 苦悩を理解するための共感的，受容的態度

- 共感は，他人が感じることを感じ（感情的要素），考え方を受け入れ（知的要素），理解したことを相手に伝えようとする（伝達要素）ことである[13]．
- 看護師が陥りがちなコミュニケーションとして，例えば以下のような特徴が挙げられる．
  - 関心のある特定の領域のことがら（話し合って心地よい話題，自分にとって有益だと感じる話題）だけを取り上げている．
  - 現在考えていることに的を絞って話すよう，患者の話す「時間の枠組み」を変えてしまう．現実認知を促そうとする操作的な働きかけの

際に生じやすい。

- 会話のテーマや内容を，無意識的に変えてしまう。看護師自身にとって自信のない，不安を抱くようなテーマを予感した時など。
- 会話の中で焦点の当たっていた人物から，全く別の人物に会話の焦点を変えてしまう。
- 助言ないし安心させる言動に走ってしまう。患者が十分に語れていない状態での助言は，患者にそれ以上話すことを躊躇させる。
- 医療者が専門用語を用いて話す，あるいは，患者や家族が専門用語を用いて話す。このような場合，共通理解された言語となっているか判断が難しく，会話の溝となっていることがある。
- 面接では，意識的・無意識的に関わらず，看護師自身が自分の関心・許容できる内容になるよう操作的なコミュニケーションに陥りがちである。これらは相互作用の側面もあり，ほかの医療者・患者や家族の不安や思い込みによる影響も加わる。
- 相手が苦悩を抱えていることに心を寄せ，耳を傾け（感情的要素），語られる考え方を1つの価値観として受け取り（知的要素），理解したことを相手に伝えてみて（伝達要素），勝手な理解となっていないかを確認するやり取りがあって初めて，わかってもらえているという気持ちを相手が抱くことができる。

3）表出を促すコミュニケーションスキル

- 感情の表出は，無理強いできるものではなく，かえってことを複雑にする場合もある。相手が無理なく自然と話せる，質問できる，感情が湧き出るように，普段からの関わりや振る舞いが重要である。
- 日頃の挨拶，声掛け，いたわり，いつ質問されても気持ちよくていねいに応対する習慣，笑顔などがそれである。
- それに加えて，患者が話しやすいように，こちらの解釈をめぐらさずに静かに相手の話とその

時の感情に焦点化する「傾聴」や，考えや理解をまとめ感情を落ち着かせる貴重な間としての「沈黙」は看護師と患者の双方にとって役立つものである。
- 症状緩和に難渋する状態や，スピリチュアルペインに向き合うといった困難な状態が続く中でも，看護師がともにあり続けるという保証をこれらのコミュニケーションに込めていることが基本姿勢となる。

4）悪い知らせを伝える場面でのケア

- 悪い知らせを伝える面談では，**表Ⅳ-2-4**に示す6段階のアプローチ[14]を想定し準備しておくことが，面談する側を落ち着かせ，結果的に患者へのケアとなる。
- 準備とは，事前にチームカンファレンスなどで，第1段階①〜③と第4段階①について検討し共

表Ⅳ-2-4 悪い知らせの伝え方―6段階のアプローチ

第1段階	面談にとりかかる ①環境を整える ②どこで行うのが望ましいか？ ③誰が立ち会うのが望ましいか？ ④開始する
第2段階	患者がどの程度理解しているのかを知る
第3段階	患者がどの程度知りたいのかを理解する
第4段階	情報を共有する（整理と教育） ①あなたの目的（診断・治療計画・予後・援助）を決定する ②患者の理解度に応じて始める（情報の整理） ③教育 （1）情報を少しずつ提示する 　　　（2）専門用語でなく日常語を使う 　　　（3）どのように伝わっているか何度も確認する 　　　（4）情報を繰り返して強調し，明確にする 　　　（5）コミュニケーションのレベルを確認する 　　　（6）患者の言葉に耳を傾ける 　　　（7）自分の話題を患者のものと調和させる
第5段階	患者の感情へ応答する：患者の反応に気づき，それを受けとめる
第6段階	計画を立てて完了する ①今後の計画を立てる ②今後の約束をし完了させる

〔Buckman R（著），恒藤暁（監訳）：真実を伝える―コミュニケーション技術と精神的援助の指針．p.96，診断と治療社，2000〕

有しておくことである。患者に相対する際の基本姿勢は，「最悪の事態に備えることは，最善を希望するのをやめることではない」ことを伝え支えることである。

- 面談の終了後にも，患者は引き続き，面談のテーマとなったことを考え続ける。その中で，再確認したいこと，新たに生じた疑問，不安などからさまざまな反応を示す。
- 反応を評価する際の基準[15]には，①社会的許容性（反応は文化的規範や規則の範囲内で許容されるものか），②適応性（反応はその状況での苦悩を増大あるいは減少させているか），③解決性（苦悩を増大させている場合，助けとなる介入方法があるか）の3つがあるといわれている。
- 悪い知らせを伝えられた時の，患者の正常な反応の範囲は極めて広いといわれており，「異常な反応」と不当に評価し，患者を孤立させないように注意する必要がある。「正常か異常か」と評価するのでなく，あくまで，個々に応じた対応をすることが求められる[16]。

5）否認・怒りを抱く患者・家族へのコミュニケーションとケア

- 否認の本質は，悪い知らせを受け入れることへの拒絶であり，否認の中心的要素は，潜在的な防衛機制である[17]といわれている。それは，悪い知らせは本当であるという意識がすでに存在するからこその反応でもある。
- 否認への応答では，①否認の防衛的な本質を尊重する，②否認を圧倒的な脅威に対する普通の反応であると理解する，③患者が悪い知らせに正面から対処するために心理的に準備が整うまでは，悪い知らせを否認できる自由を与えることを考慮する[17]。
- 看護師が怒りの対象となったり，患者・家族の怒りを目撃したりすると，程度はさまざまであっても，圧倒され，傷つくこともしばしばである。患者の示す怒りが，人間の怒りの特徴からして一般的なことだと理解できれば，冷静に共感的に対応することができる。

文献

●引用文献

1) Twycross RG, Wilcock A, 他（著），武田文和（監訳）：トワイクロス先生のがん患者の症状マネジメント（第2版）. p.14, 医学書院, 2010
2) JCOG（Japan Clinical Oncology Group）日本臨床腫瘍グループ：ECOGのPerformance Status（PS）の日本語訳. http://www.jcog.jp/doctor/tool/ps.html［2016年7月22日］
3) 二村昭彦：ガイドラインの使用上の注意. 日本緩和医療学会緩和医療ガイドライン作成委員会（編），終末期がん患者の輸液療法に関するガイドライン（2013年版），pp.4-5, 金原出版，2013
https://www.jspm.ne.jp/guidelines/glhyd/2013/pdf/01_02.pdf［2016年7月22日］
4) 恒藤暁：最新緩和医療学. p.19, 最新医学社, 1999
5) McCaffery M, Pasero C：Pain：Clinical manual（2nd）. St Louis, Mosby, 1999
6) 国立がん研究センターがん情報サービス：がんと上手につき合うための工夫.
http://ganjoho.jp/public/support/mental_care/mc.03.html［2016年11月28日］
7) 厚生労働省：21世紀における国民健康づくり運動（総論）. pp.20-23, 2000
http://www1.mhlw.go.jp/topics/kenko21_11/pdf/s0.pdf［2016年7月25日］
8) 千﨑美登子，望月美穂：がん患者がたどる療養過程の特徴. 濱口恵子他（編），一般病棟でできるがん患者の看取りのケア改訂版，p.57, 日本看護協会出版会，2015
9) 厚生労働省：がん対策推進基本計画の概要（平成24年6月）. http://www.mhlw.go.jp/bunya/kenkou/dl/gan_keikaku01.pdf［2016年7月25日］
10) 本田桂子：終末期の意思決定を支えるには—advance care planning（ACP），事前指示，マイ・エンディングノート. 内科112（6）：1394-1397, 2013
11) 田村恵子，河正子，他（編）：看護に活かすスピリチュアルケアの手引き. pp.29-35, 青海社, 2012
12) Frank AW（著），鈴木智之（訳）：傷ついた物語の語り手—身体・病い・倫理. p.159, ゆみる出版, 2002
13) Northouse PG, Northouse LL（著），信友浩一，萩原明人（訳）：ヘルス・コミュニケーション—これからの医療者の必須技術. p.26, 九州大学出版会, 1998
14) Buckman R（著），恒藤暁（監訳）：真実を伝える—コミュニケーション技術と精神的援助の指針. p.96, 診療と治療社, 2000
15) 前掲13），p.99
16) 前掲13），p.98
17) 前掲13），p.119

●参考文献

Ⅳ-2-1-E
- 田村恵子，河正子，他（編）：看護に活かすスピリチュアルケアの手引き. pp.29-35, 青海社, 2012

第3章 がん患者のトータルペインを緩和する日常生活の支援

1. 日常生活支援のための患者と家族の認識と対処能力

- がん患者のトータルペインを緩和する日常生活の支援を行う際には，患者と家族の力が最大限生かされるように支援することが重要である。そのためにも患者と家族の認識と対処能力をアセスメントすることが必要である。

A. 障害されている日常生活が，治療やケアによって回復する見通し

- がんの進行による全身倦怠感，食欲不振，便秘，不眠などの身体症状は，生存期間が1か月前頃から頻度が増す。これらの身体症状は患者の日常生活にも影響し，生存期間が2週前頃から自力移動の障害，排便や排尿の障害，食事や水分摂取の障害，会話の障害の頻度が高くなる。現在行われている治療やケアによって日常生活がどの程度回復するのか，可逆的なのか非可逆的なのかを病態と予後をアセスメントし，臨床経過と日常生活の回復の程度を見通すことが必要である。
- 患者と家族が，障害されている日常生活がどの程度回復すると認識しているのか，患者と家族の受けとめを確認する。
- 患者と家族の希望と現実的な見通しに大きな乖離がある場合は，患者と家族の希望を失わせないよう配慮をしつつ，希望と現実の折り合いをつけることが必要となる。

B. 身体的苦痛の緩和的治療についての理解や受けとめ

- 症状は主観的な体験であるため，身体的苦痛を感じている患者がその症状をどのように感じたり意味づけしたりしているのか患者の症状体験を理解する。
- 日々の細かい観察を通して，身体的苦痛が患者の日常生活やQOLに与えている影響をアセスメントする。
- 症状の意味は個人の生活体験や社会文化的背景に影響を受けることも多いため，患者と家族が，身体的苦痛に対する緩和的治療の目的や意味をどのように理解し受けとめているのかを確認する。
- 患者にとって最も厄介な症状は必ずしも最も重症度の高い症状ではない場合もある。「今一番気になっている症状は何ですか」というように，患者が一番気がかりとしている症状を確認することが必要である。
- 患者と家族が身体的苦痛と病状をどのように結びつけているのか，緩和的治療ががんの治癒をめざす治療ではないことを理解しているかなどを確認する。

C. 症状緩和に対する希望

- 症状緩和に対する患者の価値や優先度を確認する。病気の進行や家族，経済的な問題が，今の

その患者にとって最も解決すべき優先事項である場合もあり，必ずしも症状緩和が優先事項ではない場合もある。
- 症状緩和の評価は，症状が緩和されたことによって患者の日常生活や自分らしさといった患者個々のQOLの変化を評価する必要がある。そのため，患者と家族が，症状緩和に対してどのような希望をもっているかを確認する。患者によっては「このくらいの症状なら気にならない」という人もいるかもしれない。症状をゼロにすることだけでなく，生活をしていく際に支障のない程度，そして患者のQOLを改善するという視点が大切である。また，患者とともに症状緩和のゴールを設定し，患者と医療者が症状緩和のゴールを共有するために話し合うことが重要である。
- どのような症状緩和の方法を取り入れるかは，患者個々によって異なる。患者と家族に利用可能なエビデンスに基づく方法を提示し，いくつかの選択肢を提示する中で，患者の好みを考慮することが大切である。

D. セルフケア能力

- がん患者のもつ力を強め，効果的なセルフケアが実践できるように支援することが求められる。看護師は患者のセルフケア能力がどの程度なのかをアセスメントする必要がある。
- まず，セルフケア能力をアセスメントする視点[1]として，①患者の動機づけはどうか，セルフケアをしたいと思っているか，②自分の身体に注意や関心が向けられているか，③理解力があるか，④医療者とコミュニケーションをとる能力があるか，⑤セルフケアを実行できるか，⑥セルフケアを日常生活に取り入れているか，⑦支援者がいるか，の視点からアセスメントする。
- 次に，セルフケア能力としての強みが発揮できないのはなぜかをアセスメントする視点として，①バリアになっていることは何か，②どのようになれば強みが発揮できるのか，③セルフケア欲求は適切か，の視点からアセスメントする。
- 緩和ケアを受ける進行がんの患者は，身体機能の低下によりセルフケア能力を十分に発揮できない場合も多いが，患者の残された力（医療者に症状を伝える力，他者に依頼する力など）を活かし強めるためにも，患者の残された力をアセスメントする必要がある。

E. 対処行動

- 身体的苦痛や日常生活の支障に対して，患者と家族が実践している対処行動とそのタイプをアセスメントする。問題の解決策を試みる，積極的に情報収集を行うなどの問題中心コーピング，感じ方や見方を変える，注意をそらすなどの情動中心コーピング，どちらのコーピングが優位であるのかをアセスメントする。
- 症状がそれ以上悪化しないように予防し対処する方法を指導し，患者自身が自分の日常生活をコントロールできるようにする。
- 患者が自分に起きている症状に対してどのようにケアをし，どう対処していったらよいかという情報をもっているか，患者と家族が症状を自分なりの方法や自分なりの表現で伝えることができているかをアセスメントする。また，患者と家族が症状のコントロールに参加していると感じられているか，患者と家族が症状コントロールのための生活の工夫や薬剤の使用方法など自分のコントロール方法を獲得することができているかなどをアセスメントする。

F. 精神的苦痛の緩和的治療についての理解や受けとめ

- がんの進行，治療の限界といった悪い知らせを伝えられた患者には，不安や抑うつ，孤独感，

絶望感といった精神的苦痛が伴う。
- 精神的苦痛は，背後に適切にコントロールされていない身体症状，家族や経済的問題などの社会的問題が影響している場合も多いため，患者を包括的にアセスメントする必要がある。
- 患者と家族が一番苦痛と感じていることは何か，患者と家族が経験している苦痛や感情を理解しようと努めながら，苦痛を多角的にアセスメントする。心理士や精神科医などの専門家の介入が必要な場合においては，まず患者と家族が精神的苦痛の緩和的治療の目的をどのように理解しているか，専門家の介入に対し納得しているかを確認した上で介入を進める。

G. 患者と家族の回復の希望

- 患者と家族が日常生活や病状に対して，どのような回復の希望を抱いているのかを理解する。現実的には叶えることが難しい希望をもっている場合は，患者と家族の希望や願いの背景にある思いを理解する。患者は，誠実に真実を伝えてほしいと願う一方で希望を失わせないでほしいとも願っている[2]。現実をすり合わせていく必要がある場合も，患者の希望を壊さないように患者の思いに耳を傾けながら，誠実にきめ細かな配慮のもと真実を伝えていく。

2. トータルペインを緩和するケア

- 身体的苦痛は精神，社会，スピリチュアルな側面にも影響を及ぼし，患者の苦痛の増幅につながる。例えば，痛みがあることによって気持ちがふさぎ込んだり，人とのつきあいをできるだけ避けてしまうことで，さらに孤独感が強くなる，といったことが生じる。身体症状を適切にマネジメントすることは，トータルペインを緩和するためにも重要なアプローチである。看護師は，症状緩和的治療や日常生活の工夫が患者にとって最善な方法となるよう支援する必要がある。

A. 身体的苦痛を緩和し，日常生活の質の向上を図るケア

1) 症状マネジメント

- 患者は身体的苦痛に対して，患者なりの対処を行っていることが多い。患者が対処したことを尊重し，患者ができるだけ主体的に苦痛緩和の治療（ケア）に参加できるよう支援する。
- 症状緩和に対して薬物治療が行われている場合は，効果と患者の満足度を定期的に評価し，ケアの方向性を話し合う。
- 薬物に対して，患者はおそれや懸念，期待などさまざまな思いを抱き，心理的な負担になっていることが多い。患者の思いに十分に耳を傾け，患者の意向が治療やケアの方針に反映できるように支援する。
- 患者の意向に合わせて，マッサージやポジショニング，温・冷罨法，気晴らしなどの非薬物療法について検討する。その際には適応と禁忌について十分医療チームと話し合った上で適応する。実施後は患者の反応を評価する。
- 症状緩和の治療やケアに関して，どのような意向や希望を抱いているかを家族に尋ね，ともに検討する。
- 患者は身体的苦痛を医療者に伝えることを躊躇し，諦めてしまいやすい。一方，医療者は患者の客観的苦痛症状を過小評価しやすいため，看護師は患者の行動や表情などに対し，きめ細やかなアセスメントを心がける[3]（具体的なケアは4章1，p.346参照）。

2）症状軽減につながる生活の調整

●食事や栄養

- 食事内容：食欲不振は多くの患者に生じる症状（2章1-B 図Ⅳ-2-2, p.322）であるため，患者の食べやすいもの，好む味など，食べる楽しみを重要視する。また，治療食や食事制限と患者や家族の希望が葛藤する場合は倫理的視点で話し合う機会をもつことも重要である。
- 食事環境：食事の体位や，食器，家族や友人との食事など，自宅での食卓に近い環境を工夫するなど，楽しめる環境づくりを行う。
- 食事温度や量：温かいものが食欲をそそる場合もあれば，温かさが食事のにおいを強く感じさせ，悪心・嘔吐につながる場合もある。においに敏感な場合は料理を冷ましてから提供するなどの工夫をする。盛り付けを少量にすることにより，見た目で食欲が低下するのを防ぐ工夫をする。
- 栄養：少量ずつしか食べられない場合は，高栄養の食事の工夫を，管理栄養士の支援を受け検討する。

●睡眠・休養

- 緩和ケアを必要とする患者は多くの症状を抱えていることが多いため，心身のエネルギーを保存するための睡眠や休養が重要である。
- 睡眠障害：睡眠の妨げになる原因をアセスメントし，痛みや深い症状があればまず，症状緩和を図る。
- 生活習慣：睡眠前に交感神経優位となるような行動（熱い温度での入浴，パソコンや携帯電話の操作）を控えるなどの患者指導を行う。
- 環境：音や温度，湿度，照明などを快適に調整し，眠りを妨げない工夫をする。
- 寝具：ゆったりした寝衣や，好みの寝具，適切な枕の高さなどを調整し，心地よい環境を整える。
- リラックス：睡眠前にリラックスできるようなケアを取り入れる。適度な温度での足浴，マッサージ，穏やかな会話，好みのアロマオイルなどの香りを活用する。
- 休養：疲労を回復できるよう，活動の間には十分休息時間を設けるなど，一日の活動時間を工夫する。疲労しやすい時間帯を把握し，比較的エネルギーのある時間帯にケアを計画したり，活動の優先順位をつけて計画する（エネルギー温存療法）。

●清潔・整容

- 清潔を保つケアは，血行促進，快の感覚を得たり，整容によって病気であっても社会性を保つなど，自尊心を支えるケアとなる。入浴・シャワー浴・清拭・足浴・手浴など，患者の状況や好みに合わせて行う。疲労や症状の悪化を予防するために，時間帯や鎮痛薬の使用を工夫する。

●排泄

- 人は排泄の世話を受けることについては心理的な苦痛を伴う。羞恥心や自尊心への影響を理解し，可能な限り患者の意向を尊重する方法で，かつ，安全で安楽に排泄が行えるよう，患者と話し合って方法を選択する。おむつや尿道カテーテルを選択する場合は必要性を十分吟味し，患者と話し合って決めることが望ましい。

●気晴らし

- 気晴らしの行為は，病気以外のことに意識を向けることにより，精神活動を活発化し生きる意欲を向上させたり，家族や仲間との関わりを深め，存在意義や自尊心を支えるケアにつながる。外出や，趣味，会話を楽しむ，スポーツ観戦，音楽鑑賞など，患者の好みや，体調をアセスメントする。
- 苦痛の増強を避けるための工夫を十分講じて実施し，実施後のケアの評価は必ず行う。患者の満足度に合わせて計画を変更するなど，柔軟な対応が重要である。

B. 精神的苦痛を緩和し，日常生活の質の向上を図るケア

1）気持ちのつらさを理解するケア

- がん患者の精神的苦痛は，人生の悩みと人間関係の悩みに集約される．自身の人生へのさまざまな思い，家族との別れ，家族への複雑な思い，職場や家庭での役割喪失，同僚や友人との比較，医療者への期待と失望など，さまざまな思いがある．精神的苦痛は個別的であり，一般論では語れない．患者はがん罹患によって人生の変化を余儀なくされ，日常生活や人間関係は変化し，それに悩むからこそ不安や抑うつ，不眠が生じる．精神症状の背後にある患者の精神的苦痛に寄り添うことは，看護の大きな役割である．
- 患者の日常生活は人生そのものである．患者の精神的苦痛を理解し患者に寄り添うには，不安や抑うつなど精神症状のつらさを傾聴するだけでは不十分で，対話を通じて患者の日常生活を具体的に知ることで，患者の人生が生きいきと看護師にも伝わる．その結果，患者にとっての真の精神的苦痛が看護師にも伝わり，看護師も患者のつらさに共感できる．
- 看護師の役割は，患者の日常生活の支援として，ただ栄養を補給し排泄の世話をして清潔を保つというだけではない．例えば食について考えると，患者がどのような場所で（住），だれがどのように調理したものを（家族），どのような時間に（日課）食していたか，具体的な情報があると，患者の日常生活や家族関係など，患者の人生そのものがみえる．看護師は日常生活への理解と援助を通じて患者の人生に寄り添うには最適な位置におり，精神的苦痛の緩和に寄与することができる．

2）精神症状のケアと予防

- 精神症状には，精神的苦痛すなわち心理的問題のために二次的に生じてくるものと，がんの脳転移や低酸素状態，電解質異常，薬剤起因の器質的・機能的精神症状がある．後者は薬物治療が必要になるので専門医に早めに相談する必要がある．
- 精神的苦痛の予防とケアのためには，看護師が患者との対話を日常的に行い，患者の人生や日常生活への理解を深めておくことが大切である．その結果，患者は看護師にわかってもらえているという安心感をもつことができ，精神症状の予防につながる（2章1-C, p.323）．

3）信頼関係を構築するコミュニケーション

- 患者との信頼関係を構築するためには，常識的な礼儀正しさに加えて，正直さ，誠実さ，希望を失わない態度が基本に求められる．
- 看護師は患者に対して心理療法を提供するわけではないので，心理療法的な技法より，良質なコミュニケーションが適している（2章1-F, p.330）．
- 良質なコミュニケーション（以下，対話）とは，人と人の間で，意思・感情・思考の伝達を相互に行うことで，この双方向性が重要である．傾聴は大切な要素ではあるが，それだけでは双方向性が不十分で，看護師側の気持ちや考えを伝えないと対話とはいえない．また，患者の話をそのまま繰り返して相手に伝える反復・反映の技法も，看護師側のメッセージが患者に伝わらないので対話にはならない．患者の話を否定したり評価したり，看護師が一方的に説明することが対話とはいえないことはいうまでもない．
- 対話は，①相手の話を聞く，②相手の話を理解する，③相手の話に反応を返す，のプロセスをていねいに繰り返すことで，いわゆる「言葉のキャッチボール」を行うことが大切である．そのためには患者の話に傾聴するだけでなく，相手の話に対して湧いてくる看護師側の思考・感情・意思を自覚し，それを言語的に相手に伝えることが求められる．

4) 精神症状の薬物治療の受け入れを支えるケアおよび患者・家族への教育

- 精神科・心療内科の受診や精神科的治療に抵抗感がある患者や家族に，看護師が行う治療への橋わたしの役割は大きい。その際，患者が苦痛に感じている症状を確認し，その対処について話し合うことが大切である。例えば抑うつ状態の可能性がある場合に「うつの治療が必要だから」という説明は，すでに看護師が「うつ」という診断をしているので不適切であり，患者・家族は「精神疾患扱いをされている」と拒否的になる可能性がある。むしろ「熟睡できない」「朝早く目覚めてしまう」「イライラする」「そわそわする」など，患者の苦痛症状への対応を専門家である精神科・心療内科に相談してはどうか，と提案することが推奨される。また，つらい症状が多少の薬剤で改善する可能性があると考えているという，看護師としての見解を伝えることは適切である。

5) 心理の専門家との協働を進めるケア

- がん患者を扱う病院には，精神科医，心療内科医，リエゾン精神看護専門看護師など精神保健の専門家がいる。がん患者の精神的苦痛への看護を行う際に，適切かつ効果的にケアを提供し，看護する側のストレスを少なくするためには，これら精神保健専門家の特徴を知って積極的に協働するとよい。
- 器質的機能的精神症状への対応には精神科医・心療内科医の介入が必要である。入院中の患者であれば病院内の精神科医・心療内科医に相談すればよいが，患者が受診する際には，緊急時以外は患者自身あるいは家族の同意が必要である。
- 外来通院患者や，病院内に精神科・心療内科がない場合には，ほかの総合病院精神科，単科精神科病院精神科あるいは市中の精神科・心療内科クリニックを受診することになる。単科精神科病院の精神科では，身体疾患や適応障害への対応に不慣れな場合があるので，がん患者の精神症状に対しては，総合病院内の精神科・心療内科あるいは市中のクリニックのほうが相談しやすい。
- リエゾン精神看護専門看護師は，日頃のケアの中で患者に接近しやすいのが特徴である。精神疾患のスクリーニングや自殺リスクの査定，コミュニケーションが難しい患者への直接介入に加えて，身体面への理解もあるので，がん看護領域での協働に適した精神保健専門家である。患者への直接介入だけでなく，対応の難しい患者・家族への対応相談や看護師のメンタルヘルスまで幅広くがん看護と協働する。

C. 社会的苦痛に対処するための支援

1) 役割を遂行する工夫と調整（仕事，家事など）を支えるケア

- がんに療養過程における社会的役割の変化をアセスメントし，患者が今果たしたいと考えている役割を理解して患者および家族と共有する。患者が「他人には迷惑をかけたくない」という思いから家族には言い出せないでいる場合もあるので，まずは共有することから始める。
- 患者が果たしたいと考えている役割と，課題となっていることについて話し合い，病態や有害事象を査定しながら患者が果たせる役割の折り合いをつける。
- 患者が果たせる役割を遂行する上で，課題となっていることを明らかにし，例えば有害事象である末梢神経障害，爪トラブルなどがあれば，手袋の装着，アピアランスケアなどで工夫や調整を行う。
- 家庭における家事などの役割は，日常生活動作，手段的日常生活動作をアセスメントし，患者が望む役割を果たしながら療養できるように支援する。

表Ⅳ-3-1　治療と就労の両立支援に向けた12のヒント

支援の視点	ヒント
本人への支援	1）定期的に体調と仕事の状況を確認 2）ちょっとした困りごとにすぐに相談対応 3）本人の自己決定を支えるための働きかけ 4）精神面や情緒面をサポート 5）プライバシーに配慮した，健康情報を含む個人情報の取り扱い
上司・同僚への支援	6）治療と仕事を両立できる職場環境や作業条件を確認・調整 7）がんを抱える労働者が就労継続できるよう，職場の支援体制を強化 8）互いに支え合い気遣う職場風土づくりを促進
人事労務担当者との連携	9）適正配置について産業看護職の立場から助言 10）利用可能な制度や柔軟な勤務パターンについて確認・調整
「産業医」「医療機関」との連携	11）産業医との役割分担と定期的な情報交換 12）医療機関との連携の要否や方法，連携内容について検討・調整

〔錦戸典子：職場でがん患者を支える産業看護師の役割と可能性―治療と就労の両立支援に向けた12のヒント．保健師ジャーナル71(8)：661-663，2015をもとに作成〕

- 仕事の場合は，『「がん就労」復職支援ガイドブック』[4]や『治療と就労の両立支援に向けた12のヒント』(表Ⅳ-3-1)[5]を参考に，産業医，産業看護師と連携して支援する。
- 就学の場合は『小児がん就学の相談対応の手引き』[6]を参考に，学校担任とも連携して支援する。

2）社会生活に必要な支援を得られるためのケア

- 社会生活に必要な支援とは，患者が社会の一員として営んでいることを意識できるような支援で，前述した役割を果たすための支援も含まれる。
- 患者がこれまで参加していた社会生活(修学，習いごと，地域活動への参加など)を営みたいという望みを抱けるような心身の状態が前提となる。
- 患者の体調を査定して患者が望む社会生活に復帰できるように，キーパーソンやケアマネージャーなどの関係者の協力を得ながら調整する。
- がんサロン，患者会への参加を促し，ピアサポートを受けながら患者が社会生活に復帰する動機づけを行う。
- 患者の気持ちが前向きになることで，これまでの療養生活において制限していた人間関係を回復できるような動機づけにつながる。

3）経済的問題に対応する制度や社会資源の活用を支えるケア

- 患者が抱えている顕在的，潜在的な経済的問題を把握し，必要に応じて医療ソーシャルワーカー(MSW)へ介入を依頼する。
- MSWと情報共有し，患者の経済的問題に対応する医療費負担軽減(高額医療費など)，所得保障(傷病手当金など)，生活保障(身体障害者手帳など)などの制度の活用に伴う書類の手続きを説明する。

4）自宅での生活に必要な支援を受けるためのケア

- がん療養生活における患者のアドバンス・ケア・プランニングを共有する。
- 『在宅緩和ケアのための実践ガイド』[7]を参考に医療チームで緩和ケアを実践し，症状マネジメントをしながら在宅療養の支援を行う。
- 在宅療養をしている患者・介護者が困った時や緊急時の連絡先を明確にしておく。
- 患者のレスパイト入院など，介護者の介護疲労への対応を行う。

D. スピリチュアルペインのケア

- スピリチュアルケアの目的は単に痛みを和らげることだけではなく，スピリチュアルな面をも含む人としての全体性を取り戻すことにある。このため，患者のスピリチュアルペインを理解したいとの思いを大切にして関わり続けるプロセスがケアであることをチームメンバーが理解することが重要である。

1) 苦悩を表出できるようなケア

- 看護師は苦悩する患者に思いやりをもって寄り添うことが重要であり，そのためには患者の語りに耳を傾けて，ともにいることが大切である。
- 苦悩を表出できるような傾聴を看護師が行うには，
  - 患者が語る不安やおそれ，夢や希望，意味などについて耳を傾けること
  - 患者の表現する言葉や感情に対して，看護師自身が感じている身体的感覚や感情に気づくこと
  - 患者の表現する苦悩の本質に気づきありのまま受けとめること

  が大切である。
- 苦悩を表出できるように看護師がともにいるには，
  - 今，ここという瞬間に自分を惜しみなく差し出すこと
  - 患者にとって意味のある方法でそばにいること

  が大切である。
- 患者の価値観や意思が最も尊重されることを保証し，信頼関係を構築する。

2) 自律性を支えるケア

- 看護師は患者に生きる意味や心の穏やかさを脅かしていることについて尋ねて，その原因となっていることについて話し合う。患者の尊厳を支えていることを確認し，それを強める関わりを行う。
- 自分で自分のことが思うようにできないつらさに関しては，
  - 患者が支援を必要としていることややりたいと思っていることを知り，患者の力が最大限に活かせるように支援する。
  - 達成が難しいと思わるようなことでも否定せずに，患者が挑戦することを支持する。
  - 患者が家族と気持ちを素直に語り合えるように調整する。
- 自分のことをしっかりと考えることができないつらさに関しては，
  - 意識に影響を及ぼす可能性のある薬剤や投与量を変更し，患者の希望する生活が送れるように相談する。
  - 具体的な選択肢を提示してコントロール感覚を最大限に保つことができるようにする。
- 病の進行によりコントロール感覚を取り戻すことができない時は，他者に委ねることや手放すことの必要性について話し合う。

3) 希望や支えになることを探索し，寄り添うケア

- 患者に意味や価値をもたらすことがらについて話し合い，具体的で達成可能な目標を患者とともに探索する。
- 患者の「〜したい」「〜だったらいいのに」などの言葉をとらえて，希望につながるかを話し合い，実現に向けて具体的に検討する。
- 患者の希望が実現できないものであっても否定せずに支持しながら，達成感が得られる現実的な短期目標を設定する。
- 患者の希望に近づくために，できないことばかりでなく，医療者ができることを伝えて実践する。
- 患者が価値や意味を感じることについて話し合い，死後にも続く希望が見出せるかについて探

索できるように支援する。

4) 医療チームでのスピリチュアルペインの存在の共有

- 多くの医療施設ではスピリチュアルケアの専門家は不在であり，看護師や医師などの医療専門職がケアの担い手となっている。このためスピリチュアルペインを包括的にとらえていくには，ほかの苦痛や苦悩へのケアと同様にチームアプローチが重要である。
- 患者の訴えや語り，苦悩の表出などがスピリチュアルペインとしてとらえることができるのかについて，アセスメントに基づいてチームで話し合う。
- チームメンバーが患者はスピリチュアルペインを感じていると判断したら，患者の心身の状態や社会的背景などを多面的にとらえた上で，ケア計画を立案する。
- ケア計画に基づいて，誰が，どのタイミングで，どのようにケアするかについて検討して実践する。
- ケア実施後は，患者の状態や表現などに基づいてチームで評価を行い，継続的なケアが実践されるようにする。

5) 医療チームでの理解者としてのあり方の検討

- 医療チームが患者のスピリチュアルペインが存在すると判断しても，ある患者にとっては緩和ケアの対象となるが，別の患者ではそうでないという場合もあること理解する。
- 患者のスピリチュアルペインを緩和すべきかどうかは，患者の置かれている状況やとらえ方，苦悩の意味などによって異なる。
- 医療者はまず自分自身のスピリチュアリティに気づき，セルフケアを行うことが重要であり，チームメンバーによる互いのケアが大切である。

6) 医療職種以外の関わりの検討

- 「死」を前提とした有限の生を「どのように生きるか」についての苦悩は，文学・哲学・宗教などで扱われてきた課題である。こうした苦悩を医療現場で語ることを可能にしたのがスピリチュアルペイン/ケアである。
- 本来，スピリチュアルケアは医療の枠組みだけで実践することは困難である。
- 患者が宗教家やスピリチュアルケアワーカーとの面談を希望する場合には，その希望に対応できるような体制が整えられていることが望ましい。
- 実際に臨床で宗教家やスピリチュアルケアワーカーとともに活動するには，医療チームの一員として活動できるような調整や支援を行うことが必要である。

3. トータルペインをもつ患者の家族への支援

A. 家族のアセスメント

- 家族は，医療者と協働して援助を行う，患者にとって最も身近な存在である一方，多くの問題を抱えた存在でもある。家族支援がタイミングよく行われるためには，家族アセスメントの視点をもって，予測的・意図的にアセスメントすることが重要である。
- 家族のアセスメントでは，家族を血縁や婚姻といった枠組みにとらわれず，内縁関係や同性のパートナー，近隣者などを含めた「互いに情緒

的，物理的，そして/あるいは経済的サポートを依存し合っている2人かそれ以上の人々で，その人たち自身が家族であると認識している人々」と広く理解し，家族内に生じた課題に対して，家族員間で相互作用しながら全体として機能するシステムとしてとらえていくことが必要である。

◆**家族構成**：構成する家族員の年齢，性別，職業，居住地，同居や別居，死亡の原因と年齢，健康状態や既往歴・障害の有無，主な介護者や養育者，家族史的に意味深い出来事や重要なことがら

◆**家族の背景**：家系や婚姻，仕事や学校など社会的に関係する人々との結びつき，民族，社会階級，宗教，環境

◆**家族の役割関係**：ジェンダーに基づく役割，家族員間の役割分担の内容，家族員間の役割期待と役割葛藤・役割過重の状況，役割交代での柔軟性，新たに獲得すべき役割

◆**家族員間の勢力関係**：家族のリーダー，介護のキーパーソン，意思決定のキーパーソン，家族としての意思決定の方法や話し合いの状況

◆**家族員間の人間関係**：互いをどのようにとらえ支援し合っているか，協同して行っている内容や程度，互いの感情や思いに敏感であるか，相互に尊重し合っているか，互いの異なる活動や意見を尊重し合っているか，必要に応じて家族の関係を柔軟に変化させてきているか

◆**家族間のコミュニケーションの取り方**：機能的で明確な一貫性のある肯定的なコミュニケーションか，オープンに自分の意志や感情を表明しているか，互いに傾聴する姿勢やフィードバックして補い合う姿勢があるか，隠されたメッセージや曖昧で比喩的なメッセージの存在があるか，攻撃的で否定的なコミュニケーション，表面的な会話や支持的な会話の割合がどうか

- 医療者にとって理解が難しいと思われる家族の行動の意味をとらえ直すためには，家族の歴史的背景や家族の価値観・期待・希望をアセスメントする必要がある。

◆**家族の発達段階**：家族としての典型的なライフサイクルにおける現在の段階と発達課題への取り組み，これまで発達課題への取り組みと乗り越え状況

◆**家族がもっている価値観**：重視している行事や考え方・信念，保健行動に関与している考え方，病気の家族員を世話することの意味や世話する上で大事にしていること

◆**期待や希望**：病気の治療や療養で期待・希望していること，家族員間での期待や希望の一致度，異なっている目標や希望への対応の仕方

- 効果的な家族支援のためには，家族員が病になったという現実に直面した時の，家族の病気に対する受けとめや情緒的反応，患者を支えていく上での家族のニーズ，病気が家族に及ぼす影響などをアセスメントする必要がある。

◆**患者の病気の段階**：受診前の段階（自覚症状の出現の有無），医療受診から診断を受ける段階，治療段階（初回治療期，再発転移期，リハビリテーションや慢性化した時期，終末期），死別と再構成の段階，現在の段階の前段階での状況と家族への影響

◆**家族なりの病気のとらえ方**：現在の健康状態についての認識，病気の原因，病気の段階や進行度，今後の経過や予後，病気がよくなるための治療法や必要な療養行動についての認識

◆**家族の苦悩**：家族員の病や死，闘病による苦痛や苦悩を察した精神的苦悩，治療法の意思決定や病名や予後に関して秘密をもつなどの家族内の緊張や葛藤，病者の介護に伴う身体的疲労の重積や不安的な心理状態，家族の役割や生活面での変化と変化への対応による苦悩などの状況

◆**家族の情緒的反応**：危機，予期悲嘆，悲嘆（死への気づきの段階とレベル）[8]，危機や予期悲嘆[9]，悲嘆の段階[10]による情緒的反応と防衛機制を用いた対処反応の視点から見た否認や逃避，迷い，不安・不確かさ，怒り，罪責感，幻想・過度の期待，抑うつ，無力感，孤立感，あ

きらめや受容などの反応の意味
◆**家族のニーズ**：終末期患者および死亡患者の配偶者のニーズ（患者の状態を知りたい，患者の側にいたい，患者の役に立ちたい，感情を表出したい，医療者による受容と支持と慰めを得たい，患者の安楽を保証してほしい，家族メンバーより慰めと支持を得たい，死期が近づいたことを知りたいなど）[11]，夫婦間で対話の時間をもちたい，自分自身を保ちたい[9]，その他，病者を抱えた家族の一般的なニーズ[12]
◆**病気が家族に及ぼす影響**：家族の身体的負担，家族の精神的負担，家族の経済的負担，家族の役割の変化，家族関係の変化，社会的役割の影響

- 家族をよりエンパワーメントしていくためには，家族の患者の現状に向き合い，さまざまな問題に対処して，家族自身の人生を自分らしく生きていく力をアセスメントする必要がある。
◆**家族の対処行動や対処能力**：負担や現状を打開するための対処，危機的状況での対処，家族が一体となって生活調整・管理を行う能力
◆**家族の適応力や問題解決能力**：今までの問題に対する適応力，認知能力や知的な力，現実を検討して，現実的な目標や計画を立てていく力，家族としての意思決定能力
◆**家族のセルフケア能力**：セルフケア能力としての理解力・判断力・知識・技術力・継続力がどの程度あるか，家族生活を先行的にセルフケアして継続できているか
◆**ソーシャルサポートやソーシャルリソースの活用**：親族者や地域社会との関係，これまでの社会資源の活用状況，援助や支援を受けることへの考え

B. 家族へのケア

- 家族へのケアの目標は，家族が家族としての役割を担いながら，トータルペインをもつ患者のケアを保健医療専門職と協働して行う中で，家族としての成長や凝集性の機能を高め，家族員1人ひとりが"家族である自分"としての自己成長をエンパワーメントすることである。
- 家族員の重大な病気は，家族にとって喪失体験であり，互いがストレスを抱え，役割遂行や失望，怒り，落胆，被害感，不信感，罪悪感などの感情処理が円滑に機能しなくなることが多い。さらに退行したり，感情が理性を超えた時には，医療者に被害的感情や攻撃性が向けられ，「問題のある家族」ととらえられることも多い。
- 家族へのケアでは，理想とする家族像や家族をコントロールすることを求めるのではなく，協働する関係を形成し，家族の言動や要求の背景に隠された家族の感情や真のニーズを探り，家族の真のニーズへの支援や，家族のとっている対処行動の変更を促す支援を行うことが必要である。そのためには，看護師の価値観や社会的規範で家族を評価するのではなく，家族の歴史的背景や家族関係，家族の感情（心情）や信念，行動の意味などについて理論を用いてアセスメントし，家族のありのままを家族全体として統合してとらえ見直すこと，家族から受けている看護師のストレスや生じている感情，家族−看護師関係を共感的に内省して分析し，家族と同じレベルの感情で対応するのではなく，より客観的に状況を判断し対応を考える「大人の機能」を維持することが求められる。
- 家族へのケアは，看護師が家族との接点を積極的・主体的にもち，理論を活用したアセスメントを行いながら，予測をもって意図的に家族のニードに関わり，家族の苦悩を受けとめ，家族とともにあり続けることである。

4. 院内外の資源の活用

A. 緩和ケアに関する専門職者への相談・活用

- トータルペインをもつ患者の家族へのケアでは，基本的緩和ケアをプライマリの医療チームが提供するが，基本的緩和ケアでは解決できない場合には，患者のQOLの向上という目的を明確にして，適切な時期に緩和ケアに関する院内外の資源を活用し，患者と家族がもつ多様なニーズに対応していくことが必要である。
- 早期に緩和ケアに関連した資源に相談し活用していくには，自施設の緩和ケアに関するリソース（専門職種，医療チーム，がん患者相談支援部門，退院調整・医療連携調整部門など），他施設（在宅療養含む）の緩和ケアに関するリソース（ホスピス・緩和ケア病棟，がん診療連携拠点病院のがん相談支援センター，地域の医療・保健・福祉機関など）の専門性や立ち位置，相談の方法，院外の資源と連携するための部署について理解しておく。さらに，院内のリソースの限界や医療者間の関係性，管理者の意識など，相談や活用での障害についても理解しておく。
- 患者や家族のニーズや課題（患者への病状説明の内容と患者・家族の反応，患者・家族の意向，現在の病状と治療方針，現在の症状と緩和方法，予測できる予後，今後出現する可能性のある症状，家族の状況と介護力，経済状況など）について，どの職種にも理解できるように，系統的に簡潔にまとめ，情報交換をどのように行うかを早期に確認し，カンファレンスなどを行う。
- 院内外の資源への相談や活用では，トータルペインをもつ患者や家族の真のニーズにそっていることが重要である。患者の病状や予後を理解し，家族関係や経済的状況などを考慮し，パートナーとして話しやすい環境を整え，語られていない真の思いの表出を促す。また，患者がなかなか言い出せないことなどを代弁や擁護者として医療者にうまく伝える。
- 患者・家族は，主治医に対する信頼から，多様な専門職者からの援助の必要性が十分に理解できず，とまどいや遠慮を感じていることも多い。それぞれの専門職者の専門能力や役割分担，具体的な連携の例や専門職者との質問や意見交換の仕方などについてわかりやすく説明し，チームアプローチへの理解を促進していく。
- 院内外の資源との協働や連携が効果的に行われ，患者・家族のQOLが高まるためには，カンファレンスでの意見交換が重要である。それぞれの専門分野の視点から情報の分析・共通理解が図られ，患者の問題の多様性・優先性・緊急性を考慮して，合意形成された計画と援助ができているかを把握しておく。
- 院内外の資源がチームとして円滑に機能し，めざす治療やケアが提供されるためには，チーム全体の関係をコーディネートしていく存在が不可欠である。看護師は，チームアプローチのゴールに向け，患者の状態に合わせた支援やケアを複数の専門職とともに検討していく中で，協働としての相互性，目標の共有，リソースの共有，広い視野で考えること，対話といった内容が促進されるよう，コーディネーターとしての機能を発揮することが求められる。

文献

●引用文献

1) 荒尾晴惠：セルフケアの理解．セルフケアの概念の支援のポイント．荒尾晴惠，田墨惠子（編），患者をナビゲートする！スキルアップ がん化学療法看護―事例から学ぶセルフケア支援の実際，pp.44-47，日本看護協会出版会，2010
2) Wenrich MD, Curtis JR, et al：Communicating with dying patients within the spectrum of medical care from terminal diagnosis to death. Arch Intern Med 161(6)：868-874,

2001
3) 恒藤暁：最新緩和医療学．p.19，最新医学社，1999
4) 厚生労働科学研究（高橋都班）「働くがん患者と家族に向けた包括的就業システムの構築関する研究」：「がん就労」復職支援ガイドブック．産業医科大学産業医実務研修センター，2013
http://ohtc.med.uoeh-u.ac.jp/cancer.pdf［2016年7月25日］
5) 錦戸典子：職場でがん患者を支える産業看護師の役割と可能性―治療と就労の両立支援に向けた12のヒント．保健師ジャーナル71(8)：660-664，2015
6) 国立がん研究センターがん対策情報センター：がん専門相談員のための小児がん就学の相談対応の手引き．2014
http://ganjoho.jp/data/hospital/consultation/files/shugaku_guide01.pdf［2016年7月25日］
7) 日本緩和医療学会在宅緩和ケアの基本教育等に関する検討小委員会（編）：在宅緩和ケアのための実践ガイド．青海社，2009
8) 大川宣容，藤田佐和，他：終末期がん患者の家族への死への気づきに対する反応．高知女子大学紀要看護部編51：1-12，2002
9) 鈴木志津枝：家族がたどる心理的プロセスとニーズ．家族看護1(2)：35-42，2003
10) Bowlby J（著），黒田実郎，吉田恒子，他（訳）：母子関係の理論―対象喪失．共伸社，1973/1977
11) Hampe SO（著），中西睦子，浅岡明子（訳）：病院における終末期患者及び死亡患者の配偶者のニード．看護研究10(5)：14-25，1977
12) 中野綾実：家族の病気体験の理解．野嶋佐由美（監），中野綾美（編），家族エンパワーメントをもたらす看護実践，pp.19-30，へるす出版，2005

●参考文献

IV-3-2-D
- 田村恵子，河正子，他（編）：看護に活かすスピリチュアルケアの手引き．pp.61-73，青海社，2012
- Taylor EJ（著），江本愛子，江本新（監訳）：スピリチュアルケア―看護のための理論・研究・実践．pp.91-93，医学書院，2008

IV-3-3-A
- Hanson SMH, Boyd ST（著），村田恵子，荒川靖子，他（監訳）：家族看護学―理論・実践・研究．p.5，医学書院，2001
- 野嶋佐由美：家族看護学と家族看護エンパワーメントモデル．野嶋佐由美（監），中野綾美（編），家族エンパワーメントをもたらす看護実践，pp.1-15，へるす出版，2005
- 野嶋佐由美：家族像の形成．野嶋佐由美（監），中野綾美（編），家族エンパワーメントをもたらす看護実践，pp.59-69，へるす出版，2005
- 中野綾美：家族エンパワーメントモデルと事例の活用―家族アセスメントと家族像の形成．家族看護2(2)：84-88，2004

IV-3-4
- 細田満和子：「チーム医療」の理念と現実―看護に生かす医療社会学からのアプローチ．pp.57-106，日本看護協会出版会，2003
- 亀口憲治（編）：コラボレーション―協働する臨床の知を求めて．現代のエスプリNo.419，pp.5-19，2002
- 鈴木良美：コミュニティヘルスにおける協働(Collaboration in Community Health)―概念分析．日本看護科学会誌26(3)：41-48，2006
- 鷹野和美：チーム医療の教育．鷹野和美（編），チーム医療論，pp.93-105，医歯薬出版，2002
- 高山智子：チーム医療における患者医療者関係．鷹野和美（編），チーム医療論，pp.11-24，医歯薬出版，2002
- 渡辺俊之：緩和医療で家族に関わるということ―喪失体験と臨床を紡ぐ．緩和医療学10(4)：14-20，2008

第4章 身体的・精神的症状と看護

1. 身体的症状と看護

A. 疼痛

- 『がん疼痛の薬物療法に関するガイドライン』[1], 『NCCN Guidelines』[2]を参照し，次のようなアセスメントおよびケアを行う。

症状の定義

- 痛みは「実際に何らかの組織損傷が起こった時，あるいは組織損傷が起こりそうな時，あるいはそのような損傷の際に表現されるような，不快な感覚体験および情動体験」[3]と定義されている。痛みは主観的な感覚であり，患者の訴えをよく聞くことが重要である。

メカニズム

- 痛みは，侵害受容性疼痛(体性痛と内臓痛)と神経障害性疼痛に分類される。

●侵害受容性疼痛

- 体性痛は，皮膚，骨，筋肉などの体性組織の炎症や損傷によって生じる。損傷部位に限局した持続痛，圧痛を伴うこと，動かした時の痛みの増強が特徴である。末梢感覚神経のAδ線維とC線維を通って脊髄後根に痛みが伝達される。
- 内臓痛は，食道・胃・大腸などの管腔臓器の炎症や圧迫・閉塞による内圧上昇，肝臓・腎臓などの固形臓器被膜の急激な伸展が原因で生じる。部位がはっきりしない鈍い痛みが特徴である。病変と離れた場所に痛みを感じることがある(関連痛)。末梢感覚神経のAδ線維とC線維を通って脊髄後根に痛みが伝達されるが，C線維の割合が多い。

●神経障害性疼痛

- 神経障害性疼痛は，末梢神経，中枢神経の直接的な損傷によって生じる。障害された神経の支配領域に灼けるような痛み(灼熱痛)や電気が走るような痛み(電撃痛)を訴える。痛み刺激を通常より強く感じる痛覚過敏や，衣服が触れるなどの刺激で痛みを感じるアロディニアがみられることがある。

アセスメントの視点

- 患者の痛みを緩和し，QOLを高めるためには，患者の主観的な体験と客観的データを関連づけ，痛みのアセスメントを適切に行うことが重要である。

●患者の主観的体験

- 痛みの評価シートなどを用いて，痛みが日常生活に及ぼす影響，パターン(持続痛と突出痛)，強さ，部位，性状，増悪因子と緩和因子，痛み治療の効果と副作用を系統的に評価する。心理社会的なアセスメントも重要である。
- 痛みの強さは，NRS(Numerical Rating Scale)やVRS(Verbal Rating Scale)(図Ⅳ-4-1)など

```
Numerical Rating Scale (NRS)
 0  1  2  3  4  5  6  7  8  9  10

Verbal Rating Scale (VRS)
 痛みなし  少し痛い  痛い  かなり痛い  耐えられないくらい痛い
```

図Ⅳ-4-1 痛みの評価スケール(NRS, VRS)

のスケールを用いて評価する。「最も強い時の痛み」「最も弱い時の痛み」「1日の平均の痛み」を定期的に尋ねて記録する。認知機能低下などのためにスケールを使うことが難しい時は，患者の表情，声や話し方，身体の動かし方や行動，他者との関わりや日常生活パターンの変化などを注意深く観察する。

- 患者が痛みを感じている部位は1つではないことも多い。痛みがあるすべての部位をボディチャートに記録し，その痛みがいつから生じたのかを確認する。突然生じた痛みは，骨折，消化管穿孔など，オンコロジーエマージェンシーの可能性もあるため，医師への速やかな報告など，適切な対応が求められる。
- 痛みの性状は，体性痛，内臓痛，神経障害性疼痛を判別する手がかりとなる。
- 痛みの増悪因子と軽快因子を把握して，痛みが増悪する刺激を避け，痛みが緩和する方法をケアに取り入れる。一般的な増悪因子には，夜間，体動，食事，排泄，不安，抑うつなどがあり，軽快因子には安静，保温，冷却，マッサージなどがある。
- 鎮痛薬を処方通りに定期的に服用しているか，レスキュー薬は1日に何回，どのタイミングで使っているかを尋ねる。レスキュー薬は最高血中濃度到達時間に効果を感じているかを評価する。また，オピオイド鎮痛薬の副作用(悪心，便秘，眠気など)の苦痛はないかを確認する。副作用のために患者がレスキュー薬の使用や鎮痛薬の増量に躊躇することもあるため，副作用のマネジメントは重要である。

● 客観的データ
- 痛みがある部位を見て，触れて確認する。痛みがある部位に皮膚転移や帯状疱疹などがないかを確認する。腹部の圧痛は内臓痛，骨の叩打痛は骨転移，デルマトームにそった感覚低下や筋力低下は脊髄や神経根の病変の可能性がある。

薬物療法

- 疼痛治療は痛みのアセスメントに基づき，WHO方式がん疼痛治療法と5原則にそって行う。5原則は，①経口投与を基本とする(by mouth)，②時刻を決めて規則正しく投与する(by the clock)，③除痛ラダーにそって鎮痛薬を選ぶ(by the ladder)，④患者ごとに個別的な適量を決める(for the individual)，⑤さらに細かい配慮を行う(with attention to detail)，である。
- 鎮痛薬が投与されていない軽度の痛みのあるがん患者には非オピオイド鎮痛薬(非ステロイド性消炎鎮痛薬，アセトアミノフェン)を使用する。非オピオイド鎮痛薬で痛みが緩和しない，または中等度以上の痛みのある患者には非オピオイド鎮痛薬にオピオイドを併用する。痛みの性質によって鎮痛補助薬を併用する。

● 鎮痛薬の種類
- 非ステロイド性消炎鎮痛薬(NSAIDs)はシクロオキシゲナーゼを阻害してプロスタグランジン合成を阻害することで，鎮痛，抗炎症，解熱の作用を有する。特に骨転移による痛みや炎症を伴う痛みに効果がある。副作用は胃腸障害，腎障害，血小板機能低下などである。
- アセトアミノフェンは，鎮痛・解熱作用はあるが，抗炎症作用がほとんどない。消化管，腎機能，血小板機能への影響が少ないため，NSAIDsの副作用を避けたい患者に有用である。
- オピオイドは，脊髄後角などの中枢にあるオピオイド受容体(μ，δ，κの3種類)に結合して鎮痛効果を発揮する。弱オピオイドには，コデイ

ン，トラマドールなどがあり，増量を続けても効果が頭打ちになる有効限界（天井効果）がある。強オピオイドには，モルヒネ，オキシコドン，フェンタニル，タペンタドール，メサドンがある。
- レスキュー薬は原則，定期に使用している鎮痛薬と同じ種類の速放製剤を用いる。経口オピオイドの場合は1日量の10〜20%を1回量に，持続静脈注射・皮下注射では1時間量を投与する。
- 看護師は鎮痛薬の種類やその特徴を十分理解した上で患者に投与することが求められる。
- 鎮痛補助薬は，鎮痛薬と併用することで鎮痛効果を示したり，併用する鎮痛薬の効果を高める薬剤である。抗けいれん薬，抗うつ薬，抗不整脈薬，NMDA受容体拮抗薬，コルチコステロイドなどがあり，がんによる神経障害性疼痛を緩和する可能性がある。

標準的な看護ケアについて

●痛みのアセスメント
- 患者の痛みの体験を身体，精神，社会，スピリチュアルな側面からアセスメントし，全人的苦痛を理解する。また，痛みのアセスメントを継続的に行い，多職種チームで情報を共有して，適切な薬物療法とケアを提供する。

●副作用対策
- オピオイドによる悪心・嘔吐は開始初期や増量時に生じることが多いため，この時期の悪心の有無や食事量の変化を注意深く観察する。ドパミン受容体拮抗薬（ハロペリドール，プロクロルペラジンなど），消化管蠕動亢進薬（メトクロプラミド，ドンペリドン），抗ヒスタミン薬（ジフェンヒドラミン，ヒドロキシジンなど）のうち，想定される機序から制吐薬を選択する。
- 便秘は，オピオイド使用中は高頻度に生じ，持続する副作用である。患者の排便状況（便の形状，排便回数，量）や食事摂取量をきめ細かく確認し，腹部の状態の観察を行う。便が硬い場合は浸透圧性下剤（酸化マグネシウム，ラクツロースなど）を，腸蠕動が低下している場合は大腸刺激性下剤（センノシドなど）を使用する。効果が不十分であれば浸透圧性下剤と大腸刺激性下剤を併用する。積極的な水分摂取，適度な運動，食物繊維の摂取も患者の病態を確認した上で促していく。
- 眠気はオピオイド開始初期や増量時に生じ，通常は数日以内に自然に軽減する。患者にはそのことを伝え，オピオイドへの不安を増強させないようにする。
- せん妄は，がん患者にはオピオイド以外の薬剤，中枢神経系の病変，電解質異常，脱水，感染症，低酸素血症などでも出現するため，せん妄の発症経過や血液データなどから原因検索を行う。原因の治療，抗精神病薬の投与，オピオイドの変更（オピオイドスイッチング）が有効である。
- 口腔内乾燥はオピオイドや鎮痛補助薬によるコリン作用により，唾液の分泌が抑制されるために生じる。口腔内の清潔を保ち，水分補給を促す。

●患者・家族教育
- 患者，家族が痛みのマネジメントに積極的に参加できるように教育を行うことは，痛みの緩和に有効である。
- 教育内容には，痛みとオピオイドに関する正しい知識，痛みの治療計画と具体的な鎮痛薬の使用方法，医療者への痛みの伝え方，非薬物療法と生活の工夫，セルフコントロールなどを含める[4]。
- 患者，家族にはオピオイドについての誤った認識（「麻薬中毒になる」「寿命が縮まる」など）がしばしばみられるため，その認識にいたった個々の背景を把握した上で，痛みとオピオイドについて正しい情報を提供する。
- 痛みを医療者に伝える意義を説明し，NRSやVRSなどのスケールを用いた評価方法や痛み日記の書き方を患者，家族に説明する。痛みの

マネジメントについて相談できる連絡先も伝えておく。

●**非薬物療法**
- 薬物以外のがんの痛み治療には，放射線療法，神経ブロック，画像下治療(interventional radiology)などがある。
- 非薬物療法には，温罨法，冷罨法，マッサージ，体位の工夫，気分転換やリラクセーション，移動の支援などがある[4]。患者，家族とともに痛みが緩和する方法や生活の工夫を見い出し，日常生活に取り入れられるように支援する。
- 温罨法は筋緊張の緩和や血流の増加，冷罨法は解熱や血管の収縮によって痛みを緩和する。患者が心地よい方法を選択する。
- マッサージは筋の緊張を和らげ，リラックス効果をもたらす。患者の病態を把握した上で，マッサージの適応や刺激の強さを考慮する。
- 気分転換やリラクセーションには，ストレッチ体操，深呼吸，散歩，音楽鑑賞などが含まれる。
- 骨転移がある場合などは，整形外科医や理学療法士らの多職種チームと協働し，コルセットやカラーの装着，杖や歩行器の使用について検討する。

B. 倦怠感

- 『NCCN Guideline』[5]を参照し，次のようなアセスメントおよびケアを行う。

症状の定義

- がんに関連した倦怠感は，「がんやがん治療に関係した身体的・精神的・認知的な疲労で，労作に比例せず，日常生活の妨げとなるほどの疲労」と定義されている。

メカニズム

- 倦怠感のメカニズムはまだ十分明らかにされていない。炎症性サイトカインが関連する一次的倦怠感と，貧血，悪液質，感染症，精神症状，がん治療，薬剤，電解質異常などが関連する二次的倦怠感があるとされる。
- 薬剤では，オピオイド，抗うつ薬，抗ヒスタミン薬，ベンゾジアゼピン系抗不安薬，抗精神病薬，利尿薬などによって倦怠感が生じる。薬剤が倦怠感の原因であることが疑われる場合は減量や中止，変更などについて医師，薬剤師と相談する。
- 電解質異常(低ナトリウム血症，低カリウム血症，高カルシウム血症)，甲状腺機能低下なども倦怠感の原因となる。

アセスメントの視点

- 倦怠感はがん患者に多くみられる症状である。診断時に40％の患者，がん薬物療法や放射線療法を受けている患者の80％以上が倦怠感を経験している[6]。しかし，がん患者は倦怠感を医療者に訴えることが少なく，医療者も患者の倦怠感を過小評価しやすい。持続する倦怠感は患者の人生にとって大切な活動や役割を果たすことを妨げ，QOLに影響を及ぼすため，倦怠感を適切にアセスメントすることが重要である。
- 倦怠感の評価ツールとして，BFI(Brief Fatigue Inventory)，CFS(Cancer Fatigue Scale)などがある。CFSは日本で開発され，身体的倦怠感7項目，精神的倦怠感4項目，認知的倦怠感4項目からなる多次元的な評価ツール[7]である。治療前，治療中，治療後など定期的に評価する。
- 倦怠感の発症時期，パターン，持続期間，経時的変化，軽快・増悪因子を患者に尋ねる。使用中の薬剤，睡眠状況(熟眠感の有無，日中の覚醒状態)，精神状態，表情や様子，食欲や食事摂取状況，検査データなども二次的倦怠感の原

因検索やアセスメントに必要な情報である。

倦怠感に対する治療

- 倦怠感の薬物療法では，副腎皮質ステロイドによる倦怠感軽減が報告されている。副腎皮質ステロイドの副作用を防ぐ観点から，一般に数週間以内の投与が望ましい。
- 二次的倦怠感の原因(脱水，電解質異常，貧血，感染症，抑うつ，睡眠障害，薬剤など)に対する治療を行うことで倦怠感が改善する可能性がある。

標準的な看護ケア

- 患者・家族教育として，倦怠感についての知識，特に倦怠感は治療の効果がないことや，がんの進行とは無関係であることを説明する。がんの進行の不安のために，患者が倦怠感を医療者に訴えないことが多いためである。また，倦怠感の日々の記録方法など，セルフモニタリングについても説明する。
- エネルギー温存・活動療法は，患者が日記などを用いて，倦怠感が強い時間帯と強くない時間帯を把握し，倦怠感が強くない時間帯に優先度の高い活動をする方法(エネルギー配分)と，普段の活動すべてを行うのではなく，他人に任せたり，負担の少ない方法に変更する方法(エネルギー温存)である。看護師は患者が倦怠感に対処できるよう，これらの方法について説明し，定期的にカウンセリングを行う。
- 有酸素運動(ウォーキング，ストレッチ，スクワットなど)やヨガなどは，がん治療中の患者やがんサバイバーの倦怠感を軽減することが示されている。指圧やマッサージ，アロマセラピーなども知見はまだ少ないものの倦怠感の軽減に有用である。

C. 食欲不振を伴う悪液質

症状の定義

- がん悪液質とは，従来の栄養サポートで改善することは困難で，進行性の機能障害をもたらし，脂肪組織の減少の有無に関わらず著しい筋組織の減少を特徴とする複合的な代謝障害症候群である[8]。がん悪液質は食欲不振を伴うことも多いため，食欲不振悪液質症候群と呼ばれることもある。

メカニズム

- がんから放出されるタンパク質分解誘導因子や脂質動員因子，炎症性サイトカインの活性化が深く関与し，神経内分泌系の変化を惹起させ，食欲不振，筋組織・脂肪組織の減少などが起こると考えられている。

アセスメントの視点

- 患者の状態に合わせた悪液質のマネジメントを行うために，病期や重症度を把握しておくことは重要である。

●悪液質のステージ分類
- 「前悪液質」「悪液質」「不可逆的悪液質」の3つに分類される(図Ⅳ-4-2)[9]。

●悪液質の重症度
- 重症度のアセスメントには，次のような点に着目する[9]。
  - 食欲不振と経口摂取量低下：経口摂取量・カロリー，味覚・嗅覚などの感覚障害の有無，腹部膨満感・悪心・便秘・口内炎・呼吸困難感・疼痛の程度
  - 代謝の変化：炎症反応，インスリン抵抗，ステロイド治療

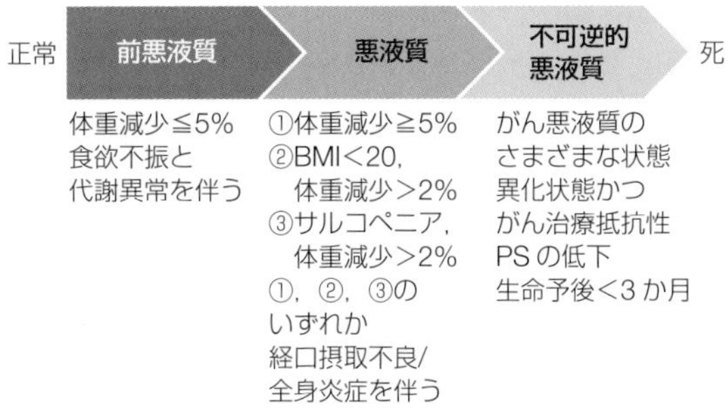

図IV-4-2 悪液質のステージ
〔Fearon K, Strasser F, et al：Definition and classification of cancer cachexia：an international consensus. Lancet Oncol 12（5）：491, 2011をもとに作成〕

正常	前悪液質	悪液質	不可逆的悪液質	死
体重減少≦5% 食欲不振と 代謝異常を伴う	①体重減少≧5% ②BMI<20, 　体重減少>2% ③サルコペニア, 　体重減少>2% ①, ②, ③の いずれか 経口摂取不良/ 全身炎症を伴う	がん悪液質の さまざまな状態 異化状態かつ がん治療抵抗性 PSの低下 生命予後<3か月		

- 筋肉量と筋力：CTまたはMRI，骨密度検査，体脂肪測定，握力測定
- 身体機能と心理社会的影響：QOL評価，全身状態(PS, KPS；Karnofsky Performance Status)，経口摂取量の低下に関する気分の落ち込みやストレス

薬物療法

- がん患者に対する適切なエネルギー投与量は，前悪液質の段階では通常の栄養量を設定し，代謝異常が高度になる段階では，投与量を減量する。不可逆的悪液質のステージでは，輸液投与により浮腫，胸水・腹水，気道分泌の増加を惹起させないよう，慎重に投与量を検討する。
- デキサメタゾンやベタメタゾンなどのステロイドは患者の食欲を改善するが，長期投与により感染症，消化性潰瘍，耐糖能異常などの副作用が生じる。また，食欲増進の効果は3～4週で減弱することが多いため，効果と副作用を考慮して投与する[9]。
- 2021年に，がん悪液質に対しアナモレリン塩酸塩が承認された。

標準的な看護ケア

- 悪液質のステージに合わせた介入を行う。
  ◆**前悪液質**：悪液質の前段階のステージであり，食欲不振や経口摂取低下の要因を取り除く，適度な運動を取り入れるなどの予防的な介入により，悪液質への進行を遅らせ，治療によるがんの進行を制御する。
  ◆**悪液質**：少しずつ数回に分けて食事を摂ること，少量で栄養価の高い食品の摂取，味覚やにおいに配慮した食事など，食事の工夫について説明し支援する。また，口腔内の汚染や乾燥によって食欲不振が出現することもあるため，口腔ケアや保湿を行う。
  ◆**不可逆的悪液質**：栄養サポートの目的は栄養改善ではなく，症状マネジメントやQOL向上である。好きなものを好きな時に少量でも摂れるように環境整備する。また，食事が摂れないことに対する思いに耳を傾けるなど情緒的な支援も行う。

D. 悪心・嘔吐，口腔粘膜傷害，口腔カンジダ症

悪心・嘔吐

症状の定義

- 悪心とは嘔気とも呼ばれ，消化管の内容物を口から吐き出したいという切迫した不快な感覚である。嘔吐とは，消化管の内容物が口から強制的に排出されることである[10]。

メカニズム

- 嘔吐は薬物や代謝異常などの化学的要因，下痢・便秘や腹水などの消化器系要因，脳腫瘍・がん性髄膜炎・不安などの中枢神経系の要因によって生じる。何らかの要因が嘔吐中枢に入力され，胃や横隔膜，腹筋を刺激し，胃の内容物が排出される。

IV 緩和ケア

アセスメントの視点

- 問診：嘔吐の回数，つらさの程度，出現時期とパターン，軽快・増悪因子，がん治療の内容，使用薬物，排便の状況，食事との関係，不安の有無や睡眠状況など
- 身体所見：腹部膨満・腫瘤・肝腫大の有無，腸蠕動音，直腸の狭窄や腫瘤，残留便の有無
- 検査所見：電解質，血糖値，腎機能，肝機能，炎症反応
- 画像検査：腹部単純X線，腹部超音波検査，CT検査（頭部・腹部）

薬物療法

- 患者の病態に合わせて制吐薬を使用する。
- オピオイドなど薬物による悪心・嘔吐には，ハロペリドールやプロクロルペラジンが有効である。副作用として錐体外路症状が発現するため，アカシジアに注意する。
- 消化管運動の異常による悪心・嘔吐に対しては，メトクロプラミドやドンペリドンを使用し，消化管運動を亢進させるが，消化管の完全閉塞の場合はメトクロプラミドの使用は避ける。また，腸蠕動亢進による悪心・嘔吐にはブチルスコポラミン臭化物などを使用し，唾液・腸液の分泌や腸蠕動を抑制する。
- がん薬物療法時の悪心・嘔吐には，グラニセトロン，オンダンセトロンなどのセロトニン$5HT_3$受容体拮抗薬が使用される。
- デキサメタゾン，ベタメタゾンなどのコルチコステロイドは，嘔吐に対する作用機序は不明であるが，制吐作用がある。長期使用による感染や高血糖に注意する。

標準的な看護ケア

●原因の除去

- 原因を除去または緩和できる場合は，第一に行う。

●悪心・嘔吐がある患者への対応

- ◆日常生活の支援：嘔吐物のにおいがさらに症状を悪化させるため，すばやく片付ける。また，嘔吐後には含嗽を促し誤嚥を予防する。腹部や胸部を締めつけるような衣類は避け，患者が安楽に過ごせる体位を工夫する。
- ◆食事の工夫：冷たくのど越しのよいものや果物などが好まれる。盛り付けも彩りよく小鉢に少量ずつ盛るなど工夫する。
- ◆排便コントロール：便秘が悪心・嘔吐の要因である場合も多い。身体状況に合わせて，水分摂取と下剤の調整，浣腸・摘便，腹部マッサージや歩行を促す。
- ◆情緒的サポート：症状によって食事そのものや病気の進行への不安が増強したり，闘病意欲が減退することもあるので，患者の気持ちを十分に聞き，情緒的な支援を行う。

口腔粘膜傷害・口腔カンジダ症

症状の定義

- 口内炎は口腔粘膜のびまん性の炎症で，びらんや潰瘍を形成した病変をいう[11]。痛みと周囲の炎症を伴う粘膜の白色陥凹がみられる。口腔カンジダ症では偽膜をつくることが多い。

メカニズム

- がん治療により口腔粘膜へ直接作用して傷害が生じるものと，白血球減少などに伴う骨髄抑制によるカンジダなどの口腔内感染が原因となるものが考えられる。さらに，義歯やドライマウスによる機械的損傷，口腔内衛生不良，免疫力・栄養状態不良により口内炎が発生しやすくなる。

アセスメントの視点

- 問診：口腔内の痛み，口腔乾燥，口腔粘膜の腫脹，開口・嚥下障害，味覚障害，がん治療の内

容，ステロイドや抗菌薬の投与状況，経口摂取状況，口腔ケアの習慣，義歯の有無や装着状況
- 口腔内の所見：口腔粘膜の発赤，紅斑，びらん，アフタ，潰瘍，偽膜，出血
- 検査所見：栄養状態，炎症所見，血糖値，口腔内の擦過検体の培養所見

薬物療法

- 予防：アズレンによる含嗽を行う。
- 口内炎治療：トリアムシノロンアセトニドを使用することもあるが，ステロイドを含むため，口腔カンジダ症やウイルス性口内炎には禁忌である。
- 口腔カンジダ症：ミコナゾール，アムホテリシンBなどが使用される。
- 鎮痛薬：局所麻酔薬による含嗽，アセトアミノフェンや解熱消炎鎮痛薬を使用し，痛みを緩和する。強い痛みにはオピオイドを使用することもある。

標準的な看護ケア

●口内炎の原因の除去
- 原因を除去・緩和できる場合は，第一に行う。

●口腔ケア
- 歯ブラシやスポンジブラシによるブラッシング，含嗽など，患者の病状やセルフケア能力に合わせて使用する。口腔内の湿潤のために水分補給や氷片を口に含むように促したり，室内の湿度調整を行う。

E. 下痢，便秘

症状の定義

- 下痢とは便の硬度が減少し，液状あるいは半流動性の便が排泄される状態であり，便秘は腸管内容物の通過が遅延・停滞し，排便に困難を伴う状態をいう[10, 12]。

メカニズム

- 下痢の病態は浸透圧性下痢，滲出性下痢，分泌性下痢，腸管運動異常性下痢に分類される。下痢の病態と原因を表Ⅳ-4-1に示す。一番多い原因は下剤や抗がん薬などによるものである。
- 腫瘍が直接腸管を圧迫・浸潤することによる器質性便秘，食事量・活動性の低下などによる機能性便秘，抗がん薬やオピオイド，抗うつ薬な

表Ⅳ-4-1 下痢の分類と原因

分類	病態	原因
浸透圧性下痢	腸管内の物質の浸透圧が高いために，水分を腸管内に引き込むことで起きる	塩類下剤(Mgなど)/ラクツロース 胃切除術後 回腸切除後 慢性膵炎
滲出性下痢	腸管粘膜の透過性が亢進し，多量の滲出液が腸管内に排出される。また，障害粘膜からの吸収障害もきたすことで起きる	細菌性大腸炎 ウイルス性大腸炎 薬剤性腸炎(抗がん薬・抗菌薬) 放射線腸炎 クローン病/潰瘍性大腸炎
分泌性下痢	毒素やホルモンの影響で，水分が腸管内へ分泌されることで起きる	エンテロトキシンによる腸炎 内分泌腫瘍 膵頭十二指腸切除術後
腸管運動異常性下痢	腸管運動の亢進や低下による腸内細菌の異常な増殖，胆汁酸や脂肪酸の変性によって起こる	甲状腺機能亢進症 過敏性腸症候群 糖尿病

どによる薬剤性便秘があり，複合的な要因で長期的に便秘を起こすことが多い。

アセスメントの視点

- 患者のこれまでの排便習慣，下痢・便秘の軽快・増悪因子と対処方法
- 排便・排ガス状況（便の性状と量，排便回数，便意や便漏れの有無，排便姿勢）と生活への影響
- 食事内容と水分摂取状況，脱水の有無
- がん治療の内容，使用薬物（オピオイドや抗うつ薬），既往歴（糖尿病，炎症性腸疾患など）
- 身体所見：腹部の触診（硬さ，腹部膨隆，腹水の有無），腸蠕動音，肛門周囲の皮膚障害の有無
- 検査所見：電解質，栄養状態，血糖値，腎機能，炎症反応
- 画像検査：腸管ガス，腸管の腫れやニボー像の有無，腸管内の便の有無，腹水の程度

薬物療法

●下痢

- 下剤投与中であれば，減量もしくは休薬する。感染性の下痢の場合は止痢薬の使用は避け，脱水が強い場合は補液を行う。

●便秘

- 下剤は便を軟化させる薬剤と蠕動を刺激する薬剤の2つに分類される。便が硬い場合には酸化マグネシウムなどの浸透圧性下剤を，蠕動が弱い場合にはセンノシドなどの大腸刺激性下剤を使用する。慢性便秘の場合はルビプロストンを検討する。

標準的な看護ケア

- 患者のこれまでの排便習慣や軽快・増悪因子に基づいて，食事・水分摂取，運動など排便コントロールについて一緒に考える。
- 下痢が強度の場合は，肛門周囲のスキントラブルが重症化しないよう保清と皮膚の保護を行う。
- 便秘については，薬の使用だけでなく，指圧やマッサージ，温罨法で腸蠕動を促進させるなどの非薬物療法も有効である。
- 終末期には医療用麻薬の使用によって便秘傾向となりやすい。ADLが低下して床上となった場合は，消化管閉塞を併発しないよう坐薬などで排便コントロールを行う。

F. 腹部膨満感，腹水，消化管閉塞

症状の定義

- 腹部膨満感とは，腹部の自覚的な不快な膨満感[13]をいう。
- 腹水とは，生理的な量（20～50 mL）を超えて腹腔内に液体が貯留した状態である。がん患者の腹水は，腫瘍性の腹水（悪性腹水）であることが多い[14]。
- 消化管閉塞とは，腸管内容の肛門側への通過障害によって生じる腹痛，腹部膨満，悪心・嘔吐，排便・排ガスの停止などの症状を呈する病態であり，機械的腸閉塞と機能的腸閉塞とに分類される[15]。

メカニズム

- 腹部膨満感の原因は，主に腹水貯留と消化管閉塞である。
- 消化管閉塞により消化管内容物の停滞が起こると，内容物が増大し，腹部膨満感と腸管蠕動に伴う疝痛が生じる。がん患者はがん性腹膜炎や腹水，薬による機械性腸閉塞と腫瘍による機能的腸閉塞とが混合していることが多い。
- がんによる腹水は，腫瘍細胞から産生される血管内皮増殖因子の増加による血管新生促進，血管透過因子・腫瘍崩壊因子などによる血管透過

性亢進が引き起こされることで出現すると考えられている．その他，肝転移や合併する肝硬変による門脈圧亢進，腫瘍によるリンパ管閉塞など複数の要因が関係している．

アセスメントの視点

- 腹部膨満感の原因である消化管閉塞や腹水は，症状改善が可能か否かをアセスメントする．症状改善が困難な場合は，患者のQOL向上が目標となるため，患者が何を大切にして生活したいかをアセスメントする．

● 腹部膨満感の軽快・増悪因子と対処方法
- 腹部膨満感や消化管閉塞による症状（腹痛，悪心・嘔吐，便秘，呼吸困難感など）による苦痛の程度と生活・食事への影響
- 腹部所見：腹囲，形状（膨隆，陥没），腹壁の硬さ，腸蠕動音（金属音，振水音），波動の感知，打音（鼓音・濁音）
- 胸部所見：呼吸状態の変化
- 画像検査：腸管ガス，腸管の腫れやニボー像の有無，腸管内の便の有無，腹水の程度と横隔膜の位置の変化

薬物療法

- がんに伴う消化管閉塞には，鎮痛薬，制吐薬，酸分泌抑制薬とコルチコステロイドの使用が重要であり，特に，オクトレオチドは，消化液の分泌抑制作用，水・電解質の吸収促進により消化管内容物を減少させることが期待される．
- 過剰補液により腹水が増悪している場合には，補液の減量を検討する．広範囲の肝転移に伴う門脈圧亢進症のある腹水の患者では利尿薬の反応が良好であるが，がん性腹膜炎の患者の場合は，反応は乏しい．利尿薬としてはスピロノラクトンやフロセミドが使用される．

標準的な看護ケア

- 呼吸面積を最大限確保できる体位の保持：頭位挙上やクッションの利用など，安楽な体位を工夫し，呼吸困難感や深呼吸の障害を軽減する．
- 腸蠕動の促進，排便コントロールを行う．
- 皮膚損傷の予防，より安楽に過ごすためのケア：マッサージや温罨法，衣類による圧迫を避けるなど，患者が心地よいと感じる方法を取り入れる．
- 食事：消化管閉塞がある場合にも，患者が食べることを望んだ場合はガムやグミなど噛んで味わえるものを選んだり，好きなものを口に含んで飲み込まずに吐き出す方法などを，患者と相談して取り入れる．

G. 呼吸器症状

呼吸困難

症状の定義

- 呼吸時に必要以上の努力を要する不快な感覚をいう[16, 17]．
- 主観的な体験であり，呼吸不全（低酸素血症：動脈血酸素分圧≦60 Torr）とは必ずしも一致しない．

メカニズム

- 大脳の感覚皮質で認知され，運動皮質（呼吸運動の命令の強さ），大脳辺縁系（情動），連合皮質（思考や経験）からの情報で修飾される．原因は多岐にわたり，複数の原因が混在していることが多い．
- 肺実質の病変や胸水，感染などの局所的な問題だけでなく，悪液質や衰弱に伴う呼吸筋の疲労，発熱などの全身状態，不安などが原因となる．

アセスメントの視点

- 呼吸困難の原因・誘因・発生状況を把握し，症状の程度を客観的に評価するため，痛みと同様にNRSやVRSなどを活用する。
- 安静時，労作時の活動状態によって生じる呼吸への負担の有無と程度(呼吸回数，深さ，リズム，脈拍，呼吸補助筋の使用の程度，酸素飽和度の変化など)や日常生活動作への影響，患者を取り巻く生活環境，患者の全身状態や予後予測なども含め，総合的にアセスメントしていく。
- 呼吸困難をトータルディスニア(total dyspnea；全人的な呼吸困難感)としてとらえ，身体的側面だけでなく，心理的，社会的，スピリチュアルな側面の影響にも目を向ける。治療やケアの評価には，患者自身がどう感じているかという視点が重要である。

薬物療法

- がん患者の呼吸困難に対して，モルヒネの全身投与を行うことを推奨する[18]。しかし，完全に呼吸困難がなくなるわけではなく，疼痛緩和のように増量すれば効果が期待できるわけではない。また，どのような病態の患者に効果が期待できるかについては結論が出ておらず，重篤な低酸素血症や痰を伴わず呼吸数が低下していない患者で効果が期待できる可能性があるとされる[19]。
- ステロイドの全身投与が，がん患者の呼吸困難に有効である可能性が示唆されている一方で，原因病態を問わず一律にはステロイドの全身投与を行わないこと[20]とされている。薬理学的には抗炎症，腫瘍周囲の浮腫軽減，抗アレルギー作用，免疫抑制作用をもつことから，がん性リンパ管症，上大静脈症候群，がん性胸膜炎，化学療法や放射線治療による肺障害などに対して有効性が期待されており，病態に応じて使用するとよい。ただし漫然と継続するのではなく，副作用と効果を定期的に評価していくことが重要である[21]。
- ベンゾジアゼピン系薬は，がん患者の呼吸困難に対して，単独投与ではなく，オピオイドに併用すること[22]が推奨されている。

標準的な看護ケア

- 患者の病態を理解し，呼吸面積を広げるために起座位をとったり，換気をよくするために健側の肺を上にしたりするなど，安楽な体位を工夫する。
- 労作時の呼吸困難を避けるため，呼吸状態に合わせて一連の動作の中に休息を入れるなど，自分のペースが習得できるよう指導する。
- 室内環境は，患者の好みを聴きながら室温は低めに設定し，気流の調整を図る。風通しをよくすることや，うちわや扇風機で患者の顔に風を当てることで呼吸困難が緩和される可能性がある[22]。
- 体動に伴う無用な酸素消費を避けるため，呼吸状態に応じて生活環境を整える。例えば，酸素吸入中の患者の動線を考慮し，ナースコールや薬など必要なものが手元にあるよう配慮する。
- 酸素療法や呼吸回数の増加，喀痰により，口腔内の乾燥や汚染をきたしやすいため，水分摂取を促し，口腔ケアに努める。
- 過換気症候群やパニックに陥った時には，落ち着いた看護師の対応や声掛けが患者に安心感を与える。また用手的に呼吸介助を行い，呼吸を整えることを促す。状態が落ち着けば，患者自身でも対応できるように口すぼめ呼吸や安楽な姿勢など対処法について一緒に考えたり練習したりして，自己コントロール感をもてるようにする。
- 終末期患者においては，輸液の減量により気道の分泌物が減り，咳嗽や痰，呼吸困難が緩和することが示唆されている[23]ことから，輸液量の検討を行う。また必要に応じて鎮静の適応についても医療チームで検討する。

咳嗽

症状の定義

- 気道内にある分泌物や異物を体外に喀出し，気道の浄化を図る防御反応である[24]。

メカニズム

- 短い吸気に続き声門が部分的に閉鎖し，胸腔内圧が上昇して強制的な呼気とともに気道内容が押し出される状態をいう。
- 迷走神経の末端の受容体に刺激が加わり，その興奮が延髄にある咳中枢に伝導し，反射運動として発生する。

アセスメントの視点

- 咳嗽の程度や強さ，喀痰の有無，量や性状などから，乾性咳嗽か湿性咳嗽かを鑑別し，治療やケアの判断指標とする。
- 咳嗽に伴う体力の消耗，不眠，精神的な苦痛などを見逃さない。

薬物療法

- 原因と病態を考慮し，鎮咳薬，去痰薬，がん薬物療法，ステロイド，抗菌薬，気管支拡張薬などが選択される。
- コデイン・ジヒドロコデイン・モルヒネは，がん患者の咳嗽を改善する可能性がある[25]。

標準的な看護ケア

- 乾性咳嗽では，咳嗽を誘発する刺激を最小限にし，温度差や乾燥を防ぐなど環境に留意する。
- 湿性咳嗽では，効率よく喀痰喀出を図る。呼吸法による有効な咳嗽法であるハッフィングや体位ドレナージ，スクイージングなどの肺理学療法は病状や体力を考慮して取り入れる。
- 食事や睡眠の前には，効果的に薬剤を使用したり，肺理学療法を取り入れたりして，症状緩和に努める。

死前喘鳴

症状の定義

- 死期が迫った患者において聞かれる，呼吸に伴う不快な音をいう[26]。

メカニズム

- 全身衰弱，意識レベル低下に伴う嚥下反射の抑制により，下咽頭や喉頭に唾液や気道分泌物，上部消化管からの逆流物が貯留して起こる。

アセスメントの視点

- 死が差し迫った時期（生命予後が数日〜数時間）であることをほかの身体徴候と併せて予測し，看取りに向けた必要なケアにつなげる。

薬物療法

- 抗コリン薬の投与により，がん患者の死前喘鳴を改善する明確な根拠は認めない[27]。
- 予後予測が数日と考えられる患者の気道分泌による苦痛の改善を目的とした場合，輸液量を500 mL/日以下に減量，中止することが推奨されている[28]。

標準的な看護ケア

- 患者の意識は低下しており苦痛を感じていないことが多いが，見守る家族のつらさに配慮し，その思いを傾聴した上で現状についてわかりやすく説明する。
- 側臥位や顔を横に向けるなど体位の工夫や分泌物の吸引は，その効果と患者への負担を見極め，

IV 緩和ケア

家族にも理解できるよう話し合いながら行う。

胸水

症状の定義

- 胸膜播種や腫瘍の転移・浸潤など，がんが原因となって胸腔内に貯留した液体をいう[29]。

メカニズム

- 胸水の産生増加と排液減少によって起こる。産生増加には血管透過性の亢進，静脈圧の上昇などが関与し，排液減少にはリンパ流の抵抗増加や対側へのリンパ流低下など，複数の要因が考えられている[30]。

アセスメントの視点

- 胸水の原因，貯留速度，胸部圧迫感，咳嗽，呼吸困難など胸水貯留に伴う苦痛症状の程度，全身状態や予後，これまでの治療効果などを総合的にアセスメントし，適切な治療・ケアにつなげる。

薬物療法

- 患者の状態や症状に応じて利尿薬やオピオイドなどが使用される。
- 胸膜癒着術では抗悪性腫瘍溶連菌製剤（OK-432）やタルクなどが胸腔内に注入される癒着材として用いられる。

標準的な看護ケア

- 横隔膜を下げて呼吸面積を広げ，機能的残気量を増やすためには座位が好ましい。活動前後には深呼吸を促して酸素化を図り，胸水貯留が片側であれば側臥位時には貯留した側を下にすると換気量を維持しやすいなど，患者個々の病態

生理を理解した上で日常のケアを考える。
- 胸水穿刺時には，合併症の有無の観察や安全なドレナージ管理を行う。

H. 泌尿器症状

排尿困難

症状の定義

- 尿意を感じ排尿を試みるが尿排出に困難がある状態をいう[31]。

メカニズム

- 尿道抵抗の増大により排尿開始までに時間を要したり，尿道狭窄により尿線が細くなることで排尿に時間を要したりする[32]。
- 神経因性膀胱，オピオイドや抗コリン薬などの副作用に起因した排尿筋の低活動，骨盤内腫瘍による圧排や浸潤，前立腺肥大などがその原因となる。

アセスメントの視点

- 排尿に要する時間，排尿の勢いや尿線の太さ，残尿感など，排尿状態や症状，病態をアセスメントしていく。
- 疲労感や不眠，不安やストレスなど，排尿困難に伴う随伴症状や心理的側面にも注目する。

薬物療法

- 排尿障害治療薬（α_1遮断薬など）が使用される。

標準的な看護ケア

- 排尿困難症状の問診や指導はプライバシー保護に努め，羞恥心や自尊感情の低下に十分配慮する。

- 終末期の患者では，全身状態や ADL の低下から排泄行為の自立が損なわれ，他者に依存しなければならない苦痛に配慮する。患者の希望やできることを尊重しながら，排泄行為に対するケア方法を相談し，患者の自律を支えるケアにつなげていく。

尿閉

症状の定義

- 膀胱が尿で充満しているが，排尿できない状態をいう[33]。

メカニズム

- 前立腺肥大や尿道狭窄などにより，下部尿路が閉鎖されて起こる器質的尿閉と，骨盤神経，脊髄神経の損傷，薬物，心因などによって尿の排出機能が障害されて起こる機能的尿閉がある。

アセスメントの視点

- 尿の停滞による尿路感染，膀胱内圧上昇による上行性感染，膨満感，下腹部痛などの苦痛症状をアセスメントする。
- 膀胱ドレナージや自己導尿が必要な場合は患者のセルフケア能力をアセスメントする。

薬物療法

- 前立腺肥大症に伴う尿閉には前立腺肥大症治療薬を使用し，尿路感染を合併している場合は適切な抗菌薬による治療を行う。

標準的な看護ケア

- まずは尿道留置カテーテルを挿入し，膀胱の安静を保ち，尿路感染や腎機能障害などの合併症を予防する。

- 排尿管理に必要な手技の指導とともに，精神的苦痛や不安の軽減に努める。
- 尿量減少が予測される終末期患者の尿閉を見逃さないよう，下腹部緊満の有無や超音波残尿測定検査などで観察する。

I. 神経症状

頭蓋内圧亢進症状

症状の定義

- 頭蓋内圧亢進でみられる症状をいう[34]。自覚症状は頭痛，悪心・嘔吐，視力障害が三主徴で，他覚的所見には意識障害，うっ血乳頭，髄液圧亢進，外転神経麻痺，徐脈，血圧上昇がある。

メカニズム

- 頭蓋内病変や全身性疾患により，脳実質，脳血管，脳脊髄液のいずれかの容積が増大すると頭蓋骨の中で脳が強く圧迫され，頭蓋内圧亢進症状を引き起こす。

アセスメントの視点

- 意識レベルやバイタルサインの急激な変化は，頭蓋内圧亢進の進行，脳ヘルニアに陥る危険性が高い。神経症状の出現や変化に注意し，適切な治療につなげる。

薬物療法

- 頭蓋内圧降下薬（浸透圧利尿薬）のほか，腫瘍性病変に伴う脳浮腫軽減にはステロイドが有効である。

標準的な看護ケア

- 頭蓋内圧亢進をもたらす因子を把握し，予測性をもって観察し，異常の早期発見に努める。
- 脳室ドレナージの施行においては，ドレナージチューブの管理，感染予防，事故防止に努め，褥瘡や廃用症候群を予防する。
- 頭蓋内の静脈還流を促して脳浮腫を軽減するため，体位はセミファーラー位とし，静かな環境を整え，苦痛の緩和を図る。

言語障害

症状の定義

- 言葉の適切な理解と表現が困難な状態をいう[35]。
- 失語症（話す能力，読み書きの能力を失う）と構音障害（発音や発語が正しくできない）に大別される。

メカニズム

- 失語症は大脳皮質言語中枢の損傷によって起こり，前頭葉の運動性言語野が障害される運動性失語（他人の言葉を理解できても自分の考えを言葉にして表現できない状態）と，側頭葉の障害によって起こる感覚性失語（相手の言っている言語の理解ができず，流暢に話すことはできるが意味不明な言葉を発する状態）がある。
- 構音障害は大脳皮質の顔面や咽喉頭，舌運動に関わる領域の損傷によって起こる。

アセスメントの視点

- 言語障害の種類を把握し，適切な看護介入につなげる。
- 言語障害が患者の日常生活に及ぼす影響と程度，独自の意思伝達方法や苦痛の表現方法など患者のもつコミュニケーション能力，また患者や家族の心理的苦悩について理解していく。

薬物療法

- 特になし

標準的な看護ケア

- 運動性失語では，患者の発する言葉をよく聴き，反応や態度から質問をし，訴えたい内容を理解する。
- 感覚性失語では，単語で話しかけ，同時に絵や文字を見せると効果的ではあるが，混乱を招かないよう表情を見ながら対応する。
- 構音障害に対して，落ち着いた態度で途切れても最後までゆっくりと聴く。
- 患者の年齢や背景を考慮し，人格を尊重した態度で接する。
- 家族の不安にも配慮し，現状の理解を促しながら，家族も交えて患者とコミュニケーションをとる。

運動障害

症状の定義

- 運動に関わる神経系の障害により，随意的な運動機能が損なわれた状態をいう[36]。

メカニズム

- 運動神経の伝達において，上位運動ニューロンの障害を中枢性麻痺，下位運動ニューロンの障害を末梢性麻痺といい，この錐体路のいずれかの場所に障害が生じると運動障害が起こる。

アセスメントの視点

- 発生からの時間，意識状態，下肢の筋力低下や歩行困難の有無，バイタルサインなどを的確に

評価し，病態の緊急性を判断する。
- 麻痺の部位と範囲，日常生活動作の障害と自立度，褥瘡や関節拘縮などの二次障害の有無，障害の受けとめ方などについてアセスメントしていく。

薬物療法

- 特になし

標準的な看護ケア

- 良肢位の保持，体位変換，運動機能訓練は急性期から開始し，二次障害を予防する。
- 患者と目標を共有し，残存機能を活かした日常生活動作の拡大や自立に向けた支援を行う。

けいれん発作

症状の定義

- 全身あるいは一部の筋肉に生じる発作性の不随意収縮をいう[37]。

メカニズム

- 脳疾患では，脳腫瘍や脳出血，頭部外傷により頭蓋内圧が亢進し，運動ニューロンの興奮と抑制の均衡が保てず，神経細胞の過剰興奮が起こることによって発生する。

アセスメントの視点

- けいれんの種類（部分発作か全身発作か，全身発作においては強直性発作か間代性発作か，強直間代性発作か），けいれんの始まった部位や経過，持続時間，眼位の異常など，適切な観察に基づきアセスメントする。

薬物療法

- 発作時は即効性の高いジアゼパムが第一選択とされる。

標準的な看護ケア

- 意識障害を伴う場合は，嘔吐物の誤嚥や舌根沈下などによる気道閉塞を予防するため，顔を横に向けるか側臥位にし，適宜吸引を行う。低酸素脳症を予防するため，酸素投与を行う。
- 発作時の転倒，転落，外傷の予防，発作を誘発する騒音や振動，光刺激などにも注意して周囲の環境を整える。

J. 内分泌異常（高カルシウム血症による症状）

症状の定義

- 血中カルシウム濃度は，8.5～10.4 mg/dL（4.25～5.2 mEq/L，2.1～2.6 mmol/L）の範囲で維持されるが，その基準値を超えている場合である。

メカニズム

- 悪性腫瘍随伴性高カルシウム血症（MAH；malignancy-associated hypercalcemia）では①悪性腫瘍の産生する液性因子の作用によるもの（腫瘍随伴体液性高カルシウム血症），②腫瘍細胞の骨溶解亢進によるもの（局所性骨溶解性高カルシウム血症），③異所性副腎甲状腺ホルモン産生（原発性副甲状腺機能亢進症）によるものに大別される。

アセスメントの視点

- 高カルシウム（Ca）血症の症候としてはさまざまなものがある（表Ⅳ-4-2）。
- 臨床においてはカルシウム値により軽度

表IV-4-2 高カルシウム血症の症候

症候の部位	具体的な症状
全身性	倦怠感,筋力低下
消化器系	口渇,多飲,悪心・嘔吐,食欲不振,便秘,腹部拡散痛
腎・泌尿器系	多尿,尿濃縮力低下,腎不全
精神神経系	頭痛,集中力・記銘力の低下,無気力,抑うつ,人格変化,せん妄,昏睡
循環器系	高血圧,脱水,房室ブロック,QT短縮,幅広いT波,PR延長,徐脈,循環不全

(11.9 mg/dL 以下),中等度(12〜13.9 mg/dL),重度(14 mg/dL)にそって観察する。軽度の場合は,通常無症候性であるが,集中力低下,無気力,抑うつ,人格変化などの不定形な精神神経症状を訴える場合がある。中等度の場合,食欲不振,倦怠感,悪心・嘔吐や便秘が生じる。腎尿細管での尿濃縮が低下し,多尿となる。さらにより重症化すると,傾眠,嗜眠,錯乱や腎機能障害がみられる。さらに高度となれば,昏睡,循環不全,腎不全などの致死的な状態となる。

薬物療法

●補液

- 高Ca血症は,尿排泄の増加により脱水を引き起こす。脱水によりさらに高Ca血症が増悪する。これに対して補液を行う。ナトリウムは腎尿細管のヘンレ上行脚におけるCaの再吸収を抑制するので,ナトリウムを多く含んだ補液が選択される。実際には,生理的食塩液を1000〜2000 mL/日投与する。

●ビスホスホネート製剤の投与

- ビスホスホネートは,骨基質であるハイドロキシアパタイトと高い親和性をもち,選択的に骨組織と結合する。ビスホスホネートは骨吸収の主役である破骨細胞の骨吸収機能を強力に抑制する。その結果,血中Ca値を低下させる。

標準的な看護ケア

- 高Ca血症に伴う症状(傾眠,嗜眠,せん妄など意識症状)に対して看護を行う。薬剤の投与を行い高Ca値の推移を確認する。同時にせん妄などの意識障害を起こしている場合には,転倒などのリスクを回避するような環境設定を行い,二次的な合併症を起こさないようなケアを行う。

K. がん終末期のリンパ浮腫

症状の定義

- リンパ浮腫の輸送障害に組織間質内の細胞性タンパク処理能力不全が加わり,高タンパク性の組織間液が貯留した結果生じる,臓器や組織が腫脹した状態である[38]。がん終末期の時期にあるリンパ浮腫は,低タンパク血症を伴うことが多い。

メカニズム

- 皮下直下にある毛細リンパ管へと流れてきた組織間液が取り込まれ,リンパ管を経てリンパ節へと運ばれる。リンパ節に流れ込んだリンパ液は,深部のリンパ管を経て両鎖骨下静脈角に合流し,最終的には心臓へと還流する。リンパ節郭清などで局所のリンパ節の切断が起こると,そのリンパ節周囲への還流障害が起こり,周囲の組織間液が皮下へ貯留することになる。その結果,リンパ浮腫が発症する。

- リンパ浮腫は,ゆっくりと発症し進行するびまん性のむくみであり,自覚症状としては,重だるい,患肢の張り感,疲れやすさ,怠さなどが挙げられる。感染によって生じる蜂窩織炎などの皮膚炎症を契機に急激に発症するケースもある。

- リンパ浮腫の進行度分類を,表IV-4-3に示す。

- さらに，低栄養や貧血などによって組織間液への漏出が増えると，全身性に浮腫が生じる。主に足背部などに生じるが，臥床生活が多くなると背部や臀部などにも貯留し体動が困難となる場合もある。

アセスメントの視点

- アセスメントの視点を，表Ⅳ-4-4に示す。

●浮腫の部位

- 浮腫の部位，分布を把握する。まずは全身性か局所性かを確認する必要がある。心疾患・肝疾患・腎疾患を伴っている場合，低タンパク性浮腫が多いため，全身性である場合が多い。全身性浮腫の場合は尿タンパクの有無や血清アルブミン値，心・肝・腎機能の評価が鑑別のポイントとなる。一方，がんの術後に生じるリンパ浮腫など局所性浮腫が混合したものも認められる。したがって終末期に生じる浮腫では，発生部位や要因などを十分に観察する。

●質と量

- 体重の変化，尿量の変化，浮腫が伴う部位の発熱や疼痛の有無などを確認する。全身性浮腫の場合，体重が2〜3kg増加することが多い。また，浮腫自体が低タンパク性か高タンパク性かを，皮膚の触診などからアセスメントする。一般的に低タンパク性の場合は圧迫痕ができソフトな浮腫であるが，高タンパク性の場合は皮膚の硬度が増し，押さえても圧迫痕ができない。

●時間経過と状況

- いつ浮腫に気づいたのか，どの時間帯に浮腫が著明となるか，日内差や活動性に関連するかなどを確認する。肝疾患による浮腫は横臥と関係して朝方に増悪する傾向がある。また，長期臥床に伴い，体液が重力によって臥床側や下肢などに下降し，浮腫が増強する場合もある。

表Ⅳ-4-3 リンパ浮腫の進行度

病期	解説
0期	リンパ液の輸送に障害があるが，腫脹が明らかではない。
Ⅰ期	四肢の挙上により浮腫が軽減する。圧痕が残る。静脈性浮腫に比べ，タンパク質を多く含む液体が貯留する初期の腫脹。
Ⅱ期	四肢の挙上で浮腫が軽減しない。腫脹は明らかである。晩期には線維化の進行に伴い，圧痕が残らなくなる。
Ⅲ期	皮膚の象皮化が認められ，圧痕は残らない。皮膚が肥厚して線維化が進行し，乳頭腫を生じることもある。

表Ⅳ-4-4 浮腫の鑑別項目

	全身性浮腫（低タンパク性）	局所性浮腫（リンパ性）
部位	両側性で下肢が上肢に先立つ。体位の一番低い位置に出現しやすい。最初に上眼瞼や前頸骨部，足背部などに認めるが，長期臥床の場合はアキレス腱，仙骨部，背部などにも及ぶ。	片側性で，術側など原因の明らかな上肢や下肢に出現する。例外として両側性のリンパ浮腫などもある。例外として骨盤内リンパ節郭清術後，先天性リンパ浮腫では両側性に出現する。
質	タンパク質の成分が少ない（1％以下）。血漿膠質浸透圧の低下により組織隙へのろ過量が増加し，血管内への水分の再吸収が減少している。組織間隙に蓄積するのは水分で，圧痕のあるソフトな浮腫である。	タンパク質の成分が多い（1％以上）。慢性化で線維成分が貯留し線維化を起こす。組織間隙に蓄積するのはタンパク質で，圧痕のできない硬い浮腫である。
時間経過	出現が比較的急激に起こる。挙上により著明に改善する。利尿薬に反応（ただし肝硬変などによる場合，効果は軽度）。	出現まで慢性的で長時間かかる。挙上による改善は困難な場合が多い。利尿薬に無反応
増悪危険因子	心性（うっ血性心不全など）/腎性（腎障害を伴う抗がん薬による腎実質障害・慢性糸球体腎炎・糖尿病性腎症・ネフローゼ症候群など）/肝性（肝硬変・肝転移・肝細胞がん）/薬物性	蜂窩織炎やリンパ管炎などにより浮腫が増悪する可能性がある。
関連症状	胸水や腹水を伴う場合がある。	リンパ漏や皮膚潰瘍など

●増悪因子・危険因子
- 浮腫が悪化したきっかけや要因などをアセスメントする。塩分摂取や電解質バランスの変調を伴う腎不全・心不全による浮腫は，容易に増強する。また，NSAIDsやグリチルリチン（甘薬），女性ホルモン，β遮断薬，Ca拮抗薬などによる浮腫が増悪する可能性がある[39]。また，局所性のリンパ浮腫の場合は，蜂窩織炎などの皮膚感染から一気に悪化する場合がある。

●関連症状
- 全身性浮腫のうち，うっ血性心不全や肝硬変，ネフローゼ症候群などはさまざまな検査所見などから判定する。寝ると咳が出たり，布団から起き上がると楽になる，という訴えがある時はうっ血性心不全による浮腫であり，緊急の対応を要する。

薬物療法

- 現在，リンパ浮腫に対する薬物療法は推奨されていない。『リンパ浮腫診療ガイドライン』には，利尿薬を「推奨しない」と判断している。リンパ浮腫は局所性の浮腫なので，利尿薬のような全体の浮腫に作用する薬剤を投与することの効果はみられないと報告されている[40]。一方，腎機能低下や心機能低下による全身性浮腫の場合は，利尿薬により浮腫の改善を認める場合もみられる。

標準的な看護ケア

●スキンケア
- 患肢の皮膚の保湿・保護を行い，外傷や感染を防ぎ蜂窩織炎を起こさないように注意する。日頃からのスキンケアの必要性について説明する。

●圧迫療法
- 弾性着衣を装着し，浮腫の増悪を防ぐ。表Ⅳ-4-3（p.363）の浮腫の病期によって使用頻度は異なるが，基本的には病期Ⅱ期は装着の対象となる。また，緩和ケア領域の浮腫の場合は，リンパ浮腫だけでなく低タンパク性浮腫との混在が多くみられる。その場合は皮膚も脆弱な場合が多い。圧迫は15～20 mmHg圧までにとどめ，同時に皮膚の保護を十分に行うことが必要である。

●運動療法
- リンパ浮腫による腫大に伴う関節運動制限，活動範囲の低下などから，リンパ液のうっ滞という悪循環をきたす。緩和ケアが中心の時期はPSも3～4と低下し，ベッド上の生活となる場合が多いため，廃用性浮腫がより進みやすくなる。この時期の運動療法は，関節可動域を中心に屈曲運動が中心となる。

●不安への対応
- がん終末期のリンパ浮腫は，身体的苦痛に加えてボディイメージが変わることによる不安も強い。巨大化した腕や脚を見て，患者は終末期が近くなってきていることを悟り「このように変わってしまって，状態が悪くなってきた」「死が近いのではないか」と実存的な苦痛を訴えることも多い。身体的苦痛に対してアプローチをしながら，患者の訴えを聴き不安を受けとめる姿勢が求められる。

L. 皮膚障害

症状の定義

- 皮膚障害とは，皮膚構造の連続性が途切れた状態および正常な皮膚生理機能が低下した状態をいう[41]。ここでは，がん終末期にみられる脆弱化した皮膚に生じる障害について取り上げる。

メカニズム

- 皮膚障害のメカニズムは，その要因によってさ

まざまである。

●終末期の脆弱化した皮膚のメカニズム

- がん薬物療法や放射線療法による影響で，がん患者の皮膚は表皮剥離しやすく，また皮膚障害の治癒も遅延しやすい状態となっている。その上，終末期になると，がん患者の3分の2以上ががん悪液質症候群となることが多く，80%以上の者に体重減少が生じるともいわれている。がん悪液質症候群に関連するサイトカインには，腫瘍壊死因子α(TNF-α)やインターロイキン，インターフェロンなどがある。TNF-αによる脂肪の分解に加えて，がん細胞そのものが脂肪とタンパクの分解因子や分解促進因子を産生し，直接的に脂肪とタンパク合成を阻害して分解を促進する。このがん悪液質症候群によって，るい痩による病的骨突出と皮膚のたるみ，皮膚の乾燥，浮腫などが生じる[41]。

アセスメントの視点

●病的骨突出とたるみ

- がん悪液質症候群によって栄養状態不良となり，脂肪とともに筋肉が同程度に消費される。このような脂肪組織や筋肉量の急激な減少により骨突起部が病的に突出したり，皮膚のたるみが生じる。これらの部位に圧迫とずれが加わると容易に皮膚損傷をきたす。

●皮膚の乾燥

- がん終末期患者の皮膚は，がん悪液質症候群に関連するサイトカインの放出や腎機能障害，肝機能障害，電解質異常などにより乾燥する（図Ⅳ-4-3）[42]。

●浮腫

- がん終末期の場合，筋肉のタンパクや脂肪の分解亢進，肝での糖新生亢進，吸収不良症候群，タンパク喪失性胃腸炎などによって，低アルブミン血症や貧血，電解質異常などを伴うことが

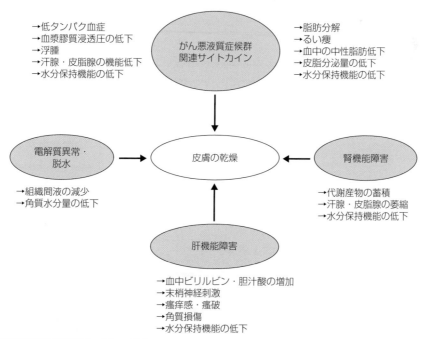

図Ⅳ-4-3　皮膚の乾燥の原因とメカニズム

〔祖父江正代：第6章　がん終末期患者の褥瘡予防・発生後のケア　3. がん終末期患者の皮膚の特徴. 祖父江正代，近藤まゆみ（編），がん患者の褥瘡ケア，p.195, 図2, 日本看護協会出版会，2009より転載〕

多い。そして低タンパク血症による水分の過剰な蓄積，静脈還流の減少，血漿タンパク質の低下，リンパ節転移やリンパ節郭清によるリンパ管の通過障害などが混合した結果浮腫が生じる[43]。
- 浮腫がある皮膚は，皮膚乾燥を招いたり，わずかな摩擦とずれで容易に損傷を受けやすい。さらに細菌が侵入した場合の防衛機能の運搬経路となるリンパ管が十分に機能していないために，免疫能が低下し感染を起こしやすい。

標準的な看護ケア

- 洗浄する時はなるべく正常皮脂膜に近いpH値（pH 4～6）の低刺激で弱酸性洗浄剤を選択する。
- 保湿剤を選択する際，低刺激性のクリームや水分含有量の多い軟膏類を選択する。
- 終末期の浮腫の場合，特に皮膚は非常に薄く張り詰めたようになる。時には，皮下直下にリンパ管の拡張によるリンパ小胞と呼ばれる小さな水疱を形成し，それを傷つけるとリンパ漏となる場合もある。この時期に生じるリンパ漏は非常に難治性で，タンパク・アルブミンの喪失につながり全身状態の悪化をもたらす原因となる。リンパ漏ができた場合は，局所感染を起こさないように消毒を行い，ガーゼで覆い十分に圧迫保護する。

2. 精神症状と看護

A. 不安

症状の定義

- 不安とは，緊張感を伴う不快感であり，どこから生じるのか不明で，原因もはっきりしないまま楽になれず，心的エネルギーを消耗し続ける状態である。

メカニズム

- 不確実な脅威に直面した場合に生じる。がん患者に不安を惹起する原因として，がん罹患，疼痛などの身体症状，治療などがある。がん患者が不安を抱えていることは一般的で，多くの場合は脅威に対する適応的な行動である。

アセスメントの視点

●症状と兆候
　◆生理的反応：動悸，心拍数増加，胸部圧迫感，血圧上昇，呼吸困難感，呼吸数増加，窒息感，不眠，発汗，口渇，顔面紅潮，蒼白，瞳孔散大，頻尿，下痢，身体の震え，悪心・嘔吐，筋緊張
　◆情緒的訴え：心配，不安感，緊張感，自信の欠如，恐怖，焦燥感，非現実感，リラックスできない，感情のコントロール感欠如，集中困難，注意力低下
　◆行動：いらいら，ソワソワ，落ち着きがない，怒りっぽい，引きこもり，泣く，積極性の欠如，短気，回避行動
　◆不安の尋ね方：「心配や不安な気持ちが続いていませんか？」「いつもストレスを感じている状態が続いていませんか？」「急に怖くなったり，不安になったり，落ち着かなくなるようなことはありますか？」

薬物療法

- 半減期の短い抗不安薬を少量から開始し，効果に応じて漸増することが実際的である。

標準的な看護ケア

●不安のリスクと重症度を最小限にするための介入

◆不安のコントロールに関連した対人能力の活用
- 患者の訴えに注意深く耳を傾ける。
- 患者が不安を強める状況を特定するのを援助する。
- ストレスの高い状況を患者の視点から理解するよう努める。
- 感情,知覚,おそれを言語化して表現することを奨励する。
- 現在と過去の状況の類似点と,過去の問題で成功した解決策について探索する。

◆不安のコントロールを強化するための方策
- 診断,治療,進行に関連した実際の情報を提供する。
- すべての処置と,処置の間に体験する可能性が高い感覚を説明する。
- 必要時,気分転換やリラクセーション技術を説明する。
- 不安を軽減するための薬剤を投与する。

●不安から最大限安全を提供するための介入
- 患者の不安のレベルを査定する。
- 安全で,支持的で,予想できる環境を提供する。
- 不安が強い時は,患者のそばに付き添い,安全を促進し恐怖を緩和させる。
- 必要時,セルフケアを援助する。
- 不安が強い時は,意思決定することを一度休止することを患者に勧める。
- 患者のリスクが最小限になるように,制限を設ける。
- 重大な変化があった場合は,精神科専門チームに報告する(パニック発作,がん治療レジメンからの離脱やノンコンプライアンス,抗不安薬の悪影響や中止,自殺企図や希死念慮など)。

●不安とその治療に関する合併症をモニタリングする介入
- 重度の不安反応(パニック発作,見当識低下,集中力低下,幻覚,怒り,活動亢進)を観察する。
- 抗不安薬の悪影響(口渇,眠気,眩暈,健忘)を観察する。
- 抗不安薬を突然中止した場合は,退薬症状を観察する。

B. いらだち(怒り)

症状の定義

- 怒りとは,不快な感情であって,圧倒的恐怖を認識することに対する感情的反応のことである。ちょっとイライラする,という軽度なものから制御不能なほどの激怒まであり,一過性のものが多いが,慢性的なものもある。

メカニズム

- 怒りはがんの進行や死別に関連する喪失に対してよく起こる反応であるが,特定する必要のある特殊な原因が存在することも多い。特定の原因としては,個人の特性,診断や治療の遅れ,診断を伝えられた方法,医療者とのコミュニケーションがうまくいっていない場合,無効な治療,病気になったことに感じる不公平感,病気の進行によって課せられる制約への不満,抑うつによる反応などがある。

アセスメントの視点

- 次のような視点をもつ。
  - 怒りの原因:なぜ患者は怒りをもっているのか
  - 怒りの程度:日常生活への影響がどれくらいあるのか
  - 怒りの表出方法:他者に向けられる外罰的反

IV 緩和ケア

応行動か，自分自身に向けられる内罰的反応行動か。自傷他害の危険性はないか
- 気分や情動の観察
- 身体反応の観察
- 患者の対処行動，防衛機制の特徴，怒りの反応に対する本人の認識
- 精神科受診歴，生活史，対人関係：過去に同じような経験はないか

標準的な看護ケア

- 怒りとして表現されていることを注意深く聴く。
- 自己防衛的な態度をとらずに対応する。
- 患者の感情を支持する（例えば「あなたが今まさに対処すべきことを考えると，あなたは怒って当然ですね」など）。
- 沈黙の時間も治療法として有効に作用することを忘れない。
- 怒りの原因を明確にする（「何にそんなに怒っているのか話していただけませんか？」）。
- 怒りが病的な抑うつの一症状なのかどうかを検討し，その可能性があれば適切に対処する。
- 怒りが慢性化した場合は，精神保健の専門家に相談し，必要時は援助を求めることを考慮する。
- 怒りに巻き込まれた医療スタッフを援助し，チーム一丸となって取り組むように努める。

C. 孤独感

症状の定義

- 他者との接触をより多く望んだり必要としたりする気持ちに関連した，不快感を経験する危険のある状態である。

メカニズム

- 孤独感の危険因子として，愛情剥奪，愛情遮断，物理的分離（隔離），社会的孤独がある。

アセスメントの視点

- 孤独がもたらす情緒的，社会的または実存的症状や徴候の重症度は以下の指標で評価される。
  - 根拠のない恐怖感，自暴自棄の感覚，極度の落ち着きのなさ，絶望感，帰属感の喪失，他者との別離にある喪失感，社会的孤立感，理解されないという感覚，疎外感，時間が永遠に続くという感覚，計画することへの困難性，他者と接触することへの困難性，別離を克服することへの困難性，親密な関係性を築くことへの困難性，気分の変動，集中力の低下，自分の考えや気持ちを伝えられない，意思決定の困難性，不健康な摂食パターン，睡眠障害，頭痛，悪心，活動レベルの減少，疼痛，スピリチュアルな不快感，抑うつ状態

標準的な看護ケア

- 家族統合性を促進する。
- 社会とのつながりの強化を図る。
- 孤独感がもたらす不安，抑うつ，不眠に対しての看護ケアは，本節の各項にて述べる（p.366，p.369，p.370）。

D. おそれ（恐怖，パニック）

症状の定義

- 恐怖とは，明確な対象に対するおそれの感情およびその状態が続く状態を指す。大きな恐怖に遭遇した時，それと「闘うまたは逃げる」という防衛反応に失敗した時に起こる病的発作状態をパニックという。パニック状態では，現実検討が失われてしまう。死が近づいた時，運命に圧倒される感覚や絶対的な絶望感が訪れる。

メカニズム

- パニックはさまざまな自律神経症状を示す。パニックは生理学的に引き起こされるので、漫然と続くことはありえない。パニックは発作的に生じ、発作は群発することがある。

アセスメントの視点

- 本人の回避行動の有無や回避行動の程度、恐怖症によって日常生活にどのような支障が出ているかをアセスメントする。

薬物療法

- パニック障害に対する第一選択は、セロトニン選択的再取り込み阻害薬（SSRI；selective serotonin reuptake inhibitor）である。経口摂取ができない場合は有害事象の出現に留意しながらクロミプラミンの経静脈的投与を行うこともある。

標準的な看護ケア

●セルフケアへの援助
- 恐怖症による症状や回避行動によって、セルフケアが障害されている場合は、必要に応じてセルフケアの援助をする。

●不安の認識を促す
- 恐怖症は不安によって起こっていることを認識できるように援助し、恐怖症として置き換えられている不安の原因を明らかにする。
- 傾聴し、症状にこだわらず、適切な判断・行動がとれるように支持的に接する。

●不安のコントロールと行動療法
- 不安のコントロールと行動療法については4章2-A、p.366を参照されたい。

E. 抑うつ

症状の定義

- 正常範囲を超えた悲しみの感情のことである。抑うつ気分と興味・喜びの喪失が中核症状となる。一過性の情緒的苦痛レベルから、希死念慮も起こしうる重大な精神疾患まで多様である。

メカニズム

- がん患者のうつ状態に影響を与える要因の主なものとしては、進行・再発がん、疼痛の存在、身体活動度の低下、がん年齢における相対的若年者、うつ病など精神疾患の既往、悲観的コーピング、神経症的性格傾向、不十分なソーシャルサポートなどが示唆されている。

アセスメントの視点

●症状と兆候
◆気分の変化：抑うつ的、楽しみや喜びの感情が少ない、物事に対する興味が消失、疲労感・倦怠感・無力感、悲観的、涙ぐんでいることが多い、不安が強くイライラして落ち着かない（焦燥感）

◆行動の変化：行動が制限され億劫そうにみえる、動作が緩慢になり表情はとぼしく、寡黙で閉じこもりがちになり孤立する、単調で抑揚のない低い声で話すなど

◆思考の変化：思考は緩慢、注意の集中が困難、記銘力や記憶の再生力が低下、物事を悪いほうへばかり考える、自責・自罰の傾向が著しく自殺念慮をもつなど

◆睡眠の変化：入眠困難、断眠傾向、早朝覚醒、過眠することもあるが一般に熟眠感はない

◆身体面の変化：食欲低下、口渇、便秘、末梢循環障害、胃腸運動の低下、下痢、頭痛、肩こり、四肢痛、腰痛、悪心、動悸

●うつ病の診断基準
- 「抑うつ気分」あるいは「興味・喜びの喪失」のいずれかを必須項目とし，全部で5項目以上が2週間以上持続した場合にうつ病と診断される。
  - 抑うつ気分：気分が沈んで憂うつ，落ち込む
  - 興味・喜びの喪失：何をしてもつまらない，興味がもてない
  - 精神運動制止・焦燥：反応が遅い，動作が鈍い，イライラしてじっとしていられない
  - 無価値観・罪責感：自分のことをつまらない人間だと思う，まわりに迷惑をかけている
  - 希死念慮：死にたい，自殺企図
  - 食欲低下・体重減少：食欲がでない，最近体重が減った
  - 睡眠障害：夜眠れない，朝早く目が覚める
  - 易疲労性・気力の減退：疲れやすい，気力がでない
  - 思考・集中力低下：決断できない，物事に集中できない

薬物療法
- 比較的軽症例ではアルプラゾラムが有用であるが，オピオイド使用中の患者では眠気，高齢者や全身衰弱者・骨転移患者ではふらつき，全身倦怠感などに注意して用いる。軽症から中等症の大うつ病には，SSRIのフルボキサミン，パロキセチン，セルトラリン，エスシタロプラムや，セロトニン-ノルアドレナリン再取り込み阻害薬(SNRI；serotonin-noradrenaline reuptake inhibitor)のミルナシプラン，デュロキセチンを主体に用いる。

標準的な看護ケア
●抑うつ症状発生リスクと重症度を最小限にするための介入
- 積極的傾聴を行い患者の抱える苦悩に寄り添うよう努める。患者の考え，感情，自己認識を認め，適宜感情表出を促す。
- 抑うつの要因になりうる身体症状のマネジメントを行う。
- 治療やセルフケアにおける選択肢を提示することで，患者のセルフコントロール感を高める。
- 抑うつ症状のスクリーニングを実施し，必要時精神の専門家へのコンサルトをする。

●安全と安楽を最大限にするための介入
- 日常生活上の困難を補い，休息を確保する。
- 患者が自責的な場合は，現在の状態はうつ症状からくるものであり，治療によって改善できることの保証を行う。

●抑うつとその治療をモニターするための介入
- 抑うつ症状の改善や持続を示す行動の変化をモニタリングする。
- 抗うつ薬の有害事象をモニタリングする。
- 抗うつ薬は効果発現まで2～4週間かかることや，具体的な副作用症状の説明を加えることで，薬物療法に対する不安を軽減する。

F. 不眠

症状の定義
- 不眠は睡眠障害の1つである。実際の睡眠時間の長さに関係なく，本人が感じる十分な睡眠量と安定した睡眠経過，覚醒時の満足感や爽快感などの睡眠の質に関係する。不眠は主に「入眠困難」「中途覚醒」「早朝覚醒」「熟眠感の欠如」に分けられる。

メカニズム
- がん患者の不眠の要因には，次のものが考えられる。
  - ◆身体的要因：疼痛，呼吸困難，痰・咳，低酸素血症，悪心・嘔吐，下痢，消化管閉塞，頻尿，尿閉，発熱，発汗，瘙痒，倦怠感など）

◆**薬理学的要因**：薬物療法，ステロイド，オピオイドなど
◆**精神的要因**：せん妄，うつ病，適応障害，アルコール依存症など
◆**心理的要因**：ストレス，ライフイベントなど
◆**生理的要因**：環境変化，物音，同室者との関係，医療処置など

アセスメントの視点

●**睡眠や不眠のパターンの観察**
◆**睡眠のパターンの観察**：①就寝時間，②入眠までに要する時間や睡眠継続時間，③覚醒時間，④日中の昼寝の時間と質，⑤運動パターン
◆**不眠のパターンの観察**：入眠困難，中途覚醒，早朝覚醒の有無

●**不眠の評価のプロセス**
- 「メカニズム」で挙げた要因のうち，①身体的要因もしくは薬理学的要因の評価，②精神的要因，心理的，環境要因の評価の順でアセスメントを行う。それぞれが「あり」の場合は要因への介入（要因の除去や症状緩和）を，「なし」の場合は睡眠の特徴や身体状態の査定を行った上で，薬物療法や非薬物療法を検討する。

薬物療法

- 身体的にせん妄のリスクが見当たらなければ，不眠のタイプに応じて睡眠導入薬を使用する。

標準的な看護ケア（非薬物的介入）

●**安楽を提供するような介入**
◆**休息がとれる環境を提供する**：①光，騒音のファクターを減少する，②室温を快適に保つ，③清潔なリネンを使用し，しわを伸ばす，④通常の就寝時の日課を維持できるように促す，など
◆**就寝時のリラクセーションを促す**：①入浴，リラクセーション技術，読書，音楽，軽食，温めた牛乳などを勧める，②多量の食事，カフェイン，刺激物，大量の水分摂取は避ける，など

●**教育的介入**
◆**刺激をコントロールする方法を指導する**
- 眠くなった時に床に就くよう指導する。
- 20分以内に入眠または再入眠できない場合は，いったんベッドから離れる。
- 毎朝，定刻に起きるようにする。
- 午後非常に眠くなった場合は，1時間以内であれば昼寝をしてもよいことを伝える。
◆**睡眠を助ける認知行動的対策を指導する**：羊を数える，瞑想するなど
◆**漸進的筋弛緩法**：イメージ法などのリラクセーション技術を指導する。
◆**規則正しい運動**：ただし就寝の2時間以内は避ける。

G. 自殺念慮

症状の定義

- 自殺念慮は，一般病院において共通の問題で，慢性疾患に苦しみ，併存する精神障害をもつ，あるいは心理社会的危機に曝されている場合は自殺念慮を抱きやすい[44]。国内外の先行研究からは，がん患者においては一般人口に比べて自殺率は有意に高く（2倍程度），0.2％程度が自殺で亡くなっており，男性，進行がん，診断後早期に多い[45]。「自殺したい」という明確な願望とまではいかないが，「死んでしまいたい。いっそ死んでしまおうか」という思いに満たされてしまっている，あるいは常に頭のどこかにそうした考えがある状態の時，その気持ちのことを「自殺念慮」という。

メカニズム

- 日本の一般病院を対象として行われた自殺に関

してのサーベイランスの結果から，自殺した入院患者が罹患していた身体疾患は，がんが35％を占め，最多であったことが報告されている[46]。がん患者の自殺や希死念慮の背景には，痛みや倦怠感などの身体症状や身体活動量の低下，薬物療法や放射線治療などの治療に伴うストレス，うつ病や絶望感などの精神症状，自律性の喪失や依存の増大などの実存的苦痛，乏しいソーシャルサポートなど，複数の要因が存在する[47]。自殺念慮の背景にあるものとして，"生きたい"の逆説的表現，スピリチュアルペイン，現在の苦痛（痛みなど）をとってほしいという求め，今後予想される苦痛から解放される対処法，自分に関心を抱いてほしいという欲求，愛他性の表現，周囲からの見捨てられによる不安などがある。

アセスメントの視点

●背景原因
- 「死にたい」という言葉の背景にある原因を正確にアセスメントする[48]。
  - 痛みや倦怠感などの身体症状の確認
  - 気持ちの落ち込みがある場合は，うつ病の診断基準（DSM-5）の確認
  - 心理社会的な情報の理解（家族歴，病気の理解，病気や治療による影響，ストレスに対する対処方法）
  - 自律性の喪失などのスピリチュアルペイン

●自殺の危険度の評価と対応
- 自殺の計画性の有無。計画があるとすればどれくらい具体性があるのか。
- 自殺手段の有無。自殺手段が身近かどうか。
- 支援者の有無：ケアや支援などの社会資源とつながっているのか，それが利用しやすい状況にあるか。
- 自殺を防ぐような要因や環境にあるかどうか。

薬物療法
- 予後の限られている進行がん患者の場合，軽症例に対しては即効性を重視してアルプラゾラムを第一選択としている。一方で，長期生存が期待される患者の場合，ベンゾジアゼピン系薬は依存性があるため短期的な使用に限ることが望ましい[49]。SSRIは比較的使用しやすい薬剤であるが，がん薬物療法施行中の患者には，肝臓の代謝酵素を阻害するため注意が必要である。

標準的な看護ケア
- 疼痛や倦怠感などの身体症状緩和をチームで積極的に行う。
- うつ病や絶望感が原因であれば，精神保健専門家へのコンサルテーションを行う。
- 自律性の喪失が原因であれば，リハビリテーションの導入や，患者自身が自己の在り方を肯定できるよう引き出す。
- 家族に対しても，支持的傾聴を行う。
- 精神的な変化を早期に発見し，安全への配慮を行う。
  - 平静の患者の訴え・行動・服装をよく把握しておく。
  - 患者自らが悩みを訴えられるよう傾聴の姿勢で関わる。
  - 継続的に自殺念慮を報告する患者が自殺の計画について話す機会がある場合には，チームの援助を求める。
  - 些細な言動に注意する。
  - 看護師の視野に入りやすい環境を整える。
  - 入院時，身辺の整理整頓をしながら所持品の危険性の有無を確認し，家人に持ち帰ってもらう。
- 「死にたい」「もうがんばれない」という言葉に逃げずに話し合う態度を示す。
  - コミュニケーションを継続する：「今，感じていらっしゃることを，もう少しお話ししていただけますか？」
  - 患者の苦痛を探索する：「つらく感じてい

らっしゃることについてお聞きしてもいいですか？」
- 患者の苦痛に共感的に関わる：「つらいことが重なると，そんな気持ちにもなりますよね」
- 患者の経験を肯定する：「今の状態であれば，そのように感じられるのも自然なことなのでしょうね」
- 患者が自分の状況・病状についてどこまで理解しているか探索する。
- 理解が不十分，誤った思い込みから生じる猜疑心，不安感を低減する。
- 日常生活を崩さないような支援を提供する。

H. せん妄

症状の定義

- せん妄は，脳の器質的な脆弱性の上に，脱水や感染，薬剤など身体負荷が加わったために，脳活動が破綻した状態であり，急性に生じる意識障害を主体とした精神神経症状の総称である[50]。せん妄は，がん患者において最も高頻度に認められる精神神経症状であり，急性期病院においては有病率18〜32％，発症率32〜45％であるといわれている[51]。せん妄を合併すると，せん妄症状自体が与える苦痛，危険行動と事故，家族とのコミュニケーションの妨げ，意思決定能力への影響，医療スタッフの疲弊，入院期間の長期化などが問題となる。

メカニズム

- せん妄では，数時間から数日の前駆状態（意識レベルの軽微な動揺，不眠，不安・焦燥感など）を経て多彩な症状（注意力の障害・睡眠覚醒リズムの障害，気分の易変動・易怒性，幻覚・妄想，点滴抜去などの問題行動）が出現する[52]。
- せん妄は大きく3つの要因から生じる。
  - ◆準備因子：せん妄の本態である脳機能障害を起こしやすい状態（高齢，脳血管障害の既往，認知症など）
  - ◆誘発因子：直接原因ではないが，せん妄の発症を促進・重篤化・遷延化（過少，過剰な感覚刺激，睡眠障害，強制的安静臥床）
  - ◆直接原因：せん妄そのものの原因（薬剤，脱水，代謝性障害，敗血症，呼吸障害）

アセスメントの視点

- 国立がん研究センター東病院で使用しているDelirium Team Approach[DELTA]プログラムアセスメントシート（図Ⅳ-4-4）を参照いただきたい[53]。

薬物療法

- せん妄治療の原則は，負荷となっている要因を特定し，取り除くことである。直接原因に対する治療と並行して，薬物療法を行う。予防的介入として，抗精神病薬やメラトニン，ラメルテオン，抑肝散などが試みられている。治療的介入としては，抗精神病薬が使用されている。

標準的な看護ケア

●原因の分析と対応

- 原因の分析と対応についても，図Ⅳ-4-4のアセスメントシートが活用できる。

●睡眠覚醒リズムの回復

- 日中の覚醒を促し，夜間の入眠を改善する。身体的に可能ならば，活動を促す。
- 不要な部屋替え，夜間の部屋替えをしない。
- 音や光を適度に調整し，リズムを整える（メガネ，補聴器の使用）。

●見当識低下への支援

- 穏やかな環境を提供する（静かな音楽，ほのかな照明，馴染みある物品など）。

IV 緩和ケア

STEP 1　せん妄のリスク

入院時
- □ 70歳以上　□ 脳器質的障害（脳転移含む）　□ 認知症　□ アルコール多飲　□ せん妄の既往
- □ ベンゾジアゼピン系内服　□ その他（　　　　　　）

→ 当てはまらない → 経過観察

「ベンゾジアゼピン系内服」は薬剤師記録から確認

1つでも当てはまれば ↓

POINT　「何か変？」と感じた行動や言動を下記の中の近いものに当てはめてチェックしよう
※ピッタリ同じものでなくてOK

STEP 2　せん妄症状のチェック

	精神症状	具体的な症状と確認するポイント
見る	□ 意識レベルの変容	● ボーっとしている　● もうろうとしている
	□ 注意力の欠如	● 今までできていたことができなくなる ⇒ 内服管理ができなくなる ⇒ 服装がだらしなくなる，ベッドの周りが散らかっている　など ● 視線が合わずに，キョロキョロしている ● ルートを触ったり，体を起こしたり・横になったり，同じ動作を繰り返す ● 周囲の音や看護師の動きに気をとられる
話す	□ 意識レベルの変容	● 感情が短時間でころころと変わる　● 焦燥感が強く，落ち着かない ● 目がギラギラしている
	□ 思考の解体	● 話がまわりくどく，まとまらない　● つじつまがあわない
	□ 注意力の欠如	● 何度も同じことを聞く　● 話に集中できない ● 質問と違う答えが返ってくる
聞く	□ 注意力の欠如	見当識障害 　（時間）● 今日の日付を聞く　● 今の時間が何時頃か聞く 　（場所）● 今いる場所について尋ねる ⇒ 自宅から病院までどうやって来るか聞いてみる
	□ 注意力の欠如	短期記憶の障害 ● 最近あった出来事を覚えているか聞く ⇒ 朝ごはんのメニューを覚えているか ⇒ 入院した日にちや治療した日を覚えているか
	□ 思考の解体	幻覚や錯覚 ● いつも見えないものやおかしなものが見えたりしていないか聞く
確認する	□ 急性発症もしくは症状の変動	日内変動や数日での変化 ● 以前と様子の変化がないか，家族や患者に関わっているスタッフに聞いたり，カルテを確認する

当てはまらない ↓

STEP 2.5　せん妄ハイリスク対応
- ○「せん妄ハイリスク」とカルテに記載
- ○ 看護計画を立案
- ○ 状態一括登録「せん妄ハイリスク」に変更
- ○ 医師に「せん妄ハイリスク」を連絡（初回のみ）

→ その後の評価は
- ・1週間に1回
- ・手術後1病日，3病日
- ・身体症状の変化や「何か変？」と感じた時

1つでも当てはまれば ↓

STEP 3　せん妄対応
- ○「せん妄症状が疑われる」とカルテに記載し，看護計画を変更
- ○ 状態一括登録「せん妄あり」に変更
- ○ 医師に「せん妄症状あり」を報告（初回のみ）

※大事なのは診断できることではなく，せん妄予防とケアがすぐに始まること

体	□ 炎症		感染兆候の検索と対応，熱苦痛の緩和
	□ 低酸素		低酸素の評価と酸素投与の検討
	□ 電解質異常（Na, Ca）		採血データの確認，補正
	□ 脱水		飲水励行，脱水補正
	□ 便秘		排便の確認，排便コントロール
	□ 疼痛		疼痛の評価と適切な疼痛マネジメント
	□ 睡眠への障害		睡眠時間中のケア，処置を極力避ける
環境	□ 低活動		日中の活動を促す
	□ 難聴，視覚障害		眼鏡，補聴器の使用，耳垢の除去
	□ 環境変化による戸惑い		安全な環境作り，転棟・部屋移動を避ける
心	□ 理解力低下		適切な照明とわかりやすい標識 見当識を促す（時計とカレンダーの設置） 家族と友人との定期的な面会
薬	□ せん妄の原因となる薬		中止・減量を検討 ベンゾジアゼピン，ステロイド，オピオイド
	□ せん妄症状を改善する薬		リスパダール®，セロクエル®，ジプレキサ®など

図IV-4-4　せん妄アセスメントシート
（国立がん研究センター東病院）

- 低いトーンでゆっくり，はっきり話す。患者が落ち着けるようゆっくりとした対応で，見当識を与えるための単純な手段(時計・カレンダーを置く，昼夜がわかるような問いかけ)をとる。
- 理解と支持を提供し，不安・よそよそしさを除去する(せん妄の情動反応自体がせん妄を悪化させる)。

●身体症状への対応
- 感染，低酸素，脱水，便秘，疼痛など，患者の苦痛の訴えに加え，客観的な評価を行い，チームで症状コントロールにあたる。

文献

●引用文献

1) 日本緩和医療学会緩和医療ガイドライン作成委員会(編)：がん疼痛の薬物療法に関するガイドライン．金原出版，2014
  http://www.jspm.ne.jp/guidelines/pain/2014/pdf/pain2014.pdf ［2016 年 11 月 30 日］
2) National Comprehensive Cancer Network(NCCN)：Guidelines Version 2. Adult Cancer Pain, 2016
  http://www.nccn.org/professionals/physician_gls/pdf/pain.pdf ［2016 年 7 月 21 日］
3) International Association for the Study of Pain(IASP)：IASP Taxonomy ; Pain Terms.
  http://www.iasp-pain.org/Taxonomy#Pain ［2016 年 7 月 21 日］
4) 前掲 1)，p.212
5) National Comprehensive Cancer Network(NCCN)：Guideline Version 1. Cancer-Related Fatigue, 2016
  http://www.nccn.org/professionals/physician_gls/f_guidelines.asp#supportive ［2016 年 7 月 22 日］
6) Hofman M, Ryan JL, et al：Cancer-related fatigue：the scale of the problem. Oncologist 12(Suppl 1)：4-10, 2007
7) Okuyama T, Akechi T, et al：Development and validation of the cancer fatigue scale：a brief, three-dimensional, self-rating scale for assessment of fatigue in cancer patients. J Pain Symptom Manage 19(1)：5-14, 2000
8) Radbruch L, Elsner F, et al：Clinical practice guidelines on cancer cachexia in advanced cancer patients with a focus on refractory cachexia. pp.7-8, European Palliative Care research Collaborative, 2011
  http://www.epcrc.org/guidelines.php?p=cachexia ［2016 年 7 月 22 日］
9) Fearon K, Strasser F, et al：Definition and classification of cancer cachexia：an international consensus. Lancet Oncol 12(5)：489-495, 2011
10) 日本緩和医療学会緩和医療ガイドライン作成委員会(編)：がん患者の消化器症状の緩和に関するガイドライン(2011 年版)．p.10，金原出版，2011
  http://www.jspm.ne.jp/guidelines/gastro/2011/pdf/gastro02.pdf ［2016 年 11 月 30 日］
11) Twycross RG, Wilcock A, 他(著)，武田文和(監訳)：トワイクロス先生のがん患者の症状マネジメント(第 2 版)．医学書院，2010
12) 恒藤暁：下痢．系統緩和医療学講座―身体症状のマネジメント．pp.135-143，最新医学社，2013
13) 有害事象共通用語規準 v4.0 日本語訳 JCOG 版(略称：CTCAE v4.0-JCOG)［CTCAE v4.03/MedDRA v12.0(日本語表記：MedDRA/J v19.0)対応-2016 年 3 月 10 日］
  http://www.jcog.jp/doctor/tool/CTCAEv4J_20160310.pdf ［2016 年 12 月 13 日］
14) 恒藤暁：腹水．前掲 12)，pp.144-151
15) 久永貴之，根岸恵，他：腸閉塞．日本緩和医療学会(編)，専門家をめざす人のための緩和医療学．pp.116-123，南江堂，2014
16) 日本緩和医療学会緩和医療ガイドライン委員会(編)：がん患者の呼吸器症状の緩和に関するガイドライン(2016 年版)．p.11, 2016
17) 木澤義之，佐藤洋司，他(編)：緩和ケアの基本 66 とアドバイス 44．p.60，南江堂，2015
18) 前掲 16)，pp.66-67
19) 森田達也，白土明美：エビデンスからわかる患者と家族に届く緩和ケア．pp.33-44，医学書院，2016
20) 前掲 16)，pp.81-86
21) 恒藤暁，明智竜男，他：第Ⅱ章主要な症状のアセスメントとマネジメント 10．呼吸困難．日本緩和医療学会(編)，専門家をめざす人のための緩和医療学．pp.154-155，南江堂，2014
22) 前掲 16)，pp.75-78
23) 森田達也，白土明美：死亡直前と看取りのエビデンス．pp.114-118，医学書院，2016
24) 浅野浩一郎，梅村美代志，他：系統看護学講座専門分野Ⅱ成人看護学［2］呼吸器(第 14 版)．pp.46-47，医学書院，2015．
25) 前掲 16)，pp.93-94
26) 前掲 16)，p.47
27) 前掲 16)，pp.100-101
28) 日本緩和医療学会緩和医療ガイドライン作成委員会(編)：終末期がん患者の輸液療法に関するガイドライン 2013 年度版．pp.86-87, 2013
29) 前掲 16)，p.43
30) 前掲 16)，pp.43-44
31) 大東貴志，神尾弘美，他：系統看護学講座専門分野Ⅱ成人看護学［8］腎・泌尿器(第 14 版)．p.48，医学書院，2015．
32) 小田正枝(編)：症状別看護過程―アセスメント・看護計画がわかる！．pp.204-205，照林社，2015
33) 前掲 31)，p.49
34) 前掲 17)，p.90
35) 井手隆文，竹村信彦，他：系統看護学講座専門分野Ⅱ成人看護学［7］脳・神経(第 13 版)．p.243，医学書院，2015
36) 前掲 35)，p.252
37) 前掲 35)，p.263
38) Földi M, Kubik S：Lehrbuch der Lymphologie für Mediziner

IV 緩和ケア

39) 阿部好文：浮腫の患者をみたら．診断と治療 90(5)：686-690，診断と治療社，2002
40) 日本リンパ浮腫研究会（編）：リンパ浮腫診療ガイドライン 2014 年版．金原出版，2014
41) 日本看護協会認定看護師制度委員会創傷ケア基準検討会（編著）：皮膚障害．スキンケアガイダンス．創傷ケア基準シリーズ 3，pp.75-89，日本看護協会出版会，2002
42) 祖父江正代：第 6 章 がん終末期患者の褥瘡予防・発生後のケア 3. がん終末期患者の皮膚の特徴．祖父江正代，近藤まゆみ（編），がん患者の褥瘡ケア，pp.194-195，日本看護協会出版会，2009
43) 井沢知子：第 4 章 症状メカニズムとそのマネジメント 浮腫のある患者へのケア．鈴木志津枝，内布敦子（編），成人看護学 緩和・ターミナルケア看護論（第 2 版），ヌーヴェルヒロカワ，pp.158-166，2011
44) Imboden C, Hatzinger M：Suicidality at the general hospital—perspective of consultation and liaison psychiatry. Ther Umsch 72(10)：637, 2015
45) Akechi T, Okuyama T, et al：Suicidality in terminally ill Japanese patients with cancer. Cancer 100(1)：183, 2004
46) Kawanishi C, Iwashita S, et al：Proposals for suicide prevention in general hospitals in Japan. Psychiatry Clin Neurosci 61(6)：704, 2007
47) 明智龍男，佐川竜一，他：希死念慮を有するがん患者の治療およびケア．総合病院精神医学 17(3)：241-252，2005
48) 白井由紀：難しいコミュニケーション．宮下光令（編），ナーシンググラフィカ成人看護学 7 緩和ケア，pp.177-179，メディカ出版，2013
49) 清水研：うつ病への対応．日本サイコオンコロジー学会（監），小川朝生，内富庸介（編），ポケット精神腫瘍学 医療者が知っておきたいがん患者さんの心のケア，pp.91-104，創造出版，2014
50) Lipowsli ZJ：Transient congnitive disorders (delirium, acute confusional states) in the elderly. Am J Psychiatry 140(11)：1426-1436, 1983
51) Brelbart W, Alich Y：Agitation and delirium at the end of life："We couldn't manage him". JAMA 300(24)：2898-2910, 2008
52) 小川朝生，小迫富美恵，他：せん妄．日本緩和医療学会（編），専門家をめざす人のための緩和医療学，pp.244-253，南江堂，2014
53) 佐々木千幸：デルタプログラムの紹介．がん看護 20(5)：526-529，2015

●参考文献

IV-4-1-B
- 日本緩和医療学会（編），専門家をめざす人のための緩和医療学，p.95，南江堂，2014

IV-4-1-C
- 日本緩和医療学会緩和医療ガイドライン作成委員会（編）：終末期がん患者の輸液療法に関するガイドライン（2013 年版）．金原出版，2013
  http://www.jspm.ne.jp/guidelines/glhyd/2013/pdf/glhyd2013.pdf ［2016 年 11 月 30 日］
- 濱卓至，中村喜美子，他：食欲不振・悪液質症候群．日本緩和医療学会（編），専門家をめざす人のための緩和医療学，pp.97-105，南江堂，2014

IV-4-1-D
- 厚生労働省：抗がん剤による口内炎．重篤副作用疾患別対応マニュアル．2009
  http://www.mhlw.go.jp/topics/2006/11/dl/tp1122-1109.pdf
  ［2016 年 7 月 22 日］
- 武井大輔，成田年，他：嘔気・嘔吐の薬物療法．日本緩和医療薬学雑誌 2(4)：111-117，2009
- 新城拓也，根岸恵，他：悪心・嘔吐．日本緩和医療学会（編），専門家をめざす人のための緩和医療学，pp.106-115，南江堂，2014

IV-4-1-J
- 恒藤暁：高カルシウム血症．系統緩和医療学講座—身体症状のマネジメント．pp.253-260，最新医学社，2013

IV-4-2-A
- Itano JK, Taoka KN（編），小島操子，佐藤禮子（監訳）：がん看護コアカリキュラム．pp.26-29，医学書院，2007
- 小川朝生，内富庸介（編）：精神腫瘍学クリニカルエッセンス．pp.66-68，新樹会創造出版，2012

IV-4-2-B
- 萱間真美（編）：パーフェクト臨床実習ガイド 精神看護（第 2 版）．pp.294-296，照林社，2015
- Twycross RG, Wilcock A, 他（著），武田文和（監訳）：トワイクロス先生のがん患者の症状マネジメント（第 2 版）．pp.191-192，医学書院，2010

IV-4-2-C
- Bulechek GM, Butcher HK, 他（著），中木高夫，黒田裕子（監訳）：看護介入分類（NIC）原著第 6 版．p.709，エルゼビア・ジャパン，南江堂，2015
- Headman TH, Kamitsuru S（編），日本看護診断学会（監訳）：NANDA-I 看護診断 定義と分類 2015-2017 原書第 10 版．p.479，医学書院，2015
- Moorhead S, Johnson M, 他（著），黒田裕子，聖隷浜松病院看護部（監訳）：看護成果分類（NOC）原著第 5 版 成果測定のための指標・測定尺度．p.299，エルゼビア・ジャパン，2015

IV-4-2-D
- 萱間真美（編）：パーフェクト臨床実習ガイド 精神看護（第 2 版）．pp.44-45，照林社，2015
- 小川朝生，内富庸介（編）：精神腫瘍学クリニカルエッセンス．pp.133-135，新樹会創造出版，2012
- Twycross RG, Wilcock A, 他（著），武田文和（監訳）：トワイクロス先生のがん患者の症状マネジメント（第 2 版）．pp.195-200，医学書院，2010

IV-4-2-E
- Itano JK, Taoka KN（編），小島操子，佐藤禮子（監訳）：がん看護コアカリキュラム．pp.29-32，医学書院，2007
- 小林美子：5. 抑うつ状態．坂田三允（編），心を病む人の看護．pp.116-123，中央法規出版，1995
- Miller K, Massie MJ：Depressive disorders. In Holland JC, Breitbart WS, et al (Eds), Psycho-Oncology (2nd ed). pp.311-318, Oxford University Press, New York, 2010
- 梅澤志乃，松島英介：身体疾患と合併したうつ病の治療「がん」．臨牀と研究 91(5)：625-629，2014

IV-4-2-F
- Itano JK, Taoka KN（編），小島操子，佐藤禮子（監訳）：がん看護コアカリキュラム．pp.18-21，医学書院，2007
- 小川朝生，内富庸介（編）：精神腫瘍学クリニカルエッセンス．pp.59-65，新樹会創造出版，2012

第5章 緩和的治療

1. 緩和的治療の概要

- 緩和的治療を考える場合，緩和医療（Palliative Medicine）と緩和ケア（Palliative Care）の双方の視点が必要である。がん診療における緩和的治療を表す言葉として，緩和的腫瘍学（Palliative Oncology）と呼称することもあり，本章の内容を表す言葉として適したものと考えられる。
- がん診療における緩和的治療とは，厳密には「根治を目的とせずに症状の緩和をめざす治療」ということができる。3大治療法といわれる手術療法，がん薬物療法，放射線療法のうち，手術療法と放射線療法は局所療法，がん薬物療法は全身療法と位置づけられる。
- 手術療法は通常，がんの根治を目的に行われるが，がんの摘除や減量を行わずに，症状の緩和を目的に行われる処置を緩和的手術療法と呼ぶことが多い。
- 緩和的手術療法には，開腹手術，開頭術などのほかに，放射線診断を応用したIVR（Interventional Radiology）も含まれる。
- 一般的に，緩和的薬物療法という言葉は，延命効果はないものの症状の緩和については期待できる場合に使用している。白血病や悪性リンパ腫，精巣がんなどを除く，ほとんどの固形腫瘍（肺がん，膵がんなど）においては，がん薬物療法で根治は期待できない。
- 放射線療法による症状緩和の射程は広い。特に転移性骨腫瘍による疼痛緩和，骨折リスクの減少を目的に行われることが多い。また，上大静脈症候群や転移性脳腫瘍などにおいて，腫瘍の縮小が症状緩和に寄与する場合には，放射線治療医と連携し，積極的に放射線療法を検討する必要がある。

2. 治療目的，適応，リスク

A. 緩和的手術療法

- 緩和的手術療法には明確なエビデンスをもつものはほとんどない。実行についても，手術を担当する医師の存在や考え方，主治医と手術担当医の関係性などの施設による状況に大きく左右される。看護の立場としては，患者・家族の希望・意向を十分に相談し，医師を含む多職種チームでの検討をタイミングよく調整することが求められる。その際に，どのような緩和的手術療法が存在し，施行可能であるかについての知識が必要である。

1）対象の評価と適応の判断

- 緩和的手術療法の対象については，脳神経系，呼吸器系，消化器系，腎尿路系，脈管系，出血，皮膚に分けて考えると整理しやすい。評価については，ESAS（Edmonton Symptom Assessment System），EORTC QLQ（The European Organization for Research and Treatment of Cancer Quality of Life Questionnaire）などの主観的評価や，PS（performance status；パフォーマンスステータス），STAS-J（Support Team Assessment Schedule-J）の症状評価項目などの客観的評価を総合的かつ経時的に行うことが重要である。

- 緩和的手術療法には明確なエビデンスのあるものは少なく，適応についての判断は，臨床倫理的な判断，患者・家族との合意形成のプロセス，多職種による協働が不可欠である。
- 以下に挙げるさまざまな方法については，少なくとも知識としてもっていなければ，実施にはいたらない。自分自身の知識が不十分な場合は，それぞれの専門家に適切なタイミングで相談できる環境の構築も重要である。

2）各種治療

●脳神経系

- 脳神経系の症状は，生命に影響することや麻痺や神経障害によってADL，QOLが大きく低下する場合がある。適応に加えて，タイミングにも留意する必要がある。個々の手技を下記に列挙する。
  ①開頭術
  ②オンマヤ・リザーバー（Ommaya reservoir）
  ③髄液シャント術〔V-P（脳室-腹腔）シャント〕
  ④脊髄除圧
  ⑤経皮的椎体形成術
  ⑥神経ブロック
- ②は髄腔内に薬物を注入するために，頭皮の皮下に埋め込んだリザーバーから右側脳室内にカテーテルを留置する方法である。④，⑤については，早急に脊椎外科医にコンサルトする体制が必要である。⑥は一般的には手術療法には含まないが，症状緩和における重要性を勘案して，項目として挙げる。

●呼吸器系

- 呼吸困難が出現すると，患者の不安は著しく高まる。呼吸困難に対する薬物療法にも限界があり，随時ほかの方法についても検討することが重要である。
  ①気管切開
  ②胸腔穿刺
  ③胸腔ドレナージ
  ④胸膜癒着術
  ⑤気管ステント留置術
- ①については頭頸部がん症例などでは比較的よく行われるが，患者・家族，多職種間での合意形成が重要である。②，③，④は胸水貯留（血胸，膿胸，乳び胸などの場合もある）をきたし，呼吸困難などの症状が悪化した場合や診断目的に行われる。⑤については施設や施行する医師により適応が異なるのが現状である。

●消化器系

- 消化器系の症状は経口摂取や栄養状態に直接関わり，イレウスなどの症状もきたす。
  ①経鼻胃管留置
  ②イレウスチューブ留置
  ③PTEG（percutaneous trans-esophageal gastro-tubing；経皮経食道胃管挿入術）
  ④PEG（percutaneous endoscopic gastrostomy；経皮内視鏡的胃瘻造設術）
  ⑤消化管バイパス術
  ⑥人工肛門造設術
  ⑦消化管ステント留置術
  ⑧PTCD（percutaneous transhepatic cholangio drainage；経皮経肝胆道ドレナージ術）
  ⑨ENBD（endoscopic nasobiliary drainage；内視鏡的経鼻胆道ドレナージ）
  ⑩胆管ステント留置術
  ⑪腹腔穿刺
  ⑫腹腔静脈シャント（Denver™ shunt）
  ⑬CART（cell-free and concentrated ascites reinfusion therapy；腹水濾過濃縮再静注法）
- ①～⑦までは，消化管の通過障害に対する対処

法である．通過障害自体の改善，消化管内の減圧や栄養管理目的に施行する．⑧〜⑩は閉塞性黄疸時の減黄目的に行う．腹水に対しては，薬物療法（利尿薬）などで対応できない場合に⑪〜⑬を検討する．

●腎尿路系
- 腎尿路系の症状に対しては，尿閉に対する処置が有効である．原因としては腫瘍による尿路閉塞が多い．尿路閉塞の部位や全身状態などによって下記の手技を選択する．
  ①膀胱留置カテーテル
  ②腎瘻造設術
  ③膀胱瘻造設術
  ④尿管ステント留置術
  ⑤尿路変更術

●脈管系
- 脈管系には動脈系，静脈系，リンパ系がある．
  ①血栓除去術
  ②動脈塞栓術
  ③下大静脈フィルター
  ④静脈ステント
  ⑤血栓除去術
  ⑥CVポート留置
  ⑦リンパ管吻合術
- 急性動脈閉塞に対して①，出血に対して②（消化管や膀胱などの場合は焼灼も）で対応する．下肢深部静脈血栓症はがん患者において重要な合併症であり，予防が重要であるが，発症した場合には肺塞栓予防目的に③を行うこともある．リンパ浮腫に対して⑦を行う場合もあるが，施行できる施設は限られている．

●皮膚
- がん患者における皮膚症状は高頻度に認められる．皮膚転移巣が自潰，感染を合併した場合などには手術療法についても検討する必要がある．
  ①排膿
  ②腫瘍摘出

B. 緩和的薬物療法

- 緩和的薬物療法にも緩和的手術療法と同じく，明確なエビデンスをもつものはほとんどない．言葉としての定義にもあいまいな点があり，結果として，症状緩和にもつながらず生存期間がむしろ短縮する症例もある．看護の立場として有害事象などの詳細な観察に加えて，患者・家族の希望・意向を十分に相談し，薬剤師，医師を含む多職種チームでの検討を調整することが求められる．

1）対象の評価と適応の判断

- がん薬物療法は，根治的薬物療法，補助（術前あるいは術後）薬物療法，緩和的薬物療法に分類される．
- 緩和的薬物療法という言葉は，基本的にがんの根治が期待できない場合に使用する．
- 多くの固形がんにおいては，補助療法を除く薬物療法はほとんどが転移・再発症例に対するもので，緩和的薬物療法に相当するが，エビデンスに基づき生存期間の延長を目的とする場合は，標準治療と位置づけられる．
- 固形がんにおける「緩和的薬物療法」という言葉は，必ずしも生存期間の延長を目的とせず，疼痛や出血などの症状緩和（多くの場合腫瘍の縮小を伴う）を目的とする場合に使用されることが多い．
- 血液腫瘍においては，がん薬物療法そのものが輸血の回避や症状緩和に寄与することも多く，ほかの固形がんに比べて，根治的薬物療法と緩和的薬物療法の使い分けが明確である．
- 緩和的薬物療法についても緩和的手術療法と同様に，症状の主観的および客観的かつ経時的な評価が重要である．
- がん薬物療法は全身療法であり，高頻度で何らかの有害事象が出現するため，施行前の全身状態の評価が重要である．通常はECOG（Eastern

Cooperative Oncology Group）によるPSを使用する．PSが0〜2の場合にがん薬物療法を行う場合が多い．
- PS2とは，「歩行可能で，自分の身の回りのことはすべて可能だが，作業はできない．日中の50％以上はベッド外で過ごす」状態である．

2）目的と評価

目的

- 緩和的薬物療法の主な目的は，症状緩和，QOLの改善である．その結果として，生存期間の延長，腫瘍の縮小がなされることもあるが，これらは主な目的とはされない．
- がん薬物療法を施行することによってPSが改善することが期待される場合，PSが0〜2以外の場合でも緩和的薬物療法を行う場合がある．この場合，特に患者・家族の意向の確認，複数の医療者による検討をふまえて決定することが重要である．
- がん薬物療法によって生存期間が延長しても，その間のADL，QOLが低下する場合に，治療の可否の判断はしばしば困難である．最近では，分子標的治療薬の価格が高いことも判断材料となり，QALY（quality-adjusted life years）という概念もがん薬物療法施行時の判断基準として注目されている．

評価

●全身の評価

- 治療による評価としては，主観的評価として，ESASやEORTC QLQなどの自己評価ツールを，客観的評価として，PS，STAS-Jなどを使用する．がん薬物療法の継続の可否については，もちろん患者・家族の希望・意向が重要であるが，医学的には，不応（がん薬物療法が有効でなくなった場合）あるいは不耐（有害事象によってがん薬物療法が施行できなくなった場合）の2つの状況がある．不応については次項「治療の評価」で，不耐については「有害事象の評価」で詳しく述べる．

●治療の評価

- がん薬物療法の効果判定にはRECIST（Response Evaluation Criteria In Solid Tumor）を用いる．すなわち，腫瘍による病変を標的病変，非標的病変，新病変の3つに分け，それぞれに効果判定基準を設け，総合効果として，CR（complete response；完全奏効），PR（partial response；部分奏効），SD（stable disease；安定），PD（progressive disease；進行），NE（inevaluable；評価不能）と表現する．通常は，効果判定がPDとなった場合，当該のがん薬物療法に対して「不応」と判断し，治療法の変更が検討される．
- 最近がん診療の現場で使用されている免疫チェックポイント阻害薬（厳密には免疫療法に分類される）では，投与後の効果が遅れて現れることがあり，PDとなった後も治療を継続し腫瘍が縮小する場合があるため，効果判定についても注意が必要である．
- 緩和的薬物療法では腫瘍の縮小を目的としないことが多く，全身状態は有害事象の評価がより重要と考えられる．

●有害事象の評価

- ほぼすべての薬には有害事象がある．特に抗がん薬には生命に関わる有害事象も多くあり，投与開始あるいは継続にあたって，薬の効果判定に加えて，有害事象の評価が重要になる．
- 有害事象は，米国National Cancer Institute（NCI）によるCTCAE（Common Terminology Criteria for Adverse Events）を用いる．本基準では臓器別に有害事象が列記されており，それぞれについて，Grade 1〜5の分類がなされている．
  - ◆Grade 1：軽症；症状がない，または軽度の症状がある；臨床所見または検査所見のみ；治

療を要さない
◆Grade 2：中等症；最小限/局所的/非侵襲的治療を要する；年齢相応の身の回り以外の日常動作の制限
◆Grade 3：重症または医学的に重大であるが，直ちに生命を脅かすものではない；入院または入院不能；期間の延長を要する，活動不能/動作不能；身の回りの日常生活動作の制限
◆Grade 4：生命を脅かす；緊急処置を要する
◆Grade 5：有害事象(AE)による死亡

- 緩和的薬物療法の場合，QOLの改善が主たる目的であるため，AEは極力軽度にとどまるべきである。どのGradeまでのAEが許容できるかについては個々の症例での綿密な検討が必要である。

C. 緩和的放射線治療

1）対象の評価と適応の判断

- 放射線治療はがん病巣に起因する種々の症状を緩和し，予防する重要な手段である。
- 放射線治療には，体の外から体内の病巣に放射線を当てる外照射，病巣内あるいは病巣に接して放射能をもった物質を含む棒状・ワイヤー状・粒状の金属を分布させる密封小線源治療，病巣に比較的特異的に取り込まれる放射能をもった物質を注射薬や経口薬で体内に取り込む非密封放射線治療〔RI(radio isotope)内用療法〕の3種類がある。
- 緩和的放射線治療は，症状の主目的が症状緩和であると考えられる場合に用いる。つまり，治療の意図によって決定される概念であり，照射線量や照射範囲など実際に行われる治療の内容を規定するものではない[1]。
- 緩和ケア領域で用いられる放射線治療としては，症状緩和を目的とした緩和的放射線治療だけではなく，症状出現のリスクを低下させるための予防的放射線治療が行われる場合もある。

- 緩和的放射線治療の主たる対象[2]は以下のようなものである。
  - がん病巣による痛みの緩和
  - 出血の制御
  - 腫瘍の突出や潰瘍形成
  - 管腔閉塞および切迫した状態
  - 症状の原因となっている腫瘍の縮小
  - 腫瘍学的緊急症(oncologic emergency)
- 緩和的放射線治療を行う際には以下のような点に留意する[1]。
  - 包括的なケアプログラムの一部として考える。
  - 患者の全人的アセスメント，客観的情報によって放射線治療の適応を決定する。
  - 患者のwell-beingの観点からリスクとベネフィットが考慮されなければならない。特に将来起こるかも知れないことよりも短期のリスクとベネフィットが重要となる。
  - 緩和的放射線治療は患者の価値観や好みに合わせて行われなければならず，患者自身の望む形で意思決定に関与することが求められる。
  - 予後が短い場合には，治療はできる限り速やかに開始され，求められる治療効果を得るに足りる治療にとどめる。
  - 緩和的放射線治療と根治的放射線治療は相反するものとして考えるべきではないが，一方で不必要なリソースを用いるべきではない。
- 緩和的放射線治療を適切に行うには，症状の責任病巣を明らかにして治療の主たる目的を明確にすることが必要である。
- 原疾患や責任病巣の状況にも影響されるが，一般的に放射線治療によって症状が改善するには，放射線治療後少なくとも2週程度を要し，最大の効果に達するには1～2か月後であることが多い。さらに，照射開始直後には一過性に症状が増悪する場合もあるので，ほかの手段を組み合わせる必要がある。
- 放射線治療後の症状の再燃の最大の原因は，照射範囲の腫瘍の再増大である。再照射という選択肢もあるが，予後が長い場合には周囲の正常組織の放射線障害のリスクへの配慮が必要にな

るため，期待される生存期間などの包括的な判断が必要である。
- 症状の進行や変化に際しては新たな病変や病巣の状態の変化を考慮するべきである。
- 抗がん薬や分子標的薬との併用は重篤な副作用をきたす場合もあるので，治療経過の正確な把握が必要である。

2) 骨転移

- 骨転移に対する放射線治療の目的は，①痛みの緩和，②病的骨折の予防，③病的骨折の治癒の促進，④腫瘍形成による問題の回避である。
- 放射線治療は有痛性骨転移の症状改善のゴールドスタンダードであり，痛みの緩和と麻薬の使用量増加による有害事象の軽減が目的となる。放射線治療による疼痛改善率は原疾患にもよるが60～90％程度だが，鎮痛薬を不要とするのは30％程度である。再照射でも約60％程度の患者で疼痛緩和が期待できる。
- 骨折や麻痺などのリスクがなく疼痛緩和だけを目的とする有痛性骨転移（uncomplicated bone metastasis）に対する1回照射は，痛みの再燃率や骨折のリスクが従来法より高いという報告もあるが，非常に有用な手段の1つである。
- 脊髄圧迫の前駆症状としては骨転移による背部痛が多い。転移性脊髄圧迫による麻痺の回復は適切に放射線治療を行っても40％に満たないため，麻痺を起こさないことが重要である。背部痛で脊椎転移を疑う場合には速やかに画像診断で麻痺のリスクを評価し，対応の要否を確認する必要がある。
- 有痛性骨転移でも，原疾患や病状および全身状態などによって期待される予後に大きな違いがある[2]ので，放射線治療の適応判断のためには十分な臨床情報の共有が不可欠である。
- 全身状態の良好な患者においては，予防的，あるいは脊髄圧迫を含む病的骨折に対して整形外科手術も考慮される。長期生存が期待され，術後照射が行われる場合には単回照射よりも長期間の放射線治療を選択する。
- 骨転移に対するRI内用療法としては，ストロンチウム89（^{89}Sr）製剤が開発されたが供給停止となっている。現在は前立腺がんの骨転移に対して塩化ラジウム223（^{223}Ra）というα線を用いた治療を行うことが可能である。
- 骨転移に対する定位照射や強度変調放射線治療は再照射や比較的長期の予後を期待できる場合には1つのオプションとなりうるが，適応については十分に検討する必要がある。

3) 脳転移

- 多くの患者は予後が短いため，放射線治療の目標は神経症状の改善が主体となるが，状況によっては長期生存も期待されるため，今後の見通しを正確に判断することが必要である。
- 全身状態が良好で，3個程度の孤立性脳転移に対しては全脳照射に加えて，外科的切除や定位照射（ガンマナイフを含む）との組み合わせが有効というエビデンスがある。定位照射については，実際にはより多くの転移巣に対しても行われている。
- 脳転移についても骨転移同様状況に応じた予後への配慮が必要である[3]。脳転移の個数，全身状態，頭蓋外病変の状態などが判断の根拠となる。長期生存が期待される患者の場合，全脳照射後の認知機能低下を考慮して転移病巣の数によっては定位照射のみを行うという選択肢もある。
- 全身状態が不良で頭蓋外病変の進行がある有症状の脳転移に対して全脳照射を行っても，症状改善効果が得られないことも多いので，予後を勘案した治療適応の判断が重要である。

文献

●引用文献

1) Beziak A, Kirkbride P, et al : Chap49 Palliative radiation therapy. In Berger AM, Shuster JL, et al(Eds) : Principles and practice of palliative care and supportive oncology(3rd ed). Lippincott Williams & Wilkins, 2007
2) Katagiri H, Okada R, et al : New prognostic factors and scoring system for patients with skeletal metastasis. Cancer Med 3(5) : 1359-1367, 2014
3) Serizawa T, Hirai T, et al : Gamma knife surgery for 1-10 brain metastases without prophylactic whole-brain radiation therapy : analysis of cases meeting the Japanese prospective multi-institute study(JLGK0901) inclusion criteria. J Neurooncol 98(2) : 163-167, 2010

●参考文献

Ⅳ-5-A，B
- Cherny NI, Fallon MT, et al(Eds) : Oxford textbook of palliative medicine(5th ed). Oxford University Press, 2015
- 固形がんの治療効果判定のための新ガイドライン(RECIST ガイドライン)改訂版 version1.1. http://www.jcog.jp/doctor/tool/RECISTv11J_20100810.pdf ［2016年7月25日］
- 日本緩和医療学会(編)：専門家をめざす人のための緩和医療学．南江堂，2014
- 日本臨床腫瘍学会(編)：新臨床腫瘍学(改訂第4版)．南江堂，2015
- 恒藤暁：系統緩和医療学講座—身体症状のマネジメント．最新医学社，2013

Ⅳ-5-C
- Khaw L, Chow E, et al : Chap 88 Radiotherapy. In Bruera E, Higginson I, et al(eds) : Textbook of palliative medicine and supportive care(2nd ed). pp.899-906, CRC Press, 2015
- Lutz S, Berk L, et al : Palliative radiotherapy for bone metastases : an ASTRO evidence-based guideline. Int J Radiat Oncol Biol Phys 79(4) : 965-976, 2011

第6章 緩和ケアにおける補完代替療法

1. 補完代替療法とQOL

A. 補完代替療法と倫理的課題

- がん医療における緩和ケアの概念は，終末期医療から，がん診断早期からの苦痛を緩和するものへと変遷してきた．本章では終末期に限定せず，早期からの緩和ケアにおいて必要な補完代替療法に関して論述する．
- 厚生労働省の全国調査[1]によると，がん患者の45%が補完代替療法を利用し，その多くが健康食品(96%)であった．主な利用目的は，がんの進行抑制(67%)，治療(45%)で，その他に，利用時において患者が十分な情報を得ていないこと(57%)や，主治医に相談していない(61%)現状であった．月平均費用は5万7000円で年間に概算すると68万4000円であった．
- 患者・家族は，がん治療による有害事象の軽減，再発予防や心身の健康維持，終末期における生きる希望など[2]，補完代替療法を利用することで心身の安寧を図りたいと願っている．その反面，西洋医学への不信感や補完代替療法への多大なる期待で，受診・治療の遅延にいたり，症状悪化や患者の生存に影響[3]を及ぼす場合もある．したがって，患者・家族が補完代替療法を利用する際の利益と不利益を理解しておく必要がある．
- 患者・家族がどのように補完代替療法を利用しているのか，医療従事者が利用の実態を把握できる環境をつくることが必要である．そのために，患者・家族と良好なコミュニケーションをとることが重要で，患者自らが意思決定できるような支援を行う．
- コミュニケーションのポイントとして，次のようなことが挙げられる[4]．
  - 問診時に補完代替療法の活用の有無を確認し，抗がん効果のある補完代替療法は現時点では存在しないことを適切に伝える．
  - 適切でない利用の場合は，患者を「説得」するのではなく，患者の心理的背景を汲み取り，最終的に患者自身が「納得」する形で判断できるようにする．
  - 医薬品との薬物相互作用や健康被害に関して危惧される情報があれば積極的に提供する．特にがん治療前・中で相互作用が生じる可能性が高い場合は利用を禁止する．
  - 安全性に問題がなければ，補完代替療法の利用や継続は患者の自己責任であるが，経過を十分観察し，QOLの改善状況や利用コストが見合っているのか検討し，個別的な対応を図る．
- 補完代替療法の活用にあたっては，ガイドラインなどから有効性や安全性に関する情報を得て，患者の価値観，医療者の専門性，患者の病状・診療環境(保険適応外など)を考慮し患者ケアの意思決定を行う．

2. 補完代替療法の基礎知識

A. CAMとは

- 補完代替医療(CAM;complementary and alternative medicine)とは,近代西洋医学以外の伝統医学,自然療法,薬草,心身療法,芸術療法,音楽療法など多様な療法の総称である[3]。
- 補完代替療法は主に8分野[3]に分けられる。
  ① 食や経口摂取に関するもの(食事療法,健康食など)
  ② 身体への物理的刺激を伴うもの(鍼,灸など)
  ③ 手技的行為を伴うもの(マッサージ,カイロプラクティックなど)
  ④ 感覚を通じて行うもの(アロマセラピー,音楽療法など)
  ⑤ 環境を利用するもの(温泉療法,森林セラピーなど)
  ⑥ 身体の動作を伴うもの(ヨガ,気功,運動など)
  ⑦ 動物や植物との関わりを利用するもの(アニマルセラピー,園芸療法など)
  ⑧ 伝統医学,民族療法(漢方医学の一部,アーユルヴェーダなど)

B. がん補完代替療法のガイドライン

- 国内外でのガイドラインなど[3, 5-11]を表Ⅳ-6-1に示す。通常ガイドラインでは推奨度が示されている。しかし,補完代替療法の分野で推奨度を設定することは困難であるため,新たに『がんの補完代替療法クリニカル・エビデンス2016年版』[3]が作成された。クリニカル・エビデンスとは診療で生じる疑問(臨床疑問)からトピックスを抽出し,系統的に情報を収集・吟味して,有用性や安全性などに関するデータをコンパクトに提示したエビデンス集のことである[3]。
- 『がん補完代替医療ガイドライン』[5]では,アロマセラピー・マッサージのみ推奨度B(勧められる)であり,その他の健康食品を含む療法はすべて推奨度C(勧めるだけの根拠が明確でない)の評価になっている(表Ⅳ-6-2)。
- クリニカル・エビデンスでは,運動療法を除き,大規模な無作為化比較試験が少なく,研究の質などに課題があり有効性を示す結論に限界があるとしている[3]。運動療法に関しては,国内外ですでにガイドラインがあり,倦怠感などの苦痛症状の緩和やQOLの改善など,有効性が示されている。がんの種類によって研究数に限りがあり,かつ有効性の有無にも相違がみられるため,利用する際には,疾患別のエビデンスの有無を十分考慮して利用することが必要であ

表Ⅳ-6-1 がん補完代替療法に関するガイドラインならびにガイドブックなど

	名称	出版年
国内	1. がん補完代替医療ガイドライン[*1]	2009
	2. がんの補完代替療法クリニカル・エビデンス2016年版	2016
	3. がんの補完代替医療ガイドブック第3版[*2](患者用)	2012
	4. がんのリハビリテーションガイドライン[*3]	2013
	5. がんのリハビリテーションベストプラクティス	2015
国外	6. Evidence-based clinical practice guidelines for integrative oncology : Complementary therapies and botanicals[*4](科学的根拠に基づいた統合腫瘍学のための臨床実践ガイドライン)	2009
	7. American College of Sports Medicine roundtable on exercise guideline for cancer survivors(がんの運動療法ガイドライン)	2010
	8. Nutrition and physical activity guidelines for cancer survivors(がんサバイバーの栄養と身体活動のガイドライン)	2012

[*1] 日本緩和医療学会HPにて閲覧・PDF印刷可能
[*2] 四国がんセンターHPにて閲覧・PDF印刷可能
[*3] 日本リハビリテーション医学会HPにて閲覧・PDF印刷可能
[*4] 日本語の要約が四国がんセンターHPで閲覧・印刷可能

括弧内は著者による追記

IV 緩和ケア

表IV-6-2 がん補完代替医療ガイドライン

療法名		身体症状の軽減	精神症状の軽減	QOLの改善	副作用を起こす可能性	抗がん薬の副作用の軽減	進行の抑制	生存の延長
健康食品	サメ軟骨	C	C	C	場合がある	C	C	C
	アガリクス	C	C	C	場合がある	C	C	C
	AHCC	C	C	C	報告なし	C	C	C
	メシマコブ	C	C	C	報告なし	C	C	C
	プロポリス	C	C	C	※1	C	C	C
	キサン・キトサン	―	―	―	―	―	―	―
アロマセラピー		B	B	C		C		
マッサージ		またはC						
ホメオパシー		C	C	C	不明	C	C	C
リラクセーション		C	C	C	報告なし	C	C	C
音楽療法		C	C	C	報告なし ※2	C	C	C
鍼灸		C	―	C	※3	C	C	C
免疫療法	ピシバニール	C	C	C	※4	C	C	C
	クレスチン							
	レンチナン							
	シゾフィラン							
	ウベニメクス							
	丸山ワクチン	C	C	C	C	C	C	C

推奨グレード	
A	強く勧められる
B	勧められる
C	勧めるだけの根拠が明確でない
D	行わないよう勧められる
―	データなし

※1 プロポリスそのものによる副作用の報告はないが,プロポリスを抽出する薬によって浮腫,紅斑,湿疹,膨張,かゆみなどを生じることがある。
※2 音楽療法士の意見として,クライアントの希望しない音楽は不快感を増すといわれている。
※3 時に刺鍼による恐怖感や電気刺激に対する不快感などが報告されている。
※4 シゾフィランで,5/193例に注射部位に軽度で一時的な痛み,腫れ,硬結を認めたという報告がある。
  ウベニメクスでは,3つの文献で副作用はなしとされている。

〔厚生労働省がん研究助成金「我が国におけるがんの代替医療に関する研究」班,他:がん補完代替医療ガイドライン(第1版).日本緩和医療学会,2009 https://www.jspm.ne.jp/guidelines/cam/cam01.pdf[2016年7月25日]をもとに作成〕

る(表IV-6-3, p.387)。

C. さまざまな療法

- 健康食品を除き,ほかの施術・療法に関する有害事象の報告は少ないが,利用の際には各種ガイドライン[3,5-11]での留意事項を確認する。

◆**健康食品**:広く健康の保持増進に資する食品として販売・利用されているもの全般を指す。サメ軟骨やアガリクスなど(表IV-6-2)。

◆**アロマセラピー**:植物の花,葉,種子,果皮,樹脂などから抽出された精油を用いて,芳香浴,沐浴(足浴など),吸入,マッサージと併用して活用される。

◆**マッサージ**:主に手を用いて身体面に「さする」「もむ」「圧する」などの物理的刺激を与え,生体の変調を整える。

◆**ホメオパシー**:体に備わっている自然治癒力に働きかけ全体のバランスを取り戻すためにレメディ(3,000種以上)が処方される。

◆**リラクセーション**:副交感神経の働きを優位にするために,意図的に心身の本来の調整力に働きかけ,内面からのリラックス状態を導く。マインドフルネスストレス低減法など。

◆**音楽療法**:心身の障害の回復,機能の維持改

表Ⅳ-6-3 疾患別による補完代替療法のエビデンスの掲載

	大腸がん	乳がん	肺がん	造血器腫瘍	前立腺がん	胃がん	肝がん	頭頸部がん	小児がん	総計
1. 健康食品		●			●					2
2. マッサージ		●								1
3. アロマセラピー・マッサージ	●									1
4. 運動療法	●	●	●	●	●			●	●	7
5. ホメオパシー		●								1
6. アニマルセラピー										0
7. リラクセーション		●	●							2
8. 音楽療法		●							●	2
9. 鍼灸治療		●	●		●			●		4
10. ヨガ		●								1
11. 栄養療法, 経腸栄養剤	●		●			●				3
12. 免疫療法	●	●	●		●	●				5
13. 漢方薬	●	●				●	●			4
14. 高濃度ビタミンC点滴療法										0
総計	5	10	5	1	4	3	1	2	2	

●：エビデンスが掲載されているもの

〔日本緩和医療学会緩和医療ガイドライン作成委員会(編)：がんの補完代替療法クリニカル・エビデンス(2016年版). 金原出版, 2016 をもとに作成〕

善, 生活の質の向上, 行動変容などに向けて, 音楽が意図的, 計画的に使用される。

◆**鍼灸療法**：中医学的診断に基づいて, 経穴に対して鍼, 指圧などでなんらかの刺激を与える。

◆**アニマルセラピー**：動物と人との交流がもたらす健康, 自立, 生活の質の改善を目的に臨床で活用される。

◆**運動療法**：体力の維持・向上を目的に計画的・意図的に実施される継続性のある身体活動で, エネルギー消費を増加させる。主に有酸素運動や抵抗運動が推奨されている。

◆**ヨガ**：ゆっくりとした動きに, 呼吸を合わせ, そこで生じる身体感覚に意識を向け, 心の安定・平静を導く瞑想の要素を併せもつ特徴があり, 瞑想的運動療法として活用される。

の有効性は勧めるだけの根拠が明確でないとしている[5]（表Ⅳ-6-2, p.386）。

- 『がんの補完代替療法クリニカル・エビデンス2016年版』では, 健康食品による身体・精神症状の軽減に関する報告はなされていない。ただし, 一部放射線治療による下痢の改善や栄養指導による全般的なQOLの改善に有効である可能性が報告されている[3]（表Ⅳ-6-4）。
- 健康食品の一部ががん患者のがん薬物療法の奏効率改善に寄与する可能性が報告されているが, 今後さらなる研究が必要だとしている。
- 健康食品などの副作用ががん治療に影響を及ぼした症例として, 主に薬剤性肝炎・間質性肺炎によるがん治療遅延や死亡, さらにがんの再発に関与した可能性などが報告[3]されており薬剤との相互作用に十分注意する必要がある。

D. 健康食品やサプリメントの有効性と安全性, 判定方法

- 『がん補完代替医療ガイドライン』では健康食品

表Ⅳ-6-4　健康食品によるエビデンスの掲載

クリニカル・クエスチョン	掲載の有無	有効性など
1. がんに伴う身体症状の軽減		
①痛み，消化器・呼吸器・泌尿器系症状	―	
②倦怠感・睡眠障害	―	
③体重減少，悪液質	●	無
2. がんに伴う精神症状の軽減	―	
3. 全般的なQOLの改善	●	可能性有
4. 望ましくない有害事象の出現*	●	リスク有
5. 検査・治療などに伴う有害事象の軽減		
①消化器症状	●	可能性有
②末梢神経障害	●	無
③体重減少	●	無
④術後合併症	●	無
⑤QOL	●	無
⑥口腔粘膜障害	●	無
⑦血球減少	●	無
6. 予後の改善		
全生存率，原因特異的死亡率の改善	●	可能性有
無病生存率，無増悪生存率，奏効率の改善	●	可能性有

●：エビデンスの掲載がなされているもの
―：エビデンスの掲載がない
＊：ニンニク，緑茶，ヤドリギ，中国ハーブ，鉄，セント・ジョーズ・ワート，ショウガ，朝鮮人参など薬物との相互作用に注意
〔日本緩和医療学会緩和医療ガイドライン作成委員会（編）：がんの補完代替療法クリニカル・エビデンス（2016年版）．金原出版，2016をもとに作成〕

文献

●引用文献

1) Hyodo I, Amano N, et al：Nationwide survey on complementary and alternative medicine in cancer patients in Japan. J Clin Oncol 23(12)：2645-2654, 2005.
2) Bell RM：A review of complementary and alternative medicine practices among cancer survivors. Clin J Oncol Nurs 14(3)：365-370, 2010
3) 日本緩和医療学会緩和医療ガイドライン作成委員会（編）：がんの補完代替療法クリニカル・エビデンス（2016年版）．金原出版，2016
4) 国立がん研究センターがん研究開発費「がんの代替医療の科学的検証に関する研究」班：がんの補完代替医療（CAM）診療手引き．2012
https://hfnet.nih.go.jp/usr/kiso/pamphlet/120222.pdf ［2016年7月25日］
5) 厚生労働省がん研究助成金「我が国におけるがんの代替医療に関する研究」班，他：がん補完代替医療ガイドライン（第1版）．日本緩和医療学会，2009
https://www.jspm.ne.jp/guidelines/cam/cam01.pdf ［2016年7月25日］
6) 国立がん研究センターがん研究開発費「がんの代替医療の科学的検証に関する研究」班，他：がんの補完代替医療ガイドブック（第3版）．2012
https://hfnet.nih.go.jp/usr/kiso/pamphlet/cam_guide_120222.pdf ［2016年7月25日］
7) 日本リハビリテーション医学会がんのリハビリテーションガイドライン策定委員会（編）：がんのリハビリテーションガイドライン．金原出版，2013
http://www.jarm.or.jp/wp-content/uploads/file/member/member_publication_isbn9784307750356.pdf ［2016年12月1日］
8) 日本がんリハビリテーション研究会（編）：がんのリハビリテーションベストプラクティス．金原出版，2015
9) Deng GE, Frenkel M, et al：Evidence-based clinical practice guidelines for integrative oncology；Complementary therapies and botanicals. J Soc Integr Oncol 7(3)：85-120, 2009
10) Schmitz KH, Courneya KS, et al：American college of Sports Medicine roundtable on exercise guideline for cancer survivors. Med Sci Sports Exerc 42(7)：1409-1426, 2010
11) Rock CL, Doyle C, et al：Nutrition and physical activity guidelines for cancer survivors. CA Cancer J Clin 62(4)：243-274, 2012

索引

数字・欧文

数字

3相の変化，がんに対する心の反応 24
「4つのR」 253
　──，再酸素化（reoxygenation） 253
　──，再分布（redistribution） 254
　──，細胞再増殖（repopulation） 253
　──，修復（repair） 253
^{60}Co（コバルト60） 237
^{89}Sr（ストロンチウム89） 239
^{90}Y（イットリウム90） 239
^{125}I（ヨウ素125） 238
^{131}I（ヨウ素131） 239
^{192}Ir（イリジウム192） 238

A

ACP；Advance Care Planning 316, 328
AD；Advanced Directive 316
ADCC；antibody-dependent cellular-cytotoxicity 97
adjuvant chemotherapy 105
ADL；activities of daily living 83, 137
　──の維持・向上，薬物療法 212
ADR；adverse drug reaction 135
AE；adverse event 135
ALARA；as low as reasonably achievable 305
ALK阻害薬 99
ALL；acute lymphoblastic leukemia 124
AML；acute myeloid leukemia 123
APL；acute promylocytic leukemia 124
AR；adverse reaction 135
ARDS 39
ASCO；American Society of Clinical Oncology 162
ATL；adult T-cell leukemia-lymphoma 126
AWS；axillary web syndrome 58

B

B型肝炎ウイルス（HBV）の再活性化 170
Bcr/Abl阻害薬 99
BFI；Brief Fatigue Inventory 349
BL；Burkitt lymphoma 126
BPS；behavioral pain scale，痛みの評価スケール 70
BSC；best supportive care 199, 315

C

CAM；complementary and alternative medicine 385
CART；cell-free and concentrated ascites reinfusion therapy 378
CCRT；concurrent chemo-radiotherapy 277
CDC；complement-dependent cellular cytotoxicity 97
CFS；Cancer Fatigue Scale 349
CGA；comprehensive geriatric assessment 61
chemo brain 177
CIPN；chemotherapy-induced peripheral neuropathy 168
CLL；chronic lymphocytic leukemia 124
CML；chronic myelogenous leukemia 124
CRT；chemo-radiotherapy 277
CSTD；closed system drug transfer device 221
CTシミュレーション 240
CTCAE；Common Terminology Criteria for Adverse Events 53, 109, 136, 191, 258, 380
CTV；clinical target volume 241
CTZ；chemoreceptor trigger zone 151, 259
CV（中心静脈）ポート 189
CYP3A4 93

D

Delirium Team Approach［DELTA］プログラムアセスメントシート 373
DIC；disseminated intravascular coagulation 18, 48, 136
DIC診断基準，急性期 49
DLBCL；diffuse large B-cell lymphoma 125
DLT；dose limiting toxicity 109
DNA修復遺伝子 92
DNAへの間接作用，放射線による 252
DNAへの直接作用，放射線による 252
DNAR；do not attempt resuscitation 317
DVH；dose volume histogram 241, 278

E

ED；erectile dysfunction 272
EGFR；epidermal growth factor receptor 99, 174
EGFR阻害薬 99, 174
EMR；endoscopic mucosal resection 8
ESD；endoscopic submucosal dissection 8
Ewing肉腫 129

F・G

FL；follicular lymphoma 125
FN；febrile neutropenia 159, 160
GCP；Good Clinical Practice 108
G-CSF；granulocyte-colony stimulating factor 161
G-CSF製剤 161
GIST；gastrointestinal stromal tumor 129
Grade 137, 191
Grade分類（CTCAE） 53, 258, 380
　──，口腔機能 267
　──，神経障害 53
　──，皮膚症状 265
GTV；gross tumor volume 241
GVHD；graft versus host disease 106
GVL；graft versus leukemia 106

H

HADS；Hospital Anxiety and Depression Scale 61
HBVの再活性化 170
HD；hazardous drugs 217
HL；Hodgkin lymphoma 125
HSR；hypersensitivity reaction 143

I・J

IADL；instrumental activity of daily living　83, 137, 338
IC；induction chemotherapy　277
IC；informed consent　11, 314
ICRP　305
IGRT；image-guided radiotherapy　237
IMRT；intensity-modulated radiotherapy　237
IPPV　40
ITV；internal target volume　241
IVR；interventional radiology　239, 349
JCOG；Japan Clinical Oncology Group　18

K・L

KPS；Karnofsky Performance Scale　320
LBL；lymphoblastic lymphoma　126
LH-RH（性腺刺激ホルモン放出ホルモン）　102
LH-RH アゴニスト（作動薬）　102
LH-RH アンタゴニスト（拮抗薬）　102
LTFU；long term follow up　107, 131

M

MAH；malignancy-associated hypercalcemia　361
MASCC スコア　160
MCL；Mantle cell lymphoma　126
MMSE；Mini-Mental State Examination　61
MODS；multiple organ dysfunction syndrome　47
MOF；multiple organ failure　46
MTD；maximum tolerated dose　106
mTOR 阻害薬　101

N

nadir（血球最低値期）　160
NCCN　166
"Nearest match"の原則　258
neoadjuvant chemotherapy　105
NHL；non-Hodgkin lymphoma　125
NIOSH；National Institute of Occupational Safety and Health　217
NPPV　40
NRS；Numeric Rating Scale，痛みの評価スケール　70, 346
NSAIDs　347
NURSE　199

O・P

OAR；organ at risk　282
pain flare　287
PaP スコア（Palliative Prognostic Score）　320
PCI；prophylactic cranial irradiation　244
PDGF；platelet-derived growth factor　174
PEP；Putting Evidence into Practice　167
phantom pain　18
POI；postoperative ileus　41
PONV；postoperative nausea and vomiting　41
PPE；personal protective equipment　218, 224
PPI；Palliative Prognostic Index　321
PRO；patient reported outcomes　258, 312
PS；performance status　110, 190, 320
PTCL；peripheral T-cell lymphoma　126
PTV；planning target volume　241

Q・R

QALY；quality-adjusted life years　380
QOL；quality of life　3, 105, 311
RALS；remote after loading system　238
RECIST；Response Evaluation Criteria in Solid Tumours　109, 110, 380
refractory relapse　118
RI；radioisotope　239
RI；remote infection　35, 44

S

SBRT；stereotactic body radiotherapy　237
sensitive relapse　118
shoulder syndrome　59
SIRS；systemic inflammatory response syndrome　46
SNRI　370
SOFA（Sequential Organ Failure Assessment）スコア　47
SPIKES　199
SRI；stereotactic irradiation　237
SRS；stereotactic radiosurgery　237
SRT；stereotactic radiotherapy　237
SSI；surgical site infection　35, 44
SSRI　369

T・U

TD；tolerance dose　266
TD5/5　257
TD50/5　257
TNM 分類　5
UICC；Union for International Cancer Control　5

V

VAP；ventilator associated pneumonia　39
VAS；Visual Analogue Scale，痛みの評価スケール　70, 169
VATS；video-assisted thoracicsurgery　5
VEGF；vascular endothelial growth factor　97
VEGFR；vascular endothelial growth factor receptor　97
VRS；Verbal Rating Scale　346

W・X

WHO 除痛ラダー　165
X 線　234

ギリシャ文字

γ 線　234

和文

あ

アーユルヴェーダ 385
アイデンティティ 28
悪性胸膜中皮腫,薬物療法 118
悪性高熱 32
悪性黒色腫(メラノーマ) 129
悪性骨・軟部腫瘍,薬物療法 129
悪性腫瘍随伴性高カルシウム血症(MAH) 361
悪性腹水 354
悪性リンパ腫,放射線療法 247
悪性リンパ腫,薬物療法 125
アジュバント 105, 236
アセスメントに必要な技術,緩和ケア 330
アドバンス・ケア・プランニング(ACP) 316, 328
アドヒアランス 192
――に影響する要因 193
アドボカシー,看護における 10
アナフィラキシー 143
アナフィラキシーショック 143
アナフィラキシー様症状 145
アニマルセラピー 387
アピアランスケア 213, 283, 338
アプリケータ 238
アポトーシス 91
アルキル化薬 93
アロマセラピー 386
アロマターゼ阻害薬 102
安全キャビネット 221
安全な投与管理,薬物療法 195
安定(SD) 111, 380
安楽死 317

い

怒り 367
胃がん,放射線療法 245
胃がん,薬物療法 115
意思決定支援 11, 208, 279, 315
移植片対宿主病(GVHD) 106
移植片対白血病効果(GVL) 106
痛みの再燃 382
痛みの評価スケール 347
一時的挿入法 238
一過性脳虚血発作 18
イットリウム 90(^{90}Y) 239
遺伝子多型 92

遺伝子変異 91
いらだち 367
イリジウム 192(^{192}Ir) 238
医療器具の自宅での取り扱い 196
医療職種以外の関わり 341
イレウス 41
咽頭がん,放射線療法 243
咽頭粘膜炎,放射線療法 261
院内外の資源の活用,緩和ケア 344
院内救急連絡体制 64
院内システムづくり,曝露対策 229
インフォームドコンセント(IC) 11, 314
インフュージョンリアクション 144

う

うつ病 177, 369
運動障害 360
運動耐容能の低下,手術による 22
運動と休息のバランス 194
運動療法 387

え・お

エアロゾル化 218
永久気管孔 20
――の造設 27
永久挿入法 238
栄養状態,手術リスクアセスメント 15
栄養状態を維持・改善するケア,放射線療法 284
栄養・水分摂取,薬物療法 194
栄養素吸収機能の低下,手術による 22
エキスパンダー 8
――挿入中の放射線療法 9
エストロゲン薬 102
遠隔操作密封小線源治療(RALS) 238
塩化ラジウム 223(^{223}Ra) 382
嚥下障害,放射線療法 268
嚥下・通過機能の低下,手術による 21, 22
炎症性警笛細胞(alert cell) 46
炎症性抗がん薬(irritant drug) 146
エンドオブライフ・ケア 312
エンパワーメント 68, 207, 295
オールトランス型レチノイン酸

(ATRA) 124
悪心・嘔吐,緩和ケア 351
悪心・嘔吐,放射線療法 263
おそれ 368
オピオイドスイッチング 348
オピオイド鎮痛薬 347
オボイド,アプリケータ 239
オリエンテーション,放射線療法 280
音楽療法 386
オンコロジーエマージェンシー 136, 248
温存手術 7
オンマヤ・リザーバー(Ommaya reservoir) 378

か

開口障害,放射線療法 269
咳嗽,緩和ケア 357
改訂長谷川式簡易知能評価スケール 61
回復過程,Mooreによる 15
回復過程の4相 15
――,筋力回復期 15
――,脂肪蓄積期 15
――,障害期 15
――,転換期 15
回復する見通し,緩和ケア 333
外部照射 237
ガウン,個人防護具 220
化学受容体引き金帯(CTZ) 151, 259
化学放射線同時併用療法(CCRT) 277
化学放射線療法(CRT) 106, 277
過活動型せん妄 51
過換気症候群 356
拡大根治手術 4
拡大手術 6
画像下治療(interventional radiology) 349
画像誘導放射線治療(IGRT) 237
加速分割照射法 244
家族への影響,手術療法 28
顎骨壊死,放射線療法 269
合併症・二次障害
――,セルフケア実践 69
――,セルフモニタリング法の習得 69
家庭内役割に及ぼす影響,手術療法 28

391

索引

可動域制限，手術による
　　　　　　　　　21, 22, 24, 58
過敏反応（HSR），薬物療法　143
顆粒球コロニー刺激因子（G-CSF）
　　　　　　　　　　　　161
がん
　―― と就労　301
　―― の病期進行度　5
　―― や骨転移による疼痛，ケア
　　　　　　　　　　　　287
がん悪液質　350
がん遺伝子の活性化　3
寛解導入療法　124
眼・眼窩腫瘍，放射線療法　243
がん原遺伝子　91
看護におけるアドボカシー　10
がん細胞の増殖　91
患者
　―― との対話　325
　―― に必要なセルフケア内容，放
　　　射線療法　296
　―― の QOL　3, 6
　―― の QOL の向上　344
　―― の well-being　381
　―― の感情表出を促すコミュニ
　　　ケーション・スキル，NURSE
　　　　　　　　　　199, 331
　―― の主観的アウトカム（PRO）
　　　　　　　　　　258, 312
患者・家族
　―― 指導，放射線療法　297
　―― への教育，精神の苦痛　338
　―― への曝露対策教育　228
　―― の真のニーズ　344
がん終末期のリンパ浮腫　362
「がん就労」復職支援ガイドブック
　　　　　　　　　　　　339
がん情報サービス　302
がん進行に伴う QOL　312
がん診療における緩和的治療　377
感染，放射線療法　264
完全奏効（CR）　110, 380
感染のリスクを減らすケア，放射線
　　療法　288
感染予防，薬物療法　193
肝臓障害，薬物療法　170
がん対策基本法　312
がん対策推進基本計画　312
ガンマナイフ　237, 382
がん薬物療法の適応基準　110
がん抑制遺伝子　92

―― の不活化　3
緩和医療（Palliative Medicine）　377
緩和ケア（Palliative Care）　377
　―― に関する倫理的問題　313
緩和ケアチーム　312
緩和的手術療法　377
　――，対象の評価と適応の判断
　　　　　　　　　　　　377
緩和的腫瘍学（Palliative Oncology）
　　　　　　　　　　　　377
緩和的治療についての理解や受けとめ
　――，身体的苦痛　333
　――，精神的苦痛　334
緩和的放射線治療　236, 381
緩和的薬物療法　379
　――，対象の評価と適応の判断
　　　　　　　　　　　　379
緩和目的の手術　4

き

起壊死性抗がん薬（vesicant drug）
　　　　　　　　　　　　146
機械的腸閉塞（interstinal
　　obstruction）　41
器材選択，薬物療法　114
基礎エネルギー消費量（BEE）　71
機能温存手術　7
機能再建術　4
機能的腸閉塞　41
希望や支えになることを探索し寄り
　　添うケア，スピリチュアルペイン
　　　　　　　　　　　　340
基本的緩和ケア　344
基本的日常生活動作（self care
　　ADL）　137
気持ちのつらさを理解するケア，精
　　神的苦痛　337
救急体制の整備，薬物療法　200
急性悪心・嘔吐，薬物療法　151
急性呼吸促迫症候群（ARDS）　39
急性骨髄性白血病（AML）　123
急性前骨髄球性白血病（APL）　124
急性有害事象，放射線療法　256
急性リンパ性白血病（ALL）　124
急変に対応する院内体制づくり　63
急性期 DIC 診断基準　49
共感的，受容的態度　330
胸腔鏡補助下手術（VATS）　5
胸腔/腹腔鏡下手術　7
凝固系，手術侵襲　18
胸水，緩和ケア　358

強度減弱前処置（RIC）　107
強度変調放射線治療（IMRT）　237
恐怖　368
局所性骨溶解性高カルシウム血症
　　　　　　　　　　　　361
虚血性心疾患，手術療法　43
緊急コール体制　64
緊急時の外来受診　201
緊急照射　236
腔内照射　238

く

薬の安定性　113
苦悩を表出できるようなケア，スピ
　　リチュアルペイン　340
クライオセラピー　165
グリオーマ　128
クリティカルパス　11
クリニカル・エビデンス，がん補完
　　代替療法　385
グレイ（Gy）　233

け

ケアニーズの聞き取り　330
計画標的体積（PTV）　241
経口薬物療法薬の管理　196
継続看護　200
経皮的骨セメント注入術　240
経皮的腫瘍凝固療法，IVR　240
けいれん発作　361
血管外漏出　145
血管新生　97
血管新生阻害薬　114
血管内皮細胞増殖因子（VEGF）　97
血行性転移　3
血小板減少　159
血小板由来成長因子（PDGF）　174
血栓症　18, 141
結腸がん・小腸がん，放射線療法
　　　　　　　　　　　　246
下痢
　――，緩和ケア　353
　――，放射線療法　263
　――，薬物療法　150
健康食品　386
言語障害　360
検査目的の手術　5
倦怠感
　――，緩和ケア　349
　――，放射線療法　259
　――，薬物療法　166

―― の評価ツール　349
倦怠感簡易調査票　167
原発性副甲状腺機能亢進症　361

こ

抗CTLA-4抗体　103
抗EGFR抗体薬　114
抗PD-1抗体　103
抗アンドロゲン薬　102
抗エストロゲン薬　102
構音障害　360
高額療養費制度　28, 84, 302
高カルシウム血症　138, 361
抗がん抗生物質　96
抗がん薬の組織傷害のリスク　146
抗がん薬の調製　221
抗がん薬曝露の経路　218
口腔がん，放射線療法　243
口腔カンジダ症，緩和ケア　352
口腔機能低下を予防・軽減するケア，放射線療法　283
口腔粘膜炎，放射線療法　261
口腔粘膜傷害，緩和ケア　352
口腔粘膜傷害（口内炎），薬物療法　163
高血圧性脳症　141
光子線　237
高次脳機能障害，手術による　20
恒常性（ホメオスタシス）　16
高線量率　238
抗体依存性細胞傷害活性（ADCC）　97
抗体薬　97
好中球減少　158
口内炎　352
―― の過程（5段階モデル）　163
肛門管がん，放射線療法　245
絞扼性腸閉塞　41
高齢者機能評価（CGA）　61
コードブルー　64
コーピング　206, 298, 334
コールナイン　64
呼吸器系，手術侵襲　16
呼吸器症状，放射線の晩期有害事象　270
呼吸機能の低下，手術による　20, 21
呼吸困難，緩和ケア　355
呼吸困難・呼吸苦，放射線療法　288

呼吸状態，手術リスクアセスメント　14
呼吸不全　355
国際対がん連合（UICC）　5
国際放射線防護委員会（ICRP）　305
個人防護具（PPE）　218
姑息的手術　4
骨関連事象　127
骨シンチグラフィー　382
骨髄移植（BMT）　107
骨髄破壊的移植/フル移植（MAC）　107
骨髄非破壊的前処置/ミニ移植（NMA）　107
骨髄抑制，放射線療法　264
骨髄抑制，薬物療法　158
骨転移，緩和的放射線治療　382
骨転移，放射線療法　248
固定具，放射線療法　281
孤独感　368
言葉のキャッチボール　337
コバルト60（^{60}Co）　237
個別化医療　104
こぼれ（スピル）時の対応方法，抗がん薬　223
根治手術　4
コントロール感覚　199

さ

サイクロトロン　238
再現性の確保，放射線治療計画　240
臍帯血移植（CBT）　107
最大耐用量（MTD）　106
在宅緩和ケア　312
在宅での抗がん薬治療　196
在宅療養の支援，社会的苦痛　339
サイトカインによる生体防御反応　18
催吐性リスク分類　153, 154
サイバーナイフ（Cyber Knife®）　237
細胞周期　90, 252
―― チェックポイント　91
細胞周期特異性薬　93
細胞周期非特異性薬　93
細胞傷害性抗がん薬　93
細胞増殖のプロセス　90
ざ瘡様皮疹　175
サバイバーシップ　215
サプリメント　387
サポートグループ　302

サポート資源　203
散乱線　276

し

シーベルト（Sv）　233
自家移植　107
しきい値　255
子宮頸がん，放射線療法　247
子宮頸がん，薬物療法　120
子宮体がん，放射線療法　247
子宮体がん，薬物療法　120
止血障害　18
自己決定　315
自己効力感　209
自殺念慮　371
事前指示（AD）　316
死前喘鳴，緩和ケア　357
失語（症）　20, 360
失行　20
失認　20
シバリング　33
社会資源・制度　214
社会資源の活用　339
社会生活に必要な支援　339
社会・生活面に及ぼす影響，薬物療法　203
社会的苦痛，アセスメント　326
社会的役割の継続　213
社会的役割への影響　28, 296
集学的治療　4, 104, 235
周術期　14
―― の末梢神経障害予防のための勧告　34
重要臓器の機能維持，薬物療法　194
重粒子線　235
縮小手術　7
手術後の回復過程　67
手術侵襲　16
手術選択の意思決定　25
手術に対する身体予備力　14
手術の理解と受けとめ　25
手術部位感染（SSI）　35, 44
手術部位感染防止のための勧告　36
手術不能（inoperable）　5
手術リスクアセスメント　14
手術療法選択の原則　4
手術療法の目的　4
手術療法を受ける患者の権利　10
――，自己決定の権利　10
――，情報に対する権利　10
――，選択の自由の権利　10

索引

主体的な治療参加 191
手段的日常生活動作(IADL)
　　　　　　　　　　83, 338
出血 142
術後
　──の消化器合併症 41
　──の症状のセルフモニタリング
　　方法 79
　──の症状へのセルフケア実践
　　　　　　　　　　　　79
　──のタンパク代謝 18
　──の糖代謝 18
術後悪心・嘔吐(PONV) 41
術後合併症 37
術後合併症規準，JCOG 18
術後照射 277
術後診断 5
術後せん妄 50
　──のモニタリングツール 72
術後早期離床 7
術後治療 4
術後放射線療法 4
術後補助薬物療法(アジュバント療
　法) 105
術後薬物療法 4
術前化学放射線療法 4
術前照射 277
術前診断 5
術前治療 4
術前放射線療法 4, 277
術前補助薬物療法(ネオアジュバン
　ト療法) 105
術前薬物療法 4
術中合併症 32
術中の低体温 32
術野外感染(RI) 35, 44
腫瘍随伴体液性高カルシウム血症
　　　　　　　　　　　361
腫瘍崩壊症候群 138
循環器系，手術侵襲 17
循環状態，手術リスクアセスメント
　　　　　　　　　　　15
消化管間質腫瘍(GIST) 129
消化管閉塞，緩和ケア 354
消化器系，手術侵襲 19
消化器症状へのケア，放射線療法
　　　　　　　　　　　285
消化機能の変化と食事，手術療法
　　　　　　　　　　　80
上顎がん，放射線療法 243
照合 241

小細胞肺がん，放射線療法 244
小細胞肺がん，薬物療法 117
照射 241
症状緩和に対する希望 333
症状緩和のゴール 334
症状軽減につながる生活の調整，緩
　和ケア 336
症状の定期的なモニタリング，放射
　線療法 282
症状マネジメント，緩和ケア 335
小線源治療 238
上大静脈症候群，放射線治療 248
小児がん，薬物療法 130
小児がん就学相談対応の手引き
　　　　　　　　　　　339
上皮成長因子受容体(EGFR)
　　　　　　　　　　99, 174
小分子薬 99
情報を整理するツール 11
静脈炎 148
ショートハイドレーション法 118
職業性曝露 218
　──に影響を及ぼす要因 218
食道がん，放射線療法 245
食道がん，薬物療法 115
食道再建術 9
食道粘膜炎，放射線療法 261
食物貯留機能の低下，手術による
　　　　　　　　　　　22
食欲不振，薬物療法 156
食欲不振悪液質症候群 350
ショック，手術療法 43
ショックの5徴 43
自律神経温存手術 7
自律性を支えるケア，スピリチュア
　ルペイン 340
自律の原則(autonomy) 313
侵害受容性疼痛 346
鍼灸療法 387
シンクロトロン 238
神経膠腫(グリオーマ) 128
神経障害，手術に伴う二次障害 52
神経障害性疼痛 346
神経ブロック 349
進行(PD) 111, 380
人工呼吸器関連肺炎(VAP) 39
腎細胞がん，薬物療法 122
侵襲的陽圧換気(IPPV) 40
心身の安定に向けたケア，放射線療
　法 290
人生の各段階における特徴と健康課

　題 326
腎臓障害，薬物療法 170
身体所見 188
身体的苦痛，アセスメント 321
進展度(臨床進行度)分類 5
　──，遠隔転移 6
　──，限局 6
　──，上皮内 5
　──，所属リンパ節転移 6
　──，隣接臓器浸潤 6
心毒性，薬物療法 172
深部静脈血栓症，手術療法 40, 43
深部線量曲線 234
信頼関係を構築するコミュニケー
　ション 337
心理社会的側面へのケア，手術療法
　　　　　　　　　　　60
心理的苦痛，薬物療法 211
心理の専門家との協働 338
心理面に及ぼす影響，薬物療法
　　　　　　　　　　　203

す

膵がん，放射線療法 246
膵がん，薬物療法 116
スキンケア，薬物療法 194
スクイージング 357
ストーマ造設 27
ストロンチウム89(^{89}Sr) 239, 382
スピリチュアルペイン 340
　──，アセスメント 328
　──の存在の共有 341
スピルキット 223
スペーサー(マウスピース) 283

せ

生活再構築への支援，薬物療法
　　　　　　　　　　　212
生活支援に向けたケア，放射線療法
　　　　　　　　　　　296
生活状況のアセスメント，薬物療法
　　　　　　　　　　　202
生活の安全を守るケア，放射線療法
　　　　　　　　　　　289
生活を取り戻すことへの影響，放射
　線療法 296
正義・公平の原則(justice/equality)
　　　　　　　　　　　313
性機能障害
　──，手術による 22, 23
　──，放射線療法 271

──，薬物療法　173
脆弱化した皮膚に生じる障害　364
正常組織における放射線感受性　254
正常組織の耐容線量　257
生殖機能障害，薬物療法　214
生殖機能変化，手術による　23
成人T細胞白血病・リンパ腫（ATL）　126
精神症状
　──，薬物療法　177
　──のケアと予防　337
　──の誘因となる薬物　325
精神的苦痛，アセスメント　323
静水圧性肺水腫　39
精巣腫瘍，薬物療法　122
生存期間中央値（MST）　112
生存率　111
成長への影響，薬物療法　178
制吐薬適正使用ガイドライン　153-155
制吐療法　155
生理的イレウス　19
世界保健機関（WHO）　311
セカンドオピニオン　10，26
脊髄圧迫，放射線治療　248
セクシュアリティ　302
　──，薬物療法　215
赤血球減少　159
セミノーマ　122
セルフアドボカシー　314
セルフケア　79，191，205，281
セルフケア能力　294，334
セルフモニタリング　295
セロトニン選択的再取り込み阻害薬（SSRI）　369
セロトニン-ノルアドレナリン再取り込み阻害薬（SNRI）　370
穿孔　140
全身性炎症反応症候群（SIRS）　46
全人的苦痛
　→トータルペインを見よ
全人的な呼吸困難感（トータルディスニア）　356
全生存期間（OS）　111
センチネルリンパ節　6
センチネルリンパ節理論　3
全乳房照射，乳房温存術後　244
前方切除後症候群（anterior resection syndrome）　7
せん妄　177，373

せん妄アセスメントシート　374
せん妄評価尺度　61
線溶亢進型DIC　50
線溶抑制型DIC　50
前立腺がん，放射線療法　246
前立腺がん，薬物療法　121
線量体積ヒストグラム（DVH）　241，278
線量分布図　241，278

そ

臓器障害の予防，薬物療法　194
造血幹細胞移植　106
奏効率（RR）　111
相互作用　195
爪周囲炎　175
創部離開　37
掻痒症　175
ソーシャルサポート　210，328
即時型アレルギー反応　143
組織内照射　238

た

体位固定に伴う神経障害，手術療法　33
体位固定に伴う皮膚障害，手術療法　33
体位ドレナージ　357
体液区分線（分水嶺）　57
体温変化のモニタリング　32
対向　237
代謝，手術リスクアセスメント　15
代謝拮抗薬　96
代謝系，手術侵襲　18
対処行動　208，334
大腸がん，薬物療法　114
体内標的体積（ITV）　241
耐容線量（TD）　266
代理決定　316
ダウンサイジング　236
ダウンステージング　14，105
唾液分泌障害（口腔乾燥），放射線の晩期有害事象　267
タキサン　96
多剤併用療法　104
多職種連携　200
多臓器機能障害症候群（MODS）　47
多臓器不全（MOF）　46
脱毛，放射線療法　263
脱毛，薬物療法　176
多発性骨髄腫，薬物療法　127

多門照射　237
胆管がん，放射線療法　246
単剤療法　104
単純性（閉塞性）腸閉塞　41
タンデム，アプリケータ　239
胆道がん，薬物療法　116
ダンピング症候群　22

ち

知覚鈍麻，手術による　24
治験　108
遅発性悪心・嘔吐，薬物療法　151
中心静脈（CV）ポート　189
長期フォローアップ（LTFU）　107，131
長睫症　175
直線加速器　237
直腸がん，放射線療法　245
直腸粘膜炎，放射線療法　261
治療
　──と仕事の両立，薬物療法　213
　──と生活の両立，放射線療法　294，301
　──に伴う不安・恐怖への支援，放射線療法　300
　──の中止　317
　──のベネフィットとリスク　25
　──や効果に対する不安，放射線療法　292
治療域　135
治療完遂への支援，放射線療法　299
治療計画，薬物療法　112
治療効果判定，放射線療法　249
治療前制限（指示），放射線療法　281
治療法の理解　191，292
治療目的や計画に関する理解の促進　191
チロシンキナーゼ阻害薬　99
鎮静　317
　──を判断するプロセス　317

つ・て

追尾照射　238
つらさと支障の寒暖計　325
手足症候群（hand foot syndrome）　174，175
定位手術的照射（SRS）　237
定位体幹部治療（SBRT）　237

定位放射線照射(SRI) 237
定位放射線治療(SRT) 237
低活動型せん妄 51
低侵襲手術 7
低線量率 238
適応拡大病変 8
適応障害 177
手袋，個人防護具 219
デルマトーム 347
電子線 234
天井効果 348
転倒・転落予防，放射線療法 289
転倒・転落リスクの評価 64
電話での相談対応窓口 201

と

頭蓋内圧亢進症状，緩和ケア 359
頭蓋内圧亢進症状，放射線療法 264, 288
透過性亢進型肺水腫 39
同系移植 107
頭頸部がん，薬物療法 127
同種移植 107
動注化学療法，IVR 240
疼痛，緩和ケア 346
疼痛アセスメントツール 324
導入化学療法(IC) 277
投与管理における曝露対策 228
トータルディスニア(total dyspnea) 356
トータルペイン(全人的苦痛) 319
── ，家族への支援 341
── ，社会面 319
── ，身体面 319
── ，スピリチュアルな面 319
── ，精神面 319
── と QOL 313
── を緩和するケア 335
突出性悪心・嘔吐，薬物療法 151
トポイソメラーゼ阻害薬 96
トモセラピー(Tomo Therapy®) 237
ドレーン管理 65

な・に

内視鏡的切除術(EMR) 8
内視鏡的粘膜下層剥離術(ESD) 8
ニーズを引き出すコミュニケーション 205
肉眼的腫瘍体積(GTV) 241
二次発がん，放射線療法 273

二次発がん，薬物療法 182, 215
二段侵襲説(second attack theory) 46
日常生活動作(ADL) 83, 137, 212
日常生活に及ぼす影響，手術療法 26
日常生活復帰への支援，放射線療法 300
日本臨床腫瘍研究グループ(JCOG) 18
乳がん，放射線療法 244
乳がん，薬物療法 119
乳房再建後の放射線治療 245
乳房再建術 8
── ，一次・二次再建 8
── ，一期・二期再建 8
── ，自家組織による再建 8
── ，人工物による再建 8
乳房切除後の放射線治療 245
ニューロパチー 168
尿閉，緩和ケア 359
認知機能障害 178
認知的評価 206
妊孕性温存 214
妊孕性に関するケア 303

ね・の

ネオアジュバント療法 105
粘膜症状，放射線の晩期有害事象 266
年齢，手術リスクアセスメント 16
脳壊死，放射線療法 272
脳梗塞 18
脳腫瘍，薬物療法 128
脳神経系，手術侵襲 17
脳卒中 18
脳転移，緩和的放射線治療 382
脳転移，放射線療法 248

は

バーキットリンパ腫(BL) 126
敗血症 140
配合変化 113, 195
肺水腫，手術療法 39
排泄に対するケア，放射線療法 286
排泄物・リネン取り扱い時の曝露対策 228
肺線維症，放射線療法 270
肺臓炎，放射線療法 270
肺塞栓症，手術療法 40

ハイドレーション 115
排尿困難，緩和ケア 358
排尿・排便調整機能の低下，手術による 22, 23
排便障害，放射線療法 271
白質脳症 178
── ，放射線療法 272
曝露時の対応 223
曝露対策ガイドライン 229
播種性血管内凝固症候群(DIC) 18, 48, 136
播種性転移 3
白金製剤 96
白血病，薬物療法 123
発声・構音機能の低下，手術による 21, 22
発達・成長への影響，放射線療法 303
発達・成長への影響，薬物療法 215
発熱性好中球減少症(FN) 159, 160
ハッフィング 357
パニック 356, 368
パフォーマンスステータス(PS) 110, 190, 320
ハリーコール 64
ハリス・ベネディクトの式 71
晩期合併症，薬物療法に伴う 180, 215
晩期有害事象，放射線療法 256
半減期，放射線同位元素 235

ひ

非 CR/非 PD(Non-CR/Non-PD) 111
ヒエラルキーコントロール(hierarchy of controls) 224
── ，エンジニアリングコントロール 224
── ，個人防護具(PPE) 224
── ，組織管理上のコントロール 224
── にそった曝露予防行動 228
非オピオイド鎮痛薬 347
非起壊死性抗がん薬(non-vesicant drug) 146
微小管阻害薬 96
非小細胞肺がん，放射線療法 244
非小細胞肺がん，薬物療法 117
非侵襲的陽圧換気(NPPV) 40

非ステロイド性消炎鎮痛薬
　　（NSAIDs）347
ビスホスホネート製剤 362
非セミノーマ 122
否認 332
　── への応答 332
非標的の病変 110
皮膚がん，薬物療法 129
皮膚乾燥 175, 365
皮膚障害，がん終末期 364
皮膚障害，薬物療法 174
皮膚症状，放射線の晩期有害事象
　　265
非ホジキンリンパ腫(NHL) 125
びまん性大細胞型B細胞リンパ腫
　　（DLBCL）125
評価不能(NE) 380
病期 5
病期分類 5
標準治療 106
病的骨突出 365
標的体積 241
標的病変 110
ビルドアップ 234
ビンカアルカロイド 96

ふ

不安 366
フィジカルアセスメント 322
フィラデルフィア染色体(Ph) 124
ブースト照射，乳房温存術後 244
不快症状へのケア，放射線療法
　　287
腹会陰合併切除術（マイルズ法）22
副甲状腺ホルモン関連タンパク
　　（PTHrP）138
複雑性（絞扼性）腸閉塞 41
腹水，緩和ケア 354
腹水濾過濃縮再静注法(CART)
　　378
腹部膨満感，緩和ケア 354
不整脈，手術療法 42
部分奏効(PR) 111, 380
不眠 370
フリーラジカル 252
フレア反応 148
プロゲステロン薬 102
プロテアソーム阻害薬 99
分割照射 253
分化誘導療法 124
分子標的薬 93

へ

閉鎖式薬物移送システム(CSTD)
　　221
閉塞性腸閉塞 41
併存疾患のコントロール 194
併用禁忌薬・併用注意薬 113
ベクレル(Bq) 233
ベストサポーティブケア(BSC)
　　199, 315
ベルゴニー・トリボンドーの法則
　　254
ベルモント・レポート 314
便秘，緩和ケア 353
便秘，薬物療法 148

ほ

防衛機制 24, 332
膀胱炎，放射線療法 263
膀胱がん，放射線療法 247
膀胱がん，薬物療法 123
縫合不全，手術療法 45
放射線
　──，遺伝的影響（確率的影響）
　　255
　──，身体的影響（確定的影響）
　　255
放射線感受性 253
放射線業務従事者 306
　── の線量限度 306
放射線宿酔 259
　──，ケア 285
放射線性骨壊死 270
放射線性直腸炎 271
放射線性膀胱炎 271
放射線治療
　── に影響を与える身体所見
　　276
　── に関わる不安 279
　── に対する認識 275
放射線治療計画 240
放射線治療計画装置 241
放射線治療費用と公的医療保障
　　302
放射線粘膜炎 261
　──，ケア 283
放射線肺臓炎 262
放射線皮膚炎 259
　──，ケア 282
放射線防護，教育訓練 307
放射線防護体系 305

　──，3つの基本原則 305
　──，行為の正当化 305
　──，個人線量の限度 305
　──，防護の最適化 305
放射線防護の3原則 306
　──，距離 306
　──，時間 306
　──，遮蔽 306
放射線防護の目的 305
ボーラス 283
補完代替医療(CAM) 385
保護メガネ，個人防護具 221
ホジキンリンパ腫(HL) 125
補体依存性細胞傷害活性(CDC) 97
ボディイメージ 177
　── に対する悲嘆 26
　── の混乱 26
　── の変化 24
　── やセクシュアリティへの影
　　響，放射線療法 296
ホメオスタシス 16
ホメオパシー 386
ホルモン産生阻害薬 101
ホルモン受容体機能阻害薬 102
ホルモン薬 93

ま・み

マーキング 240
マイ・エンディングノート 328
マイルズ法 22
マウスピース 283
膜受容体阻害薬 99
膜上分化抗原標的薬 99
マスク，個人防護具 221
マッサージ 386
末梢血幹細胞移植(PBSCT) 107
末梢神経障害，薬物療法 168
末梢性T細胞リンパ腫(PTCL)
　　126
麻痺・運動障害，手術による 20
麻痺性イレウス 19
マルチキナーゼ阻害薬 99
マルチリーフコリメータ 237
慢性骨髄性白血病(CML) 124
慢性リンパ性白血病(CLL) 124
マントル細胞リンパ腫(MCL) 126
味覚障害，放射線療法 268
味覚障害，薬物療法 156
身の回り以外の日常生活動作
　　（instrumental ADL）83, 137, 338
見張りリンパ節 6

397

む・め・も

無害の原則(non-maleficence) 313
無気肺・肺炎, 手術療法 38
無増悪期間(TTP) 111
無増悪生存期間(PFS) 112
無病生存期間(DFS) 112
メラノーマ 129
免疫系, 手術侵襲 18
免疫チェックポイント阻害薬 102
免疫療法薬 93
門, 放射線照射 237

や・ゆ・よ

薬剤性肺障害 171
薬物相互作用 92
薬物代謝酵素 92
薬物動態 92
薬物有害反応(ADR) 135
―― モニタリング 196
薬物療法の有効性 105
役割を遂行する工夫と調整を支えるケア 338
有害事象(AE) 135
―― による生活の支障や苦痛, 放射線療法 293
―― のアセスメント, 薬物療法 188
―― のセルフモニタリング, 薬物療法 204
有害事象共通用語規準(CTCAE) 53, 109, 136, 191, 258, 380
有害反応(AR) 135
有痛性骨転移(uncomplicated bone metastasis) 382
陽子線 235
用手的リンパドレナージ 57
ヨウ素125(^{125}I) 238
ヨウ素131(^{131}I) 239
用量制限毒性(DLT) 109
用量反応曲線 135
与益の原則(beneficence) 313
ヨガ 387
予期性悪心・嘔吐, 薬物療法 151
抑うつ 369
予防的全脳照射(PCI) 244
与薬管理, 手術療法 66

ら・り

ラジオアイソトープ 239
ラジオ波凝固療法 240
卵巣がん, 薬物療法 121
リエゾン精神看護専門看護師 338
理解者としてのあり方の検討 341
リガンド阻害薬 97
リコール現象(recall phenomenon) 266, 283
離床促進 71
リスク臓器(OAR) 241, 282
リスボン宣言 315
リテラシー 298
リニアック(直線加速器) 237
リビング・ウィル(living will) 316
リフィリング 71
粒子線 235
―― 治療 238
リラクセーション 386
臨床試験 108
――, 第Ⅰ相試験 109
――, 第Ⅱ相試験 109
――, 第Ⅲ相試験 109
――, 第Ⅳ相試験 109
臨床進行度分類
　→進展度分類を見よ
臨床標的体積(CTV) 241
リンパ芽球性リンパ腫(LBL) 126
リンパ行性転移 3
リンパ節郭清 5, 6
――, Fisherの理論 6
――, Halstedの理論 6
リンパ浮腫, 手術による 23, 24, 56
リンパ浮腫の病期 56
倫理原則 313
倫理的行動の4つの要素 314
――, 実現(implement) 314
――, 態度表明(commitment) 314
――, 倫理的感受性(moral sensitivity) 314
――, 倫理的推論(moral reasoning) 314
倫理的ジレンマ 313

れ・ろ

レジメン 112, 188
レスキュー薬 347
レスパイト入院 339
レスポンスシフト 313
濾胞性リンパ腫(FL) 125

わ

悪い知らせの伝え方 331
――, SPIKES 199